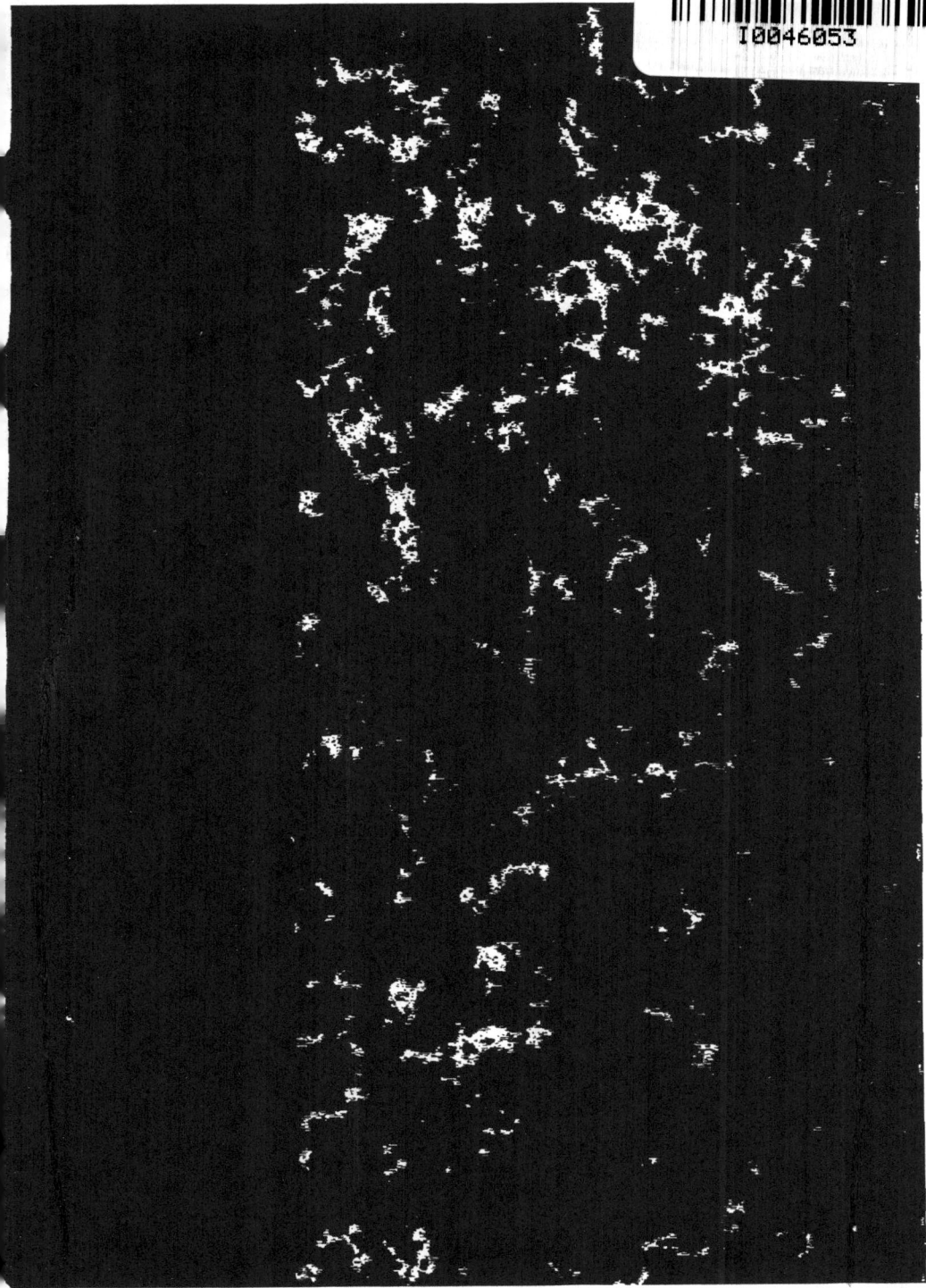

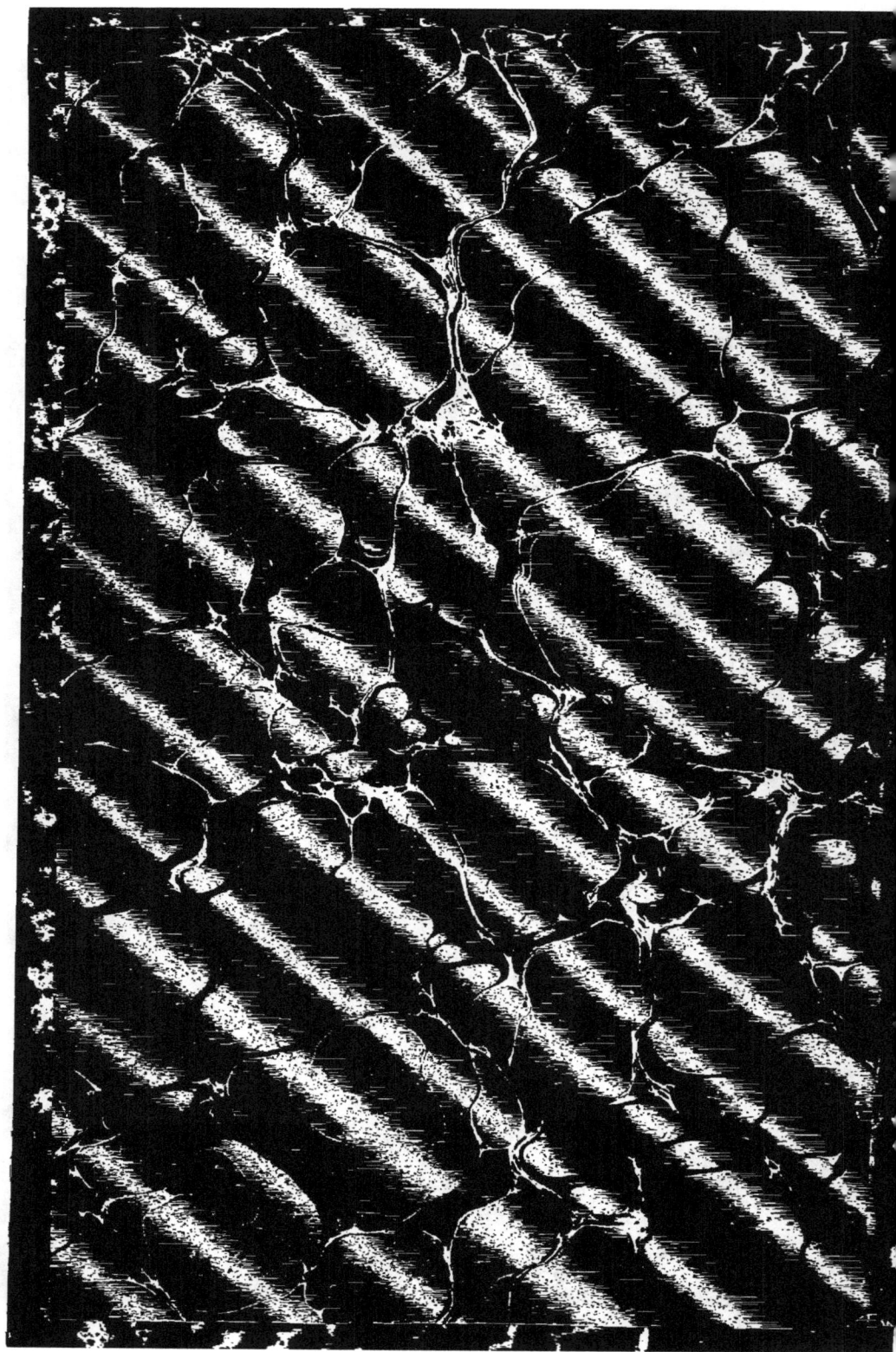

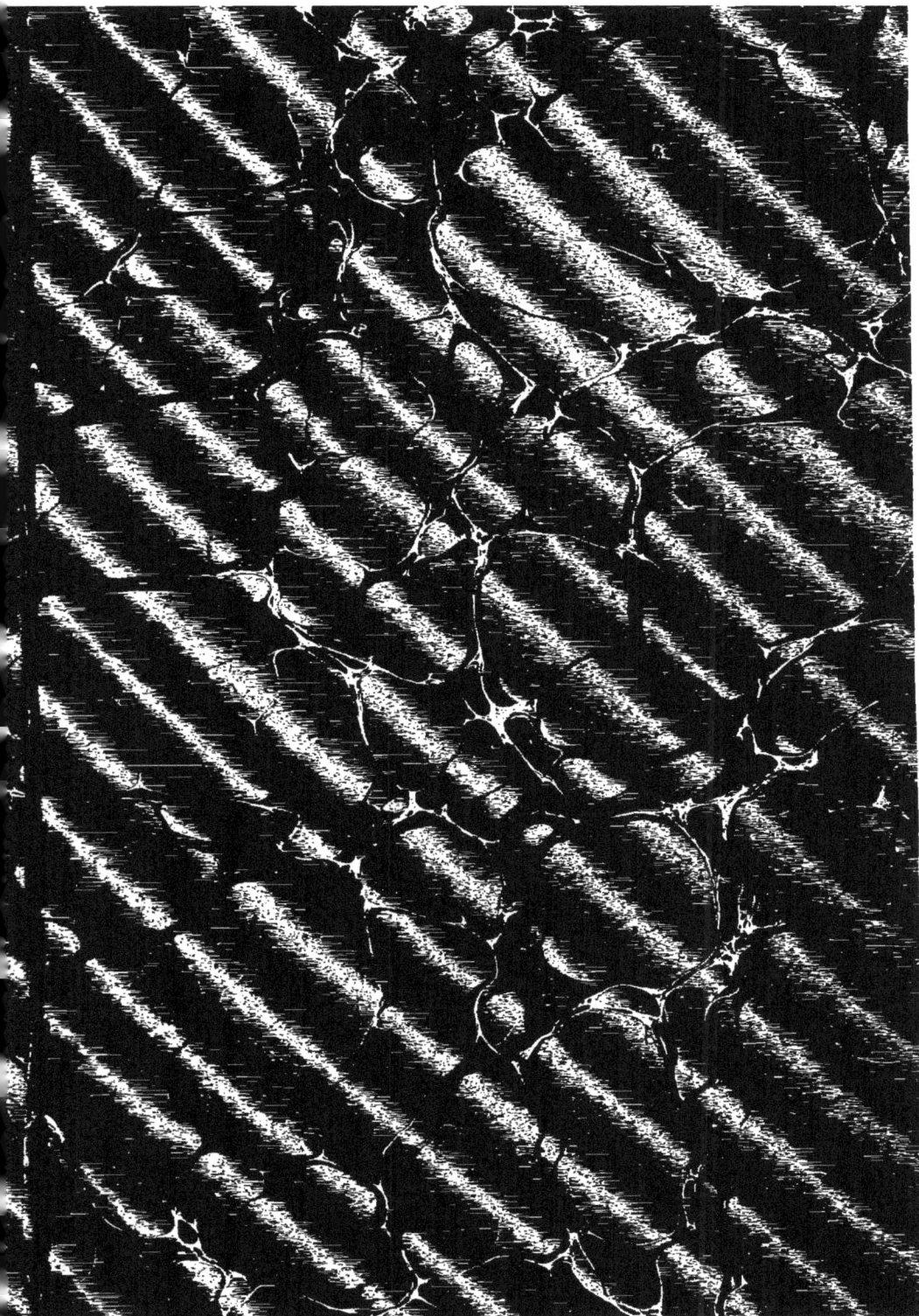

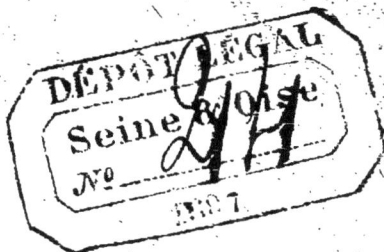

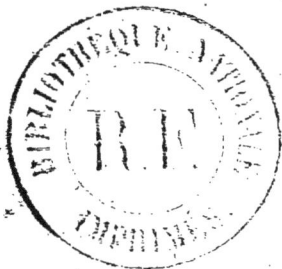

3227

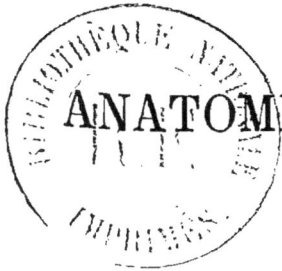

ANATOMIE ET PHYSIOLOGIE

ANIMALES

ANATOMIE & PHYSIOLOGIE

ANIMALES

A L'USAGE DES ÉLÈVES

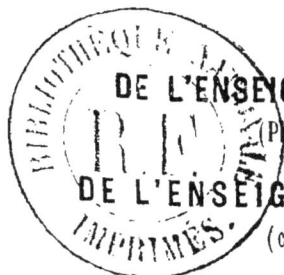

DE L'ENSEIGNEMENT SECONDAIRE CLASSIQUE
(Philosophie, Mathématiques élémentaires)

DE L'ENSEIGNEMENT SECONDAIRE MODERNE
(classe de Première, lettres et sciences)

ET DES CANDIDATS AUX BACCALAURÉATS

PAR

Aug. DAGUILLON
MAÎTRE DE CONFÉRENCES A LA FACULTÉ DES SCIENCES DE PARIS

Ouvrage rédigé conformément aux programmes officiels de 1890 et de 1891
et orné de 438 figures intercalées dans le texte

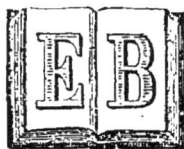

PARIS

LIBRAIRIE CLASSIQUE EUGÈNE BELIN
BELIN FRÈRES
RUE DE VAUGIRARD, 52

1897

Tout exemplaire de cet ouvrage, non revêtu de notre griffe, sera réputé contrefait.

PRÉFACE

———

Je me propose, en publiant cet ouvrage, de répondre aux besoins de l'enseignement de l'Anatomie et de la Physiologie animales dans la division supérieure des lycées et collèges.

J'ai été devancé dans cette voie par plus d'un auteur au moins aussi qualifié que je pouvais l'être pour entreprendre ce travail. Quelques-uns des livres qui ont déjà paru sont des traités très savants et très complets qu'un candidat à la licence consulterait avec fruit sur bien des points. Je ne pouvais prétendre faire mieux : j'ai voulu faire autre chose.

J'estime qu'en dehors de quelques sujets qu'une vocation précoce porte exceptionnellement vers une étude approfondie des sciences naturelles, la majorité de nos élèves studieux désire avoir « des clartés » des grandes questions que posent les sciences biologiques plutôt qu'entendre un exposé minutieux, et d'ailleurs forcément incomplet, de l'organisation animale ou végétale. J'ai pensé qu'entre les haïssables manuels de baccalauréat et les volumineux traités dont je reconnais d'ailleurs tout le mérite, il y avait place pour un ouvrage d'allure plus modeste qui donnerait aux élèves de nos lycées, avec les moyens de satisfaire aux exigences des divers examens où ils peuvent être interrogés sur l'Anatomie et la Physiologie animales, des idées générales sur une science dont la portée philosophique n'échappe aujourd'hui à personne.

Les paragraphes les plus essentiels ont été imprimés en caractères ordinaires; ceux qui ont été imprimés en caractères plus petits peuvent être laissés de côté dans une première étude.

Je serai suffisamment récompensé si le résultat obtenu n'est pas trop au-dessous de mes efforts, et je sollicite d'avance de tous mes collègues les critiques que pourrait leur suggérer la lecture de mon travail.

Aug. Daguillon.

PROGRAMME OFFICIEL

DU 28 JANVIER 1890

POUR LA CLASSE DE PHILOSOPHIE

ANATOMIE ET PHYSIOLOGIE ANIMALES[1]

Caractères généraux des êtres vivants. — Animaux et végétaux.
Caractères généraux des animaux. — Principaux tissus.

I. *Fonctions de nutrition.* (Etude spéciale de l'Homme.)
Digestion : appareil digestif; aliments; phénomènes mécaniques
et chimiques de la digestion.
Circulation : sang; appareil circulatoire sanguin ; mécanisme de
la circulation; lymphe et canal thoracique.
Absorption.
Respiration : appareil respiratoire; phénomènes mécaniques,
physiques et chimiques.
Chaleur animale.
Appareils d'élimination : reins, glandes de la peau.
Foie : ses fonctions.
Notions sommaires sur les appareils de la circulation et de la
respiration dans la série animale.

II. *Fonctions de relation.* (Etude spéciale de l'Homme.)
Organes des sens.
L'œil, la vision, l'accommodation. — Quelques mots sur les
anomalies de la vision.
L'oreille, l'audition.
L'odorat, le goût et le toucher.
Le larynx, la voix.
Appareil du mouvement : os, squelette, articulations. — Muscles : structure, fonctions.
Centres nerveux : fonctions. — Nerfs moteurs, nerfs sensitifs.
Principales modifications du système nerveux dans la série animale.

(Une heure et demie par semaine.)

NOTA. — Les programmes de Mathématiques élémentaires, de Première
(lettres et sciences) et des baccalauréats sont identiques au précédent.

---

1. Le programme comprend aussi des notions d'Anatomie et Physiologie végétales, qui font l'objet d'un autre ouvrage.

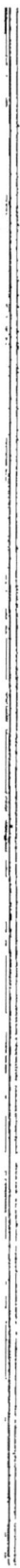

INTRODUCTION

CHAPITRE PREMIER

Caractères des êtres vivants.

Biologie. — La *Biologie*[1] est la science des *êtres vivants*.

Êtres vivants. — On divise les corps de la nature en deux groupes : 1° les *corps bruts* ou *non organisés* ou encore *minéraux* ; — 2° les *êtres vivants* ou *organisés* (animaux et plantes).

Leur composition chimique. — Les données actuelles de la science ne permettent d'établir entre ces deux groupes aucune différence essentielle si l'on se borne à examiner leur constitution chimique. Aucun des corps simples que l'analyse élémentaire révèle dans les êtres vivants n'est étranger à la liste de ceux qu'on a pu retirer des corps bruts[2], et, bien que les composés organiques, qui forment la majeure partie de la substance des êtres vivants et en sont extraits par l'analyse immédiate, soient généralement plus complexes que les composés minéraux, il semble prouvé aujourd'hui qu'ils peuvent tous, comme ceux-ci, être artificiellement reproduits par synthèse, en dehors de l'organisme.

---

1. De deux mots grecs : βίος, prononcez *bios*, vie ; λόγος, prononcez *logos*, traité ; science de la vie.
2. On peut remarquer cependant que les corps simples qui entrent le plus fréquemment dans la constitution des êtres vivants sont : le carbone, l'hydrogène, l'oxygène et l'azote.

1.

Caractères des êtres vivants. — Ce n'est donc pas à la chimie que nous devons demander les caractères des êtres vivants. Ces caractères peuvent être rattachés à trois groupes principaux, suivant qu'on les tire du *mode de conservation* des êtres vivants, de leur *origine* ou de leur *structure*.

Leur mode de conservation. — Un être vivant est capable : 1° de se conserver lui-même ; 2° de conserver l'espèce à laquelle il appartient.

Nutrition. — Pour se conserver, un être vivant *se nourrit*, c'est-à-dire qu'il est le siège d'échanges continuels avec le milieu dans lequel il se trouve. Il prend dans ce milieu des éléments nécessaires à son existence et réalise ainsi des *gains*. D'autre part, il rejette à l'extérieur des éléments inutiles ou nuisibles à son existence et éprouve ainsi des *pertes* (*fig*. 1). C'est l'ensemble de ces gains et de ces pertes qui constitue les phénomènes de *nutrition*. Quand les gains sont supérieurs aux pertes, l'être vivant s'accroît. Quand les pertes deviennent sensiblement égales aux gains, l'état de l'être vivant est stationnaire. Quand les pertes deviennent supérieures aux gains, l'être vivant décroît et finalement meurt. On voit donc que la conséquence des phénomènes de nutrition est une *évolution* de l'être vivant qui, au cours de son développement, ne cesse pas de se modifier, soit dans sa forme extérieure, soit dans sa constitution intime. On peut dire qu'à un moment donné, quand l'être vivant paraît invariable dans sa forme extérieure, il n'en subit pas moins des modifications internes ; il ne reste jamais identique à lui-même. Son corps peut être alors comparé à un moule

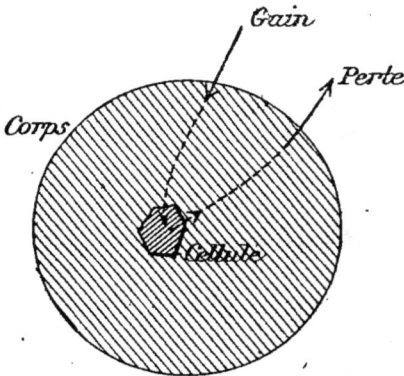

Fig. 1. — Nutrition d'un être vivant (figure théorique).

de forme invariable dont le contenu est incessamment modifié par une active circulation de matière.

Reproduction. — L'être vivant est en outre capable de conserver l'espèce à laquelle il appartient ; il peut, en effet, donner naissance à de nouveaux êtres vivants plus ou moins semblables à lui : c'est le caractère de la *reproduction*.

Ces deux caractères de la nutrition et de la reproduction ne se rencontrent jamais chez les corps bruts. Placés dans une eau fortement salée, des cristaux de sel marin sont capables, il est vrai, de s'accroître ; mais, si on examine de près de quelle façon se produit cet accroissement, on voit que les particules nouvelles de sel marin se déposent simplement à la surface des cristaux déjà formés, de manière à en augmenter les dimensions ; elles ne pénètrent pas dans l'intimité même de ces cristaux comme font dans le corps d'un animal ou d'une plante les aliments dont ceux-ci se nourrissent.

D'ailleurs l'adjonction d'éléments nouveaux n'est pas accompagnée, comme elle le serait dans un phénomène nutritif, de l'élimination d'éléments inutiles : elle ne fait pas partie d'un *échange* de matière.

Origine des êtres vivants. — Aussi bien que leur mode de conservation, l'origine des êtres vivants permet de les séparer nettement des corps bruts : tout être vivant provient d'un autre être vivant, existant avant lui et plus ou moins semblable à lui. Un corps brut, au contraire, peut se former de toutes pièces aux dépens d'éléments plus simples qui s'associent sous l'influence d'une cause physique extérieure (élévation de température par exemple).

On a longtemps admis, il est vrai, que certains êtres vivants, de dimensions très faibles et d'organisation très simple, seraient capables de naître spontanément dans un milieu inorganisé dont ils seraient les produits de décomposition : c'était la théorie de la *génération spontanée*. Bien que tous les phénomènes qui se passent, soit dans l'intérieur de l'être vivant, soit entre l'être vivant et le milieu extérieur, paraissent soumis aux lois physico-chimiques qui régissent les corps bruts, il ne semble pas qu'une cause physico-chimique puisse actuellement transformer de la matière brute en un être vivant : les beaux travaux de M. Pasteur ont établi définitivement qu'il n'y a pas de génération spontanée dans la nature actuelle. Toutes les fois qu'on croyait avoir observé l'apparition spontanée d'êtres vivants dans un milieu où il n'en existait auparavant aucun, ces êtres vivants résultaient du développement et de la multiplication des germes microscopiques introduits accidentellement dans le milieu inorganisé. La théorie de la génération spontanée ne saurait donc plus être qu'une hypothèse destinée à expliquer la première apparition des êtres vivants à l'origine du monde organisé, si l'on se refuse à admettre l'hypothèse d'une création.

Structure des êtres vivants. — C'est la structure des êtres vivants qui fournit l'élément le plus important de leur définition. Il est rare que la substance vivante, le *protoplasma*[1], comme on la nomme, garde une structure continue. Pour peu que le corps de l'être vivant atteigne des dimensions considérables, qu'il devienne, par exemple, visible à l'œil nu, il se divise en éléments plus petits qu'on appelle des *cellules* ; on dit alors que sa *structure* est *discontinue*. Le corps d'un animal ou d'une plante est donc formé en général par une association de cellules. Les dimensions des cellules qui entrent dans la constitution du corps humain varient entre 8 millièmes de millimètre ou 8 μ[2] (comme on écrit pour abréger) et 200 μ ; leurs dimensions moyennes sont de 10 à 20 μ.

La cellule. — Une *cellule*, animale ou végétale, comprend en général trois parties essentielles : 1° une petite masse de substance vivante ou *protoplasma*, semi-fluide, c'est-à-dire d'une consistance voisine de celle d'un sirop très épais, transparent et à peu près incolore, formé d'une

---

1. Du grec : πρῶτος, prononcez *prôtos*, premier ; πλάσμα, prononcez *plasma*, de πλάσσειν, donner une forme ; c'est la substance fondamentale d'un être vivant.
2. C'est une lettre grecque, qu'on prononce *mu*.

combinaison de carbone, d'hydrogène, d'oxygène et d'azote (C, H, O, Az); — 2° un corpuscule ordinairement arrondi, contenu dans le protoplasma, duquel il se distingue par son contour très net et son aspect plus réfringent : c'est le *noyau*; — 3° une *membrane* enveloppant extérieurement le protoplasma (*fig.* 2).

Le protoplasma. — De ces trois éléments le plus essentiel est le protoplasma ; c'est lui qui est en réalité le siège à peu près exclusif des phénomènes qui caractérisent la vie : une cellule vivante peut être dépourvue de noyau et de membrane et se réduire par conséquent au protoplasma; une cellule dépourvue de protoplasma et réduite, par exemple, à sa membrane est une cellule morte.

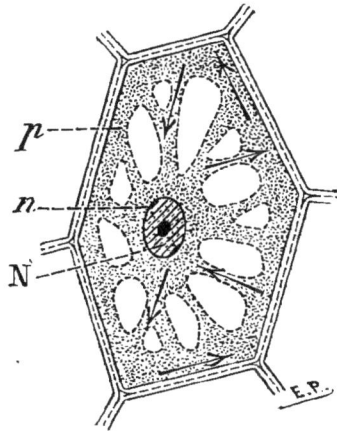

Fig. 2. — Une cellule.
N, noyau; *n*, nucléole; *p*, protoplasma.

Les propriétés principales du protoplasma méritent de nous arrêter quelques instants.

Le protoplasma possède, comme l'être vivant tout entier, la propriété de *nutrition*; une petite masse de protoplasma, libre et placée dans un milieu nutritif, est capable de prendre dans ce milieu les éléments nécessaires à son développement et d'y rejeter les éléments de rebut. Certains animaux et certaines plantes d'organisation très inférieure se réduisent effectivement à un globule de protoplasma qui se nourrit ainsi directement. De ce nombre sont les *amibes*, petits animaux qui vivent au fond des eaux douces (*fig.* 3) : leur corps, de dimension microscopique, présente une forme tout à fait irrégulière; quand il vient au contact d'une particule alimentaire, il émet des prolongements qui enserrent peu à peu celle-ci et finissent par l'envelopper de toutes parts; la particule alimentaire chemine alors à travers le

protoplasma, qui en extrait directement les éléments utiles
et rejette ensuite le résidu par un point quelconque de sa
surface.

Dans les organismes formés d'un grand nombre de
cellules, les éléments
nutritifs, qui ont tra-
versé la surface exté-
rieure du corps, arri-
vent, de proche en
proche, jusqu'à chaque
cellule ; inversement,
celle-ci élimine les élé-
ments inutiles ou nui-
sibles qu'elle renferme
et qui, de proche en
proche, arrivent jus-
qu'à la surface exté-
rieure du corps pour
être expulsés au dehors
(*fig.* 1).

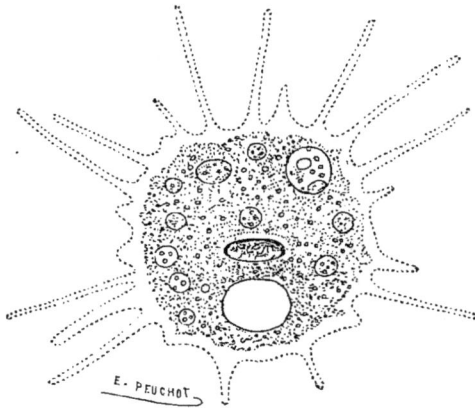

Fig. 3. — Amibe.

Le protoplasma possède aussi la propriété de *reproduction* : un protoplasma est capable, dans certaines conditions,
de donner naissance à d'autres protoplasmas plus ou moins
semblables à lui. L'étude des amibes permet encore d'assister
à cette reproduction du protoplasma : à un moment donné,
quand l'amibe a atteint un certain état de développement,
et sans qu'aucune cause extérieure provoque directement
ce phénomène, on voit le corps de l'amibe s'étrangler en un
point ; puis, l'étranglement s'accusant de plus en plus, un
amibe nouveau se détache peu à peu de l'amibe ancien ; il
s'en sépare complètement, reprend les mêmes dimensions
que l'amibe qui lui a donné naissance et mène une existence indépendante.

Inversement, tout protoplasma provient d'un protoplasma
préexistant. Jamais on n'a observé de génération spontanée
du protoplasma, pas plus que de l'être vivant tout entier.

Le protoplasma possède en outre deux propriétés qui ne

paraissent pas au premier abord appartenir à tous les êtres vivants : la *motilité* et la *sensibilité*.

La *motilité*[1] est la propriété que possède le protoplasma de pouvoir se déplacer de lui-même. Pour étudier les manifestations de cette propriété, il est nécessaire de distinguer deux cas : 1° le cas où le protoplasma est libre ; 2° le cas où il est enfermé dans une membrane.

Le premier cas se trouve réalisé dans le corps de l'amibe (*fig*. 3) dont le protoplasma est absolument nu. Si on examine, pendant quelques minutes, le corps d'un amibe plongé dans l'eau sous l'objectif du microscope, on ne tarde pas à voir le contour du protoplasma se déformer : sur certains points apparaissent des prolongements qui s'étendent de plus en plus tandis que, sur d'autres points, le protoplasma semble reculer. De ces mouvements divers résulte, en général, un déplacement total du corps protoplasmique dans une direction déterminée. On a donné à ces mouvements, qui se retrouvent dans d'autres organismes que celui de l'amibe, le nom général de *mouvements amiboïdes*.

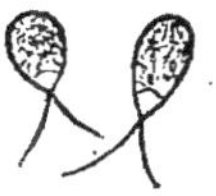

Fig. 4.
Zoospores, éléments reproducteurs d'une algue.

Parfois le protoplasma se déplace grâce aux mouvements ondulatoires de cils très fins qu'il porte à sa surface (*cils vibratiles*) ; c'est ce qu'on observe dans les corps reproducteurs d'un grand nombre d'algues (*fig*. 4).

Dans le cas où le protoplasma est enfermé dans une membrane résistante, ce qui arrive par exemple chez la plupart des cellules végétales, le déplacement des corpuscules très fins que renferme toujours ce protoplasma permet de reconnaître au microscope qu'il est parcouru intérieurement par des courants nombreux, de vitesse et de direction variables (*fig*. 2).

En résumé : quand le protoplasma est libre, sa motilité

---

1. Il ne faut pas confondre la *motilité* avec la *mobilité* : un objet *mobile* est un objet qui peut *être déplacé*, une balle par exemple ; un corps *motile* peut *se déplacer* de lui-même.

se manifeste par des changements de forme extérieure et des déplacements d'ensemble ; quand il est emprisonné, elle se manifeste par des courants internes.

La *sensibilité* du protoplasma est mise en évidence par les variations que subissent les courants protoplasmiques internes sous l'influence de divers agents physiques tels que la chaleur, la lumière, l'électricité, etc. Ainsi, quand la température s'élève à partir d'une certaine limite, au-dessous de laquelle le mouvement du protoplasma cesse en même temps que la vie, on voit augmenter la vitesse des courants protoplasmiques ; cette vitesse atteint un certain maximum pour une valeur de la température qu'on peut qualifier d'*optima* ; puis elle diminue jusqu'à ce que la température atteigne une limite au-dessus de laquelle le mouvement cesse.

On voit par ce qui précède que le protoplasma possède les mêmes propriétés que l'être vivant tout entier ; chez les êtres vivants formés de cellules, ces propriétés se retrouvent aussi dans la cellule, dont le protoplasma est l'élément essentiel. Ainsi les cellules sont capables de se reproduire, c'est-à-dire de donner naissance à de nouvelles cellules plus ou moins semblables à elles et, inversement, toute cellule provient d'une cellule préexistante. Il est nécessaire d'indiquer sommairement le procédé par lequel une cellule mère donne naissance à deux cellules filles.

Division cellulaire. — Quand une cellule va se diviser en deux cellules nouvelles, c'est le noyau qui, le premier, se divise en deux : les deux noyaux plus petits ainsi formés sont éloignés l'un de l'autre et occupent les deux extrémités d'une sorte de fuseau formé par des lignes de moindre résistance qui traversent le protoplasma (*fig.* 5,8). En réalité, ces lignes de moindre résistance ont précisément servi à guider les éléments des deux nouveaux noyaux dans la recherche de leur position définitive.

Un peu plus tard (*fig.* 5,9), on voit se déposer vers le milieu de chacun des filaments du fuseau, dont le nombre s'est encore accru, une substance plus résistante que le protoplasma; en s'unissant latéralement d'un filament à l'autre, les petites plages ainsi constituées finissent par former une membrane continue qui se raccorde à la membrane propre de la cellule mère (*fig.* 5,10). Les stries proto-

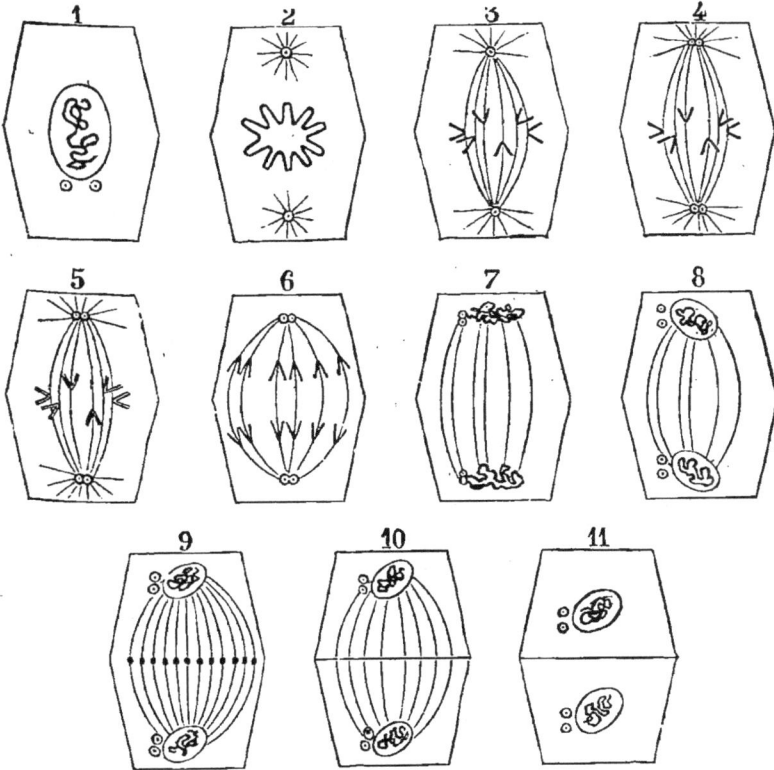

Fig. 5. — Phases principales de la division du noyau (figure théorique).

plasmiques s'effacent et disparaissent (*fig.* 5,11). La cellule mère est remplacée par deux cellules filles juxtaposées.

Quand les deux cellules filles ont acquis des dimensions suffisantes, elles peuvent à leur tour se diviser de la même façon, et ainsi de suite; de sorte que les divisions successives d'une première cellule peuvent donner naissance à tout un massif de cellules. On appelle *tissu* le groupe de cellules adultes provenant de cette prolifération.

Division du noyau cellulaire. — Le phénomène de la division du noyau, assez compliqué dans ses détails, mérite d'être étudié de près : il possède, en effet, une grande généralité, et se présente avec les mêmes caractères dans les tissus animaux et les tissus végétaux. La figure 5 représente les diverses phases de cette division.

Le noyau, examiné à un très fort grossissement (1), se montre formé d'un filament irrégulièrement pelotonné sur lui-même, et qui a la propriété de fixer très énergiquement certaines matières colorantes, le vert de méthyle par exemple (*filament nucléaire*) ; ce filament est plongé dans une sorte de liquide transparent et homogène (*suc nucléaire*), qui est séparé du protoplasma ambiant par une mince membrane dite *membrane nucléaire*. Dans le suc nucléaire on observe un ou plusieurs corpuscules de forme arrondie, de structure ordinairement homogène, les *nucléoles*.

En examinant les choses de plus près encore, on voit que le filament nucléaire est, en réalité, composé d'un certain nombre de tronçons (six par exemple), qui se tiennent étroitement unis bout à bout et qu'on peut appeler *tronçons chromatiques*, parce que ce sont eux qui fixent énergiquement les réactifs colorants du noyau. On aperçoit de plus, en dehors du noyau, et très près de lui, deux petites sphères formées d'une substance un peu différente du protoplasma voisin, et qu'on appelle *sphères directrices*.

La division du noyau est précédée d'un déplacement des sphères directrices au sein du protoplasma de la cellule ; chacune d'elles se rend vers un point qu'on peut appeler un des *pôles* de la division nucléaire, et s'y fixe. Autour de ce point, le protoplasma ne tarde pas à se différencier en lignes d'inégale résistance, qui forment autour de la sphère directrice une sorte d'étoile ou *aster*.

On voit alors se dissoudre et disparaître peu à peu la membrane nucléaire ; ainsi le suc nucléaire se diffuse dans le protoplasma ambiant. A peu près en même temps, le filament nucléaire a resserré et épaissi ses tours de manière à former, dans l'équateur de la ligne des pôles directeurs, une sorte de plaque décrite depuis longtemps sous le nom de *plaque nucléaire*. Le diagramme 2 représente la cellule arrivée à cet état.

Bientôt le filament nucléaire isole les uns des autres les tronçons qui le constituent : souvent chacun de ces tronçons a la forme d'un U ou d'un V, dont le sommet est tourné vers le centre de la plaque nucléaire. En même temps que ce phénomène affecte le filament nucléaire, quelques-unes des stries, qui rayonnent à partir des asters, se sont étendues à travers toute la masse protoplasmique, de manière à se rejoindre d'un aster à l'autre, et ainsi s'est constituée, à l'intérieur de la cellule, une sorte de fuseau dont chaque filament passe par le sommet d'un des tronçons chromatiques. Le diagramme 3 représente cette phase.

Peu de temps après, la sphère directrice, qui occupait le centre de chacun des asters, s'est divisée en deux sphères plus petites, semblables à elle, comme l'indique le diagramme 4.

Plus tard, chaque tronçon chromatique se divise, dans le sens de sa longueur, en deux tronçons parallèles et plus grêles : la division commence vers le sommet du V; puis la fente initiale se continue le long des deux branches du V et achève la division (5).

On voit alors les deux tronçons plus petits, qui proviennent de bipartition d'un tronçon primitif, glisser le long du filament correspondant à ce dernier, en dirigeant chacun son sommet vers l'un des deux asters (6).

Le déplacement des tronçons chromatiques s'accentue de plus en plus, et, en suivant les filaments du fuseau nucléaire, chacun des deux groupes de tronçons tend à converger vers l'aster correspondant. Enfin les tronçons se rassemblent au centre de l'aster, qui se trouve alors libre par suite de l'écartement des deux sphères directrices; ils s'unissent bout à bout de manière à reconstituer un nouveau filament nucléaire, irrégulièrement pelotonné sur lui-même (7). Plus tard, ce filament s'isole du protoplasma ambiant et des deux sphères directrices voisines par une fine membrane nucléaire, à l'intérieur de laquelle se constitue un suc nucléaire nouveau (8). Entre les replis du filament nucléaire apparaissent enfin un ou plusieurs nucléoles. Bref, le centre de l'aster est occupé par un nouveau noyau, de tous points semblable au noyau primitif, qui s'est ainsi dédoublé.

Les deux noyaux nouveaux, résultant de la bipartition du noyau primitif, sont encore reliés l'un à l'autre par les fils du fuseau nucléaire, qui ont guidé les tronçons chromatiques dans leur déplacement. C'est alors qu'à la division du noyau vient ordinairement s'ajouter la formation d'une membrane de séparation entre les deux masses protoplasmiques dont les noyaux nouveaux sont les centres (voy. le paragraphe précédent).

Évolution de la cellule. — Comme l'être vivant tout entier, la cellule évolue. Prenons comme exemple l'évolution d'une cellule remplie de sucre, dans la pulpe d'un fruit (*fig.* 6). A son début (1), cette cellule comprend une masse pleine de protoplasma (*p*) qui contient un noyau (*n*). Au bout de quelque temps (2), on voit apparaître au sein du protoplasma quelques gouttelettes (*v*) d'une matière liquide que les réactifs chimiques permettent de reconnaître pour une solution sucrée. Peu à peu ces gouttelettes augmentent de volume (3), puis elles se réunissent entre elles de manière à refouler vers la membrane cellulaire le protoplasma avec le noyau (4). La couche de

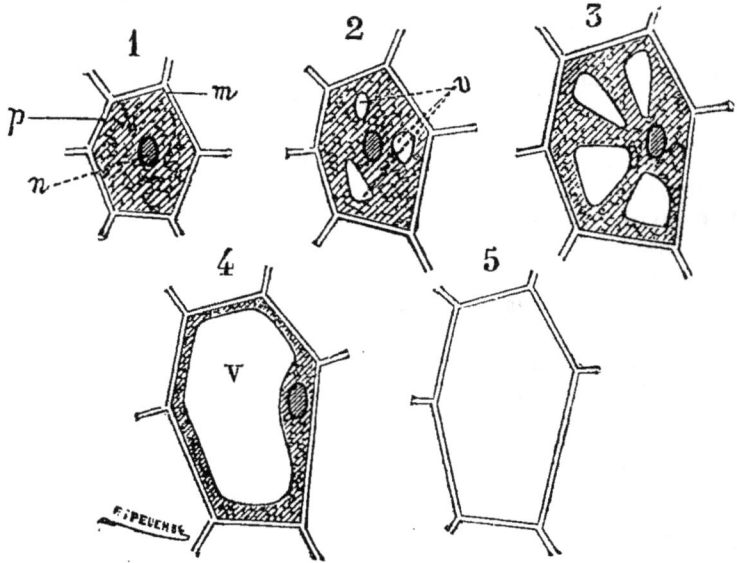

Fig. 6. — Evolution d'une cellule végétale.
p, protoplasma; *n*, noyau; *m*, membrane; *v*, vacuoles; V, vacuole plus grande résultant de leur fusion.

protoplasma, qui double la membrane, s'amincit de plus en plus et finit par se détruire complètement, tandis que la goutte unique (V) de matière sucrée qui résulte de l'union des gouttelettes primitives emplit toute la cavité cellulaire (5). La cellule, qui dès lors est morte, se réduit à une mince membrane enfermant une goutte de solution sucrée.

Il faut remarquer que l'évolution particulière de chacune des cellules dont la réunion constitue un être vivant est généralement plus rapide que l'évolution totale de l'être entier.

Théorie cellulaire. — Ce que nous savons maintenant de la cellule peut être résumé en disant que la cellule est la réduction ou, si l'on veut, la miniature de l'être vivant tout entier. Le corps de celui-ci est la somme d'un certain nombre de cellules et sa vie est la somme des vies particulières de toutes les cellules qui le constituent.

Telle est l'importance de la cellule dans l'organisation de l'être vivant, qu'elle a donné lieu à l'établissement d'une théorie dite *théorie cellulaire*, demeurée longtemps classique et contenue dans les trois propositions suivantes :

1° *Tout être vivant est formé de cellules* [1].

2° *Tout être vivant se reproduit par de simples cellules.*

3° *Tout être vivant vient d'une simple cellule.*

CHAPITRE II

Caractères des animaux.

Distinction entre les animaux et les végétaux. — On distingue parmi les êtres vivants deux groupes : 1° les *animaux ;* 2° les plantes ou *végétaux.*

Dans une première approximation on peut dire que les animaux diffèrent des plantes parce qu'ils possèdent la *sensibilité* et la *motilité* : un animal éprouve des sensations et est capable de mouvements spontanés ; une plante, au contraire, paraît insensible et incapable de se déplacer.

Objection. — Cette définition élémentaire suffit évidemment pour distinguer un animal d'organisation élevée (un Chien, un Cheval, par exemple) d'une plante d'organi-

---

1. Conformément à la théorie cellulaire, un être vivant dont le corps ne peut être décomposé en cellules, un Infusoire par exemple, doit être considéré comme formé d'une seule cellule : c'est un être *unicellulaire*, en un mot, et on l'oppose aux êtres *pluricellulaires*, formés d'un grand nombre de cellules. On tend plutôt à considérer aujourd'hui le corps simple d'un Infusoire comme équivalent à l'ensemble des cellules d'un être supérieur, et à lui refuser, par suite, l'organisation cellulaire. Celle-ci perdrait ainsi une partie de sa généralité ; les cellules seraient, dès lors, la « monnaie » de l'organisme entier, et il faudrait distinguer, parmi les êtres vivants, deux types de structure : 1° la *structure continue* ou non cellulaire ; 2° la *structure discontinue* ou cellulaire.

sation élevée (un arbre de nos pays, par exemple). Mais elle devient insuffisante si l'on cherche à distinguer les représentants les plus inférieurs du règne animal des représentants correspondants du règne végétal : sur les confins des deux règnes se trouvent des êtres d'organisation très simple chez lesquels la sensibilité et la motilité se manifestent au même degré.

Quoi d'étonnant, d'ailleurs, puisque nous savons que la sensibilité et la motilité sont deux propriétés fondamentales de la substance vivante aussi bien chez les plantes que chez les animaux ? Ce qui pourrait nous étonner, au contraire, c'est que ces deux propriétés essentielles ne se manifestent pas avec plus d'évidence chez les plantes supérieures. Voici comment on peut s'expliquer l'absence de mouvements spontanés dans le corps des plantes supérieures.

Dans la plupart des tissus végétaux, les corps protoplasmiques des différentes cellules sont isolés les uns des autres par des membranes résistantes, de sorte que les mouvements propres à chacun des corps protoplasmiques se transmettent difficilement de l'un à l'autre, ce qui rend impossibles les mouvements d'ensemble perceptibles extérieurement. D'ailleurs il faut remarquer que la plupart des animaux[1] possèdent un appareil spécial, plus ou moins compliqué, dont le rôle est précisément d'établir des relations rapides entre les différents éléments cellulaires de l'organisme et que l'on appelle le *système nerveux*. La résistance des membranes cellulaires et l'absence du système nerveux chez les plantes peuvent suffire à expliquer la différence apparente qui existe entre les représentants élevés de l'un et de l'autre règne.

Définition des animaux. — Quoi qu'il en soit, nous nous contenterons provisoirement de la distinction

---

1. On a décrit récemment, avec la plus grande netteté, un système nerveux chez les Eponges, qu'on en croyait naguère entièrement dépourvues, et qui sait où s'arrêteront les investigations de l'histologie?

classique entre les animaux et les plantes et nous dirons qu'*un animal est un être vivant doué de sensibilité et de motilité.*

CHAPITRE III

Anatomie et physiologie animales.

Anatomie et physiologie. — L'étude d'un animal ou, plus généralement, d'un être vivant peut être faite de deux points de vue différents. On peut, en effet, séparer les divers organes qui composent le corps de cet animal, les décrire, les classer, sans se préoccuper de leur rôle : on fait alors de l'*anatomie*[1]. Si, au contraire, on cherche à connaître quels sont les actes accomplis par chaque organe, quelles sont les fonctions qui appartiennent à chaque appareil ou groupe d'organes, on fait de la *physiologie*[2]. On voit qu'il est assez difficile de séparer ces deux sciences, ou, du moins, que l'étude de la seconde suppose une certaine connaissance de la première.

Histologie. — L'étude du corps d'un être vivant, d'un animal en particulier, peut être encore faite d'un troisième point de vue : on peut étudier, en s'aidant du microscope, la forme, la structure, la disposition des cellules qui constituent les différents organes; cette étude est l'objet de l'*histologie*[3].

Plan de l'ouvrage. — Nous commencerons l'étude de l'anatomie et de la physiologie animales par celle de

---

1. Du grec : ἀνά, prononcez *ana*, à travers; τομή, prononcez *tomè*, action de couper.
2. Du grec : φύσις, prononcez *phusis*, nature; λόγος, prononcez *logos*, étude.
3. Du grec : ἱστός, prononcez *histos*, tissu; λόγος, prononcez *logos*, étude.

l'*organisation humaine* : ce sera l'objet de la première partie de cet ouvrage. Car si, par son intelligence, l'homme s'élève de beaucoup au-dessus des animaux, l'organisation de son corps, la disposition et le mode de fonctionnement de ses organes l'en rapprochent absolument.

La connaissance de l'Homme qui, au point de vue où nous nous plaçons, est le premier des animaux, nous servira de clef pour l'étude de tous les autres : la seconde partie de l'ouvrage aura pour objet l'examen des principales modifications que présentent, dans la série animale, les appareils les plus essentiels de l'organisme humain ; elle donnera aux lecteurs des notions élémentaires d'*anatomie* et de *physiologie comparées*.

PREMIÈRE PARTIE

L'HOMME

Division du sujet. — Après avoir acquis les notions les plus essentielles d'*histologie humaine*, nous commencerons par étudier l'organisation du *squelette* de l'Homme, dont la connaissance nous fournira d'indispensables points de repère pour déterminer plus tard la position de chacun des organes que nous aurons à passer en revue. Il sera ensuite nécessaire d'établir, parmi les fonctions de l'organisme humain, deux catégories principales : les *fonctions de nutrition*, dont le résultat est d'assurer la conservation de l'individu, — et les *fonctions de relation*, qui lui permettent d'entrer spontanément en rapport avec les objets qui l'entourent, c'est-à-dire d'éprouver des sensations et de produire des mouvements. Nous étudierons successivement les fonctions de relation et les fonctions de nutrition [1].

CHAPITRE PREMIER

Notions d'histologie humaine.

Méthodes histologiques. — L'histologiste a deux procédés principaux d'investigation. Tantôt il dissocie sous l'objectif du microscope, à l'aide d'aiguilles fines ou de réactifs chimiques, les divers éléments qui constituent le tissu qu'il veut étudier (méthode de *dissociation*). Tantôt il

---

1. Cet ordre n'est pas rigoureusement conforme au programme officiel et peut paraître contraire à la logique ; nous croyons qu'il offre, dans la pratique, de nombreux avantages : la connaissance préalable du squelette et des muscles évitera, en particulier, bien des digressions dans l'étude des fonctions de nutrition.

se procure, à l'aide d'un rasoir, une lame du tissu étudié suffisamment mince pour qu'elle puisse être examinée par transparence (méthode des *coupes minces*). Qui ne voit que cette seconde méthode a, sur la première, cette supériorité qu'elle ne trouble pas les rapports des cellules entre elles?

La méthode des coupes se heurte parfois à quelques difficultés. Si le tissu qu'on veut étudier est trop mou pour se laisser entamer par le rasoir, il est nécessaire de le durcir préalablement en le plongeant dans l'alcool qui a pour effet de le déshydrater, c'est-à-dire de lui enlever une partie de l'eau qu'il contient. Si, au contraire, le tissu est trop dur, on peut chercher à le ramollir : c'est ainsi qu'on rendra un os mou et flexible en le plongeant assez longtemps dans une solution étendue d'un acide fort, l'acide chlorhydrique par exemple. On peut aussi, dans ce dernier cas, détacher par un choc un menu fragment du tissu dur, qu'on transforme ensuite en une lame mince et transparente par un frottement prolongé contre une meule, sur chacune de ses faces alternativement.

Quelle que soit celle des deux méthodes qu'on a employée pour étudier un tissu, il est presque toujours nécessaire d'en colorer artificiellement les éléments à l'aide de réactifs chimiques appropriés. Il est, en effet, bien peu de tissus qui, vus sous une faible épaisseur, ne paraissent à peu près incolores. Les réactifs colorants, en se fixant plus énergiquement sur certains éléments que sur d'autres, permettent de les distinguer plus facilement au microscope.

Principaux tissus. — Un tissu complet est formé de deux choses : 1° des *cellules* ou *éléments anatomiques*, qui en sont la partie essentielle; — 2° une *substance interstitielle*, sorte de ciment intercalé entre les cellules et que l'on doit considérer comme un produit de leur activité.

Les tissus qui entrent dans la constitution du corps humain sont très nombreux. La plupart seront étudiés au fur et à mesure que nous les rencontrerons par la suite; il est cependant nécessaire de décrire sommairement deux tissus qui se retrouvent en beaucoup de points de l'organisme et dans beaucoup d'appareils différents : le *tissu épithélial* et le *tissu conjonctif*.

Tissu conjonctif. — Le *tissu conjonctif*[1] forme entre tous les autres une véritable trame; c'est, en quelque sorte, une matière d'emballage intercalée entre les autres éléments et qui constitue, à proprement parler, la charpente du corps. Si on pouvait enlever de celui-ci tous les tissus, sauf le tissu conjonctif, ce dernier reproduirait, dans son ensemble, la forme générale du corps ; ce serait une sorte de réseau très compliqué, dans les mailles duquel il suffirait de replacer les tissus enlevés pour reconstituer l'organisme entier.

Il existe une foule de variétés de tissu conjonctif. Nous prendrons comme exemple la variété dite : *tissu conjonctif sous-cutané*[2].

C'est elle qui forme, entre la peau et les muscles sous-jacents, cette couche d'apparence bulleuse, que les bouchers savent bien faire mousser en y insufflant de l'air pour donner à la viande un aspect plus séduisant. C'est aussi l'existence de ce tissu assez lâche au-dessous de la peau qui permet de dépouiller facilement les animaux supérieurs.

Si on prend avec une pince fine un lambeau de ce tissu, qu'on le dissocie avec soin et qu'après l'avoir coloré on l'étudie au microscope (*fig.* 7), on y découvre deux sortes d'éléments anatomiques. Ce sont d'abord des cellules étoilées (*a*), formées d'un protoplasma granuleux qui contient un noyau bien visible, et dont les prolongements déliés s'unissent à ceux des cellules voisines, de manière à former une sorte de réseau à mailles plus ou moins lâches. On donne à ces éléments le nom de *cellules fixes* du tissu conjonctif.

On rencontre ensuite, en moins grand nombre, de petits globules arrondis (*b*), à contours irréguliers et changeants, formés d'un protoplasma granuleux et incolore; ils sont

---

1. Du latin : *conjungere, conjunctum*, unir; parce que ce tissu réunit tous les autres.
2. Du latin : *cutis*, peau.

doués de mouvements amiboïdes qui leur permettent de se déplacer; ce sont les *cellules migratrices*, ainsi nommées parce qu'on les rencontre dans un grand nombre de tissus et qu'elles semblent émigrer de l'un à l'autre. Ce sont elles qui forment dans le sang les *globules blancs* ou *leucocytes*[1].

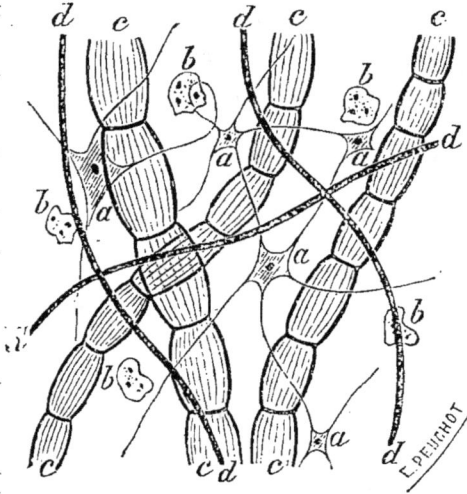

Fig. 7. — Tissu conjonctif sous-cutané, vu à un fort grossissement.
- *a*, cellules fixes; *b*, leucocytes; *c*, faisceaux conjonctifs; *d*, fibres élastiques.

Quant à la substance interstitielle du tissu conjonctif sous-cutané, elle est formée d'un grand nombre de fibrilles disposées en faisceaux qui s'entrecroisent et s'enchevêtrent les uns dans les autres (*c*). Chaque faisceau est pourvu d'une fine enveloppe, resserrée de distance en distance par des sortes d'anneaux. Entre ces faisceaux sont parfois disséminées des fibres isolées, plus épaisses que les fibrilles conjonctives, ramifiées et communiquant entre elles par leurs ramifications, résistantes et élastiques : ce sont les *fibres élastiques* (*d*).

Si on suit le développement du tissu conjonctif (*fig.* 8), on voit qu'il est formé à son début (1) de cellules étroitement serrées les unes contre les autres sans interposition de substance interstitielle; c'est alors du *tissu conjonctif embryonnaire*. Puis les cellules s'écartent en déposant dans leurs intervalles une sorte de ciment d'abord homogène (2 et 3). Les cellules ainsi isolées se différencient peu à peu,

---

1. Du grec : λευκός, prononcez *leucos*, blanc ; κύτος, prononcez *cytos*, cavité, cellule.

c'est-à-dire prennent des formes caractéristiques qui permettent de les distinguer les unes des autres (cellules fixes, leucocytes, etc.). En même temps la substance interstitielle

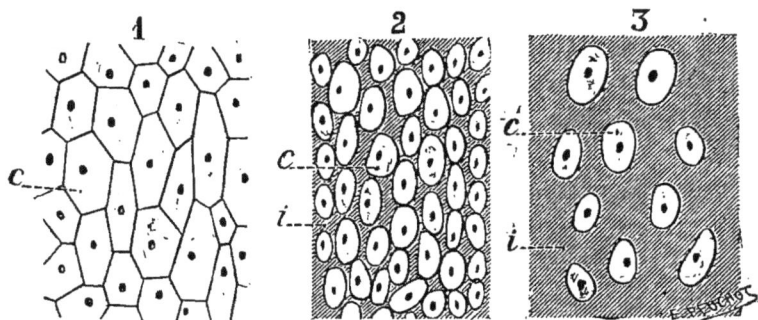

Fig. 8. — Evolution du tissu conjonctif. — c, cellules; i, substance interstitielle.

se décompose en fibrilles qui s'associent en faisceaux conjonctifs ou deviennent des fibres élastiques. Bref, le tissu évolue insensiblement vers sa forme définitive.

Le tissu conjonctif possède deux propriétés essentielles. Soumis à l'action de l'eau bouillante, il fournit de la gélatine : on dit que c'est un tissu *collagène*. Soumis à l'action du tanin, il devient résistant et imputrescible ; c'est sur cette propriété que repose le tannage des peaux : la couche profonde de la peau ou derme est en effet formée par une variété compacte de tissu conjonctif.

Tissu épithélial. — Le *tissu épithélial*[1] couvre la surface entière du corps et pénètre dans toutes les cavités naturelles que présente cette surface, de manière à former à la fois le revêtement externe et interne de l'organisme (*fig.* 9). Les membranes qu'il constitue sont des *épithéliums*. A la surface externe du corps, il porte le nom d'*épiderme* (EP) ; on lui laisse le nom d'épithélium (EM) dès

---

1. Du grec : ἐπί, prononcez *épi*, sur ; θηλή, prononcez *thêlê*, mamelon ; primitivement, l'épiderme du mamelon.

qu'il se continue à la surface d'une cavité interne, et il fait alors partie d'une *muqueuse*.

Le caractère essentiel du tissu épithélial est que ses cellules, pourvues de noyaux volumineux, sont étroitement unies entre elles, à peu près sans substance interstitielle.

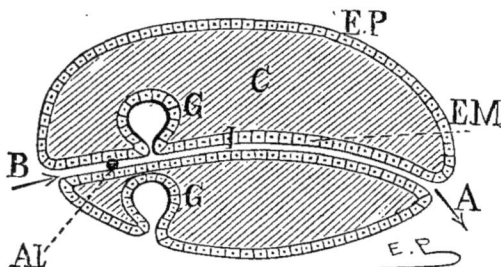

Fig. 9. — Schéma (figure théorique) d'un organisme animal supérieur. — EP, épithélium de la peau; EM, épithélium d'une muqueuse; I, tube intestinal; B, bouche; A, anus, G, glandes; C, corps; Al, aliment.

La façon la plus commode de se procurer du tissu épithélial consiste à recueillir les pellicules blanchâtres qu'abandonnent les grenouilles dans l'eau d'un bocal où elles ont séjourné. En plongeant, pendant quelque temps, une de ces pellicules dans une solution étendue de nitrate d'argent, on y voit apparaître au microscope une sorte de réseau hexagonal coloré en noir, et représentant les minces lames de substance interstitielle qui séparent les cellules de l'épithélium (*fig.* 10).

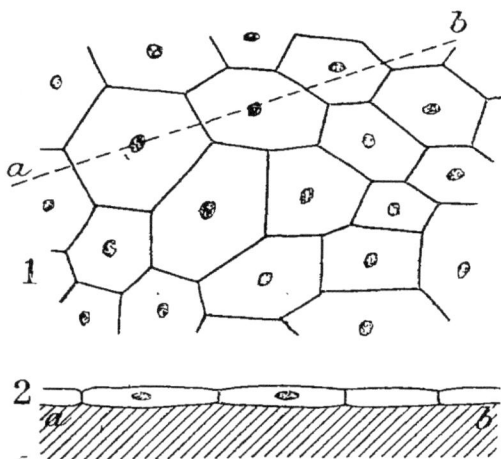

Fig. 10. — Epithélium simple (1, vu de face; 2, vu en coupe perpendiculaire à sa surface et dirigée suivant *ab*). — Les hachures indiquent le tissu sous-jacent à l'épithélium.

En soumettant la pellicule à l'action un peu prolongée du picrocarminate d'ammoniaque (solution ammoniacale de carmin neutralisée par l'acide picrique), on voit apparaître les noyaux colorés en rouge.

On peut encore, pour étudier un épithélium, racler avec l'ongle la surface intérieure de la joue et placer dans une goutte de salive, sur une lame de verre, la petite masse blanchâtre qui est restée fixée à l'ongle. Après l'avoir agitée avec la pointe d'une aiguille très fine, de manière à la diluer dans la salive, on aperçoit sous le microscope (*fig.* 11) un grand nombre de cellules aplaties, nucléées, à contour polygonal, se recouvrant les unes les autres et souvent repliées sur leurs bords ; ce sont les cellules dissociées de l'épithélium qui tapisse la muqueuse interne de la bouche.

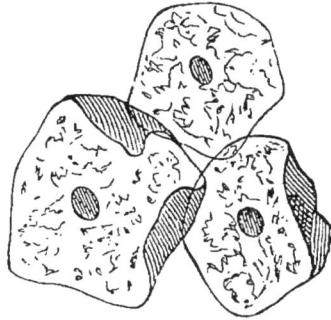

Fig. 11. — Cellules de la muqueuse buccale.

Un épithélium peut être *simple* ou *stratifié* : il est *simple* (*fig.* 10), quand on y trouve une seule assise de cellules, comme, par exemple, à la surface interne de l'intestin ; il

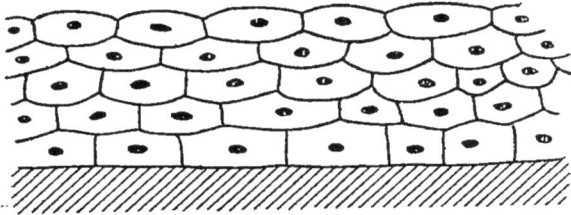

Fig. 12. — Epithélium stratifié, vu en coupe perpendiculaire à sa surface. (Les hachures indiquent le tissu sous-jacent à l'épithélium.)

est au contraire *stratifié* (*fig.* 12), quand il comprend une série d'assises serrées les unes contre les autres, comme l'épiderme de la peau.

Origine des tissus de l'organisme humain. — Nous avons dit que tout être vivant provient d'une simple cellule ; cela est vrai aussi bien pour les organismes supérieurs que pour les êtres d'organisation simple. On peut dire, en particulier, que tous les tissus du corps humain proviennent des divisions successives d'une cellule primitive qu'on appelle l'*ovule* ou l'*œuf*. Il est nécessaire d'indiquer sommairement les principales modifications que subit l'œuf, à partir de sa formation, chez les animaux supérieurs. La figure 13 permet de se rendre compte de ces modifications.

L'œuf, cellule simple (1), se divise d'abord en deux cellules

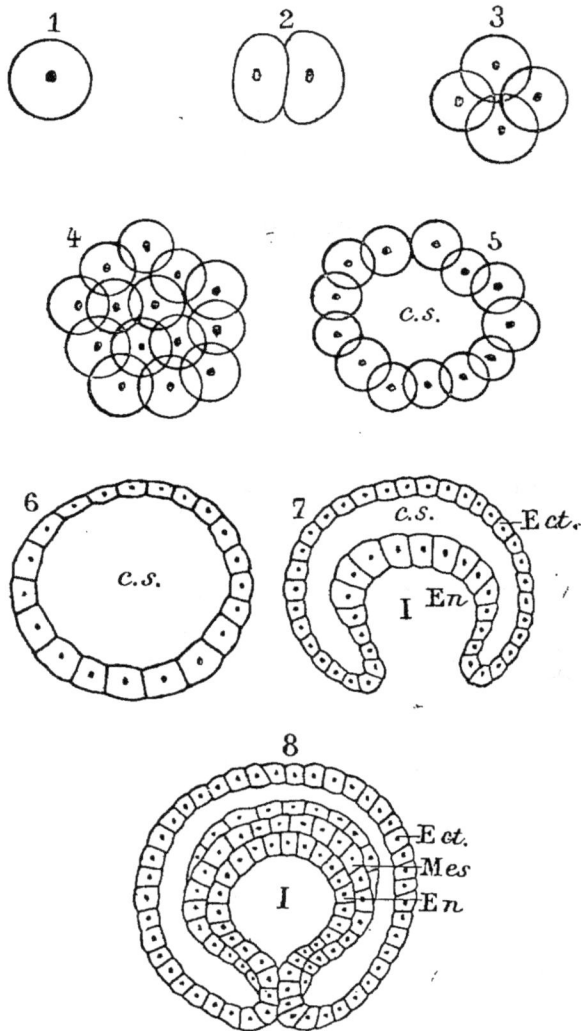

Fig. 13. — Premières phases du développement d'un organisme supérieur.
c. s., cavité de segmentation; *En*, entoderme; *Ect.*, ectoderme; I, intestin primitif; *Mes.*, mésoderme.

nouvelles (2) par une première bipartition (voy. p. 16). Ces deux cellules se divisent, à leur tour, en deux par le même procédé : l'œuf est dès lors remplacé par quatre cellules identiques (3), dont l'ensemble constitue le premier rudiment de l'*embryon*. Ces quatre cellules se multiplient à leur tour, et ainsi de suite; de sorte que l'embryon est bientôt constitué par un massif de cellules de forme à peu près sphérique, qui offre un peu l'aspect d'une sorte de mûre très réduite : c'est la *morula* (4).

Bientôt les cellules de la morula, en même temps qu'elles se multiplient, s'écartent du centre et se tassent vers la périphérie (5), de manière à donner naissance à une cavité centrale, dite *cavité de segmentation* (*c. s.*). Plus les cellules se multiplient, plus la cavité de segmentation tend à s'agrandir, et bientôt l'embryon est constitué par une sorte de sac sphérique, dont la paroi comprend une seule assise de cellules, étroitement serrées les unes contre les autres : c'est la forme de *blastula* (6).

La blastula ne garde pas longtemps son aspect : bientôt l'hémisphère inférieur se déprime en forme de doigt de gant, de manière à réduire la cavité de segmentation et à s'emboîter dans l'hémisphère supérieur (7). L'embryon est dès lors constitué par une sorte de sac à double paroi ; la dépression en forme de doigt de gant n'est pas autre chose que le premier rudiment de l'intestin futur (I) ; l'assise de cellules qui limite cette dépression porte le nom d'*entoderme* [1] (*En.*) ; l'assise externe est l'*ectoderme* [2] (*Ect.*). L'embryon réalise alors la forme de *gastrula* [3].

Plus tard, de nouvelles assises de cellules se forment aux dépens de l'entoderme, dont les éléments se multiplient à l'intérieur de la cavité de segmentation (8). Ainsi se constitue le *mésoderme* [4] (*Més.*), intercalé entre l'ectoderme et l'entoderme.

A partir de ce moment l'embryon, dont nous ne suivrons pas plus loin l'évolution, comprend trois *feuillets* superposés : le *feuillet externe* ou ectoderme, qui, par son développement ultérieur, donnera naissance à l'épiderme de la peau et à toutes les formations qui en dérivent (glandes, système nerveux central, etc.) ; — le *feuillet moyen* ou mésoderme, qui donnera naissance au tissu musculaire et à toutes les variétés de tissu conjonctif (squelette osseux par exemple) ; — le *feuillet interne* ou entoderme, qui donnera naissance à l'épithélium intestinal et à toutes les formations qui en dérivent (glandes de l'estomac, de l'intestin, foie, etc.). L'ensemble de ces trois feuillets est le *blastoderme* [5].

---

1. Du grec : ἐντός, prononcez *enntos*, en dedans ; — δέρμα, prononcez *derma*, peau.

2. Du grec : ἐκτός, prononcez *ektos*, en dehors; δέρμα, prononcez *derma*, peau.

3. Diminutif issu du mot grec, γαστήρ, γαστρός. prononcez *gastros*, estomac.

4. Du grec : μίσος, prononcez *mésos*, moyen; — δέρμα, prononcez *derma*, peau.

5. Du grec : βλαστός, prononcez *blastos*, bourgeon; — δέρμα, prononcez *derma*, peau.

CHAPITRE II

Le squelette.

Définition. — Dans un sens très large, on donne le nom de *squelette* à l'ensemble des parties qui soutiennent le corps ; ainsi compris, le squelette est la réunion de toutes les variétés de tissu conjonctif. Dans un sens plus restreint, le squelette est simplement la réunion des os ; c'est dans ce sens que nous allons l'étudier. On peut se placer à deux points de vue pour étudier le squelette : on peut étudier ce qu'est, d'une manière générale, un os, quelle que soit d'ailleurs la place de cet os dans le squelette (*étude générale* du squelette) ; on peut ensuite faire la description particulière de chacune des pièces du squelette (*étude spéciale* du squelette).

§ 1er. — Etude générale du squelette.

Position des os. — Le squelette (*fig.* 14), comme le corps tout entier, offre une *symétrie bilatérale*, c'est-à-dire qu'il existe un plan, et un seul, permettant de le partager en une partie droite et une partie gauche, qui se ressemblent autant qu'un objet et son image dans une glace. En un mot, le squelette possède, comme on dit en géométrie, un *plan de symétrie*. Certains os sont traversés par ce plan de symétrie, qui les partage en une droite et une gauche ; chacun d'eux est seul de son espèce ; on les appelle des *os impairs*, *symétriques* ou *médians*. D'autres os sont placés en dehors du plan de symétrie, et se répètent symétriquement de part et d'autre de lui, à droite et à gauche du squelette ; ce sont des *os pairs*, *asymétriques* ou *latéraux*.

Forme des os. — La forme des os permet de distin-

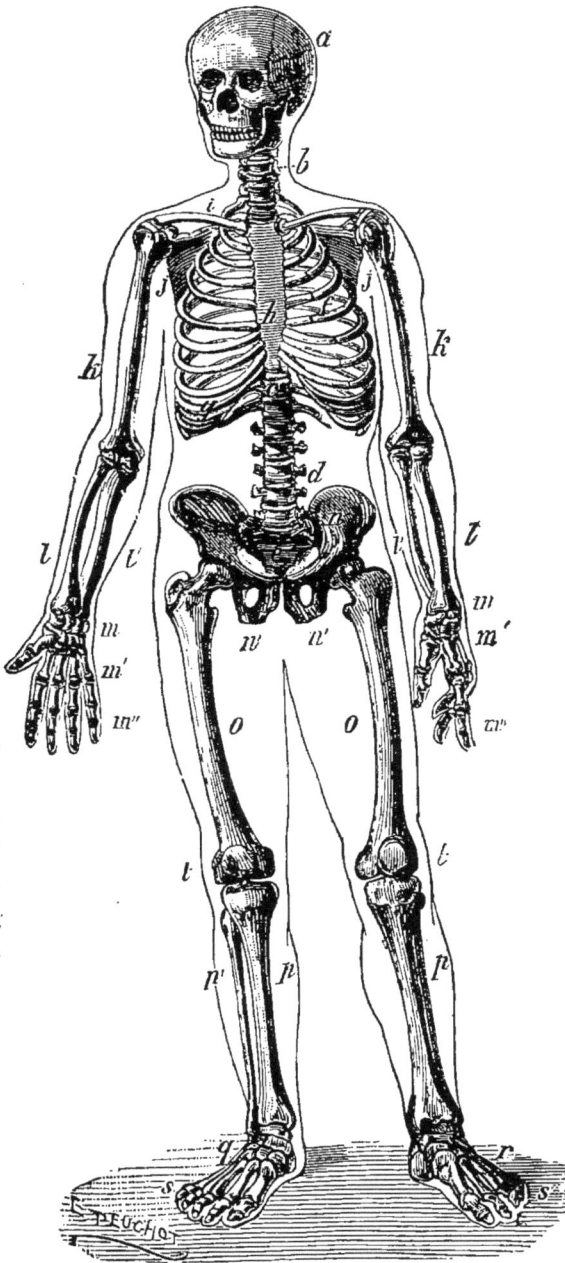

a, tête ;
b, vertèbres cervicales ;
c, vertèbres dorsales ;
d, vertèbres lombaires ;
e, sacrum ;
f, vraies côtes ;
g, côtes flottantes ;
h, sternum ;
i, clavicule ;
j, omoplate ;
k, humérus ;
l, radius ;
l' cubitus ;
m, carpe ;
m', métacarpe ;
m", doigts ;
n, ilion ;
n', ischion ;
o, fémur ;
p, tibia ;
p', péroné ;
q, tarse ;
r, métatarse ;
s, orteils ;
t, rotule.

Fig. 14. — Squelette de l'Homme.

guer parmi eux trois groupes : les *os longs*, les *os plats* et les *os courts*.

Un *os long* est celui qui est sensiblement plus développé suivant une direction que suivant toutes les autres. On distingue dans un os long la partie moyenne (*corps* ou *diaphyse*)[1] et les parties extrêmes (*extrémités* ou *épiphyses*)[2]. Exemple d'os long : l'os de la cuisse ou *fémur*.

Un *os plat* est celui qui est plus développé suivant deux dimensions que suivant toutes les autres. Ce sont ces deux dimensions qui déterminent le plan de l'os. Exemple d'os plat : l'os *pariétal*, qui contribue à former la voûte du crâne.

Un *os court* est celui qui est à peu près également développé dans toutes les directions. Exemple d'os court : un des os du *carpe* ou poignet.

On appelle, en général, *apophyse*[3] une partie saillante d'un os.

Structure des os. — Pour nous rendre compte de la structure des os, étudions un os long, le fémur par exemple. En sciant cet os suivant sa longueur (*fig.* 15), nous verrons que le corps est creusé d'un canal fermé à ses deux bouts et contenant une matière molle, de couleur jaune ou rouge, la *moelle* de l'os (*m*); le canal qui la contient est le *canal médullaire*.

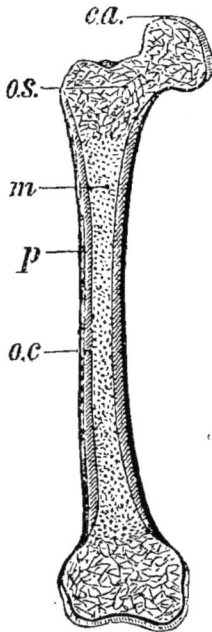

Fig. 15. — Coupe longitudinale d'un os long.
o.c., tissu osseux compact; *o.s.*, tissu osseux spongieux; *m*, moelle ; *p*, périoste; *c.a.*, cartilage articulaire ou épiphysaire.

L'os lui-même se montre formé de deux tissus différents, suivant les parties qu'on observe : le *tissu compact* (*o. c.*), qui forme le corps, et le *tissu spongieux* (*o. s.*), qui forme les épiphyses. L'os tout entier est enveloppé comme

1. Du grec : διάφυσις, prononcez *diaphusis*, intervalle.
2. Du grec : ἐπίφυσις, prononcez *épiphusis*, excroissance.
3. Du grec : ἀπόφυσις, prononcez *apophusis*, excroissance.

par une sorte de gaine d'un tissu conjonctif spécial qu'on appelle le *périoste*[1] (*p*) ; cette gaine s'amincit progressivement et disparaît complètement au niveau des épiphyses. Chacune de celles-ci est protégée par une sorte de calotte d'aspect nacré, formée par un tissu dit *cartilagineux* : ces calottes sont les *cartilages épiphysaires* (*c. a.*).

Reprenons successivement chacune de ces parties.

Une coupe transversale mince à travers le tissu osseux compact (*fig.* 16) se montre percée d'un grand nombre de petits orifices facilement visibles au microscope ; ces orifices correspondent à des canaux, dits *canaux de Havers* (*h*), qui parcourent le tissu dans toute sa longueur, en se ramifiant et s'anastomosant [2], et renferment les petits vaisseaux sanguins nécessaires à la nutrition de l'os [3].

Autour de chaque orifice, un grossissement suffisant nous montrera (*fig.* 17) une série d'ouvertures plus petites, disposées sur plusieurs circonférences concentriques ; chacune d'elles est allongée suivant la circonférence, se ramifie et, par les

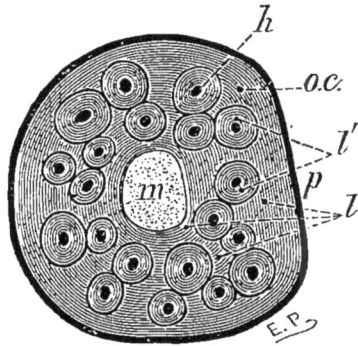

Fig. 16. — Coupe transversale d'un os long (schéma). — *o.c.*, tissu osseux compact ; *p*, périoste ; *m*, moelle ; *h*, canal de Havers ; *l*, lamelles osseuses générales ; *l'*, lamelles concentriques aux canaux de Havers.

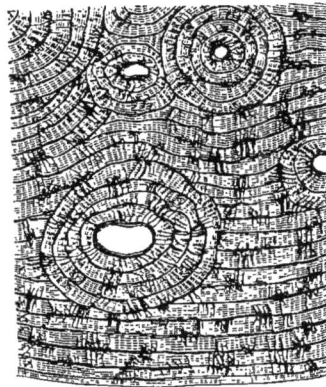

Fig. 17. — Coupe transversale (plus grossie) du tissu osseux compact.

---

1. Du grec : περί, prononcez *péri*, autour ; — ὀστέον, prononcez *ostéon*, os.
2. C'est-à-dire que les ramifications de deux canaux voisins communiquent entre elles.
3. Les vaisseaux principaux pénètrent à la surface de l'os par de larges

extrémités de ses ramifications ou *canalicules osseux*, entre
en rapport avec les ouvertures voisines.

Chacune de ces ouvertures correspond à une cavité qui
est occupée, dans l'os vivant, par une
petite masse de protoplasma pourvue
d'un noyau, en un mot par une cellule ;
la cavité est un *ostéoplaste*[1] ; le globule
protoplasmique est une *cellule osseuse*
(*fig.* 18). On appelle *lamelle osseuse* la
réunion des ostéoplastes qui occupent
une circonférence autour d'un canal de
Havers, avec la substance interstitielle
dure qui les entoure immédiatement.
Outre les lamelles osseuses qui forment
ainsi autour des différents canaux de
Havers des groupes concentriques, le
tissu compact renferme aussi de grandes
lamelles concentriques à la cavité médul-
laire de l'os et placées soit au contact de la moelle, soit
sous le périoste, soit encore entre les différents systèmes de
Havers.

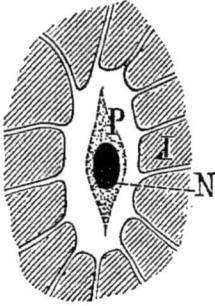

Fig. 18. — Cellule os-
seuse. — P, proto-
plasma ; N, noyau ;
I, substance inters-
titielle.

Telle est la structure du tissu osseux compact ; dans le
tissu spongieux, les lamelles, au lieu d'être disposées régu-

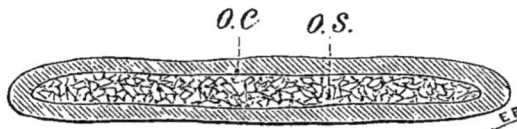

Fig. 19. — Coupe d'un os plat.
o.c., tissu osseux compact ; *o.s.*, tissu osseux spongieux.

lièrement, sont enchevêtrées sans ordre ; elles limitent des
cavités qu'on peut comparer grossièrement à celles du corps

---

ouvertures appelées *trous nourriciers* ; leurs ramifications se répandent ensuite
dans les canaux de Havers.

1. Du grec : ὀστέον, prononcez *ostéon*, os ; — πλαστός, prononcez *plastos*,
façonné.

d'une éponge et que remplit une variété rouge de moelle osseuse.

Dans un os plat, la surface extérieure est limitée par du tissu osseux compact, tandis que le tissu spongieux est rejeté à l'intérieur, de sorte qu'une coupe transversale de l'os montre une lame de tissu spongieux comprise entre deux tables de tissu compact (*fig*. 19). Dans un os court, un noyau de tissu spongieux est enveloppé de toutes parts par du tissu compact (*fig*. 20).

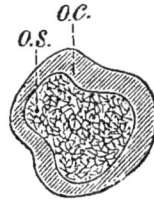

Fig. 20. — Coupe d'un os court. — *o.c.*, tissu osseux compact; *o.s.*, tissu osseux spongieux.

La composition de la substance interstitielle dans le tissu osseux est assez complexe. C'est un mélange de matière organique et de matière inorganique. Il y a environ 35 p. 100 de la première et 65 p. 100 de la seconde, c'est-à-dire, en gros, 1/3 de matière organique pour 2/3 de matière inorganique.

En laissant pendant quelques jours un os plongé dans une solution étendue d'un acide un peu fort, d'acide chlorhydrique par exemple, on constate que l'os est devenu mou et flexible : la matière inorganique a été dissoute par l'acide. Si, au contraire, on calcine un os, il devient plus léger, plus blanc et très cassant : la matière organique a été brûlée. Par ces deux expériences, on isole successivement la matière organique et la matière inorganique.

La matière organique est formée surtout d'une substance quaternaire[1] assez voisine de la gélatine; c'est l'*osséine*, qui se dissout dans l'eau quand on soumet le tissu osseux à l'ébullition. A l'osséine il faut joindre une faible proportion de graisse.

La matière inorganique comprend à peu près 0,8 de phosphate de chaux pour 0,2 de carbonate de chaux. On sait que c'est de cette matière inorganique qu'on extrait le phosphore, après avoir isolé le phosphate de chaux. Au

---

1. C'est-à-dire formée de carbone, d'hydrogène, d'oxygène et d'azote.

phosphate et au carbonate de chaux il faut ajouter un peu de fluorure de calcium, de chlorure de sodium et de sulfate de magnésie.

Avec sa substance interstitielle très développée et fournissant à l'ébullition une matière voisine de la gélatine, le tissu osseux doit être considéré comme une variété de tissu conjonctif.

Le *tissu cartilagineux* diffère du tissu osseux aussi bien par la forme de ses cellules que par la nature de sa substance interstitielle. Celle-ci, qui est souvent homogène (*cartilages hyalins*), quelquefois fibrillaire (*cartilages réticulés* et *fibro-cartilages*), est beaucoup moins fortement incrustée de sels calcaires que celle du tissu osseux. Elle donne à l'ébullition une matière gélatineuse appelée *chondrine*[1]. Dans cette substance interstitielle sont plongées des cellules généralement arrondies, pourvues de noyaux volumineux ; chacune est protégée par une série d'enveloppes, emboîtées les unes dans les autres, qui constituent la *capsule cartilagineuse*. Souvent une même capsule cartilagineuse renferme deux, parfois même plusieurs cellules (*fig.* 21). — Le tissu cartilagineux est encore une variété de tissu conjonctif.

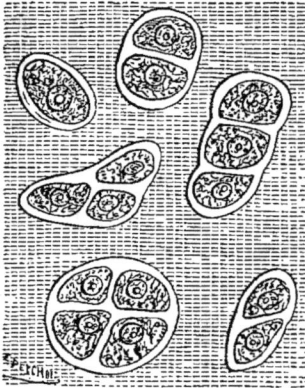

Fig. 21.
Tissu cartilagineux.

La *moelle* des os est formée d'un tissu conjonctif dit *tissu médullaire*, qui renferme, avec de nombreuses cellules adipeuses, quelques variétés spéciales de cellules conjonctives telles que les *myéloplaxes*[2], les *cellules à noyaux bourgeon-*

---

1. Du grec : χόνδρος, prononcez *khondros*, cartilage.
2. Du grec : μυελός, prononcez *muélos*, moelle ; — πλάξ, prononcez, *plax*, plaque.

nants et surtout les *médullocelles*[1] (*fig.* 22). Les myéloplaxes (*a*) sont de grandes cellules à contours irréguliers, pourvues de plusieurs noyaux. Dans les cellules à noyaux bourgeonnants (*b*), le noyau présente une forme mamelonnée qui semble indiquer une tendance à la formation de noyaux nouveaux par bourgeonnement du noyau primitif. Le noyau des médullocelles (*c*) est très volumineux et est entouré d'une mince couche de protoplasma. Nous verrons plus tard quelle signification et quel rôle on peut

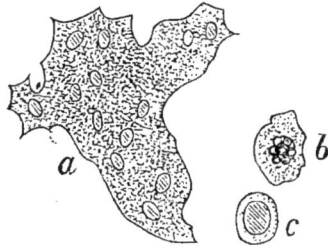

Fig. 22. — Cellules du tissu médullaire.— *a*, myéloplaxe ; *b*, cellule à noyau bourgeonnant; *c*, médullocelle.

attribuer à ces divers éléments anatomiques, qui sont surtout nombreux dans la moelle rouge des épiphyses.

Le *périoste* est formé par une variété compacte de tissu conjonctif, dans laquelle les faisceaux conjonctifs sont nombreux et étroitement enchevêtrés; on y observe également de nombreuses fibres élastiques dont les plus profondes adhèrent intimement au tissu osseux voisin. Le périoste est parcouru par un riche réseau de vaisseaux sanguins et par des filets nerveux.

On voit, en résumé, que l'os est tout entier formé par diverses variétés de tissu conjonctif.

Développement des os. — Etudiés au point de vue de leur développement, les os peuvent être répartis en deux groupes : les *os de cartilage* et les *os de membrane.*

La plupart des os longs sont des os de cartilage. A la place qui sera occupée plus tard par un os long, on voit d'abord se former une petite masse de tissu conjonctif embryonnaire qui reproduit à peu près la forme de l'os futur (*fig.* 23). L'os, qui est alors à l'*état* dit *muqueux*, s'ac-

_____

1. C'est-à-dire « cellules de la moelle ».

croît pendant un certain temps; puis le tissu qui le forme se transforme insensiblement en tissu cartilagineux. L'os atteint alors l'*état cartilagineux*, qui caractérise la seconde phase de son développement (*fig.* 23, I). Au bout de quelque temps on voit apparaître à la surface du cartilage un certain nombre de *points* dits d'*ossification* (II); ils s'étalent peu à peu, de manière à se réunir en un petit nombre de plages qui tendent à recouvrir le cartilage entier. Sur chacun de ces points le tissu osseux, formé en dehors du cartilage, pénètre à l'intérieur de celui-ci, qui s'incruste d'abord fortement de sels calcaires (*cartilage calcifié*), puis se détruit sur place et semble ainsi se retirer

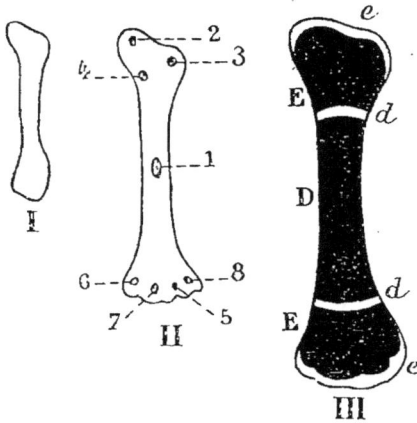

Fig. 23. — Développement d'un os long. I, II, III, trois phases successives. — 1, 2, 3, ... 8 désignent les points d'ossification, dans l'ordre de leur apparition. — D, diaphyse: E, épiphyses; *d*, cartilages diaphysaires; *e*, cartilages épiphysaires.

devant le tissu envahisseur. En un mot, le tissu osseux remplace le tissu cartilagineux, sans qu'il y ait transformation directe de celui-ci en celui-là. Il arrive un moment (III) où l'os comprend trois noyaux osseux principaux : un *noyau diaphysaire* (D) et deux *noyaux épiphysaires* (E); les noyaux épiphysaires restent alors recouverts à leurs extrémités par des cartilages non transformés (*cartilages épiphysaires, e*) et séparés du noyau osseux diaphysaire par deux *cartilages diaphysaires* (*d*) ou *cartilages de conjugaison*.

Au moment où l'ossification d'un os va commencer, des sels minéraux (phosphate de chaux en particulier) se déposent dans le tissu cartilagineux et y produisent des *travées* solides, qui semblent diriger la marche de l'ossification. Des vaisseaux sanguins capillaires (*fig.* 24, V) pénètrent dans les logettes circonscrites par ces travées, entraînant avec eux du tissu conjonctif.

Bientôt sur les parois des travées on voit se ranger en séries des cellules polyédriques (o), appartenant à cette poussée de tissu conjonctif. D'abord étroitement serrées les unes contre les autres, ces cellules (o) ne tardent pas à produire une substance interstitielle

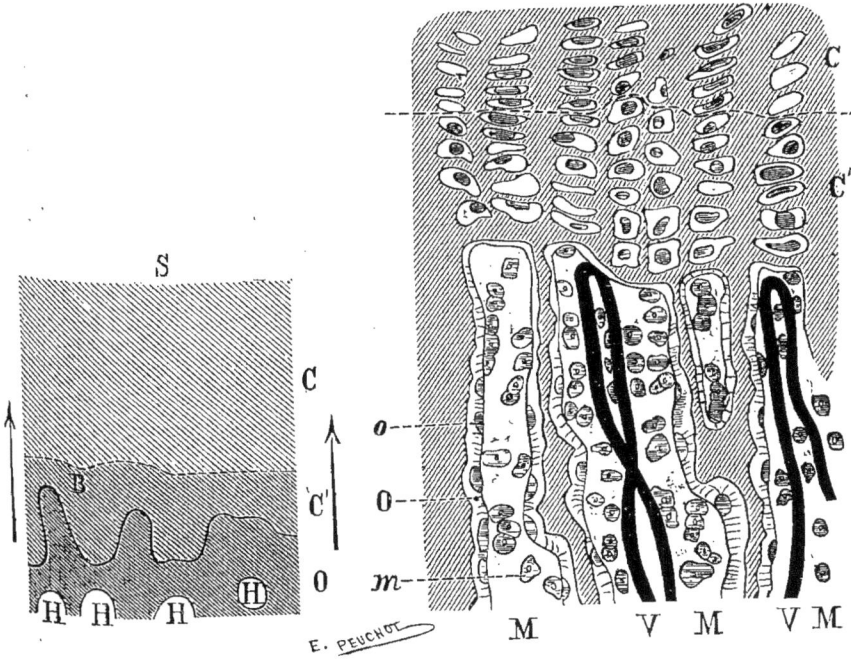

Fig. 24. — Coupes à travers une région d'ossification. A gauche, figure théorique; à droite, figure plus grossie et plus exacte. Les flèches indiquent la direction de l'ossification. — C, cartilage ordinaire; C', cartilage calcifié; B, bourgeon d'ossification qui envahit le cartilage calcifié; O, tissu osseux; H, canaux de Havers; o, ostéoblastes; M, moelle; m, cellules conjonctives de la moelle; V, vaisseaux sanguins.

qui les isole les unes des autres, et dont l'élément principal est de l'osséine. On donne à ces cellules le nom d'ostéoblastes [1]. A mesure que ces ostéoblastes s'écartent les uns des autres, ils restent unis par des prolongements protoplasmiques qui s'étirent de plus en plus; ils prennent les caractères des cellules osseuses. Ainsi se constitue une première lamelle (O) de tissu osseux à la

1. Du grec : ὀστέον, prononcez ostéon, os ; — βλαστός, prononcez blastos, bourgeon.

surface interne de chaque logette, dont l'axe est occupé par un vaisseau sanguin (V). Quand une première lamelle a été ainsi déposée, une seconde se forme à l'intérieur de la précédente, et ainsi de suite. Dans le tissu spongieux, les lamelles osseuses restent éloignées les unes des autres, et les logettes restent occupées par de la moelle rouge (M) et des vaisseaux sanguins. Dans le tissu compact, le dépôt de lamelles concentriques se poursuit jusqu'au voisinage immédiat du capillaire, qui devient le vaisseau d'un canal de Havers ; aux lamelles irrégulièrement enchevêtrées du tissu spongieux correspondent, dans le tissu compact, les systèmes généraux de lamelles parallèles à la surface externe de l'os.

L'os ainsi constitué est à l'*état osseux*; comment continue-t-il à s'accroître ? Des expériences simples, faites par Duhamel dès 1741 et reprises vers 1830 par Flourens, vont nous permettre de répondre.

Accroissement des os. — Mettons à nu un os encore jeune d'un animal vivant, un chien par exemple ; enfonçons dans cet os deux petits clous d'argent rapprochés, puis refermons la plaie et laissons l'os poursuivre son développement. Si les deux clous ont été plantés dans une région déjà ossifiée, nous les retrouverons à la même distance l'un de l'autre, lorsque nous découvrirons l'os au bout de quelques mois. S'ils ont été plantés dans un des cartilages diaphysaires, nous constaterons qu'ils se sont écartés sensiblement. De cette expérience nous pouvons conclure que l'allongement de l'os se fait uniquement par les cartilages diaphysaires, dans lesquels les cellules cartilagineuses ne cessent de se multiplier ; toute partie ossifiée cesse de s'accroître en longueur.

Dans l'expérience qui précède, en faisant abstraction de la distance longitudinale qui sépare les deux clous, on peut constater qu'au bout d'un certain temps ils se trouvent recouverts par du tissu osseux extérieur et qu'enfin ils tombent dans la cavité médullaire après avoir traversé le tissu osseux compact. On peut conclure de là que l'os s'épaissit par sa surface externe ; en même temps que des couches nouvelles se déposent ainsi à l'extérieur, les couches plus anciennes, refoulées vers l'axe, se détruisent ou, comme on dit, *se résorbent* et sont remplacées par du tissu médullaire : c'est le phénomène dit de la *résorption modelante*, auquel il faut attribuer la formation même du canal médullaire, qui n'existe pas dans l'os à l'état cartilagineux.

Ce mode d'épaississement des os longs a été encore mis en évidence par d'autres expériences. Les mêmes auteurs soumettaient alternativement, pendant des périodes de quinze jours, des pigeons à une alimentation mélangée ou non de garance. Après un certain temps de ce régime, ils sacrifiaient les animaux en expérience et, en coupant transversalement un os long, le fémur par exemple, ils y observaient des couches concentriques alternativement blanches et rouges; si l'animal avait été tué après une période d'alimentation à la garance, la couche la plus extérieure était rouge ; les couches blanches correspondaient évidemment aux périodes d'alimentation sans garance.

On peut se demander quel est l'agent de cet épaississement; diverses expériences ont montré que c'est le périoste seul qui est capable

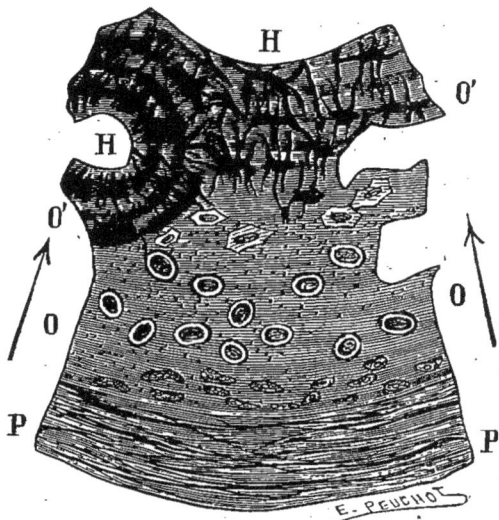

Fig. 25. — Coupe d'un os perpendiculaire à sa surface, et montrant le rôle ostéogène du périoste. — P, périoste; O, tissu osseux en voie de formation; O', tissu osseux formé antérieurement; H, canaux de Havers. — Les flèches indiquent la direction de l'ossification.

de produire ainsi, à l'extérieur de l'os, de nouvelles couches de tissu osseux (*fig.* 25). De là le nom de *couche ostéogène*[1]

---

1. Du grec : ὀστέον, prononcez *ostéon*, os ; — γεννάω, prononcez *guennaô*, j'engendre.

que l'on donne parfois au périoste. Ainsi s'explique aussi
le travail de réparation qui se produit dans un os à la suite
d'une fracture; si le périoste est resté intact, il forme le
tissu osseux nécessaire pour établir une soudure entre les
deux parties de l'os brisé.

Un chirurgien de Lyon, M. Ollier, a détaché, sur une
longueur de plusieurs centimètres, un lambeau de périoste
d'un os jeune appartenant à un chien vivant; puis, le laissant fixé par un bout à l'os, il l'a attiré au milieu du tissu
musculaire voisin et l'a vu « faire de l'os » au milieu des
chairs. Il a pu même détacher complètement un lambeau
de périoste du tibia, par exemple, et le transplanter en un
point tout différent du corps, sous la peau de la tête par
exemple; le périoste a continué à produire du tissu osseux
(*greffe osseuse*). On conçoit quelle importance chirurgicale
peuvent présenter de pareilles expériences.

Les *os de membrane* sont beaucoup moins nombreux que
les os de cartilage; ce sont : le frontal, les pariétaux, le tiers
supérieur de l'occipital, l'écaille du temporal, les os de la
face, les côtes et les clavicules. Ils diffèrent des os de cartilage parce qu'ils passent directement de l'état muqueux
à l'état osseux. Dans le développement d'un os de membrane, la phase cartilagineuse est supprimée. D'ailleurs,
l'ossification se produit à peu près de la même manière que
dans les os de cartilage.

On réserve le nom d'*os sésamoïdes* [1] à des os dont le développement est très tardif.

Articulations des os. — On appelle *articulation* de
deux os leur mode d'agencement. On peut distinguer trois
catégories principales d'articulations : 1° les articulations
immobiles ou *synarthroses*; 2° les articulations peu mobiles
ou *amphiarthroses*; 3° les articulations très mobiles ou
diarthroses.

---

1. Parce qu'ils sont généralement petits, d'où une comparaison avec la
graine de sésame.

Dans une *synarthrose*[1], les deux os articulés sont telle-
ment fixés l'un à l'autre que tout mouvement de l'un sur
l'autre est absolument impossible. On peut citer les articu-

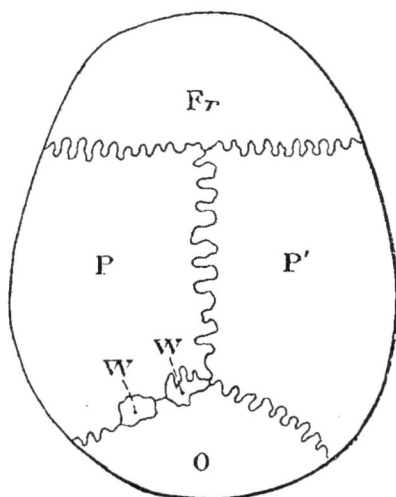

Fig. 26. — Le crâne vu par sa face supérieure.
Fr, frontal; O, occipital; P, P', pariétaux; W, os wormiens.

lations des os du crâne entre eux; deux os du crâne voisins
s'engrènent exactement l'un dans l'autre par deux lignes
sinueuses, de forme inverse, qui ne leur permettent aucun
déplacement. C'est ce qu'on appelle une articulation en
suture (*fig.* 26).

Comme exemple d'*amphiarthrose*[2], on peut donner l'articulation de deux vertèbres, légèrement mobiles l'une sur
l'autre, ou même la symphyse pubienne (voir plus loin).

Parmi les *diarthroses*[3], nommons l'articulation du coude
ou encore celle du genou et, d'une manière plus générale,
la plupart des articulations des membres. Dans une diar-

---

1. Du grec : συνάρθρωσις, prononcez *sunarthrosis*, emboîtement.
2. Du grec : ἀμφί, prononcez *amphi*, autour; — ἄρθρωσις, prononcez *arthrosis*,
articulation.
3. Du grec : διάρθρωσις, prononcez *diarthrosis*, articulation.

throse (*fig.* 27), par exemple dans l'articulation du cubitus avec l'humérus au coude, les deux cartilages épiphysaires (*c. a.*) sont séparés par un espace étroit que remplit un liquide appelé *synovie* (*sy*). Ce liquide est enfermé dans une membrane appelée *séreuse synoviale* (*s*), qui vient se fixer à chacun des deux os articulés sur le pourtour du cartilage épiphysaire. La membrane synoviale n'a pas seulement pour objet de maintenir en place la synovie ; c'est elle qui produit ce liquide et le reconstitue au fur et à mesure de sa destruction. Quant au rôle de la synovie, il est facile de le comprendre : sa présence a pour effet d'adoucir les frottements entre les deux os. Ceux-ci sont solidement attachés l'un à l'autre par une membrane conjonctive, résistante, qui enveloppe l'articulation comme d'un sac appelé *capsule articulaire* (*c*). De plus, des *ligaments* placés en dehors de la capsule articulaire, et formés aussi de tissu conjonctif, relient l'une à l'autre les deux pièces osseuses.

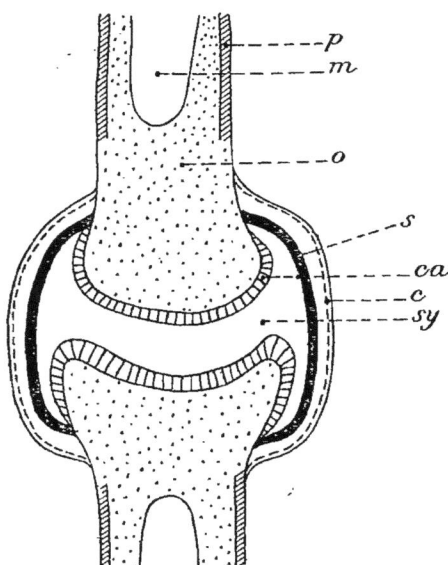

Fig. 27. — Coupe longitudinale à travers une diarthrose. — *o*, tissu osseux ; *m*, moelle ; *p*, périoste ; *ca*, cartilage ; *s*, séreuse synoviale ; *sy*, synovie ; *c*, capsule articulaire.

§ 2. — Etude spéciale du squelette.

Division. — Le corps de l'Homme, examiné extérieurement, comprend trois parties : 1° une région centrale supportant tout le reste, à laquelle on donne le nom de *tronc* ; — 2° une région supérieure, de forme à peu près sphérique, la *tête*, attachée au tronc par le cou ; — 3° des appendices latéraux appelés *membres*. Ces trois parties se retrouvent dans le squelette.

Tronc.

Le squelette du tronc comprend : en arrière la *colonne vertébrale*, en avant le *sternum*, sur les côtés les *côtes*.

Colonne vertébrale. — Le tronc est soutenu à sa partie postérieure par une tige articulée, formée d'une série de pièces osseuses empilées les unes sur les autres (*vertèbres*)[1], et à laquelle on donne le nom de *colonne vertébrale*.

Chaque vertèbre (*fig.* 28) se compose elle-même de deux parties principales : 1° en avant, une portion pleine, massive, à peu près cylindrique (*corps* de la vertèbre, *a*); — 2° en arrière, une partie évidée en forme d'anneau (*anneau vertébral*), limitant une ouverture (*trou vertébral, b*). Cet anneau, moins haut sur ses côtés qu'en arrière, porte à droite et à gauche, derrière sa partie surbaissée, deux saillies osseuses symétriques appelées *apophyses transverses* (*d*); il en porte une troisième en arrière, dans le plan de symétrie du corps (*apophyse épineuse, c*). Enfin, sur les côtés de l'anneau vertébral se trouvent quatre *facettes articulaires* qui se correspondent d'une facette à la suivante, de manière à glisser légèrement l'une sur l'autre et à permettre la mobilité de la colonne vertébrale tout entière : si on considère les deux facettes articulaires d'un même côté, du côté gauche par exemple, on voit (*fig.* 35) que l'une est

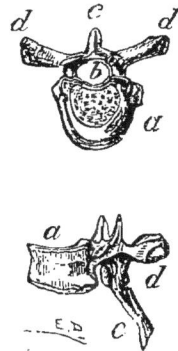

Fig. 28. — Une vertèbre dorsale, en haut vue par la face supérieure, en bas vue de côté. *a*, corps de la vertèbre; *b*, trou vertébral; *c*, apophyse épineuse; *d*, apophyse transverse.

---

1. Du latin : *vertebra*, de *vertere*, tourner, parce que le corps de la vertèbre semble fait au tour.

placée au-dessus de l'apophyse transverse et dirigée en arrière (a_1, a_2), tandis que l'autre est placée au-dessous de l'apophyse transverse et dirigée en avant (b_1, b_2). La première est en rapport avec la vertèbre immédiatement supérieure, la seconde avec la vertèbre immédiatement inférieure. Entre deux corps vertébraux consécutifs est intercalé une sorte de coussinet formé de tissu conjonctif fibreux; c'est le *disque intervertébral* (D).

Les vertèbres, en se superposant, forment, par la juxtaposition de leurs corps, une tige osseuse pleine (le *rachis*); la juxtaposition des anneaux vertébraux donne naissance à un canal dit *canal rachidien*, qui s'étend d'un bout à l'autre de la colonne vertébrale et renferme, chez l'homme vivant, la moelle épinière. Mais les différents anneaux vertébraux, grâce à l'amincissement de leurs parties latérales, ne sont pas étroitement accolés les uns aux autres : entre deux anneaux consécutifs se trouve, de part et d'autre, un orifice appelé *trou de conjugaison*. C'est par les trous de conjugaison que s'échappent les nerfs qui prennent leur origine dans la moelle épinière. Les apophyses épineuses, en se superposant, forment une crête continue qu'on peut sentir sous la peau du dos et qu'on appelle l'*épine dorsale*.

Le volume et la forme de chacune des parties de la vertèbre varient suivant la région de la colonne vertébrale à laquelle elle appartient; de sorte qu'on peut diviser la colonne vertébrale en cinq régions : 1° la *région cervicale*[1] ou du cou, composée de 7 vertèbres; — 2° la *région dorsale*[2] ou *thoracique*[3], qui en comprend 12; — 3° la *région lombaire*[4] ou des reins, formée de 5 vertèbres; — 4° la *région sacrée* ou du *sacrum* (5 vertèbres); — 5° la *région coccygienne* ou du *coccyx* (3 ou 4 vertèbres tout à fait rudimentaires).

---

1. Du latin *cervix*, nuque.
2. Du latin *dorsum*, dos.
3. C'est-à-dire du thorax (poitrine).
4. Du latin *lumbi*, les reins.

Dans les vertèbres cervicales (*fig.* 29), le corps est petit, le trou a la forme d'un triangle aplati d'arrière en avant, chaque apophyse transverse est percée d'un trou à sa base et bifurquée à son sommet. Les trous des apophyses transverses cervicales, en se superposant, forment un petit canal appelé *canal vertébral.* L'apophyse épineuse est peu développée et bifurquée à son extrémité.

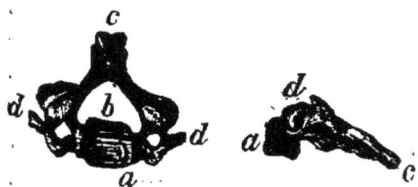

Fig. 29. — Une vertèbre cervicale, à gauche vue d'en haut, à droite vue de côté. — *a*, corps de la vertèbre; *b*, trou vertébral; *c*, apophyse épineuse; *d*, apophyse transverse.

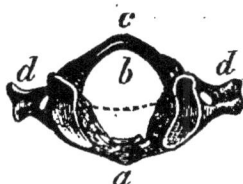

Fig. 30. — L'atlas vu par sa face supérieure. — *a*, corps; *b*, trou vertébral; *c*, apophyse épineuse; *d*, apophyses transverses.

Les deux premières vertèbres cervicales méritent d'être étudiées particulièrement.

La première, ou *atlas* (*fig.* 30), a un corps tout à fait rudimentaire (*a*); au contraire, le trou vertébral, qui s'augmente de la partie manquant au corps, est exceptionnellement développé. De chaque côté de l'échancrure correspondant à cet accroissement du trou vertébral se trouve une facette articulaire concave qui entre en rapport avec le crâne, reposant sur le sommet de la colonne vertébrale[1]. L'apophyse épineuse est à peine indiquée par une légère saillie.

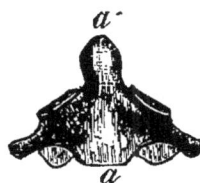

Fig. 31. — L'axis, vu de face. — *a*, corps; *a'*, apophyse odontoïde.

La seconde vertèbre ou *axis*[2] (*fig.* 31) semble prolonger son corps (*a*) en une saillie appelée *apophyse odontoïde*[3] (*a'*),

---

1. D'où le nom *d'atlas*, par comparaison avec le géant Atlas, qui soutenait le ciel avec ses épaules.
2. C'est-à-dire : axe, pivot.
3. Du grec : ὀδούς, ὀδόντος, prononcez *odontos*, dent.

qui pénètre dans l'échancrure du trou de l'atlas et vient
supporter le crâne dont elle est comme le pivot. En réalité
cette apophyse est la partie manquant au corps de l'atlas,
qui au cours de son développement s'est soudée à l'axis.

Quand la tête s'incline d'arrière en avant ou d'avant en
arrière, le cou restant immobile, le crâne se déplace sur
les deux surfaces articulaires de l'atlas qui demeure fixe.

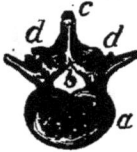

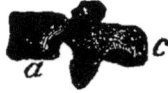

Quand la tête pivote de
droite à gauche ou de gauche à droite, elle entraîne
avec elle l'atlas qui tourne
autour de l'apophyse odontoïde de l'axis.

Fig. 32. — Une vertèbre lombaire, à
gauche vue d'en haut, à droite vue de
côté. — a, corps de la vertèbre; b,
trou vertébral; c, apophyse épineuse;
d, apophyse transverse.

Dans les vertèbres dorsales
(fig. 28) le corps est plus développé que dans la région cervicale, le trou est petit et de
forme ovale, les apophyses transverses sont simples, l'apophyse
épineuse est longue et fortement inclinée de haut en bas à partir
de sa base.

Les vertèbres lombaires (fig. 32), plus volumineuses que les
précédentes, sont remarquables
par la grosseur de leur corps, la
forme triangulaire de leur trou
et la direction horizontale de leur
apophyse épineuse.

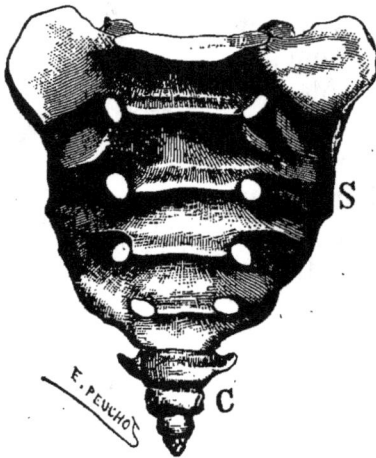

Les vertèbres sacrées sont
complètement soudées en une
pièce osseuse unique appelée le
sacrum (fig. 33, S). C'est une
sorte de tronc de pyramide
dont la plus large base est en
haut, et qui s'articule par ses
faces latérales avec les os
iliaques (voy. plus loin). Le
canal rachidien se prolonge à
l'intérieur de ce tronc de pyramide où il prend le nom de

Fig. 33. — Sacrum (S) et coccyx (C).

canal sacré; celui-ci s'ouvre de chaque côté et sur chaque

face, antérieure ou postérieure, par les quatre *trous sacrés*, qui ne sont autre chose que des trous de conjugaison ; leur nombre permet de reconnaître la présence de cinq vertèbres dans le sacrum.

Les vertèbres coccygiennes (*fig.* 33, C) sont réduites à leurs corps tout à fait rudimentaires et soudés entre eux plus ou moins complètement.

On voit, en résumé, que la colonne vertébrale comprend trente-trois ou trente-quatre vertèbres. En l'examinant de profil, on peut s'assurer que, loin d'être rectiligne, elle présente une série de courbures dont la convexité est alternativement tournée en avant et en arrière : en avant dans les régions cervicale et lombaire, en arrière dans les régions dorsale, sacrée et coccygienne (*fig.* 34).

Sternum. — Soutenu à sa partie postérieure par la colonne vertébrale, le tronc est limité en avant par le *sternum*, os plat, élargi en haut, terminé au contraire en bas par une sorte de pointe (*appendice xiphoïde*) [1]. On compare souvent la forme du sternum à celle d'un sabre romain, à lame courte et large, dont la poignée serait en haut.

Côtes. — Sur ses côtés, le tronc est limité par les côtes. Ce sont des os de membrane, pairs, plats, recourbés, et présentant une courbure plus forte dans le voisinage de la colonne vertébrale, à laquelle ils s'articulent, que vers l'extrémité opposée. L'extrémité voisine de la colonne vertébrale (*fig.* 35) se termine par un renflement

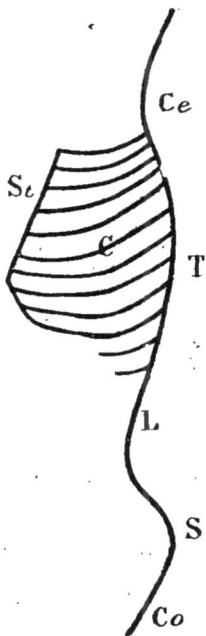

Fig. 34. — Schéma du tronc, vu de profil. Ce, vertèbres cervicales ; T, thoraciques ; L, lombaires ; S, sacrées ; Co, coccygiennes ; C, côtes ; St, sternum.

---

1. Du grec : ξίφος, prononcez *xiphos*, épée.

appelé *tête*, séparé du reste de la côte par un rétrécissement appelé *col*, après lequel se trouve en dehors une légère
saillie appelée *tubérosité*. La tête
vient s'articuler dans une cavité
à peu près hémisphérique, formée aux dépens de deux vertèbres consécutives par la réunion de deux surfaces articulaires concaves, placées sur les
côtés des deux corps vertébraux
à la naissance des anneaux
(n_1, m_2). La tubérosité costale
vient buter contre une surface
articulaire (p_2) portée par l'apophyse transverse (T_2) de la seconde des deux vertèbres qui
s'articulent avec la côte. On voit
donc que chaque vertèbre dorsale porte sur chacun de ses
deux côtés trois surfaces articulaires costales : deux situées sur
le corps (m_1 et n_1, m_2 et n_2) et
une sur l'apophyse transverse
(p_1 et p_2).

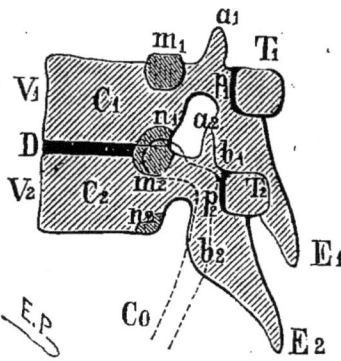

Fig. 35. — Articulation d'une côte
avec la colonne vertébrale. —
V_1, V_2, deux vertèbres consécutives ; T_1, T_2, leurs apophyses
transverses ; E_1, E_2, leurs apophyses épineuses ; C_1, C_2, leurs
corps ; m_1, n_1, m_2, n_2, leurs surfaces d'articulation avec la tête
d'une côte ; p_1, p_2, surfaces d'articulation avec les tubérosités
costales ; a_1, a_2, b_1, b_2, surfaces
d'articulation des deux vertèbres
entre elles ; D, disque intervertébral ; Co, côte.

Il y a 12 paires de côtes, correspondant aux 12 vertèbres dorsales. Les 7 premières s'attachent directement et
séparément au sternum par des cartilages spéciaux (*vraies
côtes*). Les 3 suivantes (*fausses côtes*) sont fixées indirectement au sternum par l'intermédiaire d'un cartilage commun qui se rattache à celui de la septième vraie côte. Enfin,
les deux dernières (*côtes flottantes*) sont absolument indé-
pendantes du sternum.

Constitution théorique du tronc. — En examinant de
près la face antérieure du sternum, on y aperçoit des sillons
transversaux, vestiges d'une segmentation longitudinale. Si on
rapproche ce fait de la segmentation de la colonne vertébrale et
de la disposition des côtes, on voit que la région thoracique du
tronc peut être considérée comme formée d'une série de seg-

ments ainsi constitués (*fig.* 36) : un corps ou *centre* C (le corps
de la vertèbre) porte, sur ses faces antérieure et postérieure,
deux anneaux osseux complets; l'anneau antérieur H est formé
par une paire de côtes (C) et un segment du sternum (*s*); l'anneau postérieur N n'est autre chose que l'anneau vertébral.

On peut se demander si cette constitution du tronc dans sa
région thoracique ne se retrouve pas, quelque peu modifiée, dans
les autres régions.

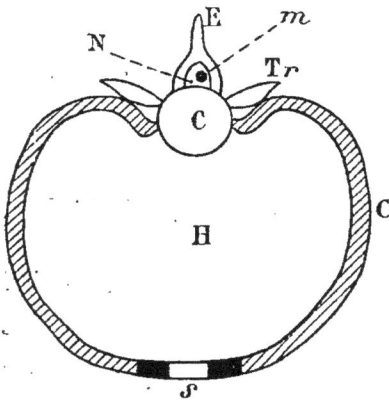

Fig. 37. — Constitution théorique
d'une vertèbre cervicale. — C,
corps; Tr, apophyse transverse;
E, apophyse épineuse; Co, côte.

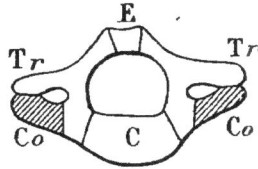

Fig. 36. — Constitution théorique d'un
segment thoracique. — C, corps d'une
vertèbre; C (en avant), côte; *s*, un
segment du sternum; H, anneau hé-
mal; Tr, apophyse transverse; N, anneau neural; *m*, moelle épinière; E,
apophyse épineuse.

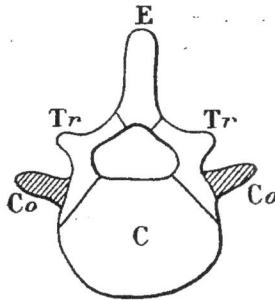

Fig. 38. — Constitution d'une vertèbre lombaire. — C, corps; Tr,
apophyse transverse; E, apophyse
épineuse; Co, côte.

La forme singulière des apophyses transverses dans la région
cervicale s'explique aisément si l'on admet que la portion de
chaque apophyse transverse située en avant du trou qui la traverse représente une côte rudimentaire, soudée à la vertèbre
par sa tête et sa tubérosité (*fig.* 37). L'étude du développement
des vertèbres cervicales confirme cette manière de voir et permet de considérer la région cervicale du tronc comme formée de
segments comparables à ceux de la région thoracique, mais dans
lesquels les anneaux antérieurs seraient très incomplets et largement ouverts.

Si on examine, sur le squelette entier, la position des saillies
osseuses qui paraissent être des apophyses transverses dans la

région lombaire, on s'aperçoit que la rangée de ces saillies semble prolonger exactement celle des côtes. De là. à considérer ces saillies osseuses comme des côtes lombaires, qui seraient soudées à la colonne vertébrale, il n'y a qu'un pas, et ce pas est franchi aisément quand on observe, derrière ces côtes rudimentaires, des tubercules osseux qui représentent réellement les apophyses transverses (*fig.* 38).

Il n'est pas jusqu'au sacrum (*fig.* 39) dans lequel l'étude du

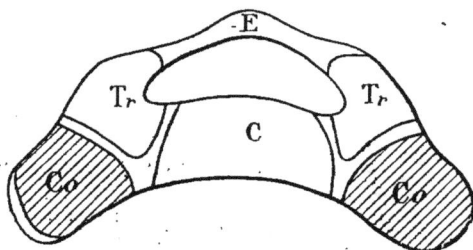

Fig. 39. — Constitution théorique du sacrum. — C, corps ; Tr, apophyse transverse ; E, apophyse épineuse ; Co, côte.

développement ne permette de retrouver les éléments de cinq segments homologues aux segments thoraciques.

On voit ainsi que l'organisation du squelette du tronc est conforme à un plan général, qui ne se trouve modifié que dans ses détails suivant la région que l'on considère.

Tête.

Si on examine le squelette de la tête (*fig.* 40), on y aperçoit immédiatement deux parties distinctes. En haut est une boîte osseuse ayant la forme d'un œuf couché horizontalement sur son grand axe, le gros bout en arrière : c'est le *crâne* ; la face inférieure aplatie est la *base*, la face supérieure bombée est la *voûte* du crâne. Au-dessous est un massif formé d'os immobiles pour la plupart, suspendus à la face inférieure du crâne ; c'est la *face*.

Crâne. — Observons de plus près la boîte crânienne ; nous apercevons à sa surface (*fig.* 26) des lignes sinueuses qui la décomposent en un certain nombre de régions ; elles correspondent à autant d'os distincts, étroitement engrenés par les denticulations de leurs bords.

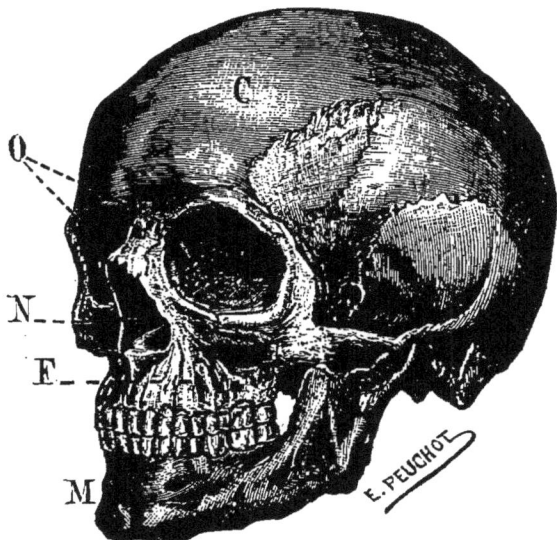

Fig. 40. — Squelette de la tête.
C, crâne; F, face; O, orbites; N, fosses nasales; M, maxillaire inférieur.

Les os du crâne (*fig.* 41 et 42) sont au nombre de 8 : 4 os impairs et 4 os pairs.

Un os impair, le *frontal*, occupe l'extrémité antérieure du crâne et le petit bout de l'œuf; il est convexe en avant et concave en arrière. L'extrémité postérieure, le gros bout de l'œuf, est occupée par un second os impair, l'*occipital*, convexe en arrière, concave en avant; il est percé à sa partie inférieure d'un large trou appelé *trou occipital*, de part et d'autre duquel sont deux surfaces convexes (*condyles*[1] *occipitaux*), qui reposent sur deux surfaces articulaires correspondantes de l'atlas (voy. page 51). Entre le frontal et l'occipital, à la base du crâne, sont deux os impairs :

---

1. Du grec : κόνδυλος, prononcez *kondulos*, renflement formé par une articulation.

l'*ethmoïde*[1], de petite taille, est engagé dans une échancrure du frontal; le *sphénoïde*[2], beaucoup plus grand, oc-

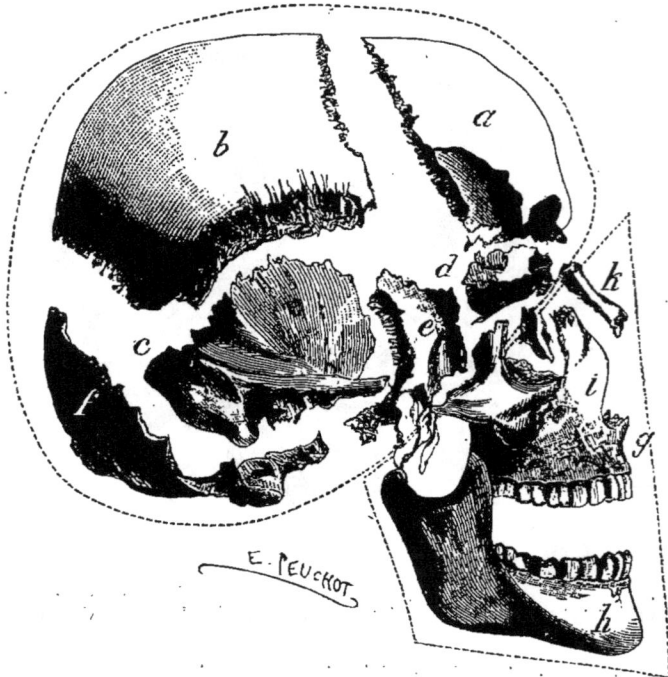

Fig. 41. — Os de la tête, disjoints. — *a*, frontal; *b*, pariétal; *c*, temporal; *d*, ethmoïde; *e*, sphénoïde; *f*, occipital; *g*, maxillaire supérieur; *i*, sa branche montante; *h*, maxillaire inférieur; *k*, nasal.

cupe à peu près le centre de la base du crâne, derrière l'ethmoïde. Deux os pairs, les *pariétaux*[3], réunis l'un à l'autre dans le plan de symétrie, forment la voûte du crâne. L'intervalle compris de chaque côté du crâne entre le sphénoïde, le frontal avec l'ethmoïde, le pariétal et l'occipital, est occupé par un os pair, le *temporal*, qui contribue à former la tempe, comme l'indique son nom, et contient les cavités de l'oreille interne.

---

1. Du grec : ἠθμός, prononcez *ethmos*, crible ; — εἶδος, prononcez *eïdos*, apparence.
2. Du grec : σφήν, prononcez *sphène*, coin ; — εἶδος, prononcez *eïdos*, apparence.
3. Du latin : *paries, parietis*, paroi.

La partie supérieure et convexe du *frontal* (*fig.* 43) ou *écaille*, après avoir descendu à peu près verticalement pour former la

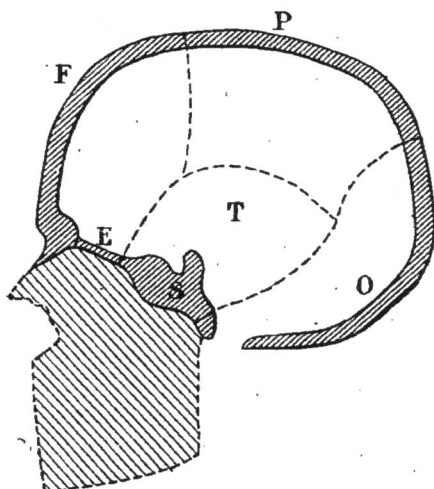

Fig. 42. — Coupe théorique du crâne et de la face par le plan de symétrie. F, frontal; O, occipital; E, ethmoïde; S, sphénoïde; P, pariétal; T, temporal.

région du front, présente deux saillies transversales correspondant aux sourcils (*arcades sourcilières*), puis l'os se replie de manière à former les *voûtes orbitaires* (O) qui contribuent à limiter les deux

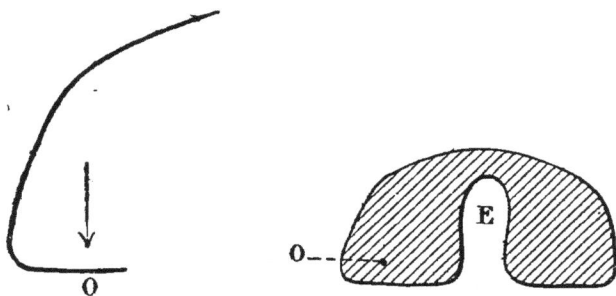

Fig. 43. — L'os frontal (à gauche, coupé par le plan de symétrie; à droite, vu suivant la direction de la flèche). — O, voûte orbitaire; E, échancrure ethmoïdale.

orbites, cavités où sont logés les yeux. Entre les deux voûtes orbitaires, la portion horizontale de l'os frontal est creusée d'une *échancrure* dite *ethmoïdale* (E). Sur la face antérieure de l'os frontal, on remarque la *suture frontale*, trace de la soudure des deux moitiés symétriques de l'os qui sont séparées avant sa complète ossification. De part et d'autre de cette suture, le frontal est creusé intérieurement de deux cavités appelées *sinus frontaux*, qui contribuent à le rendre plus léger. Le frontal s'articule avec les pariétaux, le sphénoïde et l'ethmoïde.

L'*ethmoïde* (*fig.* 44), os impair, occupe l'échancrure ethmoïdale ; il est formé de deux lames osseuses perpendiculaires, l'une verticale, située dans le plan de symétrie (*lame perpendiculaire*, P), l'autre horizontale, percée d'un grand nombre de petites ouvertures (*lame criblée*, CC'). La partie de la lame perpendiculaire située au-dessus de la lame criblée et, par conséquent, à l'intérieur du crâne, ressemble un peu à une crête de coq, d'où son nom d'*apophyse crista galli* (A). Les deux moitiés symétriques de la lame criblée supportent deux massifs osseux symétriques appelés *masses latérales* (M, M'). Chacune de ces dernières est creusée sur sa face interne, celle qui regarde la lame perpendiculaire, de plusieurs anfractuosités : les deux principales sont les *méats supérieur et moyen* (m_1 et m_2) ; chacun de ces méats est limité en haut par un feuillet osseux contourné (*cornet supérieur et cornet moyen*, c_1 et c_2). Cette région anfractueuse contribue

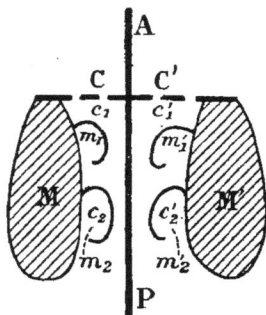

Fig. 44. — L'ethmoïde, coupé par un plan vertical et transversal. — A, apophyse *crista galli* ; P, lame perpendiculaire ; C,C', lame criblée ; M, M', masses latérales ; c_1, c'_1, cornets supérieurs ; c_2, c'_2, cornets moyens ; m_1, m'_1, méats supérieurs ; m_2, m'_2, méats moyens.

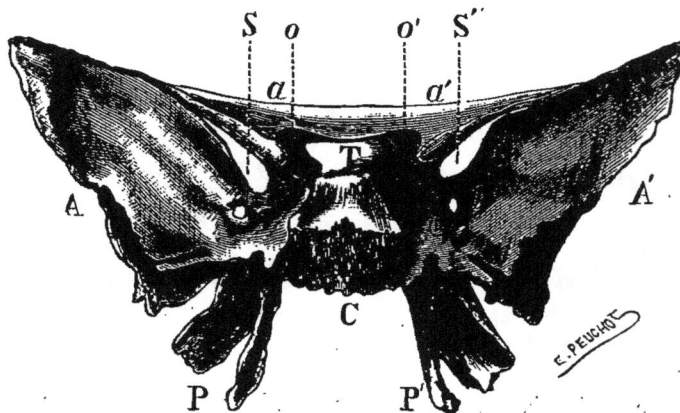

Fig. 45. — Os sphénoïde vu d'en haut et d'en arrière. — C, corps ; T, selle turcique ; *a*, *a'*, petites ailes ; A, A', grandes ailes ; *o*, *o'*, trous optiques ; S, S', fentes sphénoïdales ; P, P', apophyses ptérygoïdes.

à former les parois des *fosses nasales*, cavités creusées dans la face. Chacune des masses latérales est allégée par l'existence de deux cavités internes : la *cellule ethmoïdale antérieure*, communiquant avec le méat moyen, et la *cellule ethmoïdale postérieure*, communiquant avec le méat supérieur.

Le *sphénoïde* (*fig.* 45, 46 et 47), os impair, occupe le milieu de

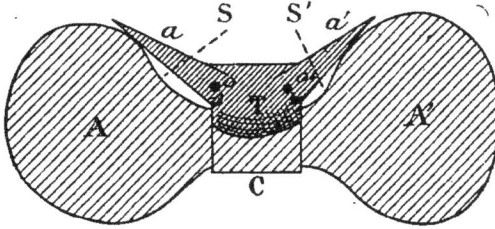

Fig. 46. — Le sphénoïde vu par sa face supérieure. — C, corps ; T, selle turcique ; *a*, *a'*, petites ailes ; A, A', grandes ailes ; *o*, *o'*, trous optiques ; S, S', fentes sphénoïdales.

la base du crâne. Sa forme générale rappelle un peu celle d'une chauve-souris au vol. Il comprend une masse centrale (*corps*, C), de forme à peu près cubique, qui porte trois paires d'appendices symétriques : 1° en avant et en haut, les deux *petites ailes* (*a*, *a'*),

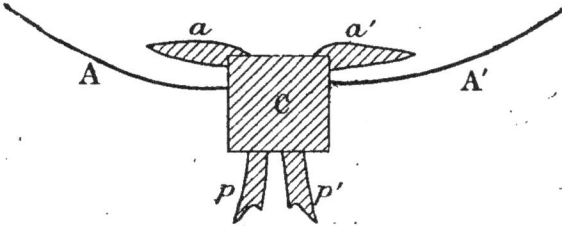

Fig. 47. — Le sphénoïde vu par sa face postérieure (schéma). — C, corps ; *a*, *a'*, petites ailes ; A, A', grandes ailes ; *p*, *p'*, apophyses ptérygoïdes.

lames osseuses à peu près triangulaires qui vont s'unir au frontal pour contribuer à limiter les orbites ; — 2° sur les côtés les deux *grandes ailes* (A, A'), étendues à peu près horizontalement et de contour assez irrégulier ; — 3° en bas deux prolongements verticaux de la face inférieure (*apophyses ptérygoïdes*[1], P, P'). On compare les petites ailes aux oreilles de la chauve-souris, les grandes ailes aux membranes aliformes et les apophyses ptérygoïdes aux pattes. La face supérieure du corps du sphénoïde présente une

---

1. Du grec : πτέρυξ, πτέρυγος, prononcez *ptérugos*, aile ; — εἶδος, prononcez *eîdos*, apparence.

dépression en forme de selle arabe qu'on appelle la *selle tur-cique* (T); elle est limitée en avant par les deux *apophyses clinoïdes*[1] *antérieures*, dépendant des petites ailes, et en arrière par les *apophyses clinoïdes postérieures*. Le pommeau de la selle est occupé par une gouttière transversale dite *gouttière optique*. A droite et à gauche de la gouttière optique sont les deux *trous optiques* (*o, o′*), percés à la base des petites ailes. De chaque côté du sphénoïde, entre la petite et la grande aile, est une fente appelée *fente sphénoïdale* (S, S′). Chaque apophyse ptérygoïde est bifurquée à son extrémité inférieure et présente à sa face postérieure une dépression assez profonde, appelée *fosse ptérygoïdienne*. Le corps du sphénoïde est creusé inté-rieurement de deux cavités symétriques (*sinus sphénoï-daux*) qui l'allègent consi-dérablement. — Le sphé-noïde s'articule avec *tous* les autres os du crâne. — En suivant le développement du sphénoïde, on s'assure qu'avant son ossification complète il est formé de deux parties qu'on peut assez facilement séparer, le *sphénoïde antérieur* et le *sphénoïde postérieur*; leur limite est vers le milieu de la selle turcique.

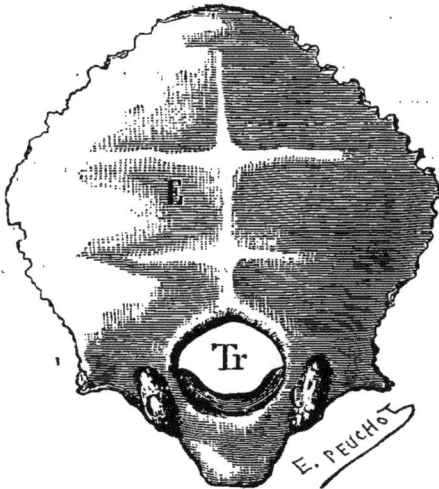

Fig. 48. — L'occipital vu par sa face posté-rieure. — E, écaille; C, C′, condyles; Tr, trou occipital.

La plus grande partie de l'*occipital* (*fig.* 48), ou *écaille* de l'occipital (E), est une sorte de lame de forme à peu près hexagonale. L'ex-trémité inférieure de l'écaille, réfléchie à la base du crâne, porte une masse à peu près cubique dite *apophyse basilaire*, qui vient s'engrener solidement avec la face postérieure du corps du sphé-noïde. L'apophyse basilaire porte à sa face supérieure une gout-tière transversale appelée *gouttière basilaire*. Entre l'écaille et l'apophyse basilaire de l'occipital, est une large ouverture de forme arrondie, le *trou occipital* (Tr); le trou occipital établit une com-munication entre le canal rachidien, qui contient la moelle épinière, et la boîte crânienne qui contient le cerveau. De part et d'autre du trou occipital sont deux surfaces articulaires convexes disposées

---

1. Du grec : κλίνη, prononcez *kliné*, lit; — εἶδος, prononcez *eïdos*, apparence.

symétriquement et appelées *condyles occipitaux* (C, C') ; ces condyles viennent reposer sur les deux facettes articulaires correspondantes de l'atlas. — L'occipital s'articule avec les pariétaux, les temporaux et le sphénoïde.

Les deux *pariétaux* forment la voûte du crâne ; ils s'engrènent en avant avec l'os frontal, en arrière avec l'occipital, et, de plus, ils s'engrènent entre eux suivant une ligne qui occupe le milieu de la voûte crânienne. Ils s'articulent d'ailleurs aussi avec le sphénoïde et les temporaux. Chacun d'eux présente une forme à peu près quadrangulaire ; sa surface est convexe à l'extérieur et concave intérieurement.

Chaque *temporal* (*fig. 49*) comprend une partie postérieure massive (*portion mastoïdienne*, M)[1] que termine l'*apophyse mastoïde*. Perpendiculairement à sa surface externe est dirigé le *rocher*, partie très dure qui a la forme d'une pyramide à sommet interne. En avant de la région mastoïdienne est une partie mince, à contours à peu près arrondis (*portion écailleuse*, E),

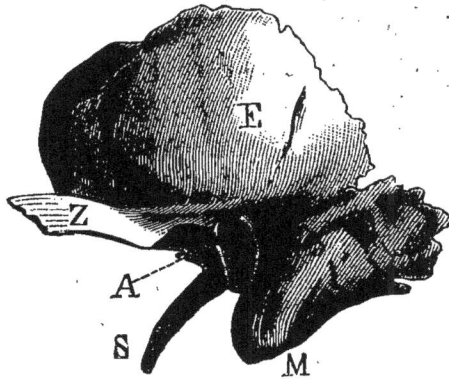

Fig. 49. — Le temporal gauche, vu par sa face externe. — E, écaille ; M, région mastoïdienne ; A, trou auditif externe ; S, apophyse styloïde ; Z, apophyse zygomatique.

qui vient simplement s'appliquer par son bord aminci en biseau sur le bord correspondant du pariétal, taillé de même, sans présenter avec lui cet engrènement qu'on remarque généralement entre les os du crâne. La simplicité de cette articulation fait de cette région du crâne (région de la tempe ou *fosse temporale*) une des plus fragiles. A la limite de la portion mastoïdienne et de la région écailleuse du temporal se détache une saillie de forme arquée dite *apophyse zygomatique* (Z)[2]. Sous la racine de cette apophyse est une cavité articulaire allongée dans le sens transversal et appelée *cavité glénoïde*[3]. Derrière cette racine et sur la face externe du temporal est un trou (*trou auditif externe*, A), qui n'est autre chose que l'entrée du conduit auditif externe (voy. plus loin). Vers le sommet du rocher, à l'intérieur du crâne, est le *trou*

---

1. Du grec : μαστός, prononcez *mastos*, colline, éminence.
2. Du grec : ζύγωμα, prononcez *zugôma*, lien.
3. Du grec : γλήνη, prononcez *glêné*, emboîture d'un os.

auditif interne, entrée du conduit auditif interne, opposé au précédent. De la face inférieure du temporal se détache une apophyse verticale, grêle, assez aiguë à son extrémité, l'*apophyse styloïde* (S)[1].

Outre les huit os qui viennent d'être étudiés et qui existent d'une manière constante, on observe quelquefois dans la boîte crânienne des os supplémentaires appelés *os wormiens (fig.* 26) : ce sont de petits os de forme irrégulière, intercalés entre les os de la voûte du crâne, dans les sutures dentelées qui les séparent.

Quand on examine la base du crâne par sa face supérieure et interne, on voit qu'elle se laisse décomposer d'avant en arrière en trois étages : 1° l'*étage antérieur* ou supérieur, limité en arrière par les petites ailes du sphénoïde; — 2° l'*étage moyen*, placé à un niveau un peu inférieur au précédent et limité en arrière par les deux arêtes supérieures des pyramides qui constituent les rochers; — 3° l'*étage postérieur*, situé à un niveau encore inférieur et au centre duquel est percé le trou occipital.

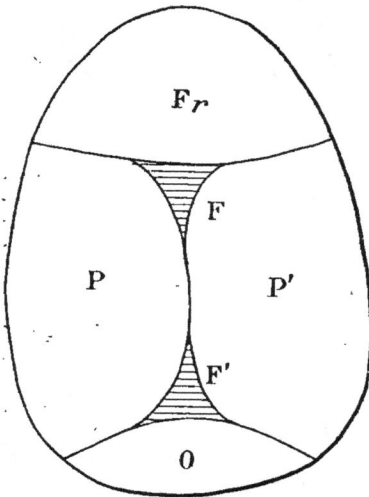

Fig. 50. — Voûte du crâne, incomplètement ossifiée. — F*r*, frontal; P, P', pariétaux; O, occipital; F, F', fontanelles (couvertes de hachures).

Tous les os de la boîte crânienne n'ont pas le même mode de développement : d'une manière générale, on peut dire que la base du crâne est formée par des os de cartilage et sa voûte par des os de membrane (frontal, pariétaux, tiers supérieur de l'occipital, écailles des temporaux). Avant que l'ossification de la voûte soit complète (*fig.* 50), cette voûte comprend quatre plages osseuses principales qui correspondent au frontal, à l'occipital et aux deux pariétaux; elles sont séparées par des parties membraneuses qui forment surtout les deux *fontanelles*.

Face. — Le profil de la face (*fig.* 41 et 42) présente un

_____

1. Du grec : στύλος, prononcez *stulos*, style, poinçon.

peu la forme d'un trapèze dont les deux bases seraient verticales. Vue par sa face antérieure, elle se montre percée de quatre orifices principaux, qui sont de haut en bas : 1° les ouvertures des deux *orbites,* cavités renfermant les yeux ; — 2° l'ouverture des *fosses nasales* ; — 3° l'ouverture de la bouche (*fig.* 40).

La face est composée de 14 os de membrane ; un seul est mobile, c'est l'os de la mâchoire inférieure ou *maxillaire inférieur*[1] (*fig.* 51). Indépendant en quelque sorte du reste de la face, il est composé d'un corps (D) et de deux *branches montantes* (B). Le corps a la forme d'un fer à cheval horizontal ; son bord supérieur est percé de cavités appelées *alvéoles,* qui contiennent des dents (d'où son nom de *bord alvéolaire*).

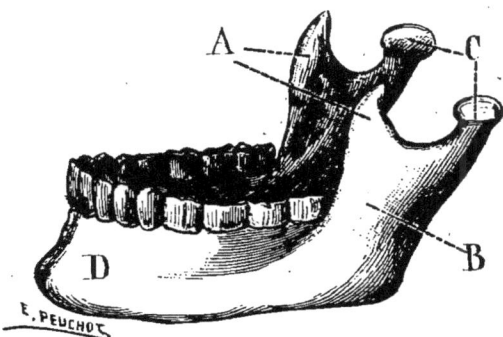

Fig. 51. — Le maxillaire inférieur, vu de profil. A, apophyses coronoïdes ; B, branche montante ; C, condyles ; D, corps.

Les deux branches montantes sont placées symétriquement à droite et à gauche et suspendent le corps du maxillaire aux deux os temporaux. Chaque branche montante se termine à sa partie supérieure par deux saillies osseuses : en arrière le *condyle* (C), dont la tête a la forme d'un barreau transversal venant s'engager dans une cavité creusée à la face inférieure du temporal (*cavité glénoïde*), — en avant l'*apophyse coronoïde* (A), aplatie et terminée par un angle émoussé. La tête du condyle est séparée de la branche montante du maxillaire inférieur par une région rétrécie, appelée *col du condyle* ; entre la tête du condyle et la cavité glénoïde est intercalé un disque fibreux.

---

1. Du latin : *maxilla,* mâchoire.

4.

Pour nous rendre compte sommairement de la disposition des autres os de la face, qui forment un massif immobile, solidement fixé à la base du crâne, nous pouvons considérer ce massif comme formé de deux moitiés symétriques, l'une droite et l'autre gauche. Chaque moitié est constituée par six pièces qui se groupent autour de l'une d'elles, la plus volumineuse, le *maxillaire supérieur* : en avant de lui se trouve l'os *nasal*[1] ; en arrière, le *palatin*[2] ; en dehors, le *malaire*[3] ; en dedans, le *cornet inférieur*, et au-dessus, l'*unguis*[4]. Entre ces deux moitiés symétriques, composées d'os pairs, vient s'intercaler un os impair placé dans le plan de symétrie, le *vomer*[5].

Les deux maxillaires supérieurs, étroitement articulés l'un à l'autre dans le plan de symétrie, forment la mâchoire supérieure, dont la face inférieure porte un bord alvéolaire en forme de fer à cheval et garni de dents ; ils contribuent aussi, avec les palatins, à former la voûte du *palais*, qui sépare les fosses nasales de la bouche.

TABLEAU DES OS FIXES DE LA FACE

Avant.

Malaire.	Nasal.	Cornet inférieur. Vomer. Cornet inférieur.	Nasal.	Malaire.
	MAXILLAIRE SUPÉRIEUR avec *unguis* au-dessus.		MAXILLAIRE SUPÉRIEUR avec *unguis* au-dessus.	
	Palatin.		Palatin.	

Arrière.

Le partie principale du *maxillaire supérieur* (fig. 52) est un *corps* volumineux, creusé d'une vaste cavité interne qu'on appelle le *sinus maxillaire*. A sa partie supérieure ce corps, qui con-

---

1. Du latin : *nasus*, nez.
2. Du latin : *palatium*, palais.
3. Du latin : *mala*, joue.
4. Mot latin qui signifie *onglet*.
5. Mot latin qui signifie *soc de charrue*.

tribue à limiter la cavité orbitaire (O), porte une *apophyse montante* (M) dont l'extrémité va s'engrener avec l'os frontal, suspendant ainsi le maxillaire supérieur au crâne. Sa face inférieure porte un rebord saillant ayant la forme d'un demi-fer à cheval et garni d'alvéoles qui contiennent des dents (A); les deux rebords symétriques, en s'unissant, forment un fer à cheval complet opposé à celui du maxillaire inférieur. A sa face interne on remarque

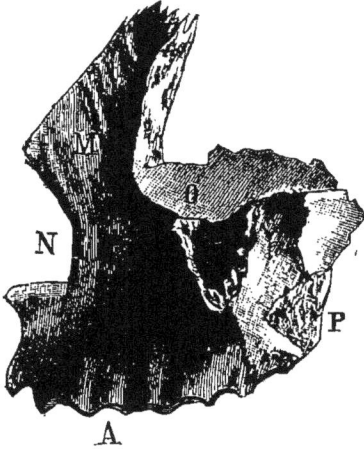

Fig. 52. — Maxillaire supérieur gauche, vu par sa face externe. — A, bord alvéolaire; P, surface d'articulation avec le palatin; N, ouverture des fosses nasales; M, branche montante; O, surface orbitaire.

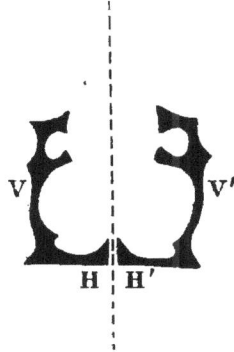

Fig. 53. — Coupe des deux palatins par un plan vertical perpendiculaire au plan de symétrie du corps. — V, V', feuillets verticaux des palatins; H, H', feuillets horizontaux.

une apophyse transversale (*apophyse palatine*) qui, en s'unissant à celle du côté opposé, forme la partie antérieure de la voûte du *palais*. La face externe du corps porte une surface rugueuse, de forme triangulaire, par laquelle le maxillaire supérieur s'unit à l'os malaire.

Les deux *os nasaux*, ou *os propres du nez*, sont de petite taille; en s'unissant l'un à l'autre dans le plan de symétrie, ils forment la racine osseuse du nez.

L'os *palatin* (*fig.* 53), placé derrière le maxillaire supérieur, a une forme assez compliquée; on peut cependant le réduire à deux lames osseuses principales, l'une verticale, l'autre horizontale, formant les deux faces d'un angle dièdre; les deux lames horizontales, en s'unissant dans le plan de symétrie, forment la partie postérieure de la voûte du palais, terminée en arrière par un bord libre.

L'os *malaire,* ou os *jugal,* ou encore os de la *pommette (fig.* 54), a la forme d'un quadrilatère à bords concaves; il constitue par un de ses côtés le bord inférieur de l'orbite; son angle postérieur est occupé par une apophyse qui, en s'unissant à l'apophyse zygomatique du temporal, forme l'*arcade zygomatique* : cette arcade est une sorte de pont osseux jeté entre le crâne et la face.

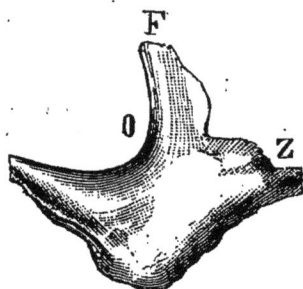

Fig. 54. — Os malaire gauche, vu par sa face externe. — F, angle s'articulant avec le frontal; Z, angle s'articulant avec l'apophyse zygomatique du temporal; O, orbite.

Le *cornet inférieur* est un os délicat et contourné, qui vient se placer au-dessous du cornet moyen de l'ethmoïde et forme la voûte du méat inférieur, repli de la surface interne des fosses nasales.

L'os *unguis* ou os *lacrymal* est, comme son nom l'indique, un petit onglet osseux placé à l'angle interne de l'orbite. Il est creusé d'une gouttière (*gouttière lacrymale*) qui, avec une gouttière sem-

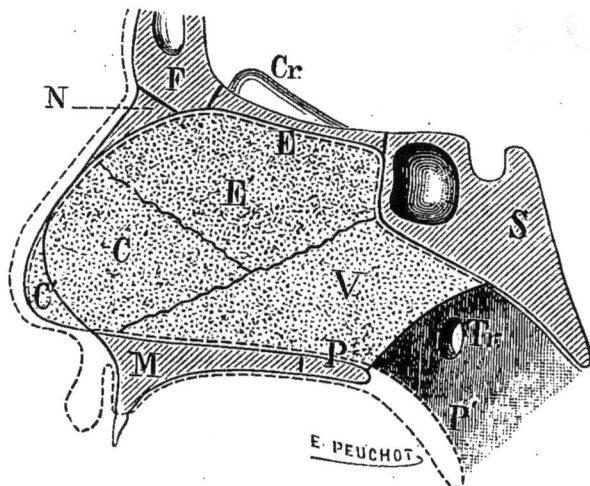

Fig. 55. — Cloison de séparation des fosses nasales, vue du côté gauche. — M, maxillaires supérieurs; P, palatins; P', voile du palais; Tr, ouverture de la trompe d'Eustache; V, vomer; C, C', parties cartilagineuses de la cloison; E, lame criblée de l'ethmoïde; E', lame perpendiculaire; Cr, apophyse *crista galli*; S, sphénoïde; F, frontal; N, os nasaux.

blable portée par l'apophyse montante du maxillaire supérieur, contribue à la formation du *canal nasal* : c'est un conduit à peu près vertical, qui fait communiquer la cavité orbitaire avec celle des fosses nasales, dans laquelle il débouche au niveau du méat inférieur.

Le *vomer* est un os plat, ayant un peu la forme et la disposition d'un soc de charrue, ce qui justifie son nom. Par son bord supérieur il s'articule avec le corps du sphénoïde, par une partie de son bord antérieur avec la lame perpendiculaire de l'ethmoïde, par son bord inférieur avec la voûte du palais : son bord postérieur est libre. C'est lui qui forme en grande partie la cloison osseuse de séparation entre les deux moitiés symétriques des fosses nasales (*fig.* 55).

La face est divisée intérieurement en trois étages : 1° l'étage supérieur ou des *orbites*, qui est plutôt intermédiaire entre la face et le crâne; — 2° l'étage des *fosses nasales*; — 3° l'étage *buccal*. Ces deux derniers sont séparés par la voûte du palais.

De tout ce qui précède on peut conclure que le squelette de la tête comprend en tout 22 os.

Constitution théorique de la tête. — On se rappelle que la partie essentielle du squelette du tronc est une série de vertèbres superposées, et que chaque vertèbre comprend essentiellement un corps auquel est fixé en arrière un anneau osseux. N'était-il pas naturel de se demander si le squelette de la tête, placé au sommet du tronc, ne serait pas en réalité, au moins dans quelques-unes de ses parties, le prolongement du squelette de la colonne vertébrale? En d'autres termes, n'est-il pas possible de retrouver dans le squelette de la tête quelques vertèbres plus ou moins modifiées? Des naturalistes éminents, parmi lesquels il faut citer le poète allemand Gœthe, Oken, et l'Anglais Richard Owen, ont répondu affirmativement à cette question. Tous n'ont pas compris de la même façon la constitution des vertèbres céphaliques; cependant les partisans de cette théorie ont généralement admis l'existence de quatre vertèbres qui seraient d'arrière en avant : 1° la *vertèbre occipitale*, formée par l'os occipital, dans lequel l'apophyse basilaire serait le corps et l'écaille représenterait l'anneau; — 2° la *vertèbre pariétale*, dont le corps serait le sphénoïde postérieur et dont l'anneau serait formé par les grandes ailes du sphénoïde et les deux pariétaux; — 3° la *vertèbre frontale*, qui aurait pour corps le sphénoïde antérieur et dont l'anneau serait constitué par les petites ailes et par le frontal; — 4° la *vertèbre nasale*, dont le corps serait l'ethmoïde avec le vomer et dont l'anneau serait formé par les os nasaux.

Cette théorie peut paraître au premier abord séduisante. L'objection principale qu'on peut lui adresser, et qui suffit à lui ôter une grande partie de sa valeur, est que le développement de la voûte du crâne, qui prend une part importante à la constitution des vertèbres céphaliques, offre peu de ressemblance avec celui des anneaux vertébraux du tronc : ces derniers sont formés par des os de cartilage, tandis que les os de la voûte du crâne sont des os de membrane.

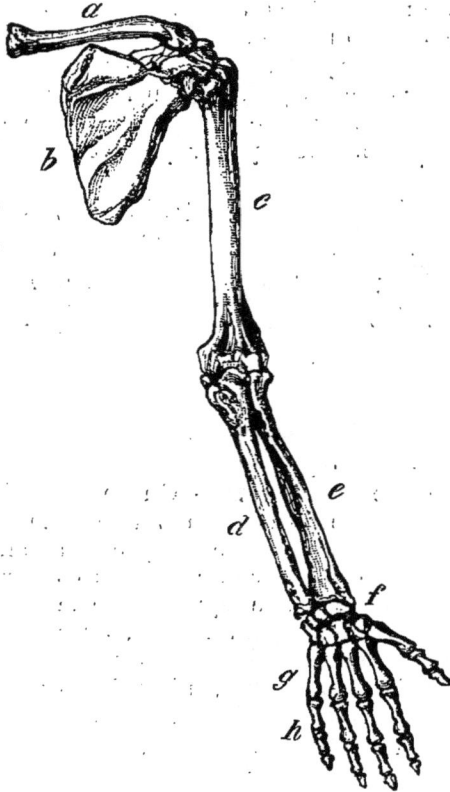

Membres.

Les *membres* sont au nombre de quatre : deux *supérieurs* et deux *inférieurs*. Le membre supérieur s'attache au tronc par la région de l'*épaule*; le membre inférieur par la région de la *hanche*.

Membre supérieur. — Le membre supérieur, en y comprenant l'épaule (*fig.* 56), est formé de quatre régions : l'*épaule*, le *bras*, l'*avant-bras* et la *main*.

Fig. 56. — Membre supérieur de l'Homme. — *a*, clavicule; *b*, omoplate; *c*, humérus; *d*, cubitus; *e*, radius; *f*, carpe; *g*, métacarpe; *h*, doigts.

L'épaule est constituée par deux os : en arrière l'*omoplate*; en avant la *clavicule*.

L'*omoplate*[1] (*fig.* 57) est un os aplati, ayant la forme d'un

---

1. Du grec : ὦμος, prononcez *ômos*, épaule; — πλάτος, prononcez *platos*, étendue plane.

triangle rectangle dont le plus grand côté de l'angle droit serait tourné du côté de la colonne vertébrale, parallèlement à sa direction; le plus petit côté serait horizontal et placé en haut; l'hypoténuse serait par suite en dehors. A l'angle externe et supérieur de l'omoplate est une surface articulaire concave à contour arrondi, appelée *cavité glénoïde* (Gl.). Parallèlement à son bord supérieur, la face postérieure de l'omoplate porte une crête osseuse appelée *épine* de l'omoplate (Ep.); cette crête se termine par une saillie recourbée qui vient se placer au-dessus de la cavité glénoïde, de manière à former la crête de l'épaule (*acromion*, Acr.) [1].

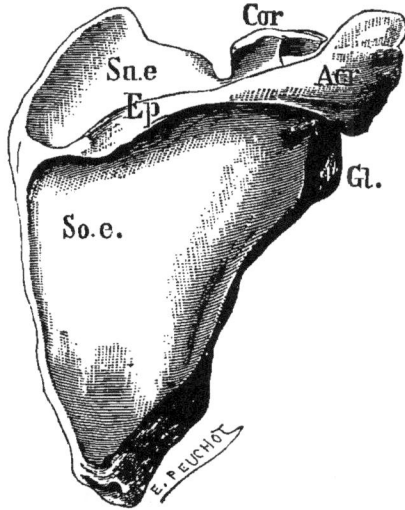

Fig. 57. — Omoplate droite, vue par sa face postérieure. — Gl, cavité glénoïde; Ep, épine; Su.e, fosse sus-épineuse; So.e, fosse sous-épineuse; Acr, acromion; Cor, apophyse coracoïde.

Au-dessous de la cavité glénoïde, l'omoplate porte une apophyse tournée en avant et présentant à peu près la forme d'un bec recourbé; c'est l'*apophyse coracoïde* (Cor.) [2].

La *clavicule* [3] est un os de membrane ayant la forme d'une S très étirée; elle s'étend depuis l'acromion, avec lequel elle s'articule, jusqu'au sommet du sternum. La présence des deux clavicules a pour effet de maintenir les deux épaules écartées l'une de l'autre.

On appelle *ceinture scapulaire* [4] la ceinture osseuse formée

1. Du grec : ἀκρώμιον, prononcez *akrômion*, extrémité saillante de l'épaule.
2. Du grec : κόραξ, κόρακος, prononcez *korakos*, corbeau.
3. Du latin : *clavicula*, petite clef.
4. Du latin : *scapula*, épaule.

par les quatre os des deux épaules. Cette ceinture est très incomplète; elle est largement ouverte en arrière, par suite de l'écartement des deux omoplates. Elle est de plus très mobile : les muscles nombreux attachés en divers points de l'omoplate peuvent déplacer celle-ci très librement.

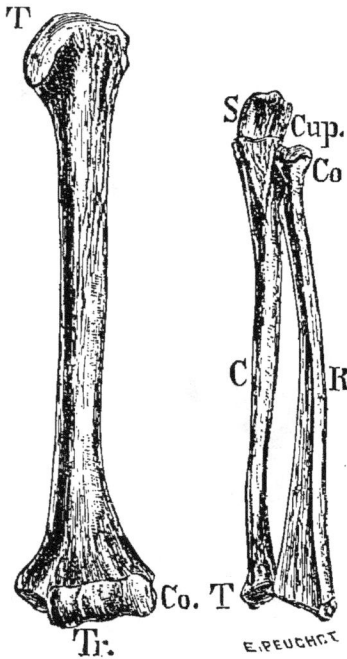

Fig. 58. — Os du bras et de l'avant-bras gauches, vus par leurs faces antérieures. — T (en haut), tête de l'humérus ; Tr, trochlée ; Co (en bas), condyle ; C, cubitus ; R, radius ; S, cavité sigmoïde du cubitus, comprise entre l'olé-crâne et l'ap. coronoïde ; Cup., cupule du radius ; Co (en haut), col du radius ; T, tête inférieure du cubitus.

Le bras comprend un os unique, l'*humérus*[1] (*fig.* 58). C'est un os long. Son extrémité supérieure se termine par une tête renflée, de forme à peu près hémisphérique (*tête* de l'humérus, T), qui vient s'articuler avec la cavité glénoïde. La tête est suivie d'un léger étranglement appelé *col*, que suivent deux saillies osseuses placées : l'une vers l'extérieur (*grande tubérosité*), l'autre vers l'intérieur (*petite tubérosité*). L'extrémité inférieure de l'humérus se termine par deux saillies articulaires : vers l'intérieur est la *trochlée* (Tr)[2], qui présente un peu la forme d'une gorge de poulie, d'où son nom; en dehors est le *condyle* (Co), de forme arrondie. Un peu au-dessus de ces deux saillies articulaires, la face antérieure de l'humérus présente une dépression appelée *cavité coronoïde*; au même niveau, la face postérieure présente une dépression plus profonde appelée *cavité olécrânienne*.

---

1. Mot latin qui signifie épaule.
2. Du grec : τροχιλία, prononcez *trokhilia*, poulie.

L'*avant-bras* (*fig.* 58) comprend deux os longs, de dimensions sensiblement égales et à peu près parallèles. En supposant que le membre supérieur tombe verticalement, la paume de la main tournée en avant, l'un de ces os est placé en dedans, du côté du tronc : c'est le *cubitus* (C)[1], l'autre est placé en dehors : c'est le *radius* (R)[2].

A son extrémité supérieure, le cubitus s'articule avec la trochlée; la surface articulaire concave qui s'applique sur la gorge de poulie formée par la trochlée est limitée en avant par l'*apophyse coronoïde* et en arrière par l'*olécrâne*[3], qui forme la saillie du coude. On sait que l'avant-bras peut être fléchi sur le bras d'arrière en avant; quand il vient, par un mouvement d'extension, se placer dans le prolongement du bras, l'olécrâne vient buter dans la cavité olécrânienne et s'oppose ainsi à ce que l'avant-bras dépasse cette position.

A son extrémité supérieure, le radius s'articule avec le condyle de l'humérus par une surface légèrement concave, de contour à peu près circulaire, appelée *cupule*[4] du radius (Cup). La cupule est suivie d'un *col* (Co), non loin duquel on remarque, sur la face antérieure du radius, une petite saillie osseuse dite *tubérosité bicipitale*[5].

La main (*fig.* 56) comprend trois parties : le *poignet*, dont le squelette est le *carpe*; — la *paume*, dont le squelette est le *métacarpe*; — les *doigts*, dont le squelette est formé par les *phalanges*.

Le *carpe*[6] est un massif formé de 8 petits os disposés sur deux rangées. La première rangée comprend de dehors en dedans : le *scaphoïde*[7], le *semi-lunaire*, le *pyramidal* et

---

1. Mot latin qui signifie *coude*.
2. Mot latin qui signifie *rayon*.
3. Du grec : ὠλένη, prononcez *ôléné*, coude; — κάρηνον, prononcez *karênon*, tête.
4. Du latin : *cupula*, diminutif de *cupa*, coupe.
5. C'est-à-dire *du biceps*.
6. Du grec : καρπός, prononcez *karpos*, poignet.
7. Du grec : σκάφη, prononcez *skaphé*, nacelle; — εἶδος, prononcez *eïdos*, apparence.

le *pisiforme*[1] (celui-ci est un os sésamoïde). La deuxième rangée comprend de dehors en dedans : le *trapèze*, le *trapézoïde*, le *grand os* (le plus grand des os du carpe) et l'*os crochu*.

Le scaphoïde et le semi-lunaire, os de la première rangée du carpe, sont articulés avec le radius, de sorte que ce dernier participe à certains mouvements de la main. Quand, par exemple, nous tournons la main autour du poignet, de manière à l'amener de l'état de *supination*[2], où la paume est tournée en avant, à l'état de *pronation*[3], où la paume est tournée en arrière, le carpe entraîne avec lui le radius qui décrit une sorte de surface conique autour du cubitus resté fixe.

Le *métacarpe*[4] comprend cinq os longs appelés *métacarpiens*, dont chacun est placé dans le prolongement d'un doigt ; on peut donc dire que les doigts se continuent à travers la paume de la main, où ils sont réunis par des parties molles.

Chaque doigt comprend trois phalanges de taille successivement décroissante : la *phalange*, la *phalangine* et la *phalangette* ; c'est cette dernière qui supporte l'ongle. Le doigt le plus externe fait exception à cette règle; il ne comprend que deux phalanges : la phalange proprement dite et la phalangine, qui, dans ce cas, supporte l'ongle. De plus, ce doigt peut être opposé à tous les autres, ce qui permet à la main de saisir les objets et en fait, comme on dit, un organe de *préhension*[5]. De là le nom spécial de *pouce*[6] qu'on donne au premier doigt de la main.

Membre inférieur. — Ce qui frappe tout d'abord dans l'étude du membre inférieur (*fig.* 59), c'est la grande

---

1. C'est-à-dire *en forme de pois*; du latin *pisum*, pois.
2. Du latin : *supinus*, couché à la renverse.
3. Du latin : *pronus*, penché en avant.
4. Du grec : μετά, prononcez *méta*, après; — χαρπός, prononcez *karpos*, poignet.
5. Du latin : *prehendere, prehensum*, saisir.
6. En latin : *pollex*, de *pollere*, avoir beaucoup de force.

ressemblance de structure, l'*homologie*[1] (pour employer le terme scientifique), qu'il présente avec le membre supérieur. Comme lui, il est formé de quatre parties : la *hanche*, la *cuisse*, la *jambe* et le *pied*; et la composition de chacune de ces parties rappelle celle de l'épaule, du bras, de l'avant-bras et de la main.

La *hanche* de l'homme adulte comprend un os unique : l'*os iliaque*[2]. Cet os volumineux, dont la forme générale présente une concavité du côté du plan de symétrie, peut être divisé en trois parties. En arrière et sur le côté est une région aplatie, de contour à peu près arrondi, l'*ilion*; sur sa face interne, l'ilion porte une surface rugueuse par laquelle il s'articule au sacrum. En avant et en haut, le *pubis* forme une sorte de compas dont une branche est horizontale et part de l'ilion, tandis que l'autre descend à peu près verticalement; par sa partie coudée, le pubis s'articule très étroitement avec celui du côté opposé (*symphyse*[3] *pu-*

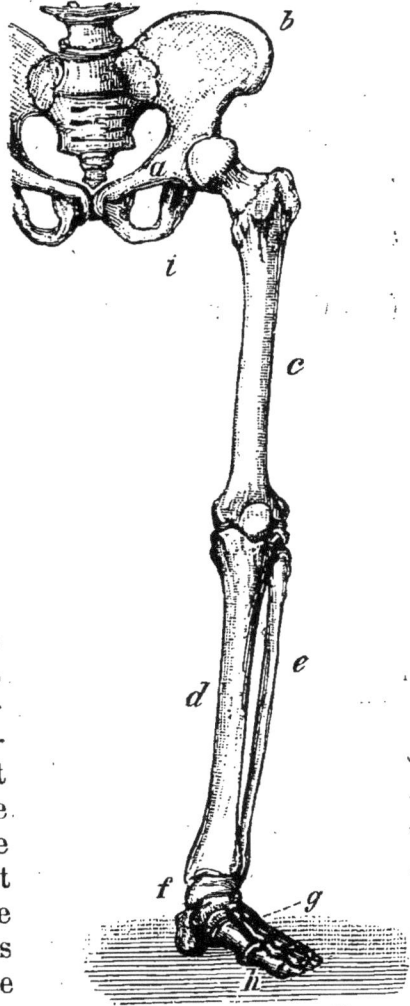

Fig.59.— Membre inférieur de l'homme. *a*, pubis; *b*, ilion; *i*, ischion; *c*, fémur; *d*, tibia; *e*, péroné; *f*, tarse *g*, métatarse; *h*, orteils.

---

1. Du grec : ὁμός, prononcez *homos*, pareil; — λόγος, prononcez *logos*, discours, doctrine.
2. Du latin : *ilium*, flanc.
3. En grec : σύμφυσις, prononcez *sumphusis* : de σύν, prononcez *sun*, avec; — φύω, prononcez *phuô*, croître.

bienne). En bas et en arrière est une sorte d'arc osseux qui réunit l'ilion à la branche descendante du pubis et qu'on appelle l'*ischion*[1]; quand le corps est assis, il repose sur un triangle formé par les deux ischions et le sommet inférieur du sacrum. Le point de rencontre des trois parties de l'os iliaque est situé au centre d'une profonde dépression appelée *cavité cotyloïde*[2].

Entre le pubis et l'ischion est compris un espace libre appelé *trou obturateur*[3].

Quand l'os iliaque est encore imparfaitement ossifié (*fig.* 60), il se montre nettement divisé en trois pièces

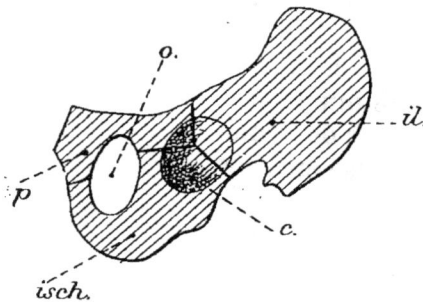

Fig. 60. — Os iliaque gauche, imparfaitement ossifié, vu par sa face externe. *il.*, ilion ; *p*, pubis ; *isch.*, ischion ; *o*, trou obturateur ; *c*, cavité cotyloïde.

osseuses qui correspondent à l'ilion, au pubis et à l'ischion, et que réunissent des plages cartilagineuses. On peut donc considérer l'os iliaque comme résultant, en réalité, de la soudure de trois os primitivement distincts.

Avec le sacrum qui s'enfonce entre eux, à la manière d'un coin, les deux os iliaques forment une ceinture osseuse complète, à laquelle on donne le nom de *bassin* ou *ceinture pelvienne*[4].

La *cuisse* comprend un os unique, le plus volumineux de

1. Du grec : ισχίον, prononcez *iskhion*, hanche.
2. Du grec : κοτύλη, prononcez *kotulé*, creux ; — εἶδος, prononcez *éidos*, apparence.
3. Du latin : *obturare*, boucher.
4. Du latin : *pelvis*, bassin.

tout le squelette : le *fémur* (*fig.* 61). C'est un os long. Son extrémité supérieure se termine par une *tête* (T) presque complètement sphérique, qui s'articule avec la cavité cotyloïde ; puis vient un *col* assez allongé suivi de deux fortes saillies osseuses : en dehors le *grand trochanter* (Tr.) ; en dedans le *petit trochanter* (tr.). A partir de cette double saillie, le corps du fémur prend une direction verticale, faisant un angle très marqué avec la direction du col. A son extrémité inférieure, le fémur se termine par deux têtes articulaires ou *condyles* (Co).

La *jambe* comprend deux os longs de calibres très inégaux : en dedans le *tibia* (T), en dehors le *péroné* (P) (*fig.* 61).

Le *tibia*, dont la section transversale a une forme triangulaire, se termine à

Fig. 61. — Os de la cuisse et de la jambe. T (en haut), tête du fémur ; C, son col ; Tr. et tr, grand et petit trochanters ; Co, condyles du fémur ; T (à droite), tibia ; P, péroné ; M, M', malléoles interne et externe.

son extrémité supérieure par deux *cavités glénoïdes* qui s'articulent avec les condyles du fémur.

Entre le fémur et le tibia, sur la face antérieure du membre, au niveau du genou, se trouve un petit os de forme lenticulaire appelé la *rotule*[1] (*fig.* 59). C'est un os

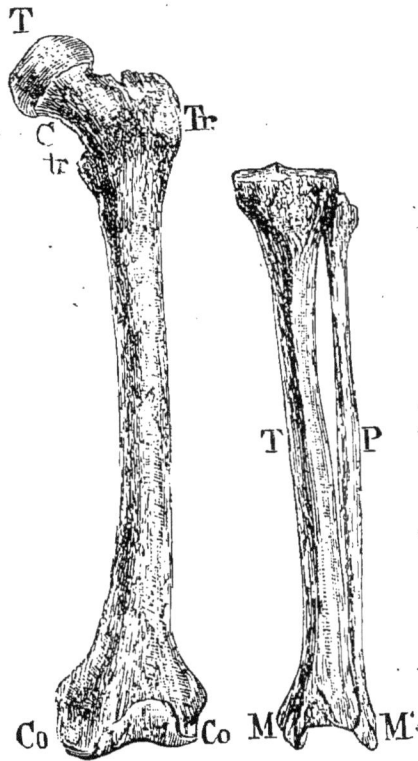

---

1. En latin : *rotula*, diminutif du mot *rota*, roue.

sésamoïde, qui n'est bien formé que dans le cours de la troisième année.

On sait que la jambe est susceptible d'être fléchie sur la cuisse, d'avant en arrière ; quand elle revient à sa position d'extension de manière à se placer dans le prolongement de la cuisse, c'est la rotule qui l'empêche de dépasser cette position.

A son extrémité inférieure, le tibia porte, vers la face interne de la jambe, une saillie osseuse appelée *malléole[1] interne* (M).

A son extrémité supérieure, le *péroné*[2] n'atteint pas le fémur ; il s'articule latéralement avec le tibia. A son extrémité inférieure il porte, sur la face externe de la jambe, une saillie osseuse dite *malléole externe* (M'). Les deux malléoles forment les deux saillies de la cheville.

Le pied (*fig.* 59) comprend trois parties : le *cou-de-pied*, dont le squelette est le *tarse* ; — la *plante du pied* (*métatarse*) ; — les *orteils* (*phalanges*).

Le *tarse*[3] est un massif formé par 7 os disposés sur deux rangées qui comprennent de dehors en dedans : le *scaphoïde*, l'*astragale* et le *calcanéum* (première rangée) ; — le *cuboïde*[4] et les trois *cunéiformes*[5] (deuxième rangée).

C'est l'astragale seule qui s'articule avec les os de la jambe : sa face supérieure porte une sorte de gorge de poulie qui permet au pied des mouvements de flexion, de haut en bas et de bas en haut, sur le tibia ; par sa face externe, l'astragale s'articule avec le péroné, qui limite les mouvements du pied de dedans en dehors.

Le calcanéum est l'os qui forme la saillie du talon.

Le *métatarse*[6] comprend cinq os longs, dont chacun est

---

1. En latin : *malleolus*, diminutif de *malleus*, marteau.
2. Du grec : πτρόνη, prononcez *péroné*, épingle.
3. Du grec : ταρσός, prononcez *tarsos*, qui désigne tout objet composé de plusieurs pièces rangées avec ordre.
4. C'est-à-dire *en forme de cube*.
5. C'est-à-dire *en forme de coin* (en latin *cuneus*).
6. Du grec : μετά, prononcez *méta*, après ; — ταρσός, tarse.

situé dans le prolongement d'un orteil : les cinq *méta-tarsiens*.

Chaque orteil comprend une *phalange*, une *phalangine* et une *phalangette*; seul, le gros orteil ne comprend qu'une phalange et une phalangette, mais il n'est pas opposable aux autres orteils, ce qui le distingue du pouce.

Comparaison entre les deux paires de membres. — L'homologie qui existe entre les différentes parties des membres supérieur et inférieur peut être mise en évidence par le tableau suivant :

MEMBRE SUPÉRIEUR		MEMBRE INFÉRIEUR	
Épaule.....	Omoplate.............	Ilion................. Pubis .... Ischion..............	*Hanche.*
Bras........	(Clavicule). Humérus..............	Fémur...............	*Cuisse.*
Avant-bras.	Cubitus.............. Radius................	(Rotule). Péroné .... Tibia.................	*Jambe.*
Main........	Carpe .... Métacarpe............ Phalanges	Tarse................. Métatarse............ Phalanges	*Pied.*

L'étude comparative du développement des os de l'épaule et de la hanche montre que l'omoplate seule correspond à l'os iliaque tout entier : la plus grande partie de l'omoplate représente l'ilion ; le pubis est représenté par l'apophyse coracoïde; quant à l'ischion, on doit en chercher l'homologue dans une petite saillie osseuse voisine de la cavité glénoïde et appelée *tubercule susglé-noïdien*. Rien dans le membre inférieur ne correspond à la clavicule, os de membrane qu'on doit considérer comme supplémentaire.

Inversement, la rotule, os sésamoïde qu'on remarque au genou, n'a pas d'homologue dans le membre supérieur; le rôle de la rotule y est joué par l'olécrâne, saillie osseuse qui fait partie intégrante du cubitus.

La différence qu'on observe entre le nombre des os du carpe et celui des os du tarse tient de même à l'existence dans le carpe d'un os sésamoïde qu'on n'observe pas dans le tarse.

Si on veut établir entre le membre supérieur et le membre inférieur une comparaison plus rigoureuse, on peut remarquer, en laissant de côté les ressemblances qui sont assez évidentes, que les différences principales tiennent :

1° A la fermeture plus ou moins complète des deux ceintures

osseuses qui servent de base aux deux paires de membres (ceintures scapulaire et pelvienne).

2° Au mode de flexion des deux membres, dont le supérieur se fléchit d'arrière en avant et l'inférieur d'avant en arrière.

En observant de près le corps de l'humérus, on doit cependant remarquer que sa surface présente des lignes saillantes décrivant une sorte de spirale : il semble que l'os ait été tordu sur lui-même de 180°, de manière à rendre antérieure la face de l'os qui devrait être normalement postérieure. Si on tient compte de cette remarque et si on rétablit par la pensée l'humérus dans la position qu'il aurait sans cette torsion, la différence entre les modes de flexion des membres supérieur et inférieur devient une ressemblance.

3° Au mode d'articulation des diverses parties de l'un et l'autre membre (l'articulation du coude intéresse les deux os de l'avant-bras, tandis que celle du genou n'intéresse que le tibia ; — l'articulation du poignet n'intéresse guère que le radius, tandis que celle du cou-de-pied intéresse à la fois le tibia et le péroné).

4° A l'existence, dans chacun des membres, d'os supplémentaires que ne renferme pas l'autre.

On peut expliquer ces différences multiples entre les deux membres par une cause unique, la différence des fonctions qui leur appartiennent. Le membre supérieur est essentiellement un organe de préhension, auquel sa fonction imprime une grande mobilité. Le membre inférieur, au contraire, a pour fonction principale de soutenir le corps entier, ce qui le condamne à une grande stabilité.

Cavités naturelles du corps. — En examinant dans son ensemble le squelette humain, dont on vient de terminer l'étude, on y distingue deux cavités parallèles et verticales quand le corps est debout : 1° une cavité postérieure, formée par le canal rachidien et la boîte crânienne ; — 2° une cavité antérieure, limitée en haut par la cage thoracique, en bas par le bassin. La première de ces deux cavités renferme les organes les plus essentiels du système nerveux (moelle épinière et cerveau) ; on l'appelle, pour ce motif, la *cavité neurale*[1]. La seconde renferme les organes les plus essentiels de la vie de nutrition et, en particulier,

---

1. Du grec : νεῦρον, prononcez *neuron*, nerf.

de la circulation du sang; on l'appelle, pour ce motif, la *cavité hémale*[1].

La cavité hémale, qui paraît continue sur le squelette, est divisée, en réalité, en deux étages superposés par une cloison musculaire transversale, située au bas de la cage thoracique, et convexe à sa face supérieure. Cette cloison est le *diaphragme*[2]. L'étage supérieur de la cavité hémale est le *thorax* : il contient le cœur et les deux poumons. L'étage inférieur est l'*abdomen* : il contient l'estomac, l'intestin, le foie, etc.

CHAPITRE III

La locomotion.

Organes de la locomotion. — La *locomotion*[3] est la fonction par laquelle l'organisme humain exécute des mouvements partiels ou se déplace en totalité.

Cette fonction met en jeu deux sortes d'organes : 1° des *organes passifs*, qui sont les os ; — 2° des *organes actifs*, qui sont les *muscles*, dont le plus grand nombre constitue ce qu'on appelle communément la *chair* ou la *viande* des animaux. Ce sont les muscles qui mettent en mouvement les os.

Contractilité. — Les *muscles* sont des organes *contractiles*, c'est-à-dire capables de *se contracter*, en d'autres termes de se raccourcir sans changer sensiblement de volume.

---

1. Du grec : αἷμα, prononcez *haïma*, sang.
2. Du grec : διά, prononcez *dia*, à travers ; — φράγμα, prononcez *phragma* cloison.
3. Du latin : *locus*, lieu ; — *movere, motum*, remuer.

Il ne faut pas confondre la *contractilité* avec l'*élasticité.* Cette dernière est une propriété physique commune à tous les tissus, sauf peut-être au tissu osseux, et en vertu de laquelle ils sont capables, à la suite d'une déformation produite par une cause quelconque, de revenir plus ou moins complètement à leur forme primitive ; c'est dans la variété de tissu conjonctif dite *tissu élastique* que cette propriété est le plus développée. La *contractilité* est la propriété que possèdent quelques tissus, et en particulier le tissu musculaire, de réagir contre une excitation extérieure en se contractant ; l'élasticité intervient ensuite pour rendre au tissu musculaire, après la contraction, sa forme primitive.

Une autre remarque est nécessaire avant d'aller plus loin. Tous les muscles sont capables de se contracter ; tout ce qui est musculaire est donc contractile. Mais la proposition inverse ne serait pas exacte : tout ce qui est contractile n'est pas musculaire ; il existe, surtout chez les animaux inférieurs, des éléments contractiles qui ne sont pas nettement différenciés en éléments musculaires.

§ 1er. — Muscles et tissu musculaire.

On distingue deux catégories principales de muscles : 1° les *muscles rouges* ordinaires ou *muscles striés*, qu'on peut observer dans les membres, dans les parois du tronc, etc., et qui constituent, à proprement parler, la chair ; — 2° les *muscles blancs* ou *lisses*, qu'on observe dans les parois de l'estomac, de l'intestin, dans les viscères abdominaux, etc.

Muscles striés. — Un *muscle rouge* présente ordinairement la forme d'un fuseau ; à chacune de ses extrémités il se termine, en général, par une sorte de cordon de tissu conjonctif résistant et fibrillaire qu'on appelle *tendon*, et qui se fixe sur une pièce du squelette ; c'est aux tendons que, dans le langage courant, bien des gens donnent improprement le nom de « nerfs ». On appelle *ventre* la partie moyenne, renflée, du muscle.

Comme exemple de muscle rouge, on peut citer le *biceps* [1], situé à la face antérieure du bras (*fig.* 62). Son extrémité supérieure se termine par deux tendons, dont l'un est fixé à l'apophyse coracoïde et l'autre au bord de la cavité glénoïde; son extrémité inférieure se termine par un tendon unique, qui s'attache à la tubérosité bicipitale du radius.

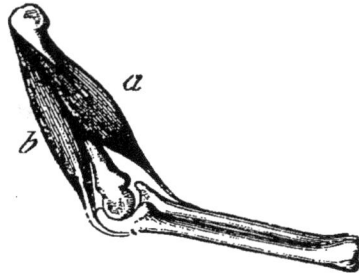

Fig. 62. — Muscles du bras. — *a*, biceps; *b*, muscle antagoniste (ayant une action opposée à celle du biceps).

On distingue parmi les muscles, d'après leur forme et leur disposition, des *muscles longs*, *courts*, *larges*, des *sphincters* [2] (muscles en forme d'anneaux, situés autour de certaines ouvertures naturelles), etc.

Quand on examine de près les rapports qui existent entre le tendon et le muscle, on peut s'assurer que le tendon se prolonge à la surface du muscle par une membrane conjonctive qu'on appelle *périmysium* [3] *externe*. C'est une sorte de fourreau qui enveloppe le tissu musculaire proprement dit. Autour de certains muscles on remarque des membranes plus résistantes qu'on appelle *aponévroses* [4].

En dissociant de proche en proche les éléments du tissu musculaire, on voit (*fig.* 63) que le périmysium externe (P) émet, vers l'intérieur du muscle, des prolongements en forme de cloisons, qui se ramifient progressivement et anastomosent leurs ramifications de manière à décomposer le tissu musculaire en faisceaux de plus en plus petits : ces ramifications du périmysium externe constituent le *péri-*

---

1. Du latin : *bis*, deux ; — *caput*, tête ; à cause des deux tendons supérieurs.
2. Du grec : σφίγγω, prononcez *sphingô*, je serre.
3. Du grec : περί, prononcez *péri*, autour ; — μῦς, prononcez *mus*, muscle.
4. Du grec : ἀπό, prononcez *apo*, à partir de ; — νεῦρον, prononcez *neuron*, nerf ; parce que les anciens, qui appelaient νεῦρον toutes les parties blanches, considéraient ces membranes comme des expansions des nerfs.

mysium interne (P'). On peut obtenir aisément cette disso-

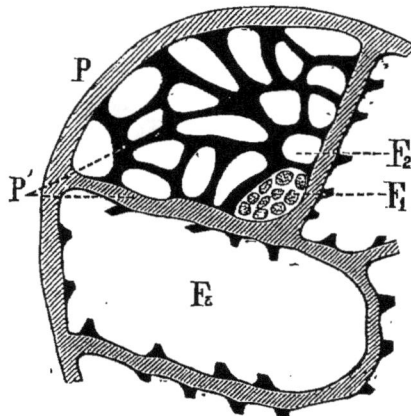

Fig. 63. — Coupe transversale (schématique) d'un muscle rouge. — P, périmysium externe (hachures claires); P', périmysium interne (hachures foncées
et traits noirs); F_1, faisceau primaire; F_2, emplacement d'un faisceau secondaire; F_3, emplacement d'un faisceau tertiaire. Partout, sauf en F_1, le tissu
musculaire a été supposé enlevé et le muscle se réduit à ses éléments conjonctifs. Dans les loges circonscrivant les faisceaux tertiaires, sauf une, les
cloisons conjonctives dépendant du périmysium interne ont été détachées.

ciation du muscle en soumettant de la viande à l'ébullition :

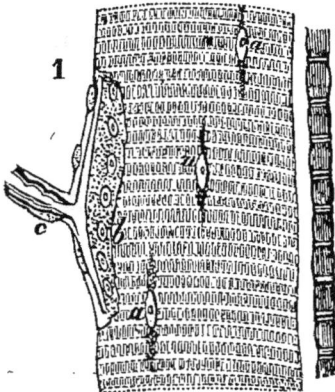

Fig. 64.
1. Un faisceau primitif d'un muscle
strié. — *a*, noyaux ; *b*, plaque musculaire; *c*, filet nerveux.
2. Une fibrille isolée.

chacun a pu remarquer avec
quelle facilité la viande bouillie
se divise en faisceaux plus ou
moins étroits; cela tient à ce
que l'ébullition a détruit les
cloisons conjonctives qui, sur
la viande fraîche, maintenaient
en place les éléments musculaires.

Le dernier élément auquel
conduit cette dissociation du
muscle rouge est un cylindre
de diamètre microscopique,
mais dont la longueur égale
sensiblement celle du muscle
tout entier : on l'appelle *faisceau primitif* (*fig.* 64, 1). Il est

entouré d'une fine membrane élastique et homogène, appelée *sarcolemme*[1] ou *myolemme*[2]. Cette membrane n'est autre chose qu'une dernière ramification du périmysium. Le faisceau primitif lui-même présente une double série de stries, les unes longitudinales, les autres transversales ; en soumettant le faisceau primitif à l'action de réactifs convenables, on peut s'assurer que la striation longitudinale correspond seule à une division réelle, et décomposer le faisceau primitif en un grand nombre de *fibrilles*[3] plus étroites, ayant la même longueur que lui et ne se ramifiant pas plus que lui (*fig.* 64, 2). Chaque fibrille est formée de zones claires et obscures, qui alternent avec une grande régularité : les disques obscurs sont de deux calibres différents, les uns épais, les autres minces, régulièrement alternés. Cette inégalité d'aspect, entre les différentes zones d'une même fibrille, paraît due à une inégalité d'hydratation : les disques obscurs seraient plus riches en eau que les disques clairs. Se correspondant exactement d'une fibrille à l'autre, cette division donne au faisceau tout entier l'apparence d'une striation transversale. De distance en distance, on aperçoit à la surface du paquet de fibrilles, au-dessous du sarcolemme, des noyaux cellulaires volumineux, dont chacun est enveloppé d'une sorte d'auréole de protoplasma. Si on suppose un certain nombre de faisceaux primitifs rapprochés côte à côte et enveloppés d'une gaine commune, on aura un *faisceau primaire*. Plusieurs faisceaux primaires, réunis dans une gaine plus large, formeront un *faisceau secondaire*, etc. De proche en proche, on reconstituera, par la pensée, le muscle tout entier, et on voit que ce dernier peut être considéré comme un paquet de faisceaux primitifs entièrement isolés les uns des autres par du tissu conjonctif, et simples d'un bout à l'autre de l'organe.

---

1. Du grec : σάρξ, prononcez *sarx*, chair ; — λέμμα, prononcez *lemma*, pelure.
2. Du grec : μῦς, prononcez *mus*, muscle ; — λέμμα, prononcez *lemma*, pelure.
3. Diminutif du mot *fibre*.

Nous avons énoncé, au début de notre étude des êtres vivants, cette proposition que tout organe est formé de cellules. On peut se demander comment l'élément cellulaire est représenté dans le tissu musculaire strié. L'étude du développement de ce tissu (*fig.* 65) permet de répondre à la question. Une cellule (C) appartenant au tissu conjonctif embryonnaire et pourvue d'un seul

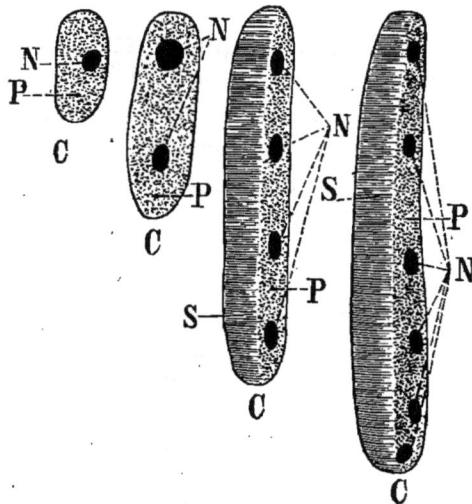

Fig. 65. — Développement d'un faisceau primitif. — C, cellule ; P, protoplasma non différencié ; S, protoplasma différencié en substance striée ; N, noyaux.

noyau (N) s'allonge, divise son noyau en deux noyaux nouveaux, puis chacun de ceux-ci en deux autres, et ainsi de suite ; la cellule se trouve bientôt remplacée par une sorte de cordon protoplasmique enveloppé d'une fine membrane et contenant une file de noyaux. Plus tard le protoplasma se divise, dans le sens de la longueur, en fibrilles parallèles, et, dans chacune de celles-ci, l'eau se distribue inégalement de manière à produire la striation transversale qui caractérise le tissu musculaire arrivé à son complet développement. Les noyaux et les auréoles de protoplasma non différencié qu'on observe, de distance en distance, au-dessous du myolemme sont les derniers vestiges de l'organisation cellulaire du faisceau primitif.

La composition chimique du tissu musculaire est la suivante : il renferme entre 60 et 80 p. 100 d'eau ; le reste de son poids est formé, en majeure partie, par une substance albuminoïde qu'on appelle la *myosine*. On peut

extraire du muscle, par la pression, un liquide de composition complexe et de réaction variable, tantôt alcaline et
tantôt acide ; c'est ce qu'on appelle le *suc
musculaire*.

Muscles lisses. — La constitution
des *muscles lisses* (*fig.* 66) est beaucoup
plus simple que celle des muscles striés.
Un muscle lisse est formé par une association de cellules allongées, fusiformes,
enchevêtrées les unes dans les autres
par leurs extrémités, et pourvues chacune d'un noyau. Nulle trace de striation longitudinale ni de striation transversale. On ne voit pas non plus de
sarcolemme autour des cellules.

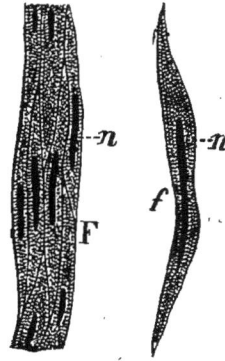

Fig. 66. — Muscle lisse :
à gauche, un faisceau
(F) de fibres ; à droite,
une fibre isolée (*f*) ;
n, noyaux.

§ 2. — Physiologie des muscles.

Pour faire la physiologie des muscles,
on peut étudier successivement leurs propriétés générales,
qui sont, à proprement parler, celles du tissu musculaire,
et leurs propriétés spéciales, qui dépendent de leur forme,
des rapports qu'ils contractent avec les pièces du squelette, etc.

Physiologie générale des muscles.

Par le fait de sa contraction, un muscle passe de l'état
de *repos* à l'état d'*activité*. Étudions successivement :
1° les propriétés du muscle à l'état de repos ; — 2° le passage du muscle de l'état de repos à l'état d'activité ; —
3° les propriétés du muscle à l'état d'activité.

Muscle à l'état de repos. — A l'état de repos le
muscle est *élastique* : son élasticité[1] est *parfaite* et *faible* ;

---

1. Cette élasticité n'est pas une propriété purement physique, comme celle
du tissu dit élastique ; elle dépend de l'état de nutrition du muscle et disparaît
dans l'état particulier connu sous le nom de *rigidité cadavérique* (voy. plus
loin).

on dit qu'elle est parfaite parce que le muscle, après avoir été déformé, revient *exactement* à sa forme primitive, et on ajoute qu'elle est faible parce qu'il y revient lentement.

Le muscle à l'état de repos est *tonique*, c'est-à-dire qu'il est légèrement contracté. Si, en effet, on détache une des extrémités d'un muscle vivant, on le voit se raccourcir légèrement : il était donc un peu trop tendu et réagissait contre cette tension exagérée par une contraction qui est suivie d'effet aussitôt qu'il est devenu libre de se raccourcir. Cette *tonicité* est sous la dépendance du système nerveux : on la supprime en coupant les racines sensitives du nerf qui se rend au muscle.

Le muscle à l'état de repos est incessamment parcouru par une infinité de courants électriques, appelés *courants musculaires*, qu'on peut mettre en évidence par l'expérience suivante (*fig.* 67). Un muscle (M) détaché des organes voisins est coupé transversalement; on réunit un point quelconque (*a*) de sa surface naturelle à un point quelconque (*b*) de la section transversale par un fil conducteur sur le trajet duquel est intercalé un galvanomètre très sensible (G). La déviation de l'aiguille du galvanomètre indique l'existence d'un courant très faible allant, à l'extérieur du muscle, de la surface naturelle à la surface de section et, à l'intérieur du muscle, en sens inverse.

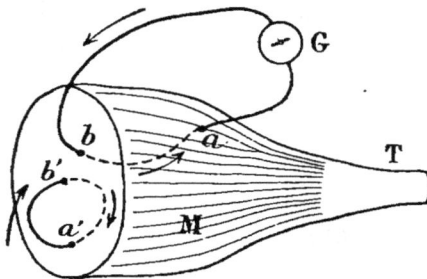

Fig. 67. — Courants musculaires (schéma). M, muscle; T, tendon; G, galvanomètre. (Les flèches indiquent la direction des courants.)

Le suc musculaire qu'on extrait d'un muscle à l'état de repos a une réaction alcaline.

Le muscle à l'état de repos *respire*, c'est-à-dire qu'il absorbe de l'oxygène et expulse de l'acide carbonique.

Contraction du muscle. — Dans l'organisme vivant, c'est sous l'action du système nerveux (avec ou sans le concours de la conscience et de la volonté) que se produit la *contraction musculaire*. Pour étudier les propriétés de cette contraction, on ne peut se contenter de ces conditions naturelles; il faut obtenir artificiellement le passage du muscle de l'état de repos à l'état d'activité. C'est ce qu'on peut faire par des procédés mécaniques, chimiques ou physiques.

Parmi les procédés mécaniques, le choc, le pincement sont les plus fréquemment employés.

Un procédé chimique consiste à déposer à la surface du muscle, mis à nu, une goutte d'acide.

Le procédé physique le plus ordinairement employé consiste à exciter le muscle par l'électricité. En faisant passer dans un muscle la décharge obtenue avec une machine électrique ou avec une batterie, on obtient une contraction brusque de ce muscle. A l'action de la décharge électrique on préfère généralement l'action du courant électrique (*fig.* 68). Si on met deux points rapprochés de la surface d'un muscle en rapport avec les deux pôles d'une pile, et si on fait passer un courant électrique dans le muscle, on observe une contraction brusque au moment de la fermeture du circuit;

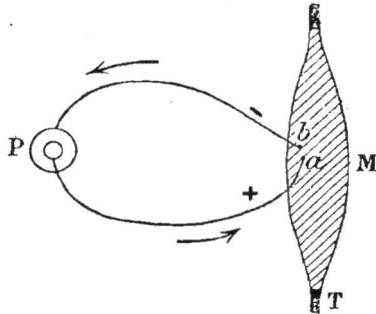

Fig. 68. — Excitation électrique d'un muscle (schéma). — M, muscle; T, tendon; P, pile; *a*, *b*, points excités.

puis le muscle revient à l'état de repos et s'y tient pendant tout le temps que passe le courant électrique. Aussitôt qu'on interrompt le courant, on observe de nouveau une contraction brusque, suivie immédiatement d'un retour à l'état de repos. En un mot on observe, dans cette expérience, une contraction chaque fois qu'il se produit un changement dans l'état électrique du circuit. Imaginons que, par un dispositif quelconque, on obtienne des fermetures et des ouvertures de circuit qui se succèdent rapidement; on observera des contractions répétées et, entre deux contractions consécutives, le muscle n'aura pas le temps de revenir complètement à l'état de repos. Si enfin les ouvertures et fermetures de circuit se succèdent avec une rapidité plus grande encore, comme il arrive dans un appareil d'induction, une bobine de Rumkhorff par exemple, les contractions consécutives se confondent en une seule, et le muscle reste à l'état d'activité pendant tout le temps que circulent les courants induits. On dit alors que le muscle est à l'état de *tétanos*. C'est à cet état que se trouve un muscle quand nous le maintenons volontairement contracté pendant un temps quelque peu prolongé. Il ne faut pas confondre cet état de *tétanos physiologique*, obtenu artificiellement par l'électricité ou naturellement par l'action du système nerveux, avec le *tétanos pathologique*, que l'action de la volonté est impuissante à faire cesser. Il faut environ 30 excitations par seconde pour amener le muscle à l'état de tétanos. La contraction est alors accompagnée d'un bruit particulier qu'on appelle *bruit musculaire*, et qu'on attribue à la vibration du tissu musculaire.

En se contractant, le muscle change plus ou moins complètement de forme. Nous avons vu que le muscle possède ordinairement la forme d'un fuseau; au moment de la contraction, le fuseau se raccourcit sensiblement en même temps qu'il s'épaissit. On peut démontrer expérimentalement que ce changement de forme n'est pas accompagné d'un changement sensible de volume (*fig.* 69). Pour cela, on suspend un muscle M à l'intérieur d'un flacon exactement rempli d'eau et hermétiquement fermé par un bouchon que traverse un tube de verre vertical, dans lequel l'eau s'élève jusqu'à un niveau *a*. Deux fils conducteurs, qui traversent le bouchon, permettent de faire parcourir le muscle par une succession de courants induits, que fournit une bobine

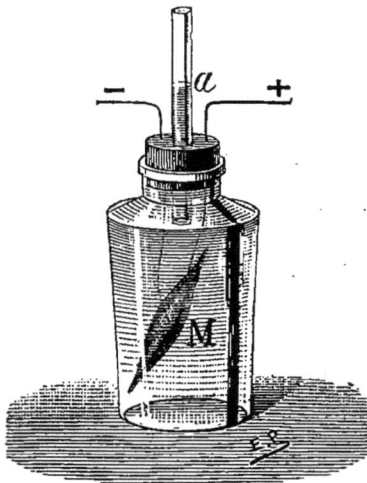

Fig. 69.

de Rumkhorff. Pendant le passage de ces courants induits, on voit le muscle se contracter en changeant notablement de forme ; mais le niveau de l'eau reste très sensiblement constant dans le tube vertical.

Pour étudier les différentes phases de la contraction musculaire, on se sert d'appareils enregistreurs appelés *myographes*. Le premier myographe qui ait été construit est celui d'Helmholtz (*fig.* 70) ; c'est le plus simple de

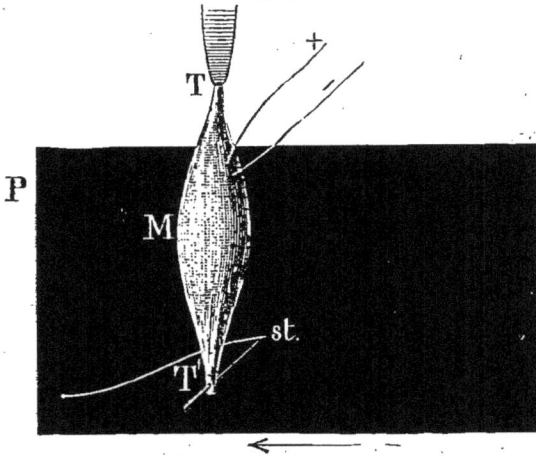

Fig. 70. — Myographe d'Helmholtz (figure théorique). — M, muscle ; T, T', tendons ; *st*, stylet ; P, plaque de verre noircie.

tous : un muscle (M) est suspendu verticalement par une de ses extrémités (T) au-devant d'une plaque de verre enduite de noir de fumée (P) ; le tendon inférieur du muscle (T') est traversé par un stylet horizontal (*st*), dont la pointe vient en contact avec le noir de fumée. On excite artificiellement le muscle en y faisant passer un courant électrique ; aussitôt le muscle se raccourcit : le tendon inférieur se rapproche du tendon supérieur et la pointe du stylet trace un trait vertical sur la plaque de verre qu'elle dépouille de son noir de fumée ; puis, le muscle revenant à l'état de repos, la pointe du stylet décrit, en sens in-

verse, le même parcours. Supposons que la plaque de
verre, au lieu de rester fixe, se déplace horizontalement
d'un mouvement uniforme devant le muscle; la pointe du
stylet, au lieu de décrire un simple trait vertical, décrira
une courbe dont l'étude permettra de distinguer les diverses périodes de la contraction.

La figure ci-contre (*fig.* 71, 1) représente une courbe ainsi

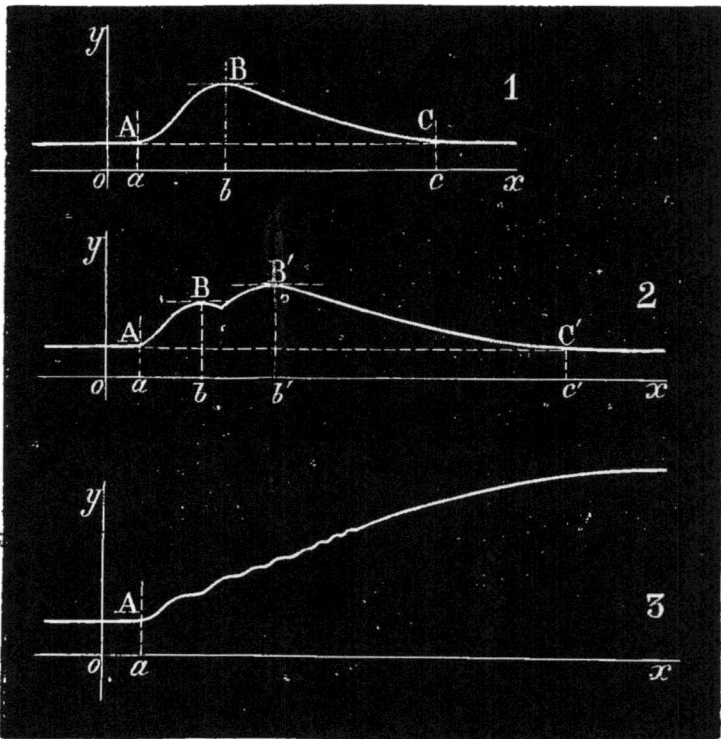

Fig. 71. — Courbes myographiques.

obtenue. La première partie de cette courbe est horizontale;
elle correspond à une première période, dite *période d'excitation latente*, pendant laquelle le muscle, qui a enregistré
l'excitation reçue, ne réagit pas encore contre cette excitation; cette période dure en moyenne 1/60 de seconde. Puis

vient une partie ascendante AB de la courbe, qui correspond à la seconde période, celle du *passage de l'état de repos à l'état d'activité*. Enfin la courbe se termine par une partie descendante BC, qui correspond à la troisième période, celle du *passage inverse* de l'état de repos à l'état d'activité. La durée totale de la contraction est d'environ 1·6 de seconde.

Une série de secousses répétées fournit une courbe plus compliquée, analogue à celle qui est représentée ci-contre (*fig.* 71, 2). Après la partie qui correspond à la période d'excitation latente et celle qui correspond au premier passage du repos à l'activité vient une région sinueuse, qui se termine par la partie descendante de la courbe, correspondant

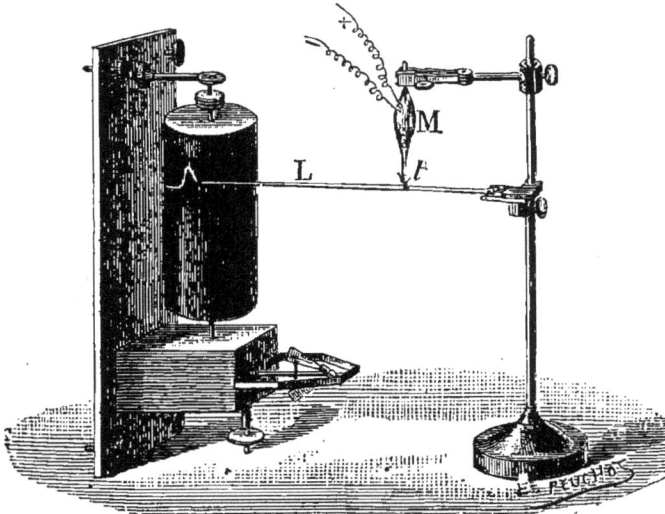

Fig. 72. — Myographe de Marey.

au retour définitif à l'état de repos. Enfin au tétanos artificiel correspond une courbe dont toute la partie moyenne est représentée par une droite sensiblement horizontale; sa longueur dépend de la durée de la contraction permanente (*fig.* 71, 3).

Le myographe d'Helmholtz, bien que capable de fournir à peu

près les indications qui précèdent, a reçu des perfectionnements considérables. Dans les myographes de Marey (*fig.* 72), le plus généralement adoptés, le tendon mobile (*t*) du muscle soumis à la contraction (M) est fixé à un levier (L); celui-ci amplifie ses déplacements et les inscrit sur une feuille de papier enduite de

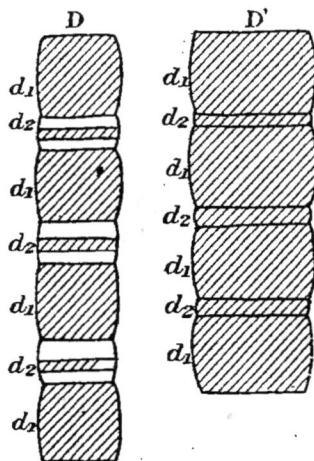

Fig. 73. — Une fibrille musculaire à l'état de repos (D) et à l'état de contraction (D'). — d_1, disques sombres et épais; d_2, disques sombres et minces (figure théorique).

noir de fumée et enroulée autour d'un cylindre qui tourne sur son axe d'un mouvement uniforme grâce à un mécanisme d'horlogerie.

On emploie aussi, pour étudier la contraction musculaire, un appareil connu sous le nom de *pince myographique* et qui permet de mesurer, non pas le raccourcissement du muscle, mais son épaississement (*fig.* 74). C'est une pince dont l'une des branches est fixée sur un plan résistant, tandis que l'autre est en relation [1] avec un levier qui en amplifie les déplacements et les inscrit sur un cylindre enregistreur. On intercale entre les deux branches de la pince le muscle qu'on veut soumettre à la contraction : l'épaississement du muscle a pour effet de soulever la branche mobile et, par conséquent, d'inscrire une courbe sur le cylindre enregistreur.

On s'est demandé en quoi consiste le phénomène de la contraction musculaire ; la réponse a été fournie par l'étude comparative des fibrilles musculaires à l'état de repos et à

---

1. Grâce à un dispositif semblable à celui du *cardiographe* (voir plus loin).

l'état d'activité (*fig.* 73). A l'état de repos, les disques foncés, riches en eau, sont nettement séparés par des disques clairs, pauvres en eau. A l'état d'activité, l'épaisseur de la fibrille a sensiblement augmenté ; les disques clairs ont à peu près disparu et les disques foncés se sont étroitement rapprochés les uns des autres, sans que la hauteur de chacun d'eux ait subi de modification sensible. Bref, il semble que les disques foncés aient absorbé les disques clairs. On peut donc dire, avec assez de vraisemblance, que le phénomène de la contraction consiste essentiellement en une concentration par les disques foncés de toute l'eau que renfermaient encore, à l'état de repos, les disques clairs [1].

La contraction provoquée par une excitation commence au

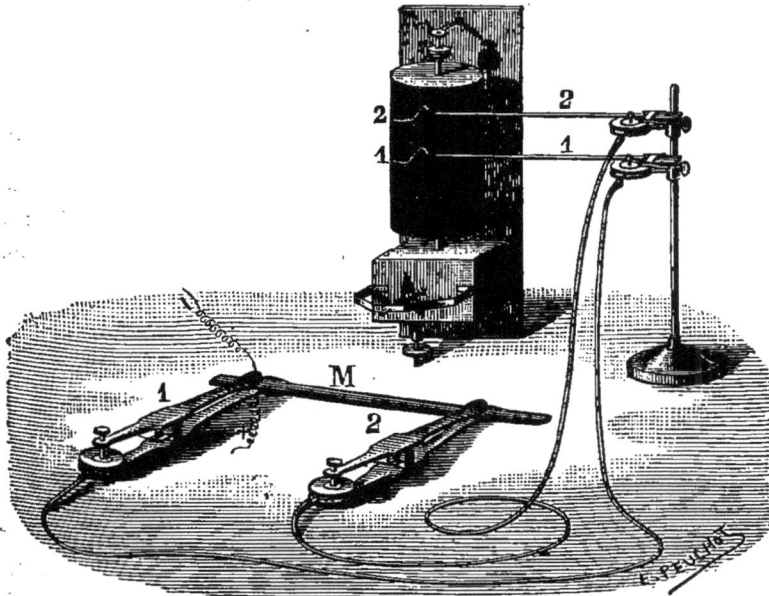

Fig. 74. — Propagation de la secousse musculaire le long d'un muscle. — M, muscle ; 1 et 2, deux pinces myographiques en relation avec un même cylindre enregistreur.

point où a été portée cette excitation ; puis elle se propage à partir

[1]. Il faut ajouter que, pour certains physiologistes, la contraction consiste en un changement de forme des disques sombres qui deviennent sphériques et diminuent de hauteur.

de ce point à la façon d'une ondulation, avec une vitesse qu'il est possible de mesurer (*fig.* 74). On prend pour cela un muscle M, suffisamment long, dont on intercale deux parties, aussi éloignées que possible, entre deux pinces myographiques (1 et 2) qui inscrivent leurs déplacements à l'aide de deux stylets parallèles sur un même cylindre enregistreur. Puis on excite le muscle en un point situé en dehors des deux pinces. La contraction produite se propage le long du muscle en soulevant successivement les deux pinces. La comparaison des deux courbes obtenues permet de mesurer le temps *t* qui a séparé les deux contractions. Comme on peut, d'autre part, mesurer la distance D qui sépare les deux régions contractées, le quotient de la distance par le temps fournit la vitesse moyenne de propagation de la contraction musculaire

$$V = \frac{D}{t}.$$ Cette vitesse est d'environ 1$^{m.}$ par seconde.

Muscle à l'état d'activité. — Le muscle à l'état d'activité a conservé son élasticité. Cet énoncé paraît, au premier abord, paradoxal ; on peut constater en effet, en appliquant la main sur le biceps contracté, que sa surface semble absolument rigide. Cela tient à ce que le muscle qui nous paraît contracté ne l'est pas en réalité complètement : la disposition des pièces osseuses qu'il met en mouvement s'oppose à ce qu'il réalise la forme qui correspondrait à une contraction complète. Pour obtenir cette forme, il faut contracter artificiellement un muscle détaché du squelette, au

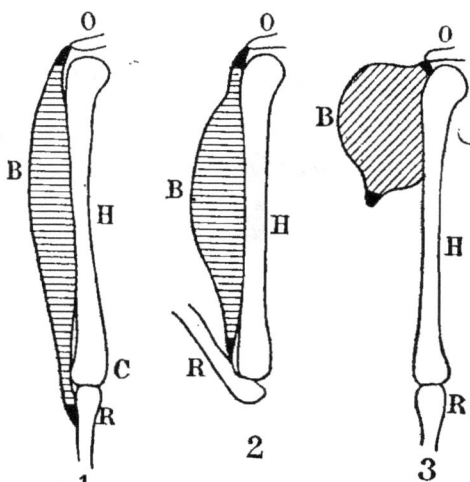

Fig. 75. — Le biceps contracté : 1, en fixant le radius ; — 2, en le laissant mobile ; — 3, en détachant le muscle du radius. — O, omoplate ; H, humérus ; R, radius ; C, articulation ; B, biceps (figure théorique).

moins par une de ses extrémités ; on le voit alors se renfler en boule, en se raccourcissant beaucoup plus qu'il ne le fait dans l'organisme, et on peut constater que sa surface est absolument molle (*fig.* 75, 3).

On peut observer aussi que dans un muscle contracté l'intensité des courants électriques musculaires a sensiblement diminué (*variation négative* des courants musculaires), soit que les courants qui caractérisent l'état de repos aient réellement diminué d'intensité, soit que la contraction ait été accompagnée de la formation de nouveaux courants, inverses des premiers et les neutralisant en partie.

La réaction du suc musculaire, qui était alcaline dans le muscle relâché, devient acide dans le muscle contracté. Cette acidité est due à la formation d'acide lactique qui provient du travail de l'organe.

Des contractions fréquentes amènent dans un muscle un état particulier de fatigue, dit *fatigue musculaire* : l'intensité de la contraction diminue, l'excitation restant constante ; inversement on voit augmenter la valeur de l'excitation nécessaire pour produire une contraction d'intensité déterminée.

La fatigue musculaire est accompagnée d'un état de rigidité qui paraît dû à la coagulation de la myosine par l'acide lactique. On donne à cet état le nom de *rigidité cadavérique* parce qu'il se manifeste dans tout le système musculaire peu de temps après la mort. On peut faire cesser la rigidité cadavérique d'un muscle en lançant artificiellement dans ses vaisseaux un courant sanguin qui balaie, en quelque sorte, l'acide lactique accumulé.

L'origine de la rigidité cadavérique explique qu'un soldat tué brusquement sur un champ de bataille, à la suite d'un travail musculaire très actif, garde souvent, après sa mort, l'attitude même dans laquelle la mort l'a surpris : la quantité d'acide lactique produite dans l'organisme a été suffisante pour amener presque instantanément la rigidité cadavérique.

Le muscle contracté respire plus activement que le muscle relâché ; à cet accroissement des échanges gazeux correspond la production d'une certaine quantité de chaleur.

Propriétés des muscles lisses. — Les propriétés

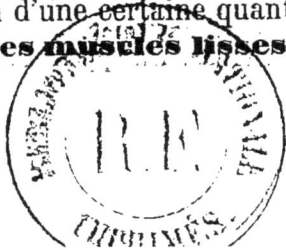

6

générales des muscles lisses sont à peu près les mêmes que celles des muscles striés. Il faut cependant remarquer entre eux une différence essentielle. Les muscles lisses sont entièrement soustraits à l'action de la volonté, qui gouverne au contraire les muscles striés.

En étudiant au myographe la contraction des muscles lisses, on constate qu'elle est beaucoup plus lente à se produire et plus lente à disparaître que celle des muscles striés. Il ne faut donc pas confondre la courbe longue et surbaissée que fournit ainsi une excitation simple d'un muscle lisse avec la courbe tétanique que fournirait une série nombreuse d'excitations rapprochées d'un muscle strié. Il faut remarquer aussi que les fibres lisses sont beaucoup plus sensibles aux variations de température que les fibres striées; elles sont, de plus, sensibles à la lumière, qui n'agit pas sur les fibres striées.

Physiologie spéciale des muscles.

Différents effets produits par les muscles. — Pour se rendre compte de l'action que les différents muscles peuvent exercer sur les parties mobiles du squelette, on peut comparer celles-ci à des *leviers* que mettent en mouvement les forces développées par les contractions musculaires.

On sait qu'un levier (*fig.* 76) est un corps solide AB, mobile

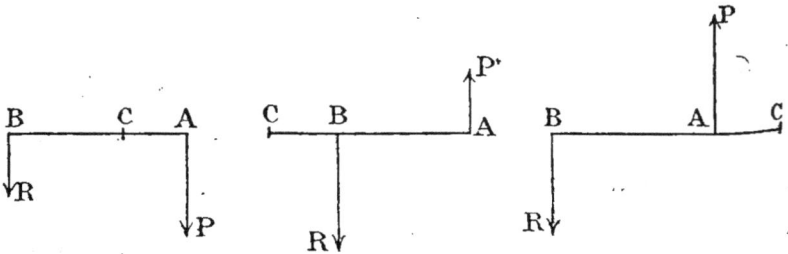

Fig. 76. — Leviers des trois genres. — C, point d'appui; A, B, points d'application de la puissance (P) et de la résistance (R).

autour d'un point fixe C, appelé *point d'appui*. Les forces qui agissent sur un levier peuvent être réduites à deux, dont les directions sont comprises dans un même plan; ces deux forces sont appelées la *puissance* (P) et la *résistance* (R). Les points A et B, sur lesquels elles agissent, sont appelés *points d'application* de la puissance et de la résistance. On appelle *bras de levier* les distances (CA, CB) qui séparent le point d'appui des directions de la puissance et de la résistance. Le *moment* de la puissance ou de la résistance est le produit de l'intensité de cette force, exprimée par exemple en kilogrammes, par son bras de levier (P × CA, R × CB).

Pour qu'un levier soit en équilibre, *il faut qu'il y ait égalité entre le moment de la puissance et le moment de la résistance (théorème des moments)*. Il résulte de là qu'à résistance égale, la puissance doit, pour triompher de la résistance et déplacer son propre point d'application, être d'autant plus forte que son bras de levier est plus court. Comme, d'autre part, le chemin parcouru par le point d'application de la puissance est proportionnel à la longueur de son bras de levier, on peut dire que *ce qu'on gagne en force on le perd en vitesse.*

On sait aussi qu'il faut distinguer trois genres de leviers.

Dans le *levier du premier genre*, le point d'appui est intercalé entre les points d'application de la puissance et de la résistance.

Dans le *levier du second genre*, le point d'appui est placé en dehors des points d'application de la puissance et de la résistance, et du côté de ce dernier. On voit facilement que pour qu'un levier du second genre puisse conserver une position d'équilibre, il faut que la puissance et la résistance aient des directions opposées. On voit aussi, en vertu du théorème des moments, que, pour qu'il y ait équilibre, il faut que la puissance soit inférieure à la résistance.

Dans le *levier du troisième genre*, le point d'appui est encore placé en dehors des points d'application de la puissance et de la

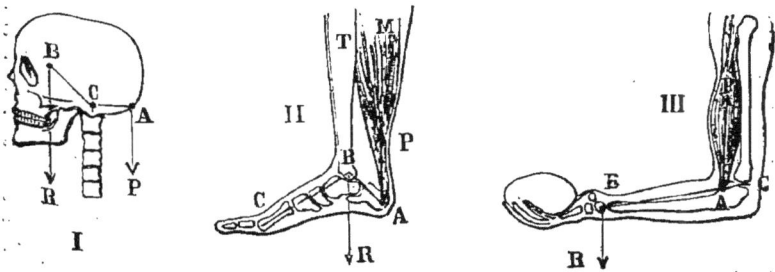

Fig. 77. — Les trois genres de levier dans le squelette.

résistance, mais du côté de la puissance. Ici encore, la puissance et la résistance ont forcément des directions opposées; mais, pour qu'il y ait équilibre, la puissance doit être supérieure à la résistance.

Les trois genres de leviers se retrouvent dans le squelette (*fig.* 77). Comme exemple de levier du premier genre, on peut citer la tête mobile au sommet de la colonne vertébrale (I) : le point d'appui est l'articulation du crâne avec l'atlas; la résistance est représentée par le poids de la tête qui tend à l'entraîner en avant, et la puissance par la contraction des muscles de la nuque, qui la maintiennent en équilibre. Un levier du second genre est le pied, que nous pouvons dresser sur sa pointe (II) : le point d'appui est la pointe du pied qui s'appuie sur le sol; la résistance est le poids du corps qui passe par un point de la plante du pied intermédiaire entre le point d'appui et le talon ; la puissance est représentée par la contraction des muscles du mollet, qui, s'insérant sur le calcanéum par le *tendon d'Achille*, font équilibre au poids du corps et peuvent soulever celui-ci sur la pointe du pied. Un levier du troisième genre est l'avant-bras, mobile autour de l'articulation du coude, qui en est le point d'appui (III) : la résistance est le poids de l'avant-bras et de la main ; la puissance est la contraction du biceps.

Les effets produits par la contraction des différents muscles dépendent de leurs insertions sur le squelette. On appelle *muscles adducteurs* ceux dont la contraction a pour effet de ramener un membre ou une partie de membre vers le plan de symétrie, et *muscles abducteurs* ceux dont la contraction a pour effet de les éloigner du plan de symétrie. Les muscles adducteurs et abducteurs se correspondent deux à deux, de telle sorte que l'action d'un muscle adducteur est contrebalancée par celle d'un muscle abducteur qui est, comme on dit, *antagoniste* du premier. On appelle *muscles pronateurs* ceux dont la contraction a pour effet de tourner en arrière la paume de la main ou la plante du pied, et *muscles supinateurs* ceux qui ont pour effet de les tourner en avant ; il y a encore antagonisme entre les muscles pronateurs et supinateurs. Il a y aussi antagonisme entre les *muscles fléchisseurs*, dont la contraction a pour effet de ramener un segment d'un membre vers le segment précédent (ex. le biceps), et les *muscles extenseurs*, qui ont pour effet de placer chaque segment dans le prolongement du précédent (ex. le triceps brachial).

Station verticale. — Une des attitudes les plus ordinaires du corps humain est la *station verticale*. Pour que le corps puisse se maintenir en équilibre dans cette position, une condition mécanique doit être réalisée : *il faut que la verticale du centre de gravité tombe à l'intérieur du polygone de sustentation formé par les pieds reposant sur le sol*. L'énoncé de cette condition nous amène à définir la position du centre de gravité dans la station verticale. Le centre de gravité est forcément contenu dans le plan de symétrie. On comprend facilement aussi qu'il doit être contenu dans un second plan vertical passant par les deux articulations des hanches avec les cuisses ou articulations coxo-fémorales. Enfin on démontre expérimentalement, en couchant un homme le dos sur une planche horizontale soutenue en équilibre par un couteau de bois, que le centre de gravité est également contenu dans un plan perpendiculaire à l'axe du corps et passant à peu près par le milieu de la dernière vertèbre lombaire. La position du centre de gravité est au point de rencontre de ces trois plans rectangulaires.

La condition mécanique qui a été énoncée plus haut est nécessaire, mais n'est pas suffisante pour que le corps se maintienne en équilibre dans la station verticale. Il faut encore que la contraction d'un certain nombre de muscles et la tension des ligaments articulaires maintienne les diverses parties du corps dans des rapports tels que cette condition mécanique soit réalisée.

Marche, saut, course, natation. — Les principaux modes de locomotion du corps humain sont la *marche*, le *saut*, la *course* et la *natation*.

La *marche* (*fig.* 78) peut être grossièrement définie comme une série de chutes du corps en avant. Chacune de ces chutes, ou *pas*, comprend deux temps successifs : 1° le temps assez court du *double appui*, pendant lequel le corps repose sur l'un des deux membres inférieurs, à peu près vertical, tandis que l'autre, dirigé obliquement en arrière, touche le sol par son extrémité ; les deux membres forment alors l'hypoténuse et le grand côté d'un triangle rectangle ; — 2° le temps de l'*appui unilatéral*, plus long, pendant lequel se produit la chute en avant : le membre dont l'extrémité touchait seulement le sol dans le temps précédent se porte alors en avant, pour soutenir le corps dans sa chute, et vient prendre à son tour une position verticale.

Les frères Weber, qui ont analysé avec soin les phénomènes de la marche, distinguaient dans chaque

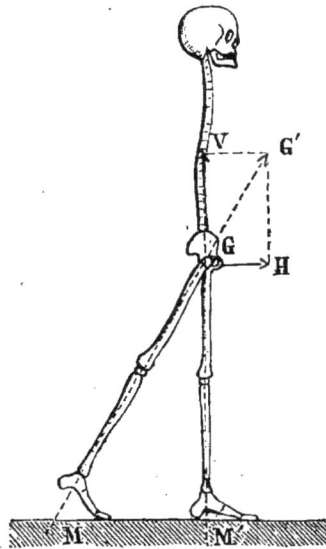

Fig. 78. — Schéma d'un pas. — G, centre de gravité du corps ; GH, composante horizontale de son déplacement ; GV, composante verticale de son déplacement ; GG', résultante de ces deux forces.

pas une *jambe active* et une *jambe passive*. La jambe active serait celle qui est dirigée verticalement ; en effet, elle n'est pas absolument rigide, mais légèrement fléchie, et exécute un mouvement d'extension pour projeter le corps en avant. La jambe passive serait celle qui est dirigée obliquement et dont ils comparaient le dépla-

6.

cement à l'oscillation inerte d'un pendule. Cette distinction n'est pas absolument exacte ; car, en analysant à l'aide du myographe le mouvement de la jambe passive, comme l'a fait M. Marey, on constate qu'elle est, au moment de son oscillation, le siège de diverses contractions.

On appelle *longueur du pas* la distance horizontale qui sépare deux positions consécutives du centre de gravité du corps.

Dans le *saut* et dans la *course*, le corps quitte le sol ; c'est ce qui distingue essentiellement ces deux modes de locomotion de la marche, dans laquelle le corps est toujours en contact avec le sol, au moins par l'un des membres. Dans le *saut*, le centre de gravité atteint sa hauteur maxima au moment où les jambes, repliées sous le corps, sont à une distance maxima du sol : le corps est donc projeté en hauteur. Dans la *course*, au contraire, c'est au moment où les jambes quittent le sol que le centre de gravité est à sa hauteur minima : le corps exécute donc, en réalité, une série de plongeons vers le sol. On voit qu'il n'y a pas de transition possible entre le saut et la course véritable.

Dans la *natation*, le corps doit d'abord se maintenir en équilibre dans l'eau : il doit flotter. C'est à l'aide de mouvements d'extension et d'abduction des membres supérieurs que le corps assure sa flottaison. Ces mouvements ont en effet pour résultat d'augmenter le volume d'eau déplacé par le corps et, par suite, en vertu du principe d'Archimède, la poussée éprouvée par le corps de bas en haut. Le corps doit aussi se déplacer dans une direction déterminée : la progression est assurée par des mouvements alternatifs de flexion et d'extension des membres postérieurs.

La natation sur le dos emploie des procédés assez différents de la natation ordinaire. Le nageur, maintenant son corps aussi immobile que possible, exécute des mouvements d'inspiration lents et prolongés qui ont pour effet d'augmenter le volume d'eau déplacé par son corps ; pendant l'expiration rapide qui suit chaque inspiration prolongée, il exécute avec les mains appliquées contre le corps des mouvements latéraux destinés à compenser la perte qu'éprouve momentanément le volume d'eau déplacé. Quant à la progression, elle est encore réalisée, comme dans la natation ordinaire, par des mouvements alternatifs de flexion et d'extension des membres inférieurs.

CHAPITRE IV

La sensibilité.

Les cinq sens. — L'organisme humain éprouve deux sortes de *sensations*. Les unes correspondent indifféremment à un grand nombre d'organes; ce sont des *sensations générales*, par exemple la douleur causée par un coup, par une blessure. D'autres sensations, d'une nature toute spéciale, ont leur origine dans des organes parfaitement déterminés et construits pour fournir ces sensations : la vue d'un objet, par exemple, ne produira d'impression que sur notre œil; d'où une sensation spéciale. On compte cinq catégories principales de *sensations spéciales* : les sensations *visuelles*, *auditives*, *olfactives*, *gustatives*, *tactiles*. Les organes qui les procurent sont : l'*œil*, l'*oreille*, les *fosses nasales*, la *langue*, la *peau*. Chacun de ces groupes de sensations forme un des *cinq sens* : la *vue*, l'*ouïe*, l'*odorat*, le *goût* et le *toucher*, dont nous allons aborder l'étude.

§ 1er. — L'œil et la vision.

Étudions successivement l'*appareil* de la vision et les *phénomènes* dont cet appareil est le siège.

Appareil de la vision.

L'appareil de la vision comprend un organe essentiel, le *globe oculaire*. Il est contenu dans une cavité de la face appelée l'*orbite*. A cet organe essentiel s'ajoutent des organes *annexes*.

Orbite. — La *cavité orbitaire* est constituée aux dépens d'un grand nombre d'os du crâne et de la face (voir l'étude du squelette, pages 56 et suivantes [1]). Elle a la forme d'une pyramide dont la base serait en avant (ouverture de l'orbite) et le sommet en arrière (*fig.* 79). La

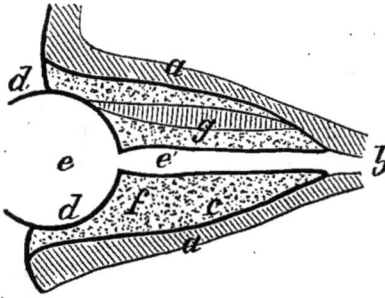

Fig. 79. — Coupe de l'orbite par un plan vertical antéro-postérieur (figure théorique). — *a*, paroi osseuse de l'orbite ; *b*, trou optique ; *c*, capsule de Tenon ; *d*, sclérotique ; *e*, *e'*, cavité correspondant au globe oculaire et au nerf optique ; *f*, tissu adipeux ; *g*, muscle.

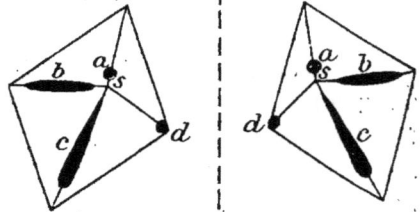

Fig. 80. — Les deux ouvertures orbitaires, vues de face (figure théorique). — *s*, sommet interne de l'orbite ; *a*, trou optique ; *b*, fente sphénoïdale ; *c*, fente ptérygo-maxillaire ; *d*, entrée du canal nasal.

base de la pyramide présente à peu près la forme d'un parallélogramme ; la pyramide est donc quadrangulaire (*fig.* 80). A la surface interne de la cavité orbitaire, et sur les différentes arêtes qui convergent vers le sommet, sont distribuées des ouvertures plus ou moins importantes. Citons seulement : 1° le *trou optique*, situé le long de l'arête supérieure et interne, tout près du sommet de la pyramide ; il sert au passage du nerf optique et de l'artère ophtalmique ; — 2° l'ouverture du *canal nasal*, située le long de l'arête inférieure et interne, tout près de la base [2].

La cavité orbitaire est occupée à sa partie antérieure

---

1. Ces os sont : le frontal, l'ethmoïde, le sphénoïde, — le nasal, le lacrymal, le maxillaire supérieur, le malaire, le palatin.

2. Le long de l'arête supérieure et externe est la *fente sphénoïdale*, qui sert au passage de la veine ophtalmique ; le long de l'arête inférieure et externe est la *fente ptérygomaxillaire*, comprise entre la grande aile du sphénoïde et le maxillaire supérieur.

par le globe oculaire, qui se continue en arrière par le *nerf optique*. Celui-ci pénètre dans le crâne par le trou optique.

L'espace laissé libre entre le globe oculaire avec le nerf optique, d'une part, et les parois de l'orbite, de l'autre, est occupé par une sorte de sac clos de toutes parts, qui entoure le globe oculaire et le nerf optique d'une sorte de gaine; c'est la *capsule de Ténon (fig. 79)*. La cavité interne de ce sac est comblée par des muscles, des nerfs, des vaisseaux sanguins, du tissu conjonctif, de la graisse, etc. Cet ensemble complexe forme une sorte de bourre qui maintient en place le globe oculaire.

Globe oculaire. — Le globe oculaire *(fig. 81)* est un organe à peu près sphérique, formé par une série de membranes emboîtées les unes dans les autres.

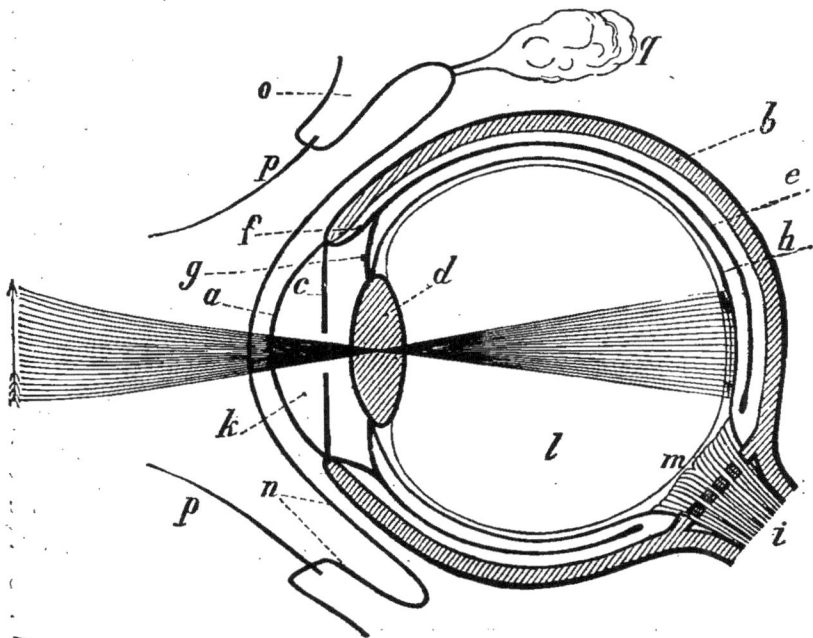

Fig. 81. — Coupe du globe oculaire par un plan vertical antéro-postérieur (figure théorique). — *a*, cornée; *b*, sclérotique; *c*, iris; *d*, cristallin; *e*, choroïde; *f*, muscle et ligament ciliaire; *g*, procès ciliaires; *h*, rétine; *i*, nerf optique; *k*, humeur aqueuse; *l*, corps vitré; *m*, pupille; *n*, conjonctive; *o*, paupière; *p*, cils; *q*, glande lacrymale.

Membranes de l'œil. — Sclérotique. — La plus

grande partie du globe oculaire est recouverte par une membrane blanche et résistante, la *sclérotique*, formée d'un tissu conjonctif compact et lamineux.

En arrière la sclérotique se continue à la surface du nerf optique, qui aborde l'hémisphère postérieur du globe oculaire un peu au-dessous et en dedans de son centre; elle lui forme une sorte de fourreau [1].

Au niveau où le nerf optique pénètre dans le globe oculaire, la sclérotique se divise en deux feuillets dont l'un est celui qui tapisse extérieurement le nerf optique, tandis que l'autre, percé de nombreux orifices (lame criblée), le traverse normalement.

Cornée. — A sa face antérieure, la sclérotique paraît percée d'un trou circulaire fermé par la *cornée*, membrane fine, transparente, bombée, qui semble enchâssée comme un verre de montre dans son cadre. En réalité la cornée est simplement une partie de la sclérotique qui subit une modification spéciale; elle est formée de trois feuillets superposés : un feuillet moyen, de nature conjonctive, et deux feuillets extrêmes dont chacun possède la structure épithéliale.

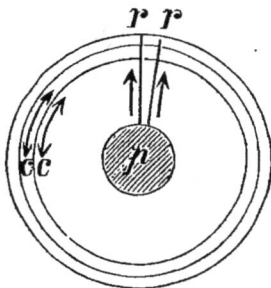

Fig. 82. — L'iris vu de face (schéma). — *p*, pupille; *r*, fibres radiales; *c*, fibres circulaires.

Iris. — Derrière la cornée, on peut apercevoir par transparence une sorte de rideau fixé à son contour extérieur et coloré de teintes diverses suivant les individus (*iris*); percé au centre d'un trou qui paraît noir (*pupille*), l'iris est marqué de stries rayonnant à partir de ce trou.

L'iris renferme des fibres lisses, soustraites, comme on le sait, à l'action de la volonté. Les unes sont disposées suivant les rayons de l'iris, et leur contraction a évidemment pour effet d'élargir la pupille.

---

1. En réalité, la sclérotique et son prolongement postérieur ne sont pas autre chose que le feuillet interne de la capsule de Ténon.

Les autres, placées au-devant des premières, sont annulaires et concentriques à la pupille; leur contraction a pour effet de la rétrécir (*fig.* 82). On trouve de plus dans l'iris des *pigments*, c'est-à-dire des matières colorantes qui imprègnent le protoplasma de certaines cellules; c'est la présence de ces pigments qui donne à l'iris sa teinte particulière; ils sont surtout abondants dans une assise de cellules qui tapisse la face postérieure de l'iris et qu'on appelle l'*uvée*.

Choroïde. — La sclérotique est doublée intérieurement par une membrane que parcourent de nombreux vaisseaux sanguins, et dont certaines cellules renferment en abondance un pigment noir; on l'appelle la *choroïde*. Elle comprend un feuillet moyen (celui qui contient les vaisseaux sanguins) intercalé entre deux feuillets chargés de pigments : le feuillet externe est stratifié; le feuillet interne est formé d'une assise unique de cellules particulièrement riches en pigments, qui se continue par l'uvée. Au niveau du nerf optique, la choroïde est percée d'une ouverture circulaire. Au pôle opposé du globe oculaire, c'est-à-dire au voisinage de l'iris, elle se divise en deux feuillets, dont l'un (*corps ciliaire*) va rejoindre la circonférence suivant laquelle la cornée fait place à la sclérotique, tandis que l'autre (*procès ciliaires*) vient former

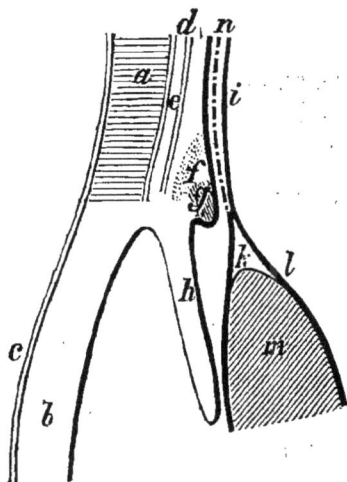

Fig. 83. — Coupe du corps ciliaire suivant un plan passant par l'axe du globe oculaire (schéma). — *a*, sclérotique; *b*, cornée; *c*, conjonctive; *d*, choroïde; *e*, fibres longitudinales du muscle ciliaire; *f*, fibres circulaires; *g*, procès ciliaires; *h*, iris; *i*, membrane hyaloïde; *k*, cristalloïde antérieure; *l*, cristalloïde postérieure; *m*, cristallin.

comme un second rideau placé derrière l'iris et troué comme lui (*fig.* 81 et 83). Le corps ciliaire renferme à la

fois des éléments conjonctifs et des éléments musculaires.
Les éléments conjonctifs forment le *ligament ciliaire*, et
les éléments musculaires (fibres lisses annulaires et radiales) forment le *muscle ciliaire* ou *muscle tenseur de la
choroïde*. Le corps ciliaire constitue une sorte de ruban
annulaire dont le raccourcissement a pour effet de tirer en
avant le sac choroïdien, ce qui justifie
le nom de « tenseur de la choroïde ».
Les procès ciliaires présentent un
grand nombre de plissements rayonnants (*fig.* 84).

Rétine. — La choroïde est doublée intérieurement par une troisième
membrane, incolore et transparente,
la plus essentielle de toutes celles qui
entrent dans la constitution du globe
oculaire; c'est la *rétine*. Une simple
dissection permet de reconnaître que
la rétine n'est pas autre chose que le prolongement du nerf
optique qui s'étale sur toute la surface interne de l'œil.

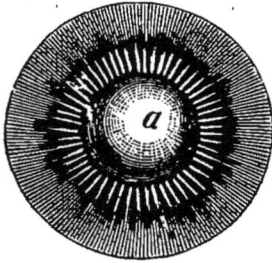

Fig. 84. — Procès ciliaires,
vus de face. — *a*, cristallin vu à travers l'ouverture
des procès ciliaires.

La structure de la rétine est très compliquée; les histologistes y décrivent jusqu'à dix ou douze couches différentes. Sans pousser aussi loin l'analyse de cette membrane, on peut se rendre compte de sa structure en la
considérant comme formée de deux sortes d'éléments, les
uns nerveux, les autres conjonctifs, étroitement enchevêtrés. Les éléments nerveux ne sont pas autre chose que
les fibres du nerf optique dont chacune, après avoir dé-
bouché à l'intérieur du globe oculaire, parcourt d'abord
une portion de la rétine parallèlement à sa surface, puis
s'enfonce en un point de cette membrane perpendiculairement à sa surface : après avoir pris cette dernière direction et avoir présenté dans sa longueur un certain nombre
de renflements ou de ramifications, elle se termine, au voisinage immédiat de la choroïde, par un dernier renflement
en forme de cylindre ou de cône, qu'on appelle *bâtonnet*
dans le premier cas et *cône* dans le second (*fig.* 85 et 86).

Quant aux éléments conjonctifs, ce sont aussi des fibres,

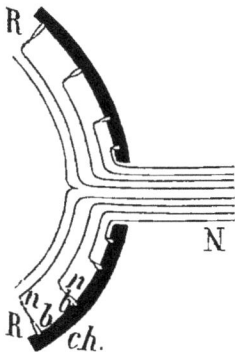

Fig. 85. — Coupe théorique de la rétine suivant un plan passant par l'axe du nerf optique. — N, nerf optique ; R, rétine ; n, fibre nerveuse ; b, bâtonnet.

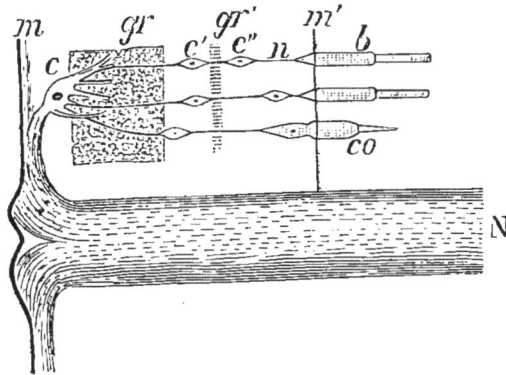

Fig. 86. — Coupe théorique (plus grossie) de la rétine suivant un plan passant par l'axe du nerf optique. — N, nerf optique ; m, membrane limitante interne de la rétine ; m', membrane limitante externe ; c, c', c'', cellules nerveuses ; n, fibre nerveuse ; gr, gr', couches granuleuses ; b, bâtonnet ; co, cône.

intercalées entre les précédentes ; elles possèdent la même direction et présentent, comme elles, des renflements et des ramifications. La disposition régulière des accidents que présentent les fibres nerveuses ou conjonctives de la rétine fait qu'ils se correspondent d'une fibre à l'autre ; c'est ce qui donne à la membrane sa complication caractéristique (*fig.* 86). Pour en simplifier la description, on peut grouper les dix ou douze assises qui la forment en deux couches

Fig. 87. — Le fond de l'œil, vu à l'ophtalmoscope. — a, tache aveugle ; b, point de pénétration de l'artère qui se distribue dans la rétine ; d, ramifications de cette artère ; c, veines de la rétine ; e, tache jaune.

principales : la couche conjonctive, la plus interne, dans

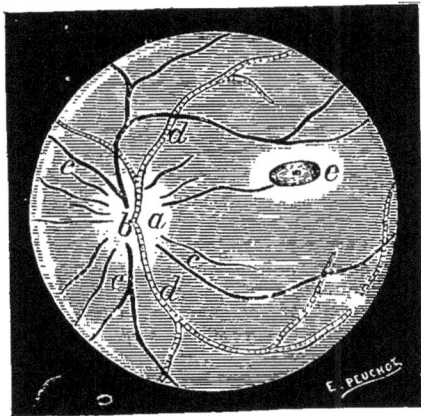

laquelle dominent les éléments conjonctifs, — et la *membrane de Jacob* ou *couche des bâtonnets et des cônes*, la plus voisine de la choroïde.

Il y a deux régions particulières à considérer à la surface de la rétine : la *tache aveugle* (*punctum cœcum*) et la *tache jaune* (*macula lutea*) (*fig.* 87).

Le *punctum cœcum* est la région située, au fond de l'œil, là où débouche le nerf optique ; dans cette région, aucune fibre nerveuse ne s'est encore étalée à l'intérieur de la rétine ; il n'y a, par suite, ni bâtonnet, ni cône. Au niveau de la tache aveugle, la surface de la rétine présente une sorte de bouton saillant déprimé vers son centre ; c'est ce qu'on appelle la *papille*.

La *tache jaune* est située un peu en dehors et au-dessus de la tache aveugle ; elle est placée exactement dans le prolongement de l'axe optique de l'œil, lequel se confond avec l'axe géométrique de la surface de révolution qui limite le globe oculaire. Au niveau de la tache jaune, la rétine est plus mince que partout ailleurs, de sorte qu'elle présente une dépression de forme ovale (*foramen ovale*). En faisant dans cette région une coupe de la rétine perpendiculairement à sa surface, on s'aperçoit que c'est aux dépens de la couche conjonctive qu'a lieu l'amincissement de la membrane ; la couche de Jacob s'épaissit au contraire (*fig.* 88) : il faut remarquer, d'ailleurs, qu'elle ne contient sur ce point que des cônes[1].

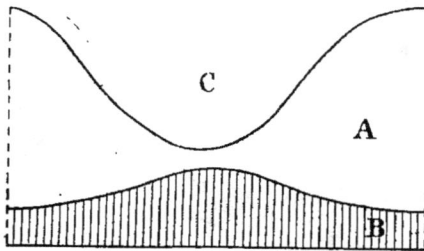

Fig. 88. — Coupe théorique faite dans la rétine, au niveau de la tache jaune, perpendiculairement à sa surface. — A, couche conjonctive de la rétine ; B, membrane de Jacob ; C, *foramen ovale*.

---

1. On peut étudier le fond de l'œil, et en particulier la tache aveugle et la tache jaune, à l'aide d'un *ophtalmoscope*. L'œil du sujet (S) est éclairé par les rayons lumineux que fournit une lampe (La) ; ils sont réfléchis par un petit miroir à main (M), percé d'un trou au centre, et que l'observateur tient d'une

Milieux de l'œil. — Nous venons de décrire les

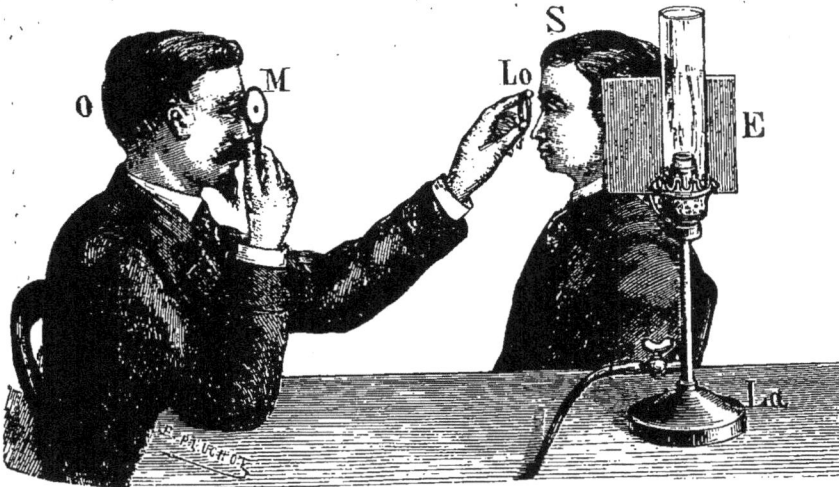

Fig. 89. — Ophtalmoscope. — O, observateur ; S, sujet ; La, lampe ; E, écran ;
Lo, loupe ; M, miroir percé d'un trou.

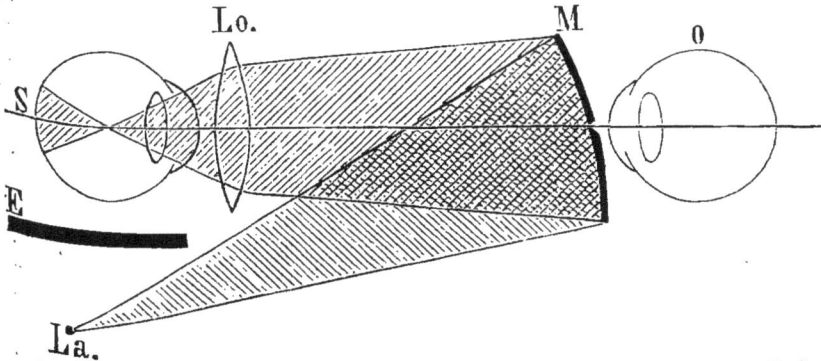

Fig. 90. — Ophtalmoscope (schéma). — O, œil de l'observateur ; S, œil du
sujet ; La, lampe ; E, écran ; Lo, loupe ; M, miroir perforé. — (Les hachures
représentent le faisceau de rayons lumineux qui, parti de la lampe, vient
éclairer le fond de l'œil du sujet.)

main à la hauteur de son œil (O) ; ils sont ensuite concentrés par une loupe (Lo)
qu'il tient de l'autre main à la hauteur de l'œil du sujet, dont le fond se
trouve ainsi vivement éclairé. La même loupe, recevant les rayons lumineux
venus de la rétine du sujet, agrandit l'image du fond de l'œil que l'observateur
regarde à travers l'ouverture du miroir ; après quelques tâtonnements, il détermine la position qu'il faut donner à la loupe pour obtenir le maximum de
netteté (fig. 89 et 90).

membranes du globe oculaire ; il reste à en étudier le contenu, formé par les *milieux de l'œil*.

Cristallin. — Derrière l'iris se trouve le *cristallin*, organe transparent et incolore, ayant la consistance d'une gelée épaisse et la forme d'une lentille biconvexe, plus bombée sur sa face postérieure que sur sa face antérieure. Cet organe se montre formé d'une série de couches concentriques emboîtées les unes dans les autres, et d'autant plus résistantes qu'elles sont plus rapprochées du centre ; la couche la plus extérieure a la consistance d'un liquide (liquide de Morgagni).

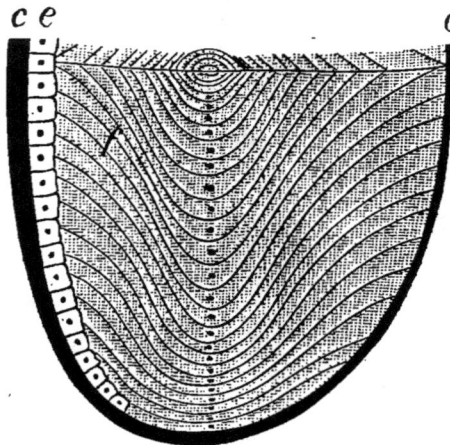

Fig. 91. — Coupe du cristallin suivant un plan passant par l'axe optique de l'œil. — *c, c'*, capsule du cristallin ; *e*, assise antérieure de cellules ; *f*, fibres du cristallin.

L'étude microscopique d'une coupe faite dans le cristallin (*fig. 91*) permet de reconnaître que sa face antérieure est occupée par une assise de cellules aplaties et serrées les unes contre les autres. De ces cellules, qui leur servent de base, partent des éléments cellulaires allongés en forme de fibres et repliés sur eux-mêmes, de manière à s'emboîter les uns dans les autres, ce qui explique la structure concentrique de l'organe. En supposant le cristallin vu de face, on reconnaît que ces fibres sont disposées suivant trois directions rayonnant du centre vers la périphérie (*fig. 92*).

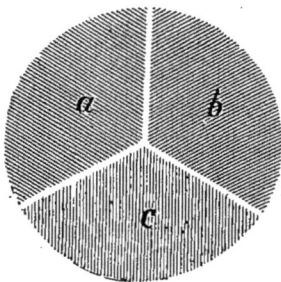

Fig. 92. — Figure théorique représentant les trois systèmes (*a, b, c*) de fibres du cristallin, vus de face.

La *chambre postérieure* de l'œil, c'est-à-dire l'espace placé derrière le cristallin, est tapissée intérieurement par une dernière membrane, fine et transparente, qu'on appelle la membrane *hyaloïde*[1]. Arrivée au niveau du cristallin, cette membrane se divise en deux feuillets, dont l'un (appelé *cristalloïde antérieure*) passe en avant de cet organe, tandis que l'autre (*cristalloïde postérieure*) passe derrière lui. La cristalloïde antérieure se soude complètement et se confond avec la partie antérieure de la rétine qui, réduite à des éléments conjonctifs, vient passer aussi au-devant du cristallin[2]. On voit que le cristallin est enveloppé dans une poche absolument fermée, qu'on appelle *capsule du cristallin* ; c'est sur la face antérieure de cette capsule que reposent les procès ciliaires.

Corps vitré. — Le sac formé par la membrane hyaloïde est occupé par une masse gélatineuse peu résistante, qu'on appelle le *corps vitré*[3] ; le corps vitré est formé par un tissu conjonctif très lâche dont les cellules, très espacées, sont séparées par une substance interstitielle

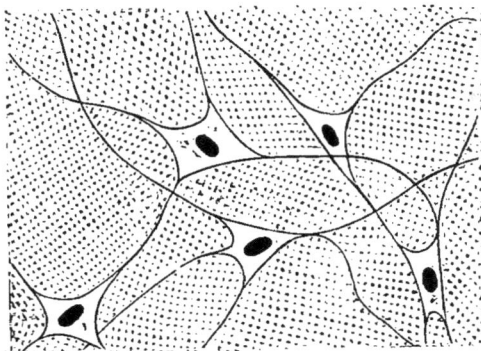

Fig. 93. — Tissu conjonctif muqueux du corps vitré.

homogène ; c'est ce qu'on appelle du *tissu conjonctif muqueux* (*fig.* 93).

---

1. Du grec : ὑαλός, prononcez *hualos*, verre ; — εἶδος, prononcez *eĩdos*, apparence.

2. La partie sensible de la rétine se termine, avant d'atteindre le cristallin, par un bord frangé qu'on appelle *ora serrata* ; on désigne du nom de *zone de Zinn* la partie de la rétine qui s'engage sous les procès ciliaires avant d'aller se confondre avec la cristalloïde antérieure.

3. Du latin *vitrum*, verre.

Humeur aqueuse. — En avant du cristallin se trouve la *chambre antérieure* de l'œil ; le rapprochement du cristallin, des procès ciliaires et de l'iris fait que cette chambre antérieure se réduit presque à l'espace compris entre l'iris et la cornée. Cet espace est occupé par un liquide incolore et transparent, ayant à peu près la consistance de l'eau ; c'est ce qu'on appelle l'*humeur aqueuse*[1]. Ce liquide est le produit de l'activité d'une membrane qui double la face postérieure de la cornée et la face antérieure de l'iris (*membrane de Descemet* ou *de Demours*).

Développement du globe oculaire. — Quand on étudie le développement des diverses parties du globe oculaire (*fig.* 94), on voit

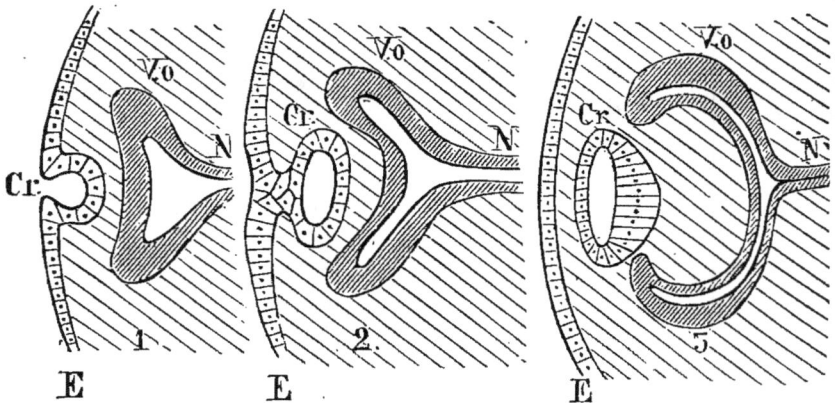

Fig. 94. — Trois phases successives (1, 2, 3) du développement du globe oculaire (schéma). — V.o, vésicule oculaire ; N, nerf optique ; Cr., cristallin ; E, ectoderme. (Les hachures représentent le mésoderme.)

qu'on peut les répartir en deux groupes : les unes proviennent de l'ectoderme de l'embryon ; les autres, du système nerveux central.

On voit se former, à un moment donné, sur les deux côtés de la vésicule cérébrale antérieure (voir, plus loin, le développement du système nerveux) deux bourgeons creux (*vésicules oculaires primitives*) qui ne tardent pas à renfler leurs extrémités, puis à les creuser en forme de coupes à double paroi. Plus tard, le pédicule qui rattache chacune des vésicules oculaires primitives au

---

1. Du latin *aqua*, eau.

cerveau s'allonge et s'épaissit de manière à réduire de plus en plus sa cavité axile : c'est ce pédicule qui constitue le *nerf optique*. En même temps, les deux parois de la cupule s'épaississent et se soudent l'une à l'autre, de manière à réduire progressivement et, finalement, à supprimer la cavité intermédiaire ; puis la différenciation des éléments nerveux ou conjonctifs qui constituent cette double paroi donne naissance aux diverses assises de la *rétine*. — Le nerf optique et la rétine doivent donc être considérés comme produits par une expansion de l'encéphale.

En même temps que le système nerveux central forme ainsi la partie profonde du globe oculaire, l'ectoderme subit, en face de la vésicule oculaire primitive, une dépression progressive. Ainsi se constitue une cavité de forme lenticulaire dont les bords se rapprochent peu à peu et finissent par se rejoindre, de manière à l'isoler complètement de l'ectoderme, qui l'a formée, au sein du mésoderme ambiant. Les parois de cette cavité s'épaississent de plus en plus, de manière à réduire et, finalement, à supprimer la cavité interne : les cellules de l'assise extérieure gardent des dimensions relativement faibles ; celles de l'assise intérieure s'allongent, au contraire, beaucoup dans une direction perpendiculaire à la surface extérieure ; plus tard, elles s'incurvent de manière à s'emboîter les unes dans les autres en couches concentriques. En un mot, la lentille d'origine ectodermique constitue le cristallin.

Si on tient compte de cette remarque [1] que le système nerveux central doit lui-même son origine à une pénétration de l'ectoderme à l'intérieur du mésoderme, on voit que les deux parties essentielles du globe oculaire (cristallin et rétine) ont une origine ectodermique.

Plus tard, on voit les tissus mésodermiques, intercalés entre le cristallin et l'ectoderme, se différencier et se creuser d'une cavité dans laquelle se dépose un liquide aqueux ; ainsi se constitue la *chambre antérieure* de l'œil avec l'humeur aqueuse. Puis la paroi postérieure de cette chambre se perce d'un orifice central et devient l'*iris*. — Entre le cristallin et la cupule rétinienne, se différencie une masse de tissu conjonctif qui constitue le *corps vitré*. — Enfin, à l'extérieur de la cupule rétinienne, le tissu conjonctif se condense et prend des caractères spéciaux, de manière à constituer une double enveloppe qui n'est autre chose que la sclérotique et la choroïde.

Annexes du globe oculaire. — Les annexes du globe oculaire sont de deux sortes : 1° *annexes protecteurs* ; 2° *annexes moteurs*.

---

1. Voir, plus loin, le développement du système nerveux.

Annexes protecteurs. — Sourcils. — Les *sourcils* peuvent être considérés comme des annexes du globe oculaire. Ils ont pour effet d'arrêter, au besoin, la sueur qui peut découler du front et l'empêchent de venir altérer la vision.

Paupières. — Le globe oculaire est protégé en avant par les deux *paupières* (*fig.* 95).

Chaque paupière forme une sorte de voile membraneux que tapisse extérieurement la peau ; au niveau du bord libre de la paupière, qui porte une rangée de *cils*, la peau se réfléchit sur la face interne et se transforme en une *muqueuse* dite *conjonctive*. Celle-ci, après avoir pénétré quelque peu dans la cavité orbitaire, se replie de manière à former une sorte de gouttière circulaire autour de l'œil (*cul-de-sac oculo-palpébral*) et vient passer au-devant du globe oculaire, de manière à se confondre avec celle de la paupière opposée. La conjonctive n'est donc, en réalité, que la peau,

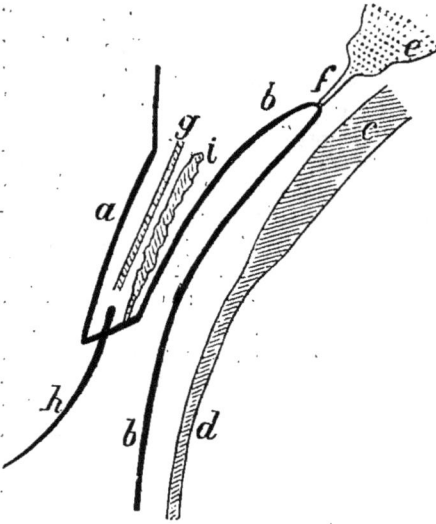

Fig. 95. — Coupe de la paupière supérieure suivant un plan passant par l'axe optique de l'œil. — *a*, peau ; *b*, conjonctive ; *c*, sclérotique ; *d*, cornée ; *e*, glande lacrymale ; *f*, un de ses canaux excréteurs ; *g*, cartilage tarse ; *h*, cil ; *i*, glande de Meibomius.

qui ne s'interrompt pas au niveau de l'ouverture des paupières, mais y devient simplement mince et transparente.

Chaque paupière est soutenue par un petit cartilage appelé *cartilage tarse* ; ce cartilage est doublé par un muscle transversal que continue un muscle semblable contenu dans la paupière opposée ; ainsi est constitué un anneau musculaire complet dont la contraction a pour effet de fermer l'orifice des paupières (*muscle orbiculaire des paupières*). A la base des cils se trouvent des glandes microscopiques, dites *glandes sébacées*, qui sécrètent une matière grasse. La paupière supérieure renferme, en outre, une rangée de glandes plus volumineuses placées sous la conjonctive et qu'on appelle *glandes de Meibomius*. Quand la sécrétion de ces glandes est exagérée, elle produit ce qu'on appelle communément la *chassie*.

La fermeture partielle ou totale des paupières nous permet de garantir le globe oculaire contre l'action d'une lumière trop vive.

Appareil lacrymal. — L'*appareil lacrymal* (*fig.* 96) comprend les *glandes lacrymales*, qui produisent les larmes, et un ensemble d'organes dont le rôle est de les étaler à la surface de la conjonctive et d'en permettre ensuite l'élimination.

Chaque orbite renferme une glande lacrymale, de la grosseur d'une noisette à peu près, placée en dehors et au-dessus du globe oculaire, à l'abri de l'arcade sourcilière. C'est une glande en grappe dont le produit, liquide très aqueux et de

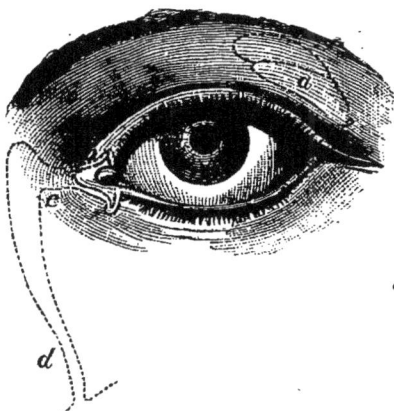

Fig. 96. — Appareil lacrymal (œil gauche). — *a*, glande lacrymale; *b*, canaux lacrymaux; *c*, sac lacrymal; *d*, canal nasal.

réaction alcaline, s'écoule par 5 à 10 canaux juxtaposés.

Les larmes, versées dans le cul-de-sac oculo-palpébral, sont ensuite étalées par le clignement des paupières et se rassemblent dans l'angle interne de l'œil, qui est occupé par une petite masse charnue et rougeâtre appelée *caroncule*[1] *lacrymale*. De part et d'autre de la caroncule lacrymale, les bords opposés des deux paupières se rapprochent légè-

---

1. Du latin : *caruncula*, diminutif de *caro*, chair.

rement et les sommets des deux saillies ainsi formées sont
occupés par deux ouvertures très fines, à peu près de la
grosseur d'une pointe d'aiguille, qu'on appelle *points lacrymaux*. Ce sont les ouvertures d'entrée de deux conduits
dits *canaux lacrymaux*, qui pénètrent sous la peau ; ils ne
tardent pas à se réunir en un canal unique qui aboutit au
sac lacrymal, sorte de réservoir placé dans la *gouttière
lacrymale*, à l'entrée du canal nasal. La partie des larmes
qui ne s'est pas évaporée à la surface de la conjonctive
passe dans les canaux lacrymaux, puis se rassemble dans
le sac lacrymal et est entraînée, par le canal nasal, jusque
dans les fosses nasales où elle achève de s'évaporer.

Annexes moteurs. — Les annexes moteurs du globe
oculaire sont 6 muscles, dont 4 droits et 2 obliques (*fig.* 97).
Chacun des 4 *muscles droits* se fixe par un de ses tendons
au fond de la cavité
orbitaire, autour du
trou optique ; le tendon
opposé se fixe à la sur-
face de la sclérotique :
les quatre points d'in-
sertion sont situés der-
rière la circonférence
qui limite extérieure-
ment la cornée. Chacun
de ces muscles tire son
nom de la position de
son point d'insertion

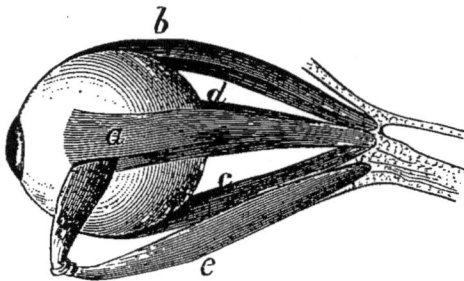

Fig. 97. — Muscles moteurs du globe oculaire.
— *a*, muscle droit supérieur ; *b*, muscle droit
externe ; *c*, muscle droit, interne ; *d*, muscle
droit inférieur ; *e*, muscle grand oblique.

sur le globe oculaire ; on distingue : 1° le *muscle droit
supérieur* et le *muscle droit inférieur*, dont les effets sont
antagonistes (la contraction du premier ayant pour effet
de porter la pupille de bas en haut, tandis que celle du
muscle droit inférieur a pour effet de la porter en bas) ; —
2° le *muscle droit externe* et le *muscle droit interne*, antagonistes l'un de l'autre et dont la contraction a pour effet
de porter la pupille en dehors ou en dedans.

Les muscles obliques sont le *grand oblique* et le *petit oblique*.
Le *grand oblique* est un muscle *digastrique* [1], c'est-à-dire formé de
deux ventres successifs séparés par un tendon intermédiaire ; il
possède donc en tout trois tendons. Son tendon postérieur est fixé
au fond de la cavité orbitaire ; son tendon moyen vient passer
dans une sorte de poulie fibreuse portée par l'extrémité interne
de l'arcade sourcilière ; puis le muscle se réfléchit et son tendon
extrême vient se fixer sur la partie externe de la face postérieure
du globe oculaire. Il résulte de cette disposition que la contraction
du grand oblique — dont l'action se fait sentir suivant la direction
des fibres qui s'attachent au globe oculaire — a pour effet de porter
la pupille en bas et en dehors : il semble que le globe oculaire droit
tourne sur lui-même dans le sens des aiguilles d'une montre, tandis
que le globe oculaire gauche tournerait en sens inverse. La contraction des muscles grands obliques donne au regard l'expression
dite « pathétique ».

Le trajet du *petit oblique* est beaucoup plus simple : fixé, d'une
part, à l'angle interne de l'ouverture orbitaire, près du sac lacrymal,

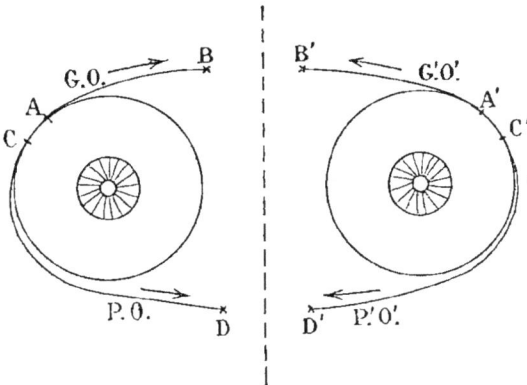

Fig. 98. — Schéma représentant l'action des muscles obliques des globes oculaires (les deux yeux sont supposés vus de face ; le trait pointillé est la trace
du plan de symétrie). — G.O., G'.O'., grands obliques; A, B, A', B', insertions des tendons de leurs parties réfléchies; P.O., P'.O'., petits obliques;
C, D, C', D', insertions de leurs tendons.

il s'attache, d'autre part, à la surface de l'œil, un peu au-dessous du
grand oblique. Son action est antagoniste de celle du grand oblique,
c'est-à-dire qu'il porte la pupille en haut et en dehors : il fait
tourner l'œil gauche dans le sens des aiguilles d'une montre, et
l'œil droit en sens inverse (*fig.* 98).

1. Du grec : δις, prononcez *dis*, deux ; — γαστήρ, prononcez *gaster*, ventre.

Quand une personne « louche » naturellement, ce défaut (*strabisme* [1]) tient à une malformation d'un ou plusieurs muscles moteurs du globe oculaire : on comprend, par exemple, qu'une brièveté exagérée du muscle droit interne porte constamment la pupille en dedans. On corrige parfois ce défaut par la section du muscle trop court.

Physiologie de la vision.

Dans l'étude de la *physiologie de la vision*, il faut distinguer les *phénomènes* purement *physiques*, qui ont pour effet la formation au fond de l'œil d'images fournies par les objets extérieurs, et les *phénomènes* proprement *physiologiques* grâce auxquels les images ainsi formées produisent des impressions d'où résultent les sensations visuelles.

Phénomènes physiques. — Images des objets éloignés. — Les milieux de l'œil (humeur aqueuse, cristallin, corps vitré) constituent dans leur ensemble un *système dioptrique*, c'est-à-dire capable de réfracter les rayons lumineux : l'humeur aqueuse peut être assimilée à une lentille plan-convexe; le cristallin à une lentille bicon-

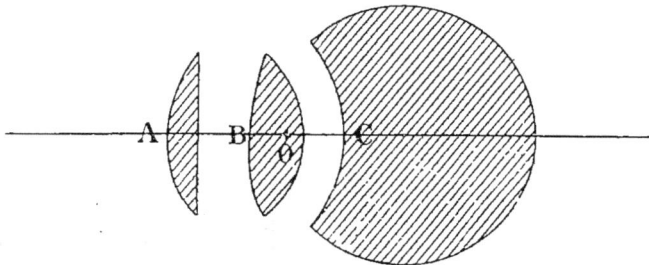

Fig. 99. — Les trois lentilles de l'œil (schéma). — A, humeur aqueuse ; B, cristallin ; C, corps vitré; O, centre optique de l'œil.

vexe; enfin le corps vitré à une lentille concave-convexe. Ces trois lentilles, dont chacune est — comme on sait — convergente, ont un axe principal commun (*fig.* 99).

---

1. Du grec : στραϐός, prononcez *strabos*, louche.

On démontre en optique que l'action d'un pareil système sur les rayons lumineux est la même que celle d'une lentille convergente unique dont le centre optique serait placé entre les deux centres optiques extrêmes des lentilles qui composent le système.

On sait, de plus, que l'action d'une lentille convergente sur les rayons lumineux venus de l'infini, parallèlement à son axe principal, a pour effet de les faire converger en un point unique situé sur cet axe, derrière la lentille, et appelé *foyer principal*. Si, au lieu de considérer un point lumineux situé à l'infini, on considère un objet entier placé dans les mêmes conditions, on sait aussi que la lentille fournit une image réelle, renversée et réduite de cet objet dans un plan perpendiculaire à son axe principal et passant par le foyer principal (*plan focal principal*).

Ces propriétés doivent se retrouver et se retrouvent effectivement dans l'œil : dans un œil normalement constitué, ou *œil emmétrope*[1], des images renversées et réduites des objets situés à distance infinie viennent se former sur le fond de la rétine (*fig.* 100). On peut s'en assurer de la manière suivante : on prend un œil de bœuf fraîchement tué, dont on racle avec soin la sclérotique et la choroïde, de manière à rendre transparent le fond de l'œil; puis l'observateur, plaçant cet œil devant le sien, en

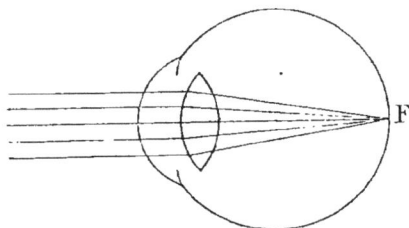

Fig. 100. — OEil emmétrope : marche des rayons lumineux venus de l'infini (schéma). — F, foyer principal.

tourne la cornée vers un objet suffisamment éloigné; il voit alors, par transparence, se peindre sur la rétine mise à nu l'image plus ou moins nette, mais toujours renversée, de l'objet qu'il a visé.

---

1. Du grec : ἐν, prononcez *en*, en; — μέτρον, prononcez *métron*, mesure; — ὤψ, prononcez *ôps*, œil.

Si le globe oculaire avait rigoureusement la forme d'un solide de révolution autour de son axe, les images qui se forment sur la rétine conserveraient exactement les mêmes proportions que les objets qui les fournissent. Mais il est rare que cette condition soit parfaitement réalisée : les divers méridiens du globe oculaire ne sont pas toujours égaux ; de cette inégalité résulte une inégalité de réfraction des rayons lumineux suivant les différents méridiens de l'œil et, par conséquent, une déformation des images rétiniennes. Quand cette infirmité devient sensible, elle prend le nom d'*astigmalisme* [1] ; on la combat par l'emploi de verres à surface cylindrique, dont la courbure et la direction des génératrices sont déterminées, dans chaque cas particulier, de manière à corriger le défaut que présente la vision.

Accommodation. — L'étude des propriétés des lentilles convergentes montre que les objets situés à distance finie viennent former leurs images en arrière du foyer principal et d'autant plus loin qu'ils sont plus rapprochés du foyer principal conjugué, situé en avant de la lentille. Dans un œil normal, que nous supposerons pour un instant absolument inerte et restant toujours identique à lui-même, ces images se forment donc derrière la rétine. Il semble, par conséquent, qu'il n'y ait que les objets situés à distance infinie qui puissent être vus distinctement.

Chacun peut remarquer, au contraire, qu'il est capable de voir aussi nettement les objets rapprochés que les objets éloignés. Cette faculté que possède l'œil de s'adapter à la vision d'objets situés à distance variable a reçu le nom d'*accommodation* (*fig.* 101).

Pour mettre en évidence l'existence du phénomène de l'accommodation, il suffit de remarquer que quand on fixe attentivement un objet rapproché, par exemple la tête d'une épingle tenue verticalement devant l'œil, on cesse de voir nettement les objets éloignés ; d'où il suit qu'au moment où l'œil est accommodé pour la vision d'objets situés dans un plan défini, il ne l'est plus pour la vision des objets situés en dehors de ce plan.

---

1. De α privatif, — στίγμα, prononcez *stigma*, point ; parce que les rayons lumineux partis d'un point ne se réunissent pas en un point.

Quel est le *mécanisme de l'accommodation* ? On a successivement attribué un rôle, dans cette fonction, aux muscles

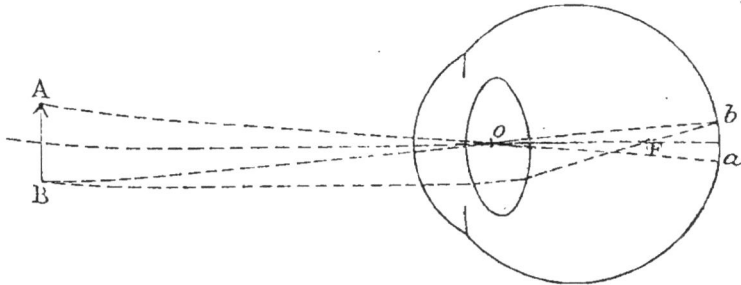

Fig. 101. — Construction de l'image *ab* d'un objet extérieur AB dans un œil emmétrope accommodé à la vision de cet objet (schéma). — *o*, centre optique; F, foyer principal. — Les rayons passant par le centre optique (A*oa*, B*ob*) ne subissent pas de déviation. Les rayons parallèles à l'axe principal sont déviés et passent par le foyer principal.

moteurs de l'œil et à l'iris; il a fallu renoncer à ces explications : l'accommodation n'est accompagnée d'aucune contraction des muscles moteurs ni d'aucune modification dans l'ouverture de la pupille, ce qui, d'ailleurs, n'expliquerait guère le phénomène optique de l'accommodation. L'expérience de Purkinje (*fig.* 102) fournit la solution du problème. Un observateur et un sujet se placent dans une chambre obscure, l'un en face de l'autre; l'observateur, tenant la flamme d'une bougie devant l'œil du sujet, voit dans cet œil trois images de la flamme : 1° deux images droites, dont l'une est fournie par la cornée fonctionnant à la manière d'un

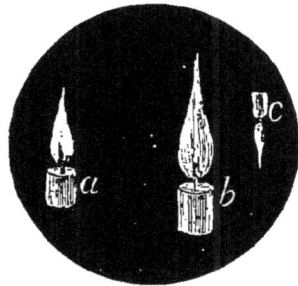

Fig. 102. — Expérience de Purkinje. — *a*, image fournie par la face antérieure de la cornée; *b*, par la face antérieure du cristallin; *c*, par sa face postérieure.

miroir convexe, et l'autre par la face antérieure du cristallin, fonctionnant de même; — 2° une image renversée, fournie par la face postérieure du cristallin, fonctionnant à la manière d'un miroir concave. Ceci posé, l'observateur demande au sujet de fixer un objet aussi éloigné que possible, puis, après quelques instants, un objet beaucoup plus rapproché et situé dans la même direction. L'œil du sujet et la bougie étant restés parfaitement fixes, l'observateur constate une réduction sensible de l'image fournie par la face antérieure du cristallin. En s'appuyant sur les propriétés des miroirs convexes, on peut conclure de cette réduction que la courbure de la face antérieure du cristallin a augmenté. L'augmentation de courbure de la face antérieure du cristallin a pour effet de reporter le foyer principal de l'œil en avant de la rétine et d'amener sur cette dernière membrane l'image de l'objet fixé.

Le cristallin est-il actif dans le phénomène de l'accommodation? Il serait peu vraisemblable de le supposer, puisque le cristallin ne renferme pas d'éléments contractiles. On s'est assuré que le rôle actif appartient au muscle ciliaire : une contraction de ce muscle a pour effet, nous le savons, de tirer en avant le sac choroïdien et, par conséquent, de relâcher la capsule du cristallin; ce dernier, n'étant plus comprimé aussi fortement, se bombe sur sa face antérieure, en vertu de son élasticité (*fig.* 103). On explique aussi l'augmentation de courbure du cristallin en remarquant que la contraction du muscle

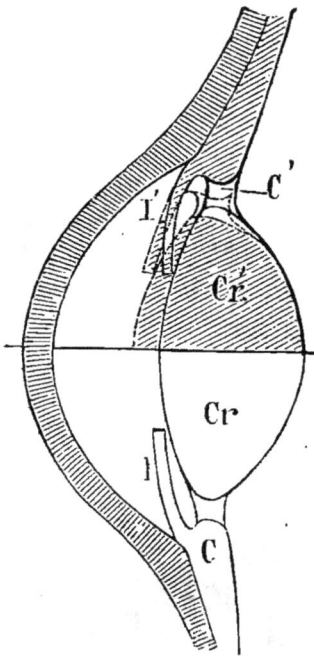

Fig. 103. — Mécanisme de l'accommodation (schéma). — Le corps ciliaire et le cristallin sont coupés suivant un plan passant par l'axe optique de l'œil. — C, corps ciliaire; I, iris; Cr, cristallin. — En haut, le muscle ciliaire est supposé contracté, et on a couvert de hachures les positions occupées par l'iris (I'), le cristallin (Cr') et le corps ciliaire (C') dans cet état (l'espace C' devrait être couvert de hachures).

ciliaire exerce une pression sur les procès ciliaires voisins : ceux-ci transmettent la pression qu'ils reçoivent aux bords du cristallin qui, refoulé sur son pourtour, se boursoufle, par compensation, sur sa face antérieure que la pupille laisse plus libre. Comme l'action du muscle ciliaire n'est pas illimitée, l'accommodation ne l'est pas davantage, et il existe une limite que les objets ne doivent pas franchir, en se rapprochant de l'œil, pour que la vision reste distincte; à cette limite correspond la *distance minima de la vision distincte*. Dans un œil normal, elle varie entre 12 et 15 centimètres.

Défauts de la vision. — La vision présente souvent des défauts.

On appelle *œil hypermétrope* [1] un œil dont les milieux sont insuffisamment convergents pour la longueur de son diamètre antéro-postérieur : un œil hypermétrope est ordinairement un œil court. Dans un œil semblable, les objets situés à l'infini viennent former leurs images derrière la rétine (*fig.* 104). Comme les objets situés à distance finie forment leurs images

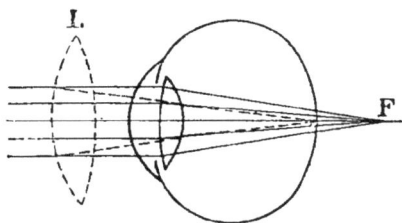

Fig. 104. — OEil hypermétrope. — F, foyer principal; L, lentille biconvexe placée devant l'œil.

plus loin encore, il en résulte qu'un œil hypermétrope, s'il était absolument rigide, ne pourrait voir nettement que des objets situés au delà de l'infini, c'est-à-dire qu'il ne formerait d'images nettes qu'avec des rayons lumineux tombant sur lui en convergeant. Grâce à l'accommodation, l'œil hypermétrope peut voir nettement des objets situés à distance infinie ou finie; mais sa distance minima de la vision distincte reste toujours supérieure à 15 centimètres. On combat l'hypermétropie par l'emploi de verres ayant la forme de lentilles convergentes, bi-convexes par exemple, qui ont pour effet d'augmenter la convergence des milieux de l'œil.

---

1. En grec : ὑπέρ, prononcez *huper*, au delà ; — μέτρον, prononcez *métron*, mesure ; — ὤψ, prononcez *ôps*, œil.

On appelle *œil brachymétrope*[1] ou *œil myope*[2] (*fig.* 105) un œil dont les milieux sont trop convergents pour la longueur de son diamètre antéro-postérieur; c'est ordinairement un œil long et bombé sur sa face antérieure. Les objets situés à l'infini viennent former leurs images au-devant de la rétine; il n'y a donc que les objets rapprochés que pourrait voir nettement un œil myope privé du mécanisme de l'accommodation. La distance minima de la vision distincte est toujours très faible chez les myopes. On combat la myopie par l'emploi de verres ayant la forme de lentilles divergentes, biconcaves par exemple, qui ont pour effet de diminuer la convergence des milieux de l'œil.

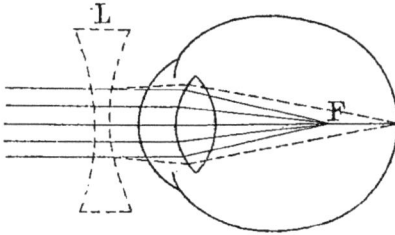

Fig. 105. — OEil myope. — F, foyer principal; L, lentille divergente placée devant l'œil.

L'appareil de l'accommodation s'use en fonctionnant; il se fatigue avec l'âge; l'œil devient alors incapable de voir nettement les objets rapprochés : c'est le défaut connu sous le nom de *presbyopie*[3] ou *presbytie*. Il ne faut pas confondre la presbytie avec l'hypermétropie, bien que le résultat de ces deux défauts soit le même. L'hypermétropie peut être congénitale ; la presbytie est un effet de l'âge. La presbytie peut se superposer à l'hypermétropie, dont elle augmente les effets, ou à la myopie qu'elle tend à diminuer.

Rôle de l'iris. — L'iris doit être considéré comme une sorte de *diaphragme*, qui a pour effet de ne laisser passer, parmi les rayons lumineux qui tombent sur l'œil, que les plus voisins de l'axe principal. Or on sait que ceux-là seuls contribuent à former, dans une lentille convergente, des images ayant quelque netteté.

---

1. Du grec : βραχύς, prononcez *brakhus*, court ; — μέτρον, mesure ; — ὤψ, œil.
2. Du grec : μύω, prononcez *muô*, je cligne ; — ὤψ, œil.
3. Du grec : πρεσβύς, prononcez *presbus*, vieillard ; — ὤψ, œil.

L'iris a aussi pour rôle de protéger le fond de l'œil contre l'intensité trop grande des radiations lumineuses. On peut constater, en effet, que la pupille, qui présente son maximum de dilatation dans l'obscurité, se contracte quand l'œil est exposé brusquement à une lumière vive; il suffit, pour s'en rendre compte, de fermer les yeux pendant quelques instants et de les ouvrir brusquement devant une glace.

Rôle de la choroïde. — La choroïde, grâce au pigment noir qu'elle renferme, a pour effet d'absorber les rayons lumineux qui ont traversé la rétine : nous allons voir que c'est en agissant sur la rétine que ces rayons ont provoqué la sensation visuelle.

On ne peut qu'être frappé de la ressemblance qu'offre l'organe de la vue avec un appareil photographique : l'objectif de ce dernier est représenté par l'ensemble des milieux de l'œil, le diaphragme par l'iris, l'étoffe noire qui tapisse intérieurement la chambre photographique par le pigment choroïdien, la plaque sensible qui occupe le fond de cette chambre par la rétine. A la « mise au point », pour laquelle l'opérateur déplace le fond de la chambre noire, est substitué le mécanisme de l'accommodation, qui déplace l'image fournie par l'appareil dioptrique; le même résultat est obtenu par deux procédés différents.

Phénomènes physiologiques. — Impression rétinienne. — L'étude histologique des membranes qui forment le fond de l'œil montre que la rétine est la seule qui puisse être sensible aux radiations lumineuses; c'est, en effet, la seule qui renferme des terminaisons nerveuses propres. Nous pouvons donc poser en principe que c'est l'impression produite sur la rétine par l'image formée qui provoque la sensation visuelle.

Rôle des bâtonnets et cônes. — L'expérience dite de Mariotte permet de s'assurer du rôle des bâtonnets et des cônes dans le phénomène de la vision. Elle consiste à montrer que la tache aveugle, qui ne renferme ni bâtonnet ni cône, est totalement incapable de nous procurer des sensations visuelles. Traçons sur une feuille de papier blanc, à 5 centimètres l'un de l'autre, deux points

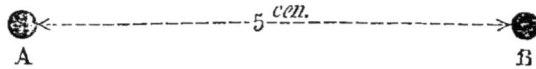

A   5 cen.   B

Fig. 106. — Expérience de Mariotte.

noirs A et B; fermons l'œil gauche et fixons avec l'œil droit le point A situé à gauche; si nous nous plaçons d'abord très près du papier, nous ne distinguerons rien; en l'éloignant lentement, nous commencerons à voir distinctement les points A et B; mais si nous continuons ce mouvement, *en persistant à fixer le point* A, il arrivera un moment où nous ne verrons plus le point B, qui reparaîtra ensuite; c'est à une distance d'environ $0^m,15$ que se produira ce phénomène : à ce moment, en effet, le point B viendra former son image au fond de notre œil, sur la tache aveugle qui est incapable d'en recevoir l'impression.

Au contraire, la tache jaune, au niveau de laquelle la couche des cônes est plus épaisse que partout ailleurs, est exceptionnellement sensible aux impressions lumineuses. Lorsque l'œil *fixe* un objet, il prend à notre insu une direction telle que l'objet vienne former exactement son image sur la tache jaune.

Rôle du nerf optique; phosphènes. — L'impression produite sur chaque bâtonnet ou cône de la rétine est transportée par la fibre nerveuse correspondante jusqu'au cerveau, où elle devient une sensation visuelle. D'une manière plus générale, toute impression produite en un point quelconque d'une fibre du nerf optique est transformée par le cerveau en une sensation visuelle. C'est ainsi que la section brusque du nerf optique (qui peut se trouver réalisée dans une opération chirurgicale) est accompagnée de l'apparition d'une lueur; un coup violent appliqué sur l'œil provoque, comme on le sait, l'apparition de points lumineux. On donne le nom de *phosphènes*[1] à toutes les sensations visuelles qui ont une autre cause que l'impression produite par une image rétinienne.

Condition de netteté de la vision ; irradiation. — Pour que la vision d'un objet soit nette, il faut que les images des points importants de cet objet sur la rétine soient assez éloignées les unes des autres pour provoquer des sensations distinctes. On a reconnu expérimentalement que cette condition est réalisée quand les deux images sont séparées sur la rétine par une distance de 6 à 8 μ, ce qui correspond à l'existence de 6 à 8 cônes ou bâtonnets entre les deux images. On peut dire encore, ce qui revient au même, que le diamètre apparent de la droite qui joint les deux points que l'on veut distinguer doit être supérieur à 60″.

C'est qu'en effet, par suite de l'imperfection de l'appareil visuel, l'impression produite sur un cône ou un bâtonnet s'étend à une certaine distance autour de lui et agit sur les cônes et bâtonnets voisins, d'où une confusion entre les impressions produites par deux images trop rapprochées. C'est ce qu'on appelle le phénomène de l'*irradiation*. On peut le mettre en évidence par diverses expériences. Dessinons, par exemple, sur un fond noir un grand nombre de cercles blancs se touchant par leurs bords (*fig.* 107), et

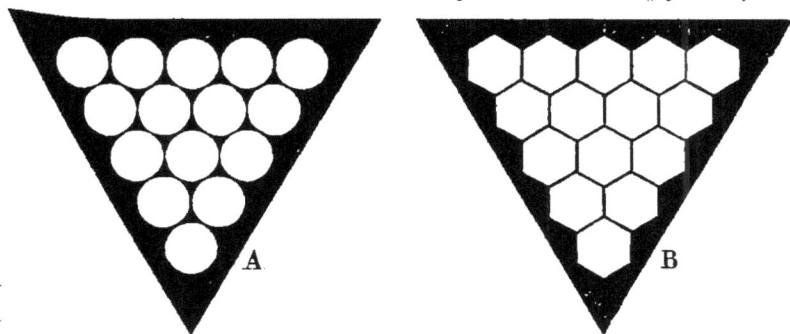

Fig. 107. — Phénomène d'irradiation.

éloignons la feuille de papier de notre œil ; nous croirons voir une série d'hexagones, une sorte de carrelage analogue à celui de la figure B. L'œil nous trompe donc ici sur la forme des objets qu'il

---

1. Du grec : φῶς, prononcez *phós*, lumière ; — φαίνω, prononcez *phaïnô*, faire paraître.

voit. On explique cette erreur en disant que les impressions produites par les différents cercles blancs sur notre rétine s'étendent
autour des espaces que devraient occuper
leurs images, « mangeant » une partie
de l'espace qui correspond au fond
noir A.

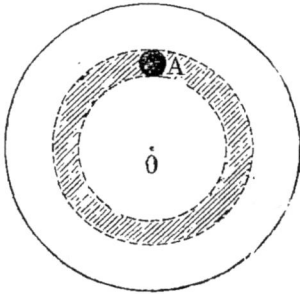

**Durée de l'impression réti-
nienne.** — L'impression produite par
l'image d'un objet sur la rétine persiste
pendant un certain temps, qu'on évalue
environ à $\frac{1}{50}$ ou $\frac{1}{30}$ de seconde. On peut
mettre en évidence cette *persistance
des impressions rétiniennes* par diverses
expériences. Sur un disque blanc, circulaire, dessinons, à quelque distance
du centre, un point noir A (*fig.* 108) et faisons tourner rapidement
le disque autour de son centre O ; nous verrons alors, au lieu
d'un point qui se déplace, un cercle gris qui nous paraîtra immobile. C'est que nous aurons imprimé au disque un mouvement de
rotation assez rapide pour que les différentes impressions produites par le point noir, dans ses positions successives, persistent
simultanément sur la rétine, nous donnant la sensation d'un
anneau entier.

Fatigue rétinienne. — Fixons, durant quelques secondes,
un carré blanc dessiné sur fond noir, et reportons brusquement
nos regards sur une surface blanche bien éclairée ; nous y verrons
apparaître un carré gris. Cette illusion vient de ce que la portion
de la rétine fatiguée par l'impression du premier carré blanc perd
une partie de sa sensibilité et devient, pour un temps, moins capable d'éprouver de nouvelles impressions. Or le noir n'est autre
chose, en réalité, que l'absence de couleur, d'impression lumineuse.

Vision des couleurs. — Nous avons supposé jusqu'ici que les objets exposés devant l'œil étaient noirs
ou blancs. Or l'œil peut discerner les couleurs les plus
variées. On peut se demander quelle est la disposition
anatomique ou physiologique qui permet cette perception
des couleurs. L'explication la plus naturelle consiste à
admettre l'existence de différentes sortes de bâtonnets ou
de cônes dont chacune n'est impressionnable que par une
radiation de couleur déterminée. Or l'étude la plus minu-
tieuse de la rétine n'a permis d'établir jusqu'ici aucune

Fig. 108.

distinction entre les bâtonnets ou cônes : tous paraissent
avoir exactement la même composition anatomique et
chimique. Comme il faut bien cependant admettre l'existence de diverses sortes de fibres, on accepte généralement la théorie de Young, qui réduit au minimum la part
de l'hypothèse. Partant de cette donnée physique qu'il est
possible de reconstituer toutes les couleurs (simples ou
composées) à l'aide de trois couleurs simples qui sont le
rouge, le vert et le violet, — à condition de mélanger en
proportions convenables les trois sortes de radiations qui
correspondent à ces couleurs simples, — Young a supposé qu'il existe dans le nerf optique et, par suite, dans la
rétine trois sortes de fibres, inégalement sensibles aux
diverses radiations lumineuses : les unes, qu'il appelait,
pour abréger, *fibres rouges*, seraient surtout sensibles aux

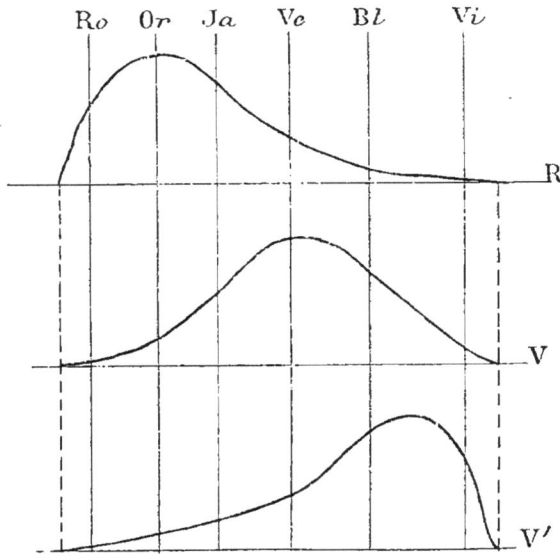

Fig. 109. — Courbes figurant le degré de sensibilité des fibres rouges (R),
vertes (V) et violettes (V') aux diverses radiations simples (hypothèse de
Young). — Ro, rouge ; Or, orangé ; Ja, jaune ; Ve, vert ; Bl, bleu ; Vi, violet.

radiations rouges du spectre solaire, et leur sensibilité
décroîtrait régulièrement pour les radiations plus ou moins

réfrangibles que celles-là ; — les autres, dites *fibres vertes*, seraient surtout sensibles aux radiations vertes ; — les dernières, dites *fibres violettes*, seraient surtout sensibles aux radiations violettes (*fig.* 109). Quand un objet coloré d'une teinte quelconque vient impressionner notre rétine, chaque sorte de bâtonnets, dans la région impressionnée, le serait inégalement suivant la proportion de chacune des trois radiations fondamentales que renferme la couleur donnée.

L'hypothèse de Young permet d'expliquer la plupart des observations relatives à la vision des couleurs, par exemple les phénomènes de *contraste successif*. Quand l'œil a fixé pendant un certain temps un objet coloré d'une teinte vive, rouge par exemple, et qu'il se reporte ensuite vers une surface blanche bien éclairée, il voit apparaître sur cette surface blanche un objet de même forme que celui qu'il vient de fixer, mais coloré de la teinte complémentaire, la teinte verte dans le cas que nous considérons ; ce phénomène s'explique en admettant que dans la région de la rétine qui a reçu l'image de l'objet coloré, la fatigue rétinienne a porté uniquement sur les fibres rouges, de sorte que cette région de la rétine ne prend plus, dans la lumière blanche qui vient la frapper, que les radiations complémentaires.

Cette même hypothèse explique aussi une infirmité connue sous le nom de *daltonisme*, parce que le physicien Dalton en était affligé et l'a étudiée sur lui-même. Un individu atteint de daltonisme est incapable, par exemple, de distinguer la couleur rouge. Les objets rouges lui paraissent teintés de la couleur verte complémentaire. On voit immédiatement quels inconvénients peut présenter cette infirmité quand elle atteint des hommes tenus par leur profession de distinguer des signaux rouges et verts, par exemple des employés de chemins de fer, des marins, etc. On peut se l'expliquer en admettant que le nerf optique du daltonien est entièrement dépourvu de fibres rouges : quand sa rétine reçoit l'image d'un objet rouge, elle n'éprouve aucune impression des radiations rouges qui dominent dans la couleur de cet objet, et elle ne prend dans le blanc, dont la couleur d'un objet matériel est toujours mélangée, que les radiations complémentaires du rouge, c'est-à-dire les radiations vertes.

Pourpre rétinien. — On s'est demandé en quoi consiste la nature intime de l'impression produite par la lumière sur les bâtonnets et les cônes de la rétine. Une réponse a été fournie en 1876 par F. Boll. Ce physiologiste a découvert, dans la couche profonde de la rétine, celle qui est en contact avec la choroïde, l'existence d'une matière rouge, qu'il a appelée *pourpre rétinien* ou *érythropsine*[1], jouissant de la propriété de se décolorer sous l'action de la lumière. Cette matière, accumulée surtout au voisinage de chaque bâtonnet, forme autour de lui une sorte de coupe ou *calice pigmentaire*. Sans cesse détruit par l'action de la lumière, le pourpre rétinien se reconstitue sans cesse. A chaque instant, quand notre œil fixe un objet, le pourpre rétinien est détruit sur tous les points éclairés et persiste sur les points laissés dans l'obscurité. Ainsi se forme dans la profondeur de la rétine, par un phénomène chimique, une sorte d'épreuve comparable à l'épreuve négative que fournit la plaque sensible d'un appareil photographique. Cette épreuve n'est pas fixée ; elle se détruit et est remplacée par une autre aussitôt que notre œil fixe un objet différent ; pour mieux dire, le fond de notre œil est occupé par une image qui se modifie incessamment. Boll est arrivé à fixer ces épreuves rétiniennes, comme on fixe en photographie un cliché négatif ; c'est l'action de l'alun qui lui a permis d'obtenir ce qu'il a appelé des *optogrammes*.

La découverte du pourpre rétinien a permis d'établir l'existence d'un phénomène chimique intermédiaire entre le phénomène physique de la formation d'une image rétinienne et le phénomène physiologique de l'impression qui détermine la sensation visuelle ; à vrai dire, cette découverte ne fournit pas la solution du problème de la vision : elle ne fait qu'en préciser les données.

Redressement des images rétiniennes. — Il est une question qu'il paraît, au premier abord, nécessaire de se poser, c'est la question du *redressement des images rétiniennes*. Comment se fait-il que nous voyons dans leur position réelle les objets dont les images sont renversées sur notre rétine? On peut opposer à cette question une fin de non-recevoir ; il faut remarquer, en effet, que les images rétiniennes font partie de nous-mêmes et ne peuvent être, par suite, assimilées dans un raisonnement, quel qu'il soit, à des images extérieures à nous, tracées par exemple sur un papier. Pour notre cerveau, qui centralise toutes nos impressions, il n'y a dans notre rétine ni haut ni bas, ni droite ni gauche ; il n'y a qu'une réunion d'impressions venant d'un objet extérieur que nos autres sens (l'ouïe, l'odorat, le toucher surtout) lui apprennent aussi à connaître. On cherche cependant bien souvent à expliquer

---

1. Du grec : ἐρυθρός, prononcez *éruthros*, rouge ; — ὄψ, prononcez *ôps*, œil.

physiquement le phénomène du redressement des images. On remarque, pour cela, que les rayons lumineux qui viennent former une image sur notre rétine ont, en réalité, convergé en passant par le centre optique de l'œil, et on admet que nous faisons refaire, par la pensée, à chaque rayon lumineux un trajet inverse de celui qu'il a fait pour arriver à la rétine, de manière à reporter chaque impression à son point de départ. C'est la *théorie* dite *de la projection.*

Notion de la distance. — Nous avons vu jusqu'ici comment l'œil nous donne la notion de la forme et de la couleur des objets ; mais rien ne nous explique encore comment nous acquérons la connaissance de la distance à laquelle ils se trouvent de nous. En réalité, l'image rétinienne ne nous donne directement aucune notion à cet égard. Le sentiment vague que nous éprouvons du mécanisme de l'accommodation et des contractions qu'éprouvent les muscles moteurs de l'œil pour le diriger sur les divers objets que nous sommes amenés à fixer, contribuent à nous donner la notion de la distance. Il faut remarquer, d'ailleurs, que le sens de la vue nous fournit seulement un certain nombre de renseignements que notre intelligence ou notre instinct réunit et compare avec ceux que lui fournissent les autres sens pour en faire jaillir la vérité. Nous apprenons, par exemple, par l'expérience qu'un objet paraît diminuer lorsqu'il s'éloigne, qu'il est différemment éclairé suivant son exposition ; et de ses dimensions apparentes, de son éclat plus ou moins vif, nous déduisons sa distance ou son orientation. Cela est si vrai que le très jeune enfant, qui n'a pas encore fait l'éducation de ses sens, ne se rend aucun compte de la distance des objets et se croit peut-être réellement capable d'atteindre tous ceux auxquels il tend les bras. Les aveugles-nés, auxquels on a pu rendre la vue à un âge où ils étaient capables d'exprimer leurs impressions, se sont toujours accordés pour dire que tous les objets extérieurs leur paraissaient d'abord dans un seul plan très rapproché de leur œil ; ce n'est que peu à peu qu'ils arrivent, par l'éducation de leurs sens, à acquérir la notion exacte des distances.

Vision binoculaire. — Comment se fait-il qu'ayant deux yeux, dans chacun desquels chaque objet fixé fournit une image distincte, nous ne voyons, en réalité, cet objet qu'une fois? Il y a encore là une affaire d'éducation : notre esprit réunit instinctivement les deux images formées en des points correspondants des deux rétines, et les attribue à un objet unique. En effet, pour peu que nous changions légèrement les rapports des deux yeux, en comprimant par exemple l'un d'eux avec le doigt, nous verrons double. C'est qu'alors les deux images de chaque objet ne se formeront plus en des points correspondants, et il faudra quelques instants pour que nous nous accommodions à ce nouvel état de choses et pour que nous réunissions en une seule les deux images que fournit un même objet. Ces faits doivent nous arrêter un instant.

Quand nous fixons un point (a, b, c) avec les deux yeux (*fig.* 110), nous disposons instinctivement ces derniers de telle sorte que les deux images se forment sur les deux taches jaunes. Mais les images d'un point que nous ne regardons pas ne se forment pas en des points correspondants et sont vues séparément; le point est vu en double. Bien qu'en pratique on

Fig. 110. — Vision binoculaire d'un point simple. — *a*, *b*, *c*, points visés; *j*, *j*', les deux taches jaunes.

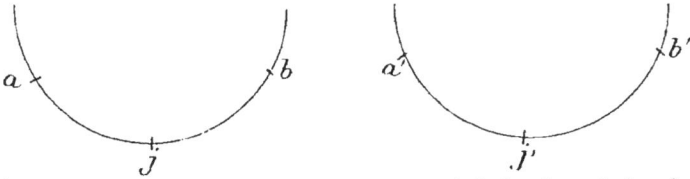

ne s'aperçoive pas que certains points sont vus doubles, on peut s'assurer aisément qu'il en est ainsi. Fixons, en effet, un point et interposons un de nos doigts entre nos yeux et

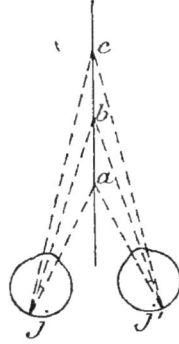

Fig. 111. — Vision binoculaire d'un objet. — *j*, *j*', les deux taches jaunes; *a*, *a*', *b*, *b*', points correspondants sur les deux rétines.

le point fixé, le doigt sera vu double; nous le verrons également double si nous le plaçons plus loin que le point fixé. On peut conclure de là que, quand on fixe les objets situés dans un plan déterminé à une certaine distance des yeux, ces objets viennent former leurs images en des points correspondants des deux rétines; les objets situés dans des plans différents ne forment pas leurs images en des points correspondants et sont vus doubles.

Ainsi la vision binoculaire n'est pas contraire à la netteté de

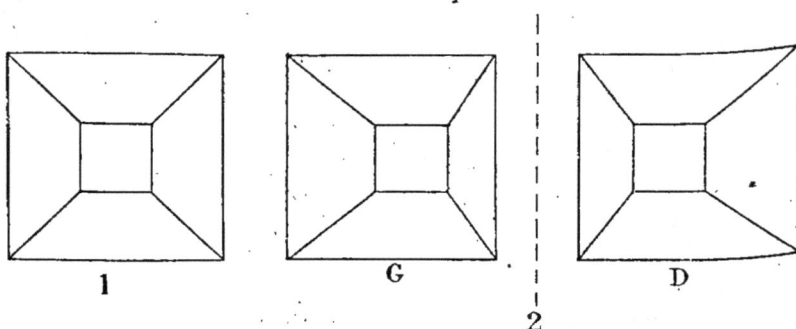

Fig. 112. — La sensation du relief d'un corps (1) nous est fournie par la réunion des images différentes (2) que forme cet objet dans l'œil gauche (G) et dans l'œil droit (D).

la vision. Elle a, d'ailleurs, l'avantage de nous donner la sensation

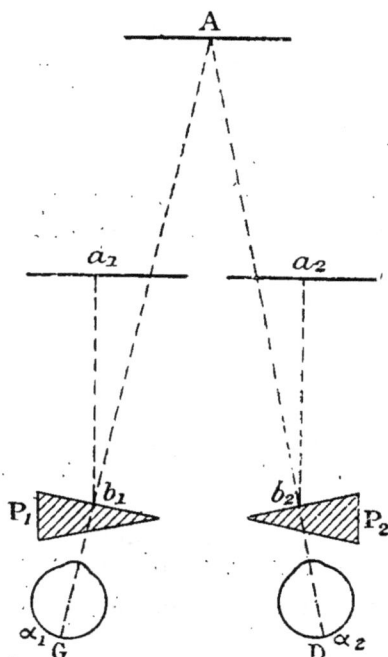

Fig. 113. — Stéréoscope (schéma). — G, œil gauche; D, œil droit; a_1, a_2, représentation d'un même point sur les deux épreuves photographiques; α_1, α_2, ses images dans les deux yeux ; P_1, P_2, prismes qui font diverger les rayons lumineux ($a_1\,b_1$, $a_2\,b_2$), comme s'ils venaient d'un point unique (A) plus éloigné.

nette du relief des objets. Les deux yeux, en effet, ne voient pas exactement un corps solide par la même face. Regardons un tronc de pyramide placé à égale distance de nos deux yeux, dans la position indiquée par la figure 112 (1). L'image de cette pyramide, qui se produira dans l'œil droit, aura la forme représentée en D, et l'image formée dans l'œil gauche aura l'aspect représenté en G. De la réunion, par le cerveau, des impressions produites par ces deux images résultera pour nous la notion exacte de la forme de cette pyramide.

On a appliqué cette propriété de la vision binoculaire à la construction d'un appareil connu de tout le monde sous le nom de *stéréoscope* [1]. On photographie un objet dans deux directions légèrement différentes, de manière que les deux épreuves diffèrent autant que les deux images fournies par les deux objets sur chacune des deux rétines. Les deux épreuves sont placées dans une boîte divisée en deux compartiments et munie de deux oculaires comme une jumelle de théâtre. La disposition est telle que chaque œil, en regardant par un oculaire, ne voit qu'une épreuve. Au lieu de percevoir deux impressions distinctes, nous ne voyons qu'une seule image qui est la représentation en relief de l'objet figuré par les deux épreuves.

§ 2. — L'oreille et l'audition.

L'oreille. — L'organe de l'audition est l'*oreille* (*fig.* 114 et 115). Elle comprend trois parties : 1° l'*oreille externe*, située en dehors du crâne; — 2° l'*oreille moyenne*; — 3° l'*oreille interne*. Ces deux dernières sont logées dans l'intérieur du rocher.

Oreille externe. — L'oreille externe comprend le *pavillon auditif* et le *conduit auditif externe*.

Le *pavillon* (*fig.* 116) est une sorte de cornet de nature cartilagineuse, recouvert par la peau et vers le centre duquel s'ouvre le conduit auditif externe, dont l'entrée porte le nom de *conque auditive*. La surface du pavillon présente des bourrelets saillants, séparés par des dépressions; à son extrémité inférieure est suspendue une petite masse arrondie de tissu adipeux qu'on appelle le *lobule*.

---

1. Du grec : στερεός, prononcez *stéréos*, solide ; — σκοπέω, prononcez *skopéô*, considérer.

Le *conduit auditif externe* pénètre à une faible profondeur dans le rocher; sa direction est légèrement oblique

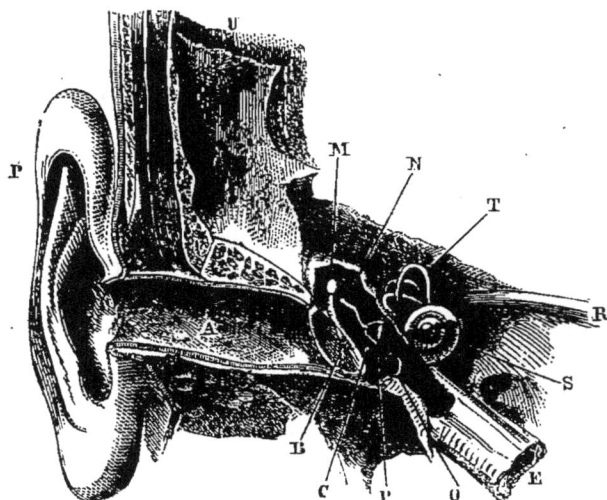

Fig. 114. — Coupe de l'oreille.

par rapport à la surface externe de l'os temporal. Des glandes contenues dans l'épaisseur de la muqueuse qui

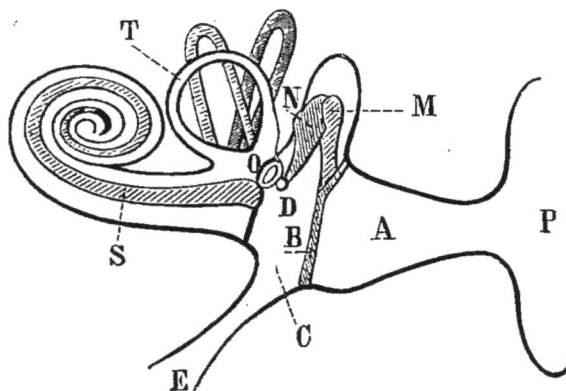

Fig. 115. — Coupe de l'oreille (schéma). — P, pavillon; A, conduit auditif externe; B, tympan; C, caisse du tympan; E, trompe d'Eustache; M, marteau; N, enclume; D, os lenticulaire; O, étrier; T, canaux semi-circulaires; S, limaçon.

tapisse le conduit (*glandes cérumineuses*) sécrètent un enduit jaune ayant la consistance de la cire et appelé *cérumen* [1]. La présence du cérumen à la surface interne du conduit auditif a pour effet d'arrêter les poussières qui pourraient y pénétrer. Lorsque le cérumen, faute de soins de propreté, s'accumule en trop grande quantité dans le conduit, il peut arriver à le boucher complètement, ce qui devient la cause d'une surdité passagère, facile à guérir par un lavage approprié.

Le conduit auditif est fermé, à son extrémité interne, par une membrane concave, le *tympan*.

Oreille moyenne. — L'*oreille moyenne* ou *caisse du tympan* est une cavité creusée dans l'épaisseur même du rocher; elle a la forme d'une lentille biconvexe creuse, dirigée à peu près parallèlement à la surface externe du temporal.

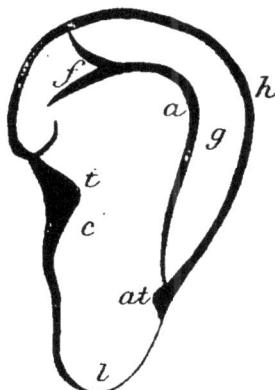

Fig. 116. — Replis du pavillon (schéma). — *t*, tragus; *at*, antitragus; *c*, entrée du conduit auditif externe; *h*, hélix; *a*, anthélix; *f*, fossette naviculaire; *g*, gouttière de l'hélix; *l*, lobule.

La face externe de l'oreille moyenne est percée d'une ouverture dont le bord porte une sorte de cadre sur lequel est tendue la membrane du *tympan*. Nous savons déjà que cette membrane est concave vers le pavillon; elle est, par contre, convexe vers l'oreille moyenne. Elle est formée de trois couches superposées : les deux couches extrêmes sont deux épithéliums; la couche moyenne est formée de tissu conjonctif.

La face interne de la caisse du tympan porte deux ouvertures placées l'une au-dessus de l'autre. Chacune d'elles est entourée d'un cadre sur lequel est tendue une membrane. L'ouverture supérieure est la *fenêtre ovale*; elle présente un peu la forme d'un haricot dont la plus grande

---

1. Du latin : *cera*, cire.
2. Du grec : τύμπανον, prononcez *tumpanon*, tambour.

dimension serait horizontale. L'ouverture inférieure est la *fenêtre ronde*. Entre les deux fenêtres est une saillie de la paroi de l'oreille moyenne appelée *promontoire*.

Sur le bord supérieur de la lentille biconvexe qui forme la caisse du tympan, s'ouvrent des cavités de forme irrégulière, creusées dans la région mastoïdienne du temporal et qu'on appelle *cellules mastoïdiennes*. Sur le bord inférieur s'ouvre un canal, appelé *trompe d'Eustache*, qui traverse l'os temporal et vient aboutir dans les fosses nasales, vers la limite de l'arrière-bouche. On peut considérer ce canal comme formé de deux troncs de cône adossés par leur petite base commune, qui serait située vers le milieu du canal, et tournant leurs grandes bases vers l'oreille moyenne et les fosses nasales. La trompe d'Eustache est aplatie à l'état de repos et ne s'ouvre que par les mouvements de déglutition[1]. Ainsi s'établit, par l'intermédiaire des fosses nasales, une communication entre l'atmosphère extérieure et la caisse du tympan; celle-ci est donc remplie d'air.

On voit encore par là que l'oreille moyenne peut être considérée comme une expansion de la cavité du pharynx[2] intercalée entre l'oreille externe et l'oreille interne. On ne doit donc pas s'étonner de constater que l'oreille moyenne est tapissée intérieurement, comme une partie de la muqueuse du pharynx, par un épithélium vibratile.

L'existence de la trompe d'Eustache permet les sondages de la caisse du tympan : une sonde coudée est introduite dans le nez, puis dirigée vers l'entrée de la trompe d'Eustache dans laquelle on fait pénétrer son extrémité recourbée.

Entre la membrane du tympan et la fenêtre ovale s'étend une chaîne de petits os (*osselets de l'oreille*) (*fig.* 117), au nombre de quatre : le *marteau*, qui s'appuie sur le tympan, — l'*enclume*, — l'*os lenticulaire*[3], — l'*étrier*, qui vient s'attacher à la membrane de la fenêtre ovale. La forme de chacun de ces osselets est assez bien indiquée par le nom qu'il porte.

---

1. Mouvements qu'on effectue en avalant (voir plus loin la Digestion).
2. Ou arrière-bouche.
3. C'est-à-dire en forme de lentille.

On distingue dans le marteau un *manche*, un *col*, une *tête* et deux apophyses portées par l'extrémité du manche au voisinage du col (*apophyse courte* et *apophyse grêle*). Le manche du marteau s'engage entre les deux couches extrêmes de la membrane du tympan. A l'apophyse courte est fixé un petit muscle, appelé *muscle interne du marteau*, qui s'attache, d'autre part, à la paroi de la caisse du tympan, plus exactement à la paroi externe de la trompe d'Eustache.

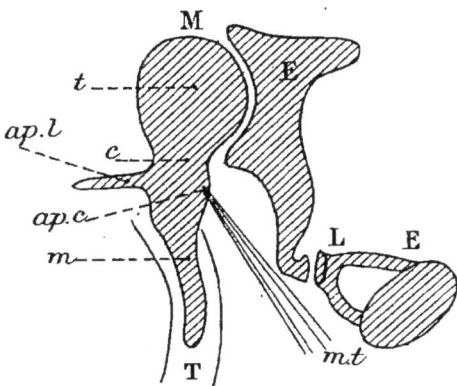

Fig. 117. — Osselets de l'oreille moyenne. — T, tympan; M, marteau; *m*, son manche; *ap.l*, apophyse grêle; *ap.c*, apophyse courte; *c*, col; *t*, tête; *m.t*, muscle tenseur du marteau; E, enclume; L, os lenticulaire; E (à droite), étrier.

L'enclume peut être comparée soit à l'objet dont elle porte le nom, soit à une dent à deux racines qui s'articulerait avec la tête du marteau par sa couronne, avec l'os lenticulaire par l'une de ses racines, tandis que l'autre racine aurait son extrémité libre.

L'os lenticulaire, très petit, est souvent considéré comme une partie de l'étrier, dont le nom correspond exactement à la forme et qui vient, par sa sole, se souder à la membrane de la fenêtre ronde.

Les différents osselets sont rattachés entre eux par des ligaments qui assurent la continuité de la chaîne.

Oreille interne. — L'*oreille interne* ou *labyrinthe* (*fig.* 118) a une forme très compliquée; elle est formée de cavités à parois osseuses dont l'ensemble constitue le *labyrinthe osseux*. A l'intérieur du labyrinthe osseux se trouve une sorte de poche membraneuse qui pénètre dans une partie des cavités du labyrinthe osseux et qu'on appelle le *labyrinthe membraneux*. Le labyrinthe membraneux contient un liquide transparent, à peu près incolore, qu'on appelle l'*endolymphe*[1]. Entre le labyrinthe membraneux et le labyrinthe osseux est intercalé un autre liquide, très analogue au précédent et appelé *périlymphe*[2].

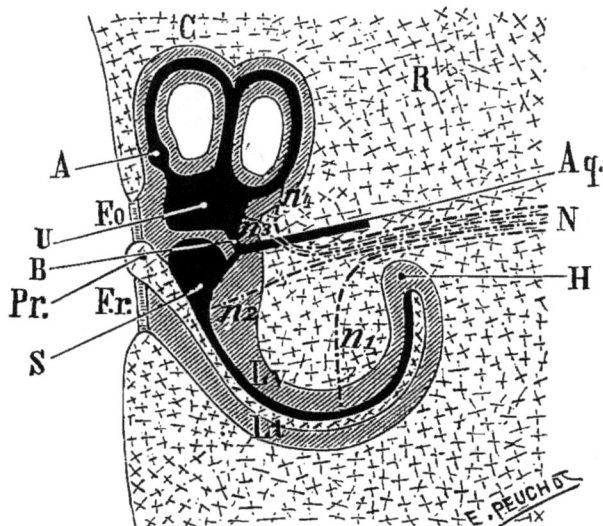

Fig. 118. — Coupe schématique de l'oreille interne. — R, rocher; F.o, fenêtre ovale; F.r., fenêtre ronde; Pr., promontoire; U, utricule; S, saccule; B. canal de Bœtscher; Aq., aqueduc; C, canal semi-circulaire; A, ampoule; Lt, rampe tympanique du limaçon; Lv, rampe vestibulaire; H, hélicotrème; N, nerf auditif; n_1, n_2, n_3, n_4, ses rameaux. — Le labyrinthe osseux est marqué par des hachures; le labyrinthe membraneux en noir foncé.

L'oreille interne peut être divisée en trois parties: le *vestibule*, qui en occupe à peu près le milieu; — les *canaux semi-circulaires*, placés derrière le vestibule; — le *limaçon*, en avant.

Le *vestibule osseux* est une cavité simple. Au contraire, le *vestibule membraneux*, contenu dans le vestibule osseux, comprend deux poches superposées : en haut, l'*utricule*[3];

---

1. Du grec : ἔνδον, prononcez *endon*, en dedans ; et du latin *lympha*.
2. Du grec : περί, prononcez *péri*, autour, et du latin *lympha*.
3. Du latin *utriculus*, diminutif de *uter*, outre.

en bas, le *saccule*[1]. Ces deux poches communiquent indirectement par une sorte d'anse creuse, appelée *canal de Bœtscher*, qui s'ouvre latéralement dans un canal appelé *aqueduc*, dont l'extrémité fermée va se perdre dans l'épaisseur du rocher. A la surface interne de chacune des parties du vestibule (utricule et saccule) existe une petite tache de couleur blanche, baignée par l'endolymphe et appelée *tache auditive*. Une coupe transversale d'une tache auditive (*fig.* 119) montre qu'elle est formée d'un épithélium, entre les cellules duquel viennent s'intercaler des cellules fusiformes terminées du côté de l'endolymphe par de petits bâtonnets dits *bâtonnets auditifs*; ces éléments fusiformes se continuent à leurs extrémités opposées par autant de

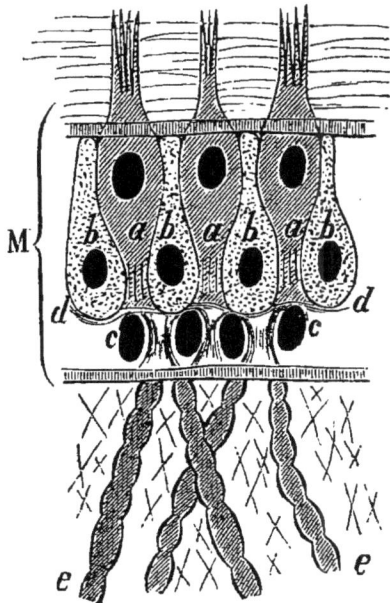

Fig. 119. — Coupe schématique, très grossie, d'une tache auditive. — M, membrane du labyrinthe; *a*, cellules sensorielles; *b*, cellules de soutien; *c*, cellules basales et leurs noyaux; *d*, plexus basal; *e*, fibres nerveuses.

fibres nerveuses. Les bâtonnets auditifs sont plongés dans une masse gélatineuse dite *otoconie*[2], qui renferme des corpuscules solides de dimensions extrêmement réduites, appelés *otolithes*[3]. Les cellules épithéliales sont des *cellules de soutien*; les éléments fusiformes sont des *cellules sensorielles*.

---

1. Diminutif de *sac*.
2. Du grec : οὖς, ὠτός, prononcez *ôtos*, oreille; — κονία, prononcez *konia*, poussière.
3. Du grec : οὖς, ὠτός, oreille; — λίθος, prononcez *lithos*, pierre.

Les *canaux semi-circulaires* sont au nombre de trois, disposés dans trois plans rectangulaires qui forment comme les trois faces d'un angle trièdre trirectangle; un des canaux est horizontal, les deux autres sont verticaux. Chacun d'eux a la forme d'un demi-anneau ou, plus exactement, de $\frac{2}{3}$ d'anneau; il s'ouvre par ses deux extrémités dans l'utricule. La surface interne de l'utricule devrait donc présenter six orifices correspondant aux canaux semi-circulaires; elle n'en présente en réalité que cinq, parce que les deux canaux verticaux ont un orifice commun. Au voisinage d'une de ses extrémités, chaque canal semi-circu-

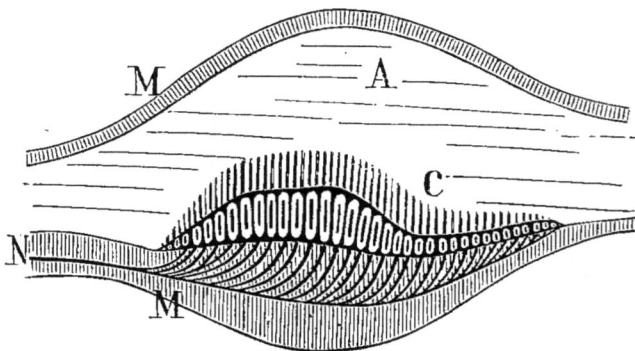

Fig. 120. — Coupe schématique, très grossie, d'une crête auditive. — M, membrane du labyrinthe; N, filet nerveux; C, assise de cellules ciliées; A, endolymphe.

laire présente une dilatation appelée *ampoule*; la surface interne de l'ampoule porte une tache blanchâtre, saillante, de forme allongée, appelée *crête auditive*, dont la structure est très analogue à celle d'une tache auditive (*fig.* 120): on y observe également des *cellules de soutien* et des *cellules sensorielles*; ces dernières plongent dans l'endolymphe par leurs cils et se continuent, à leurs extrémités opposées, par autant de fibres nerveuses.

Le *limaçon* est une sorte de canal conique enroulé sur lui-même en spirale (environ deux tours et demi de spire), de manière à offrir une certaine ressemblance avec la coquille d'un limaçon. La paroi osseuse externe du limaçon est appelée *lame des contours*; par son enroulement, le limaçon ménage sur sa face interne une sorte d'axe creux qu'on appelle le *modiolus*[1]. Sur une coupe transversale d'un tour du limaçon (*fig.* 121), on peut voir se détacher du modiolus une lame en partie osseuse, appelée *lame spirale*, qui partage la cavité du limaçon en deux canaux ou *rampes*

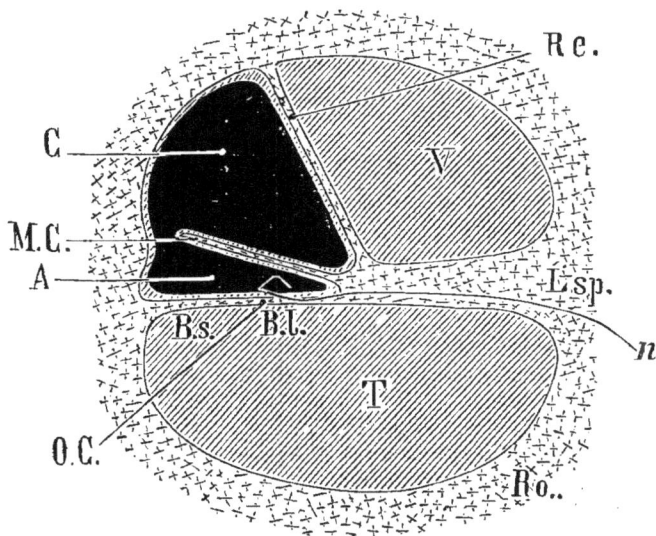

Fig. 121. — Coupe schématique et très grossie d'un tour du limaçon. — Ro., rocher; T, rampe tympanique; V, rampe vestibulaire; Lsp., lame spirale osseuse; B l.. membrane basilaire lisse; B.s., membrane basilaire striée; *n*, filet nerveux; O.C., organe de Corti; Re., membrane de Reissner; M.C., membrane de Corti; C, canal cochléaire; A, canal de Corti.

parallèles : la *rampe vestibulaire*, qui va s'ouvrir dans le saccule; la *rampe tympanique*, qui aboutit à la fenêtre ronde. La lame spirale repose d'une part sur le promontoire, tandis qu'elle s'interrompt à son extrémité opposée, vers le sommet du limaçon, de manière à ménager un

---

1. Mot latin qui signifie *baril*.

orifice de communication entre les deux rampes : cet orifice est l'*hélicotrême*[1]. La partie de la lame spirale voisine du modiolus est de nature osseuse (*lame spirale osseuse*) ; la partie voisine de la lame des contours est membraneuse (*lame spirale membraneuse* ou *membrane basilaire*). Vers l'extrémité de la lame spirale voisine du promontoire, la partie osseuse est beaucoup plus développée que la partie membraneuse ; puis celle-ci augmente progressivement, de sorte qu'à l'extrémité opposée, voisine de l'hélicotrême, la lame spirale devient entièrement membraneuse ; d'ailleurs, il faut remarquer que la largeur totale de la lame spirale diminue régulièrement du promontoire à l'hélicotrême.

De la face supérieure de la lame spirale, vers la limite qui sépare la partie osseuse de la partie membraneuse, se détache une membrane oblique (*membrane de Reissner*) qui décompose la rampe vestibulaire en deux rampes secondaires de calibres inégaux : la *rampe vestibulaire* proprement dite et le *canal cochléaire*. Un peu au-dessous de la membrane de Reissner se détache encore une membrane parallèle à la membrane basilaire, mais qui n'atteint pas tout à fait la lame des contours : c'est la *membrane de Corti* ou *membrane recouvrante*; elle forme une voûte incomplète qui sépare du canal cochléaire le *canal de Corti*. Le canal cochléaire et le canal de Corti sont terminés en doigts de gant du côté du sommet du limaçon ; un prolongement membraneux du saccule pénètre dans ces deux canaux et en partage exactement la forme. On voit donc que, dans le limaçon, le labyrinthe membraneux est beaucoup moins étendu que le labyrinthe osseux ; on peut aussi conclure de là que le canal cochléaire et le canal de Corti contiennent de l'endolymphe, tandis que la rampe vestibulaire et la rampe tympanique sont remplies de périlymphe.

---

1. Du grec : ἕλιξ, prononcez *hélix*, limaçon ; — τρῆμα, prononcez *tréma*, trou.

Le canal de Corti contient un organe très important et très compliqué qu'on appelle *organe de Corti* et dont l'étude sommaire doit nous arrêter quelques instants.

L'organe de Corti est formé par une série très nombreuse d'arceaux microscopiques placés les uns à la suite des autres, sur la membrane basilaire, et formant ainsi une sorte de tunnel continu qui s'étend d'un bout à l'autre du canal de Corti. Le nombre des arceaux de Corti est d'environ 3000. Chaque arceau de Corti (*fig.* 122) est assez voisin de

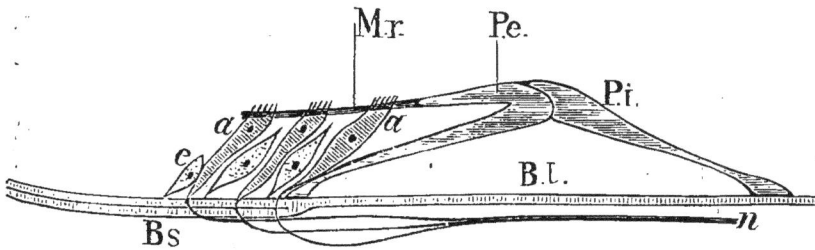

Fig. 122. — Un arceau de Corti, très grossi (schéma). — B.*l.*, membrane basilaire lisse ; Bs., membrane basilaire striée ; *n*, filets nerveux ; P.i., pilier interne ; P.e., pilier externe ; M.r., membrane réticulaire ; *a*, cellules sensorielles ; *e*, cellules de soutien.

la lame spirale osseuse : la partie de la membrane basilaire qui est placée au-dessous de lui possède une surface unie (on l'appelle *membrane basilaire lisse*) ; celle qui est placée en dehors de l'arceau, du côté de la lame des contours, paraît au contraire striée transversalement (*membrane basilaire striée*) ; elle est formée par des cordes (*fibres de Corti*) dont le nombre atteint environ 6000 (il y en a deux par arceau). L'ensemble de ces cordes, dont les longueurs vont en croissant régulièrement d'un bout à l'autre du limaçon, constitue une sorte de harpe microscopique.

Chaque arceau est formé par deux *piliers* qui viennent s'appuyer l'un sur l'autre en chevron ; le *pilier interne* recouvre légèrement le *pilier externe* dont l'extrémité supérieure se recourbe et émet un prolongement vers la lame des contours. Sur le toit oblique formé par la réunion de tous ces prolongements s'étend une membrane percée de nombreuses ouvertures que sépare un réseau assez régulier (*membrane réticulaire*). Au pied de chacun des piliers externes se trouve un petit groupe de cellules parmi lesquelles on peut en distinguer de deux sortes : 1° des *cellules de soutien*; — 2° des *cellules sensorielles*. Celles-ci se terminent à leurs extrémités libres par des pinceaux de cils qui passent entre deux piliers consécutifs et viennent traverser les orifices de la membrane réticulaire ; les extrémités opposées des cellules sensorielles sont en relation avec des fibres nerveuses qui, suivant la membrane basilaire, s'éloignent du côté du modiolus. Un groupe semblable de cellules s'observe au pied du pilier interne.

Nerf auditif. — Par le conduit auditif interne, dont l'orifice se voit près du sommet du rocher, le labyrinthe reçoit un nerf, dit *nerf auditif*, qui se divise en deux branches principales. La *branche cochléaire* se rend au limaçon ; ce sont les fibres de cette branche qui vont se terminer dans les cellules sensorielles de l'organe de Corti. La *branche vestibulaire* se divise en trois rameaux secondaires: le *rameau utriculaire* innerve l'utricule et deux ampoules des canaux semi-circulaires ; ce sont des fibres de ce rameau qui aboutissent aux cellules sensorielles de la tache auditive et des deux crêtes auditives correspondantes; — le *rameau sacculaire* innerve le saccule ; — le *rameau ampullaire* innerve la troisième ampoule ; ce sont les fibres de ces deux derniers rameaux qui desservent la tache et la crête auditive correspondantes.

Développement de l'oreille. — Ce qu'il y a de plus remarquable dans le développement de l'oreille (*fig.* 123), c'est que sa partie fondamentale, qui est l'oreille interne, débute par une dépression de l'ectoderme au niveau du bulbe. Cette dépression est d'abord une simple fossette qui, en s'enfonçant dans le mésoderme, perd peu à peu toute relation avec la peau. La vésicule ainsi formée est la partie fondamentale de l'oreille : elle ne tarde pas à se diviser en trois régions qui sont l'ébauche du vestibule, du limaçon et des canaux semi-circulaires. Plus tard, une dépression nouvelle se produit à la surface de la peau en face de l'oreille interne. C'est elle qui donne naissance à l'oreille externe. Enfin le pharynx, qui s'est développé au-dessous de la boîte crânienne et de l'encéphale, pousse sur ses côtés deux bourgeons creux dont chacun vient peu à peu s'insinuer entre l'oreille externe et l'oreille interne, formant ainsi la caisse tympanique ; la partie extrême de chaque bourgeon se dilate de manière à former l'oreille moyenne ; elle reste en relation avec le pharynx par un conduit qui n'est pas autre chose que la trompe d'Eustache.

On voit, en résumé, que l'oreille a une origine ectodermique dans ses deux parties extrêmes (oreille interne et oreille externe), tandis que sa partie moyenne doit être considérée comme un simple diverticule du tube digestif.

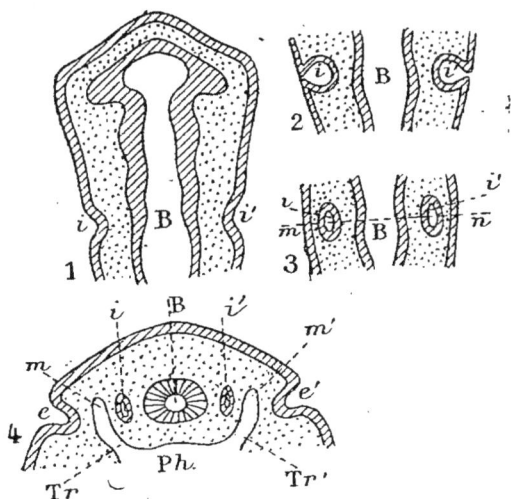

Fig. 123. — 4 phases successives du développement de l'oreille. — (Dans les figures 1, 2 et 3, l'embryon est supposé coupé par un plan longitudinal perpendiculaire au plan de symétrie ; dans la figure 4, par un plan transversal mené suivant mn perpendiculairement au précédent.) B, région bulbaire du cerveau primitif ; i, i', oreilles internes ; e, e', oreilles externes ; m, m', oreilles moyennes ; Tr, Tr', trompes d'Eustache ; Ph, pharynx.

L'audition. — Le son. — On démontre en physique que toute production de son résulte de la vibration d'un corps (solide, liquide ou gazeux).

On sait que le son possède deux qualités principales : la *hauteur* et l'*intensité*. La *hauteur* dépend du *nombre* de vibrations effectuées dans l'unité de temps ; c'est elle qui donne à un son sa place dans l'échelle des notes musicales. L'*intensité* dépend de l'*amplitude* des vibrations.

On distingue encore une autre qualité, le *timbre*, qui imprime à une même note, de hauteur donnée, un caractère spécial suivant l'instrument qui l'a émise. Le timbre dépend des sons harmoniques qui accompagnent le son fondamental, duquel dépend la hauteur du son.

Comment la vibration sonore se transmet-elle à notre oreille et, de là, au nerf auditif ?

Rôle de l'oreille externe. — Produite dans un corps extérieur, la vibration se transmet jusqu'à nous par l'air ; cette propagation se fait également dans tous les sens, par une série d'ondes sonores que l'on ne saurait mieux comparer qu'aux ondes circulaires qui se produisent à la surface de l'eau ébranlée par la chute d'un corps. Au bout d'un temps appréciable, et qui varie avec la distance à laquelle s'est produite la vibration [1], ces ondes sonores parviennent au pavillon de l'oreille qui, grâce à sa forme, les rassemble et les dirige dans le conduit auditif externe.

On s'est demandé quelle est l'utilité des nombreux replis que présente le pavillon auditif. Une expérience de Savart répond à cette question : si on enduit intérieurement le pavillon auditif d'un mélange de cire et d'huile, destiné à en combler les dépressions de manière à rendre la surface unie, tout en maintenant libre l'orifice du conduit auditif externe, on ne constate pas de diminution sensible dans l'intensité des sons perçus ; mais il devient très difficile d'apprécier la direction d'où viennent ces sons. Le rôle des anfractuosités du pavillon est donc moins d'amplifier les sons que de nous permettre d'apprécier leur direction. Ce rôle du pavillon nous explique pourquoi, quand notre attention se porte sur un son éloigné, nous dirigeons instinctivement le pavillon vers la région où il s'est produit. Quand un son a été produit exactement dans le plan de symétrie du corps, soit en avant, soit en arrière, il est à peu près impossible, à moins de faire appel aux renseignements que nous fournissent d'autres sens, de dire s'il a été produit en avant ou en arrière ; ce n'est qu'en tournant légèrement la tête dans un sens ou dans l'autre qu'on peut répondre exactement. Le conduit auditif externe transmet les vibrations reçues

---

1. On sait que la vitesse de propagation du son dans l'air est de 340 mètres par seconde.

jusqu'au tympan, soit par l'air qu'il renferme, soit par ses parois.

Rôle de l'oreille moyenne. — Le tympan reçoit la vibration, comme ferait la peau tendue d'un tambour, et la communique à l'air renfermé dans l'oreille moyenne. En même temps la chaîne des osselets, fixée par une de ses extrémités à la membrane du tympan, subit un ébranlement et le transmet à la fenêtre ovale. Enfin les parois mêmes de la caisse du tympan entrent en vibration et prennent part à la transmission de l'onde sonore. Tout le monde sait, par exemple, qu'on perçoit très distinctement le tic-tac d'une montre placée soit à la surface de l'os temporal, soit en un point quelconque de la surface du crâne, soit entre les dents. C'est qu'en effet, dans ces conditions, les vibrations sonores se transmettent d'os en os aux parois de la caisse du tympan.

En résumé, l'oreille moyenne est conductrice des ondes sonores, un peu par l'air qu'elle renferme, beaucoup par ses parois osseuses, enfin et surtout par la chaîne des osselets.

On se rappelle que le tympan est concave sur sa face externe ; il résulte de cette forme que les différents points de la membrane tympanique sont soumis à des tensions inégales, ce qui permet à chacun d'eux d'entrer en vibration à l'unisson d'un son particulier, de hauteur déterminée. On sait aussi que le muscle du marteau est fixé aux parois internes de la caisse du tympan ; la contraction de ce muscle a donc pour effet d'exercer, par l'intermédiaire de l'osselet auquel il s'attache, une traction sur la membrane du tympan ; suivant l'intensité de la contraction, le tympan est plus ou moins tendu, et, par conséquent, l'action du muscle permet au tympan de s'accommoder aux différentes vibrations sonores [1].

---

1. Le physicien Savart a montré qu'une membrane tendue vibre d'autant plus difficilement par influence que sa tension est plus considérable : la tension du tympan par le muscle du marteau préserve donc cette membrane des vi-

Les cellules mastoïdiennes, annexes de l'oreille moyenne, doivent être considérées comme un appareil de résonance.

Quant à la trompe d'Eustache, son rôle est de maintenir, entre la pression de l'air extérieur et celle de l'air contenu dans l'oreille moyenne, un équilibre nécessaire à la netteté de l'audition. Chacun peut remarquer, en effet, la surdité légère qu'on éprouve quand on s'élève rapidement (ascension en ballon ou dans un ascenseur d'un monument élevé) ou quand on descend de même (descente dans un puits de mine par exemple). Quelques mouvements de déglutition font disparaître cette surdité en permettant à l'air de l'oreille moyenne de suivre les variations de pression de l'air extérieur.

Rôle de l'oreille interne. — Par la membrane de la fenêtre ovale ou par celle de la fenêtre ronde[1], la vibration sonore se trouve communiquée aux liquides de l'oreille interne et, par conséquent, aux otolithes que contient l'endolymphe. Directement ou par l'intermédiaire des otolithes, l'endolymphe agit sur les extrémités ciliées des cellules sensorielles (taches auditives, crêtes auditives, organe de Corti) ; l'impression reçue par les cellules sensorielles est transmise par les fibres du nerf auditif jusqu'au cerveau où l'impression devient une sensation auditive.

On peut se demander quel est le rôle spécial de chacune des catégories de cellules sensorielles dans l'oreille interne. Comparant la simplicité relative de la structure des taches ou crêtes auditives à la complication très grande de l'organe de Corti, on admet généralement que les taches et crêtes auditives nous permettent de percevoir les bruits dépourvus de qualités musicales et d'apprécier l'*intensité* des sons, tandis que l'organe de Corti aurait pour fonction de nous

---

brations trop fortes et la dispose favorablement à recevoir les impressions les plus faibles.

1. On sait que les liquides sont incompressibles ; l'existence des deux fenêtres permet à la vibration de se transmettre d'une fenêtre à l'autre, à travers les liquides de l'oreille interne, sans rupture des parois du labyrinthe membraneux.

faire connaître la *hauteur* et le *timbre* des sons. On sait, en
effet, qu'une oreille très exercée peut distinguer, dans
l'étendue de 7 octaves environ, des sons différant entre
eux de $\frac{1}{64}$ de ton; le nombre total des sons qu'elle peut distinguer est donc un peu inférieur à 3000[1]. Or on se
rappelle, d'autre part, que le nombre des fibres de Corti
est d'environ 6000. Chaque fibre ayant une longueur différente de celles de toutes les autres, on peut supposer que
sa vibration correspond à un son de hauteur déterminée et
à celui-là seulement. Le nombre des fibres de Corti est
donc largement suffisant pour permettre la distinction de
tous les sons perceptibles.

Les crêtes auditives des canaux semi-circulaires ont probablement le même rôle que les taches auditives du vestibule. On leur attribue, de plus, un rôle dans le *sens de
l'espace* : c'est le sens qui nous permet de nous rendre
compte, sans l'aide d'aucun des autres sens, des déplacements de notre corps et, en particulier, de la direction qu'il
prend dans ses déplacements. La ressemblance singulière
qui existe entre la disposition des trois canaux semi-circulaires et celle des trois plans de coordonnées qui permettent,
en géométrie, de définir la position d'un point dans l'espace,
avait frappé plus d'un physiologiste; mais cette ressemblance n'aurait pas été une raison suffisante pour attribuer
aux canaux semi-circulaires un rôle dans le sens de l'espace,
si des expériences précises n'étaient pas venues donner
quelque vraisemblance à cette hypothèse. Après avoir sup-
primé les canaux semi-circulaires d'un pigeon, Flourens
observa chez l'animal certains troubles dans les mouvements : le pigeon ne pouvait plus garder l'équilibre et semblait atteint de vertige. Le docteur Ménière a d'ailleurs
observé chez l'Homme que la destruction des canaux semi-

---

1. Chaque octave comprenant 12 demi-tons, 7 octaves en comprennent
84, ce qui représente 2688 soixante-quatrièmes de ton.

circulaires par une maladie amenait aussi la perte de l'équilibre et des vertiges; cet état particulier a reçu, depuis lors, le nom de *maladie de Ménière*. Bien d'autres expériences sont venues confirmer ces observations et ont permis de conclure que les crêtes des canaux semi-circulaires ont, entre autres fonctions, celle de nous fournir des notions sur la situation que notre corps occupe dans l'espace (*sens de l'équilibre* ou *de l'espace*).

§ 3. — Les fosses nasales et l'odorat.

Sens de contact. — Dans la vue et dans l'ouïe, les objets extérieurs ne nous impressionnent qu'indirectement et par des mouvements qui se communiquent de proche en proche aux mi-

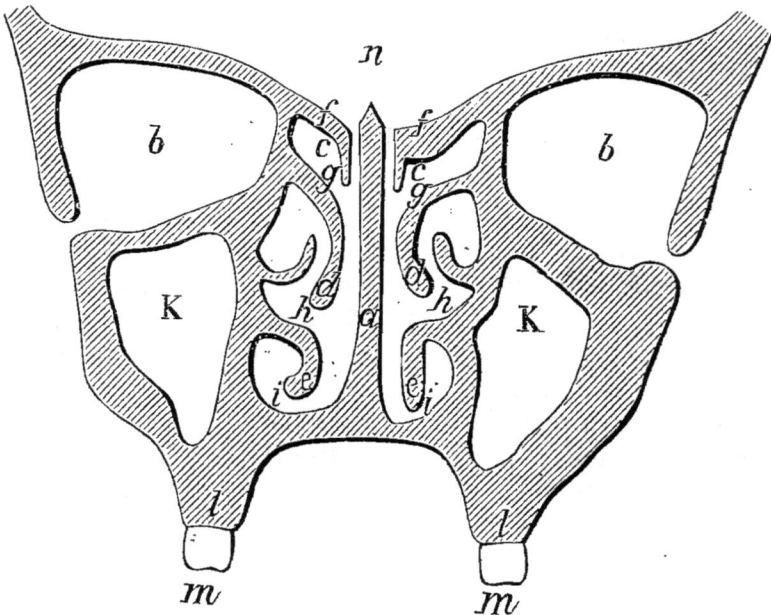

Fig. 124. — Coupe des parois osseuses des fosses nasales par un plan vertical et transversal. — *a*, cloison osseuse moyenne; *b*, orbite; *c*, *d*, *e*, cornets supérieur, moyen et inférieur; *f*, lame criblée de l'ethmoïde; *g*, *h*, *i*, méats supérieur, moyen et inférieur; K, sinus maxillaire; *l*, bord alvéolaire du maxillaire supérieur; *m*, dents; *n*, cavité du crâne.

lieux qui nous environnent (vibrations de l'éther dans la vue, vibrations de la matière dans l'ouïe). C'est, au contraire, en agissant *directement* sur les fosses nasales, la langue ou la peau, que les objets extérieurs nous procurent les sensations comprises dans les sens de l'odorat, du goût ou du toucher. Pour mettre en évidence ce caractère commun, on peut réunir ces trois sens sous le nom de *sens de contact*.

Les fosses nasales. — Les fosses nasales (*fig.* 124) forment une cavité osseuse de la face qui se continue en avant par le nez, organe cartilagineux. Les fosses nasales sont ouvertes en avant par les narines; elles communiquent largement en arrière avec l'arrière-bouche; elles sont séparées de la bouche par la voûte du palais, du crâne par la lame criblée de l'ethmoïde, et sont limitées sur les côtés par les deux masses latérales de cet os.

La cavité des fosses nasales est partagée en deux moitiés symétriques par une cloison verticale, osseuse dans sa partie postérieure, cartilagineuse dans sa partie antérieure. La partie osseuse de la cloison est formée par la lame perpendiculaire de l'ethmoïde et par le vomer (*fig.* 45).

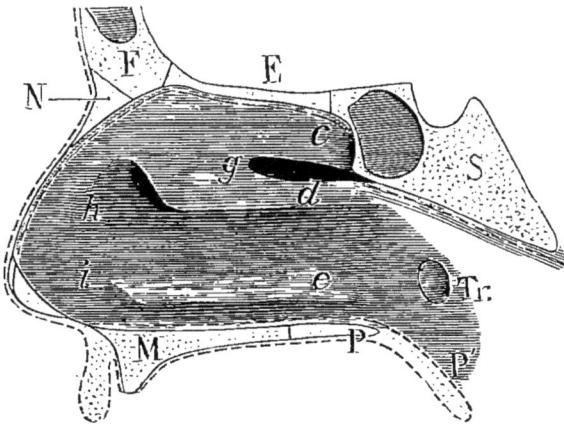

Fig. 125. — Paroi d'une fosse nasale opposée au vomer. — F, os frontal; N, nasal; E, ethmoïde; S, sphénoïde; M, maxillaire supérieur; P, palatin; P', voile du palais; Tr., entrée de la trompe d'Eustache; *c*, *d*, *e*, cornets supérieur, moyen et inférieur; *g*, *h*, *i*, méats supérieur, moyen et inférieur. La peau et la muqueuse ont été marquées d'un trait pointillé.

La paroi de chacune des fosses nasales opposée au vomer (*fig.* 125) est très anfractueuse; elle présente trois replis osseux superposés : les cornets supérieur, moyen et inférieur, qui ont pour effet d'augmenter sensiblement la surface interne des fosses nasales. Au-dessous de chaque cornet se trouve une cavité dite méat : les méats supérieurs communiquent avec les cellules postérieures de l'ethmoïde ; les méats moyens avec les cellules antérieures de l'ethmoïde, les sinus frontaux et les sinus maxillaires ; les méats inférieurs avec les cavités orbitaires par les canaux nasaux.

Vers la limite de séparation des fosses nasales et de l'arrière-bouche s'ouvrent, à droite et à gauche, les deux trompes d'Eustache, qui font communiquer les fosses nasales avec les oreilles moyennes.

Muqueuse pituitaire. — La surface interne des fosses nasales est tapissée par une *muqueuse* dite *pituitaire* [1], qui se continue par la peau au niveau des narines. On peut, par un plan horizontal fictif, diviser cette muqueuse en deux régions : 1° la région inférieure, correspondant aux méat et cornet inférieurs ainsi qu'au méat moyen, très riche en vaisseaux et en sinus gorgés de sang [2], colorée en rouge violacé, tapissée par un épithélium vibratile, et recevant des filets nerveux du *nerf nasal* et du *grand nerf palatin*, branches du trijumeau ; — 2° la région supérieure, correspondant au cornet moyen ainsi qu'aux méat et cornet supérieurs, pauvre en vaisseaux sanguins, de couleur jaunâtre, dépourvue de cils vibratiles et innervée par le *nerf olfactif* (*muqueuse olfactive*). Les rameaux du nerf olfactif, après avoir traversé les nombreuses ouvertures de la lame criblée de l'ethmoïde, se répandent dans toutes les parties de cette région, et les derniers filets nerveux viennent se terminer entre les cellules épithéliales, ou *cellules de soutien,* par des éléments fusiformes que prolongent, en dehors de la muqueuse, des filaments déliés. Ce sont là les *éléments sensoriels* propres de la muqueuse olfactive (*fig.* 126).

Olfaction. — L'odorat est un sens de contact. Il faut, pour que nous percevions l'odeur d'un objet, que des par-

---

1. Du latin *pituita*, pituite ou mucosité.
2. Ce qui explique les hémorragies dont elle est fréquemment le siège.

ticules infiniment petites, impalpables, détachées de cet objet, viennent au contact de la muqueuse olfactive. Il est,

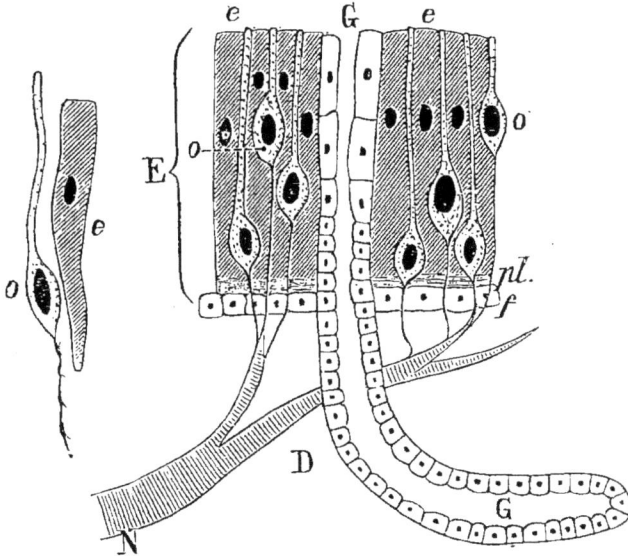

Fig. 126. — Coupe de la muqueuse olfactive suivant un plan perpendiculaire à sa surface (schéma). — c, cellules de soutien; o, cellules sensorielles; f, fibres nerveuses; pl., plexus nerveux; E, épithélium de la muqueuse; D, derme de la muqueuse; N, rameau du nerf olfactif; G, glande pituitaire. A gauche on a représenté une cellule de soutien et une cellule sensorielle isolées.

en effet, nécessaire, comme on peut le reconnaître par l'expérience, qu'un courant d'air lent et faible traverse les fosses nasales d'avant en arrière; c'est ce courant qu'on provoque artificiellement en « flairant » un objet. On sait, au contraire, qu'en retenant sa respiration au voisinage d'un objet odorant, on n'en perçoit pas l'odeur; c'est qu'alors on évite la production du courant d'air capable d'apporter à la muqueuse olfactive les particules odorantes. Le courant d'air antéro-postérieur qui traverse les fosses nasales est brisé par l'éperon du cornet inférieur, et l'effluve qui vient baigner la région supérieure de la muqueuse pituitaire est seul utilisé pour l'odorat. On a pu, en effet, démontrer par l'expérience que les terminaisons du nerf olfactif sont les seules qui soient sensibles aux odeurs : la résection du nerf olfactif supprime l'odorat.

Il est assez difficile, d'ailleurs, de définir exactement les sensations olfactives. Distinguer parmi elles des sensations agréables et désagréables, serait établir une classification bien artificielle et purement subjective : une odeur agréable à certains individus, l'odeur du musc par exemple, peut être extrêmement désagréable à d'autres.

La présence de la vapeur d'eau dans l'air semble accroître l'activité de l'olfaction : l'odeur qui se dégage des fleurs est beaucoup plus vive à la suite d'une pluie ou lorsqu'elles viennent d'être arrosées artificiellement.

Le sens de l'olfaction est susceptible de fatigue ; il s'émousse par l'abus des odeurs fortes.

§ 4. — La langue et le goût.

La langue. — L'organe du goût est la *langue*. C'est un organe très mobile, qui contient des muscles nombreux, étroitement enchevêtrés, dont les uns se fixent à la face interne du menton, tandis que d'autres sont attachés à un petit os impair, placé au sommet du cou, à la base de la langue et appelé *os hyoïde*.

Muqueuse linguale. — La langue est tapissée par une muqueuse dite *muqueuse linguale*. Sa surface présente un aspect velouté : il résulte de la juxtaposition d'un grand nombre de *papilles* qui, molles et flexibles chez l'Homme, prennent chez certains animaux la dureté de la corne, de manière à donner à la langue la consistance d'une râpe.

Les papilles linguales ont des formes très diverses. On en distingue quatre catégories principales : 1° les *papilles hémisphériques*, petites, répandues partout à la surface de la langue ; — 2° les *papilles fongiformes* [1], répandues partout, de forme arrondie, un peu étranglées à leur base, ce qui leur donne une certaine res-

---

1. C'est-à-dire « en forme de champignon » ; du latin : *fungus*, champignon.

semblance avec des champignons, d'où leur nom ; — 3° les *papilles filiformes*[1], surtout répandues vers la pointe, sur la face antérieure et sur les bords de la langue, plus grosses que les précédentes, de forme conique et parfois frangées à leurs extrémités[2]; — 4° les *papilles caliciformes*, les plus grosses et les plus importantes de toutes.

Les papilles caliciformes sont situées vers la base de la langue, à la surface de l'arrière-bouche, et disposées suivant les branches d'une sorte de V (le *V lingual*), qui tourne son ouverture vers la pointe de la langue (*fig.* 127). La plus grosse papille occupe le sommet du V ; le volume des autres décroît ensuite en suivant les branches. Chaque papille caliciforme a l'aspect d'une sorte de bouton déprimé à son centre et entouré d'une sorte de fossé circulaire : la papille paraît émerger du fond d'une coupe ou *calice*, d'où le nom de papille caliciforme.

L'épithélium qui recouvre chaque papille caliciforme ou fongiforme[3], et qui est stratifié, renferme un certain nombre de corpuscules de forme arrondie qu'on appelle *bourgeons gustatifs*. Dans les papilles caliciformes

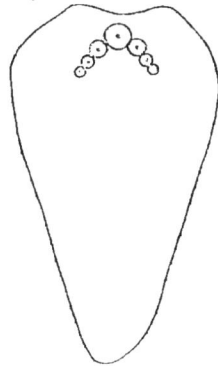

Fig. 127. — La langue étalée pour montrer le V lingual (schéma).

(*fig.* 128), ces bourgeons sont surtout nombreux sur les deux faces opposées du fossé qui entoure la papille. Chaque bourgeon gustatif (*fig.* 129) comprend deux sortes de cellules : 1° des *cellules de soutien*, qui forment surtout autour du bourgeon une sorte d'enveloppe dans laquelle elles sont disposées à la manière des douves d'un tonneau ; — 2° des *cellules sensorielles*, qui occupent la cavité de cette sorte de tonneau et dont chacune, située à l'extrémité d'un

---

1. C'est-à-dire « en forme de fil », à cause de la finesse de leurs extrémités.
2. On les nomme alors papilles *corolliformes*, parce que leur forme rappelle un peu celle d'une corolle découpée de fleur.
3. Les papilles filiformes et corolliformes renferment des corpuscules de Krause (voir plus loin).

filet nerveux, se termine par un petit bâtonnet venant affleurer à la surface de la muqueuse linguale.

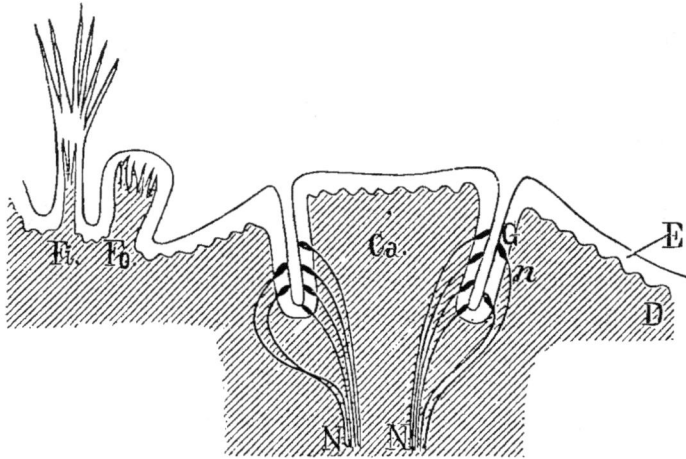

Fig. 128. — Coupe théorique à travers la muqueuse linguale. — E, épithélium; D, derme; N, *n*, filets nerveux; F*i*, papille filiforme; Fo., papille fongiforme; Ca., papille caliciforme; G, bourgeons gustatifs.

Nerfs de la langue. — La langue reçoit plusieurs nerfs : 1° les nerfs *grands hypoglosses*, exclusivement mo-

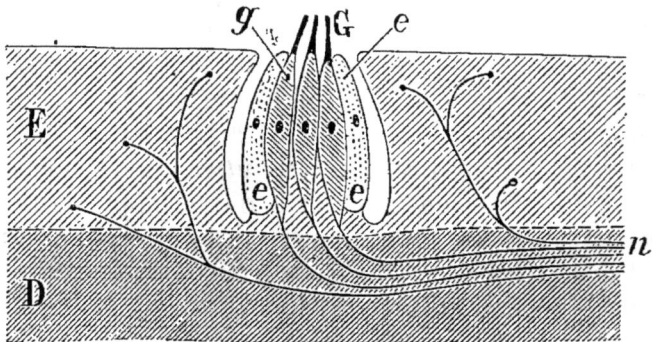

Fig. 129. — Coupe théorique à travers un bourgeon gustatif. — E, épithélium; D, derme; G, bourgeon gustatif; *e*, cellules de soutien; *g*, cellules senso-rielles; *n*, fibres nerveuses dont les unes aboutissent aux cellules sensorielles, tandis que les autres se terminent dans l'épithélium.

teurs, qui distribuent leurs fibres dans les muscles de la langue; — 2° les nerfs *glosso-pharyngiens*, qui distribuent leurs fibres dans la muqueuse de la langue et, en particulier, dans les bourgeons gustatifs des papilles caliciformes ; ces fibres transportent des impressions dont le cerveau fait des sensations gustatives ou tactiles ; — 3° les deux *nerfs linguaux*, branches des trijumeaux, qui innervent la partie antérieure de la langue et dont les terminaisons sont surtout tactiles et quelque peu gustatives [1].

Sensations gustatives. — Il est assez difficile de définir les *sensations gustatives*, que l'on confond souvent avec les sensations olfactives ou tactiles. C'est, par exemple, le sens de l'odorat, et non celui du goût, qui nous permet d'apprécier ce que nous appelons improprement la saveur d'une viande rôtie, d'un fromage ou d'un vin. Les saveurs qu'on appelle farineuse, fraîche, douce, etc., résultent, en réalité, d'un ensemble de sensations tactiles, qui nous sont fournies, il est vrai, par la langue. Il n'y a guère que les corps *amers*, *sucrés*, *acides* et *salés* qui nous procurent des sensations réellement gustatives, résultant d'impressions produites sur les bourgeons gustatifs.

Le sens du goût ne peut s'exercer qu'à une condition, c'est que la surface de la langue soit imprégnée de salive : une langue absolument sèche est insensible aux objets sapides. Nous verrons plus tard que c'est la salive des glandes sous-maxillaires qui paraît spécialement affectée au sens du goût.

§ 5. — La peau et le toucher.

Le sens du *toucher* nous fait connaître la forme, les dimensions, la dureté, l'état de la surface des objets extérieurs. Le siège du toucher est la *peau*, dont nous allons étudier sommairement la structure.

---

1. On admet généralement que les fibres destinées aux sensations gustatives sont fournies au nerf lingual par la *corde du tympan*, qui l'accompagne dans une partie de son trajet (voir, plus loin, les nerfs crâniens).

Structure de la peau. — La *peau* (*fig.* 130), dont l'épaisseur moyenne est de 1 millimètre, se décompose en deux couches : 1° une couche superficielle, qui ne renferme pas de vaisseaux sanguins et est à peu près insensible : c'est l'*épiderme*[1] ; — 2° le *derme*[2], beaucoup plus épais, traversé par des vaisseaux sanguins et des nerfs, et qui porte, du côté de l'épiderme, une multitude de papilles saillantes.

L'*épiderme* (*fig.* 131) est un épithélium stratifié. Dans sa partie profonde, il se termine par une assise de cellules serrées les unes contre les autres, parfaitement vivantes et en voie de multiplication continuelle. En dehors de cette assise s'en trouvent d'autres, formées de cellules arrondies, vivantes encore, chargées de pigments et dont l'ensemble forme une sorte de réseau occupant les dépressions qui séparent les papilles du derme (*corps muqueux* de Malpighi). Les cellules du corps muqueux ne sont pas autre chose que le résultat de la multiplication des cellules de l'assise profonde. A mesure que les cellules âgées du corps muqueux, refoulées par les cellules plus jeunes, sont rejetées vers l'extérieur, elles s'aplatissent, se serrent étroitement les unes contre les autres, meurent et forment, par l'accumulation de leurs assises, la couche extérieure de l'épiderme qu'on appelle *couche cornée*. Celle-ci s'use et se détruit continuellement par sa surface, pendant

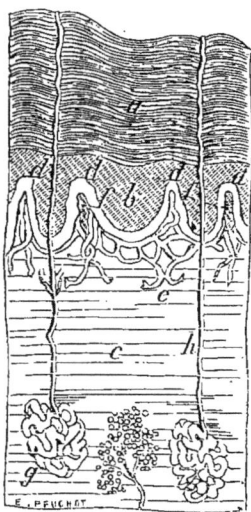

Fig. 130. — Coupe à travers la peau. — *a*, couche cornée de l'épiderme ; *b*, corps muqueux de Malpighi ; *c*, derme ; *d*, papilles ; *e*, vaisseaux sanguins ; *f*, corpuscules tactiles ; *g*, glande sudoripare ; *h*, son canal excréteur.

---

1. Du grec : ἐπί, prononcez *épi*, sur ; — δέρμα, prononcez *derma*, peau.
2. Du grec : δέρμα, peau.

qu'elle se renouvelle par sa profondeur. Quand la peau est en bon état, la destruction se fait par éléments infiniment

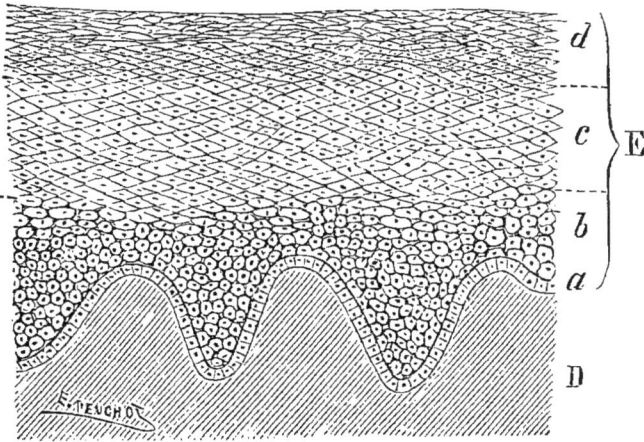

Fig. 131. — Coupe théorique à travers l'épiderme (E). — D, derme ; a, cellules profondes de l'épiderme ; b, corps muqueux de Malpighi ; c, d, couche cornée.

petits que l'œil ne discerne pas ; quelquefois, au contraire, la couche cornée se détruit par la formation de véritables écailles ou pellicules qui se détachent en bloc.

Le *derme*, séparé des muscles sous-jacents par une mince couche de graisse (*pannicule*[1] *graisseux sous-cutané, lard* de certains animaux) et par le tissu conjonctif sous-cutané, est formé lui-même par une variété compacte et résistante de tissu conjonctif, très riche en fibres élastiques. Les papilles que présente sa surface externe sont régulièrement disposées dans certaines régions de la peau ; ce sont elles qui en soulevant l'épiderme produisent, sur la paume de la main, ces courbes concentriques et serrées que tout le monde peut remarquer à l'œil nu.

Certaines papilles ne renferment que des vaisseaux sanguins (*papilles vasculaires*) ; d'autres renferment des ter-

---

1. Du latin *panniculus*, diminutif de *pannus*, pièce de drap ou d'étoffe.

minaisons nerveuses (*papilles nerveuses*). Celles-ci peuvent contenir trois sortes de corpuscules, appelés *corpuscules du tact* : les *corpuscules de Krause*, ceux *de Meissner* et ceux *de Pacini*.

Les corpuscules de Krause (*fig.* 132), les plus petits de tous (de 25 à 100 μ de diamètre), sont surtout répandus dans le derme des muqueuses (muqueuses linguale, conjonctive, etc...) ; leur

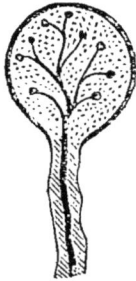

Fig. 132. — Corpuscule de Krause (schéma).

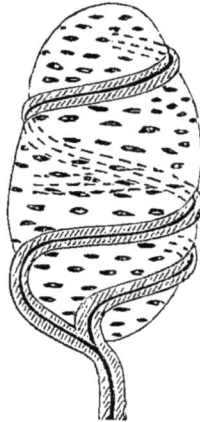

Fig. 133. — Corpuscule de Meissner, très grossi (schéma). — A gauche, le corpuscule entier; à droite, sa coupe transversale.

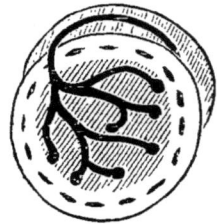

forme est sphérique ; chacun d'eux est enveloppé d'une fine membrane conjonctive à l'intérieur de laquelle se trouve un tissu plus lâche. Dans ce corpuscule vient se terminer une fibre nerveuse qui, après avoir pénétré dans le tissu lâche, s'y ramifie irrégulièrement; ses dernières ramifications paraissent se terminer par de légers renflements.

Les corpuscules de Meissner (*fig.* 133), plus volumineux (diamètre supérieur à 100 μ.), sont répandus dans toutes les parties de la peau. Chacun d'eux présente à peu près la forme d'un cône de sapin autour duquel semble s'enrouler en spirale une fibre nerveuse. Le corps même du corpuscule est limité extérieurement par une sorte d'écorce dans laquelle on remarque de nombreux noyaux, indices des cellules qui ont contribué à la former; cette écorce recouvre un tissu central dans lequel il est difficile de retrouver des traces d'organisation cellulaire. Il est probable que la fibre nerveuse, qui entoure le corpuscule, y enfonce de distance en distance des ramifications qui doivent se terminer comme celles des corpuscules de Krause[1].

Les corpuscules de Pacini (*fig.* 134), les plus volumineux de tous, visibles à l'œil nu (diamètre pouvant varier entre 1^{mm} et 4^{mm}), se trouvent dans le tissu conjonctif sous-cutané, au niveau de la face palmaire de la main, en particulier sur les côtés des doigts, et dans des parties très profondes de l'organisme, comme le mésentère, les capsules articulaires, les muscles, et même les os d'après certains observateurs. La forme d'un corpuscule de Pacini est à peu près celle d'une poire ; il est formé d'une série d'enveloppes concentriques, pluricellulaires, dont les cellules se recouvrent un peu à la façon des tuiles d'un

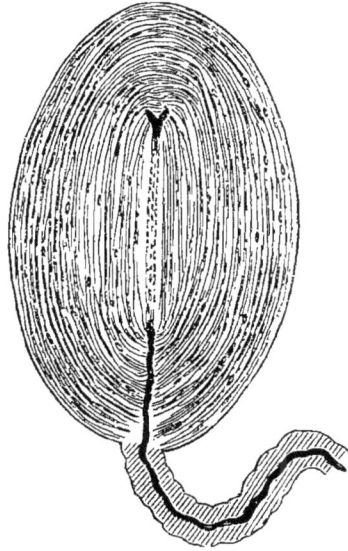

Fig. 134. — Corpuscule de Pacini, très grossi et coupé suivant son axe (schéma).

toit ; la fibre nerveuse qui se termine dans le corpuscule y pénètre directement, et, soit qu'elle reste simple, soit qu'elle se ramifie, se termine par un ou plusieurs boutons renflés.

On voit par ce qui précède que les terminaisons nerveuses de la peau semblent localisées dans le derme, à l'exclusion de l'épiderme qui n'en renferme pas. Cette distinction n'est pas aussi absolue qu'on le croyait autrefois ; on a découvert, à plusieurs

---

1. Telle est du moins la description classique du corpuscule de Meissner. Des recherches récentes, dont le point de départ a été l'étude des corpuscules plus simples qu'on observe dans la muqueuse du bec du Canard, semblent prouver que le filet nerveux suit un trajet à peu près rectiligne à la surface du corpuscule : il enverrait simplement de distance en distance, à l'intérieur de ce dernier, des rameaux qui se termineraient par des renflements sensoriels ; ceux-ci seraient intercalés entre des cellules de soutien, empilées un peu comme des pièces de monnaie. Ce sont ces rameaux, régulièrement étagés, qui auraient été pris pour un filament unique enroulé en hélice autour du corpuscule ; quant aux noyaux superficiels du corpuscule, ce seraient ceux des cellules de soutien.

reprises, des terminaisons nerveuses épithéliales (*fig.* 135) ; elles ont été observées d'abord dans la cornée, puis dans la muqueuse du larynx, ensuite dans diverses autres muqueuses. Un filet ner-

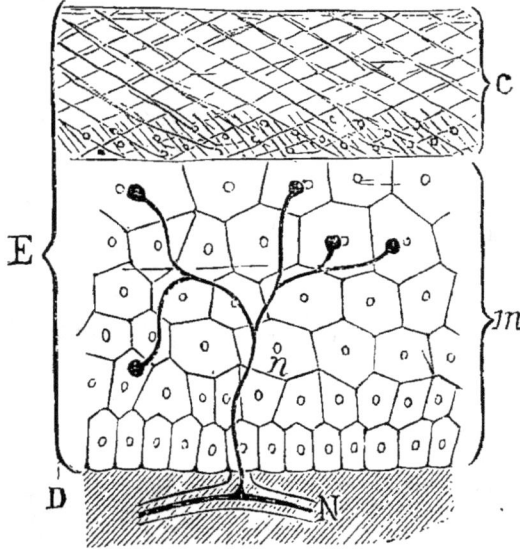

Fig. 135. — Coupe théorique d'une muqueuse, montrant des terminaisons nerveuses épithéliales. — D, derme ; E, épiderme ; *m*, corps muqueux ; *n*, noyaux des cellules du corps muqueux ; *c*, couche cornée ; N, filets nerveux.

veux, après avoir traversé le derme, pénètre entre les cellules de l'épiderme, s'y ramifie, et ses diverses ramifications se terminent par autant de boutons renflés ; ce sont des terminaisons nerveuses libres (elles ne sont pas enfermées dans des corpuscules).

Sensations tactiles. — L'intégrité de l'épiderme est indispensable à l'existence des sensations tactiles : une région de la peau dont l'épiderme a été arraché commu- nique, à la suite des contacts qu'elle éprouve, des sen- sations douloureuses ; mais elle a perdu la faculté de nous renseigner sur la forme et l'état de la surface des objets extérieurs ; elle n'a donc plus de sensibilité tactile. Ce phénomène peut s'expliquer si on admet que les ter- minaisons nerveuses du derme ou de l'épiderme, en raison de la finesse de leur sensibilité, ne doivent pas subir le contact direct des objets extérieurs : lorsque le doigt, par exemple, vient frôler un objet, celui-ci comprime l'épiderme, qui transmet cette pression aux corpuscules renfermés dans les papilles dermiques ; c'est là seulement que se produit l'impression qui, portée par une fibre nerveuse jusqu'à un centre nerveux, est transformée par celui-ci en une sensation tactile.

Tous les points de la peau ne sont pas également sensibles au contact des objets extérieurs. Les expériences de Weber, qui consistent à mesurer la distance minima qui doit séparer les deux pointes d'un compas pour que les deux piqûres nous procurent deux sensations distinctes, permettent d'apprécier la sensibilité relative des divers points de la peau. A la pointe de la langue, la distance minima est en moyenne de 1^{mm} ; sur la face palmaire des doigts, de 2^{mm} ; sur la face dorsale, de 6^{mm} : sur les lèvres, de 9^{mm} ; sur la peau de l'avant-bras, de 3^{cm} ; sur la peau du tronc, de 5 à 6^{cm}. Quand la distance des deux pointes du compas est inférieure à ce minimum, les deux sensations se confondent en une seule, ce qu'on peut expliquer en admettant que l'impression produite en un point déterminé de la peau se propage autour de ce point dans un espace qu'on appelle *cercle de sensation.*

Les corpuscules de Meissner étant, comme nous le savons, ceux que l'on rencontre le plus communément dans toutes les régions de la peau, on admet généralement que ce sont eux qui nous fournissent les sensations de contact proprement dites.

Sensations de pression. — Des sensations de contact il faut rapprocher les *sensations de pression*, par lesquelles nous nous rendons compte des pressions exercées à la surface de la peau par les corps extérieurs. C'est encore à Weber qu'on doit des expériences ingénieuses destinées à mesurer la sensibilité des diverses régions de la peau à la pression : un sujet, couché sur le dos, les yeux bandés, se faisait déposer sur le front une pile de pièces de 1 centime et s'efforçait, sans le secours d'aucun autre renseignement que ceux qui lui étaient fournis par la peau, de reconnaître la suppression d'une de ces pièces : sur une pile de trente pièces, il arrivait à percevoir la disparition d'une pièce, c'est-à-dire une différence de $\frac{1}{30}$ dans la pression exercée. D'autres expériences ont montré la possibilité de percevoir une différence de 15 grammes sur 600 grammes, soit de $\frac{1}{40}$ de la pression initiale. Classées d'après leur sensibilité à la pression, les différentes régions de la peau doivent être rangées dans le même ordre que d'après leur sensibilité au contact. — La répartition des corpuscules de Pacini dans des parties assez profondes de l'organisme a conduit divers physiologistes à leur attribuer le rôle principal dans la sensibilité à la pression.

Sensations thermiques. — La peau est sensible aussi aux variations de température (*sens thermique*). Les points les plus sensibles sont : la pointe de la langue, les joues, le dos de la main ; on sait que c'est en approchant un fer chaud de la joue qu'on apprécie sa température et que c'est sur le dos de la main qu'on pose un cataplasme dont on veut reconnaître l'état thermique. Les limites extrêmes entre lesquelles s'exerce la sensibilité thermique de la peau sont 0° et 70° centigrades ; en dehors de ces limites, un objet très froid ou très chaud nous communique une sensation douloureuse de brûlure ou de congélation. C'est entre 30° et 50° que la sensibilité est la plus vive. On apprécie, en moyenne, une différence de $\frac{1}{5}$ de degré dans la température extérieure.— Certains auteurs attribuent la sensibilité thermique aux terminaisons nerveuses libres qu'on observe dans quelques épithéliums.

Il n'est pas toujours aisé de distinguer chacune des catégories de sensations que nous fournit la peau ; c'est ainsi que, de deux pièces de 5 francs appliquées sur la peau, la plus chaude paraît la plus légère ; dans ce cas, les sensations de pression se confondent avec les sensations thermiques.

Sensations musculaires. — On peut rattacher encore au sens du toucher un sens vague dont l'existence même est problématique et qu'on appelle le *sens musculaire*. Ce sens nous permettrait de nous rendre compte de l'état de contraction ou d'activité de nos muscles, abstraction faite de tous les renseignements que peuvent nous fournir sur cet état nos autres sens cu notre conscience.

Diverses observations ou expériences conduisent à admettre l'existence du sens musculaire. On sait que les personnes amputées d'un membre éprouvent encore, après l'amputation, des sensations diverses (des sensations de crampes, par exemple) qu'elles rapportent au membre absent : c'est l' « illusion des amputés ». On peut s'expliquer cette illusion en admettant l'existence de fibres nerveuses qui, parties des muscles, porteraient aux centres nerveux les impressions résultant de l'activité de ces muscles ; après la section de ces fibres, leur excitation continuerait à provoquer dans les centres nerveux des sensations analogues à celles qu'elles provoquaient avant la suppression des muscles. En coupant les nerfs qui se rendent à la peau d'un membre, chez un animal vivant, en supprimant, par conséquent, la sensibilité tactile dans ce membre, on n'entrave nullement la marche : on l'empêche, au contraire, par la section des racines sensitives des nerfs qui se rendent aux muscles de ce membre. Il semble donc que les terminaisons sensitives du nerf dans le muscle soient nécessaires pour permettre aux terminaisons motrices de lui communiquer les ordres d'activité.

On peut aussi présenter des arguments contre l'existence du sens musculaire. On peut faire remarquer, par exemple, que nous avons conscience d'un mouvement simplement *voulu*, même lorsque l'intention n'est pas suivie d'exécution. Le siège du sens qui est alors en jeu serait dans les cellules nerveuses motrices du centre qui communique aux muscles des ordres d'activité ; ce serait un « sens de l'innervation ». Dans les cas où l'intention est suivie d'exécution, où le muscle se contracte effectivement, la sensation d'innervation serait accompagnée de sensations différentes, ayant leur siège dans les diverses parties qui entourent immédiatement le tissu musculaire.

Quoi qu'il en soit de la nature réelle du sens musculaire, il est certain que nous apprécions plus ou moins exactement l'intensité de l'effort exercé par nos muscles pour effectuer un travail, abstraction faite de toutes les notions que nous pouvons avoir sur la nature de ce travail : c'est ainsi qu'on apprécie généralement une différence de $\frac{1}{17}$ environ entre deux poids *soulevés*.

Constitution théorique d'un organe des sens. — Si on rapproche les notions acquises maintenant sur la vue, l'ouïe, l'odorat, le goût, le toucher et qu'on cherche à en dégager ce qu'il y a de plus général dans la constitution des appareils qui desservent ces fonctions, on voit que tout organe des sens peut se ramener à un élément sensoriel qui reçoit une impression du milieu extérieur et la transmet par une fibre nerveuse à un centre nerveux : ce dernier l'enregistre et, après lui avoir fait subir une élaboration spéciale, la transforme en une sensation.

CHAPITRE V

Le système nerveux.

Définition. — Le *système nerveux (fig. 136)* est un ensemble d'organes qui établissent des rapports entre l'appareil de la sensibilité et celui de la locomotion.

On peut étudier successivement : 1° *l'histologie* du système nerveux ; — 2° son *anatomie* ; — 3° sa *physiologie*.

§ 1er. — Histologie du système nerveux.

Les tissus qui entrent dans la constitution du système nerveux sont formés par deux sortes d'éléments : des *cellules nerveuses* et des *fibres nerveuses*.

Cellules nerveuses. — Une *cellule nerveuse* (*fig.* 137) est formée d'un protoplasma granuleux qui contient un noyau fort net et envoie vers sa périphérie des prolongements rayonnants et ramifiés ; ces derniers peuvent s'enchevêtrer avec ceux des cellules nerveuses voisines, sans qu'il y ait, toutefois, continuité entre eux, de manière à constituer un réseau plus ou moins complet. Du voisinage du noyau part un filet hyalin,

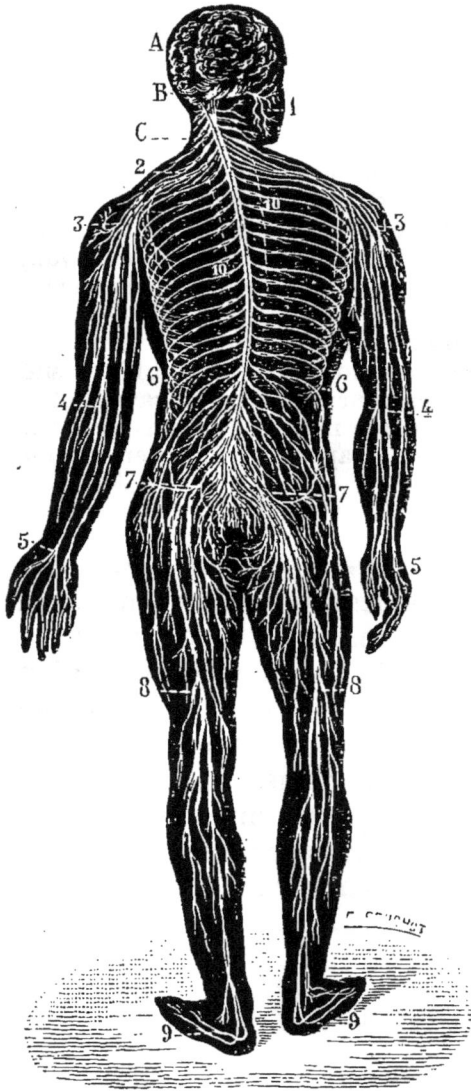

Fig. 136. — Système nerveux de l'Homme. — A, hémisphères cérébraux ; B, cervelet ; C, moelle épinière ; 1, 2, 3, ... 10, principaux nerfs issus du cerveau ou de la moelle épinière.

de forme cylindrique, plus épais que les filaments précédents et qui s'en distingue aussi par son absence de ramification, c'est le *prolongement de Deiters* [1].

Fibres nerveuses. — Parmi les *fibres nerveuses* on peut distinguer deux groupes : les *fibres blanches* ou *fibres à myéline* et les *fibres grises* ou *fibres de Remak*.

Une *fibre* nerveuse *blanche*, examinée vers la partie moyenne de son parcours (*fig. 138*), comprend un filament

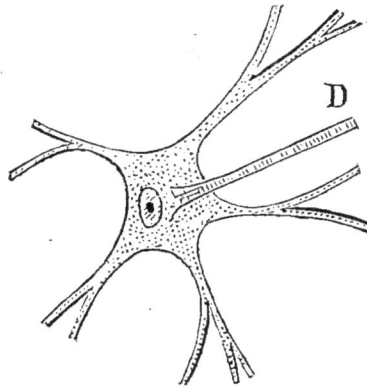

Fig. 137. — Une cellule nerveuse. — D, Prolongement de Deiters.

axile, d'aspect hyalin (le *cylindre-axe*), qui n'est autre

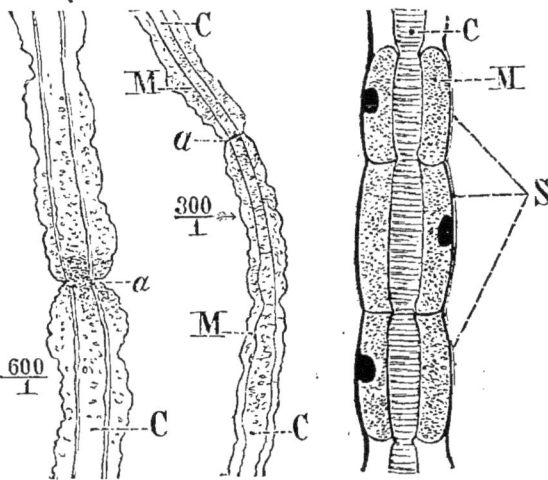

Fig. 138. — Une fibre blanche, vue à divers grossissements à droite, figure schématique). — C, cylindre-axe ; M, gaine de myéline ; S, gaine de Schwann ; a, étranglements de la gaine de myéline.

chose que la suite d'un prolongement de Deiters. Il est

1. Les cellules nerveuses qui possèdent plusieurs prolongements ramifiés sont dites *cellules multipolaires* ; celles qui n'en possèdent que deux, *cellules bipolaires* ; celles qui n'en ont qu'un seul, *cellules unipolaires*.

protégé extérieurement par un fourreau épais formé d'une matière grasse d'un blanc éclatant (la *myéline* [1]) ; celle-ci est entourée à son tour par une fine membrane dite *gaine de Schwann* ; enfin, la fibre tout entière est en quelque sorte empaquetée dans une enveloppe de nature conjonctive dite *périnèvre* [2]. Dépourvue de ramification, la fibre peut cheminer côte à côte avec une ou plusieurs de ses congénères, mais ne s'unit jamais à elles.

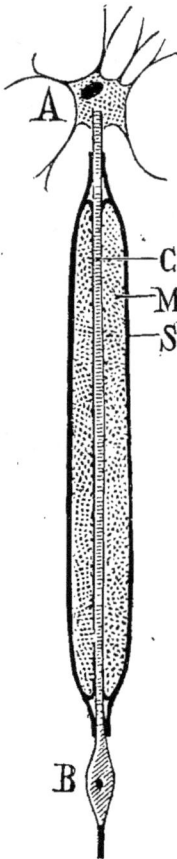

Fig. 139. — Schéma d'une fibre blanche, coupée d'un bout à l'autre suivant son axe. — A, cellule nerveuse ; B, cellule sensorielle ; C, cylindre-axe ; M, gaine de myéline ; S, gaine de Schwann.

Au premier abord, cette organisation de la fibre nerveuse ne paraît révéler aucune trace de cellules et semble mettre en défaut la théorie cellulaire. En utilisant certains réactifs spéciaux et en s'aidant de grossissements très puissants, M. Ranvier a reconnu que, si le cylindre-axe est continu dans toute son étendue, il n'en est pas de même de la gaine de myéline. Elle serait formée par une succession de cellules annulaires gorgées de graisse, disposées bout à bout et traversées par le cylindre-axe ; soudées intimement les unes aux autres en un tube continu, quand la fibre est complètement développée, ces cellules ne laissent plus reconnaître leur nombre que par des étranglements régulièrement espacés de la gaine de myéline. La gaine de Schwann ne serait pas autre chose que le résultat de la soudure bout à bout des membranes des cellules à myéline dans leurs parties extérieures ; quant au cylindre-axe, c'est un prolongement de Deiters et, par conséquent, une dépendance d'une cellule nerveuse. Ainsi se trouve ramené à l'organisation cellulaire un élément, la fibre nerveuse, qui paraissait au premier abord s'en écarter complètement.

Au voisinage de ses extrémités (*fig.* 139), la fibre blanche modifie sa structure : elle perd successivement sa gaine de myéline et sa gaine de

---

1. Du grec : μυελός, prononcez *muélos*, moelle.
2. Du grec : περί, prononcez *péri*, autour ; — νεῦρον, prononcez *neuron*, nerf.

Schwann ; elle se réduit donc finalement au cylindre-axe, qui se manifeste ainsi comme la partie essentielle de la fibre nerveuse.

Nous connaissons le mode de terminaison de la fibre nerveuse à l'une de ses extrémités : le cylindre-axe, devenu un prolongement de Deiters, va se perdre au sein du protoplasma d'une cellule nerveuse, au voisinage du noyau.

Son extrémité opposée peut être en rapport soit avec une autre cellule nerveuse, dont elle forme aussi le prolongement de Deiters, soit avec un organe sensoriel ; nous savons comment elle se termine dans ce cas : par un bâtonnet ou un cône rétinien, dans une tache acoustique, dans un corpuscule gustatif, etc. Elle peut aussi être en rapport avec un muscle, par exemple un muscle rouge ; voici comment elle s'y termine : réduite à son cylindre-axe, elle pénètre sous le myolemme d'un faisceau musculaire primitif qui se continue avec son périnèvre ; puis elle s'enfonce dans une substance granuleuse qui forme, à la surface du paquet de fibrilles contractiles, une sorte de plaque elliptique dite *plaque musculaire* ; elle se divise alors en un grand nombre de ramuscules dont les dernières extrémités se perdent au sein de la substance ambiante (*fig.* 140).

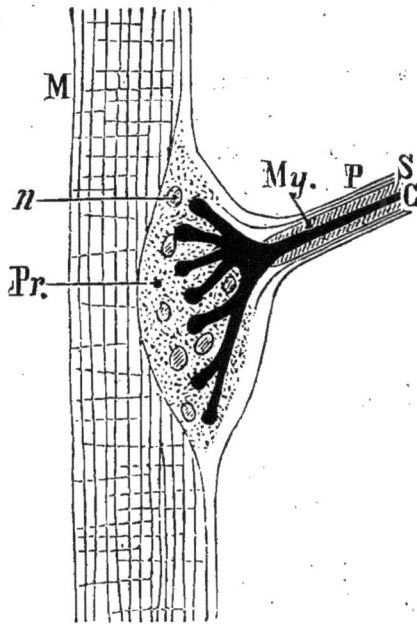

Fig. 140. — Terminaison nerveuse motrice dans un muscle strié. — M, faisceau musculaire primitif ; C, cylindre-axe ; My., gaine de myéline ; S, gaine de Schwann ; P, périnèvre ; Pr., protoplasma granuleux ; n, noyaux.

Une *fibre grise* ou de Remak est une fibre dépourvue de

myéline. Or nous venons de voir qu'au voisinage de ses
extrémités toute fibre blanche perd sa gaine de myéline.
On peut donc dire que, blanche dans presque toute son
étendue, elle devient grise à ses extrémités. Cette remarque
suffit pour montrer qu'il n'y a pas de différence essentielle
entre la fibre blanche et la fibre grise ; toutes deux possèdent un élément fondamental identique, qui est le
cylindre-axe [1].

§ 2. — Anatomie du système nerveux.

Définitions. — Le système nerveux (*fig.* 136) comprend deux sortes d'organes : 1° les organes centraux ou
centres nerveux, composés surtout de cellules nerveuses,
masses plus ou moins volumineuses auxquelles on réserve
le nom de *ganglions* quand elles ont peu de volume ; —
2° les organes périphériques ou *nerfs*, formés exclusivement de fibres nerveuses, cordons qui mettent les centres
nerveux en relation avec les organes sensoriels, d'une part,
avec les muscles et les glandes, de l'autre.

Les fibres d'un nerf sont isolées les unes des autres par
du tissu conjonctif : la gaine externe d'un nerf porte le nom
de *névrilème* [2] ; on appelle *périnèvre* la fine membrane qui
enveloppe directement chaque fibre nerveuse et qui n'est,
en définitive, qu'un prolongement du névrilème à l'intérieur
du nerf. Quand un nerf se ramifie, les fibres nerveuses qui
le constituent se séparent en deux faisceaux dont chacun
emporte avec lui ses gaines conjonctives : jamais une fibre
ne se ramifie.

Se plaçant à un autre point de vue, on peut distinguer,

---

1. Certaines fibres grises se terminent dans les cellules contractiles des
muscles lisses : leur mode de terminaison est plus simple que celui des fibres
blanches dans les faisceaux primitifs des muscles striés ; il consiste en un
renflement unique de la forme d'un bouton.
2. Du grec : νεῦρον, prononcez *neuron*, nerf ; — εἴλημα, prononcez *eiléma*, enveloppe.

dans la totalité du système nerveux, deux systèmes secondaires : 1° le *système cérébro-spinal*, plus spécialement affecté à l'exercice des fonctions de relation ou de la vie animale ; — 2° le *système du grand sympathique*, réservé plutôt aux fonctions de nutrition ou de la vie végétative. Chacun de ces systèmes comprend des centres et des nerfs.

Système nerveux cérébro-spinal.

Dans le *système nerveux cérébro-spinal*, les centres se réduisent, si on laisse de côté les ganglions disséminés sur divers points de l'organisme, à une masse continue de substance nerveuse qui occupe le canal rachidien de la colonne vertébrale et la boîte crânienne ; elle est composée de la *moelle épinière* et de l'*encéphale*.

Moelle épinière. — La *moelle épinière* [1] est un long cordon, de forme à peu près cylindrique, qui remplit incomplètement la cavité rachidienne. Légèrement renflée au niveau des deux paires de membres, elle se dilate vers son extrémité supérieure qui aboutit au trou occipital, et se termine à son extrémité inférieure par un filament très grêle (*filum terminale* ou *filament terminal*), auquel fait suite le *ligament coccygien*, qui le fixe au coccyx ; le *filament terminal* est noyé au milieu d'un riche faisceau de nerfs qui s'échappent par les orifices de la région sacrée du canal rachidien et dont l'ensemble constitue la *queue de cheval*.

La section droite de la moelle épinière (*fig.* 141) présente la forme d'une ellipse à grand axe transversal. Elle est profondément échancrée, à ses faces antérieure et postérieure, par deux *sillons*, dits *médians*, qui la partagent en deux parties symétriques. Chacune de ces dernières est

---

1. Malgré la similitude de nom, il n'y a aucun rapport entre l'organisation de la moelle épinière et celle de la moelle des os.

elle-même divisée en trois lobes par deux sillons beaucoup moins profonds, dits *sillons collatéraux antérieur et postérieur*; ce qui permet de distinguer, dans chaque moitié de

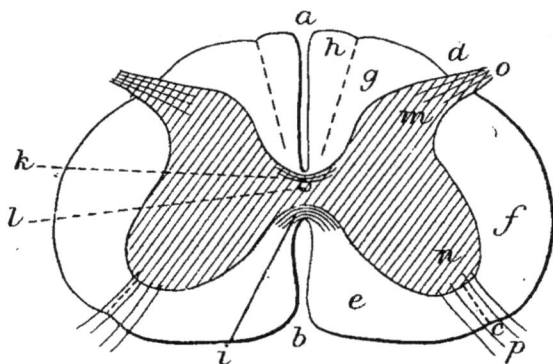

Fig. 141. — Coupe transversale schématique de la moelle épinière. — *a*, sillon postérieur; *b*, sillon antérieur; *c*, sillon collatéral antérieur; *d*, sillon collatéral postérieur; *e*, cordon antérieur; *f*, cordon latéral; *g*, cordon postérieur; *h*, cordon de Goll; *i*, commissure blanche; *k*, commissure grise; *l*, canal de l'épendyme; *m*, corne postérieure; *n*, corne antérieure; *o*, racine postérieure d'un nerf rachidien; *p*, racine antérieure du même.

la moelle épinière, trois cordons (*cordon antérieur, cordon latéral, cordon postérieur*).

L'axe de la moelle épinière est occupé par une masse de *substance grise* dont la section transversale se présente sous la forme d'une lettre H, dont les deux montants sont dirigés d'avant en arrière, symétriquement par rapport au plan de symétrie de la moelle épinière; chacun d'eux offre une extrémité antérieure renflée ou *corne antérieure*, et une extrémité postérieure plus grêle ou *corne postérieure*. Le centre même de la section est occupé par la lumière d'un très fin canal, rempli d'un liquide transparent et à peu près incolore, qui s'étend d'un bout à l'autre de la moelle; c'est le *canal de l'épendyme*[1]. Une bandelette transversale de substance grise (*commissure grise*) occupe

---

1. Du grec : ἐπί, prononcez *épi*, sur; — ἔνδυμα, prononcez *enduma*, vêtement. Les cellules de l'épendyme, membrane qui revêt intérieurement le canal, sont pourvues de cils vibratiles.

le fond du sillon médian postérieur. — Cet axe gris est formé presque uniquement par des cellules nerveuses multipolaires, dont les plus volumineuses occupent les cornes antérieures; entre elles s'intercale une sorte de gelée albuminoïde dans laquelle on observe des cellules étoilées offrant quelque ressemblance avec de microscopiques araignées : c'est la *névroglie*[1].

La *substance blanche*, qui forme comme une gaine autour de l'axe gris, est formée au contraire en grande partie de fibres nerveuses. Ce sont des fibres à myéline, dépourvues de leurs gaines de Schwann. Les unes suivent sur une grande longueur de la moelle un trajet à peu près rectiligne (on les rencontre surtout dans les cordons antérieurs); d'autres, dites *fibres commissurales*, nombreuses surtout dans les cordons postérieurs, suivent un trajet curviligne et établissent des communications entre les divers étages de l'axe gris. Une bandelette transversale de substance blanche, dite *commissure blanche*, occupe le fond du sillon médian antérieur. Les deux bords du sillon médian postérieur sont occupés par deux cordons parallèles, assez grêles, formés de substance blanche condensée et dits *cordons de Goll*.

Nerfs rachidiens. — De la moelle épinière se détachent, par paires disposées symétriquement (31 paires), des *nerfs* dits *rachidiens* (*fig.* 142). Chacun d'eux possède deux racines, l'une antérieure, l'autre postérieure; la première, sortant du sillon collatéral antérieur, vient en réalité de la corne antérieure correspondante; la seconde, sortant du sillon collatéral postérieur, est en relation évidente avec la corne postérieure du même côté. Les deux racines s'unissent en un tronc commun dans l'intérieur même du canal rachidien; la racine postérieure porte, un peu avant leur union, un petit renflement ganglionnaire (*ganglion spinal*).

---

1. Du grec : νεῦρον, prononcez *neuron*, nerf; — γλία, prononcez *glia*, glu.

Méninges spinales. — La moelle épinière n'occupe
pas la totalité du canal rachidien ; l'espace qu'elle laisse
libre est rempli par une série d'enveloppes protectrices
qu'on appelle *méninges*[1] (*fig.* 142). Elles sont au nombre

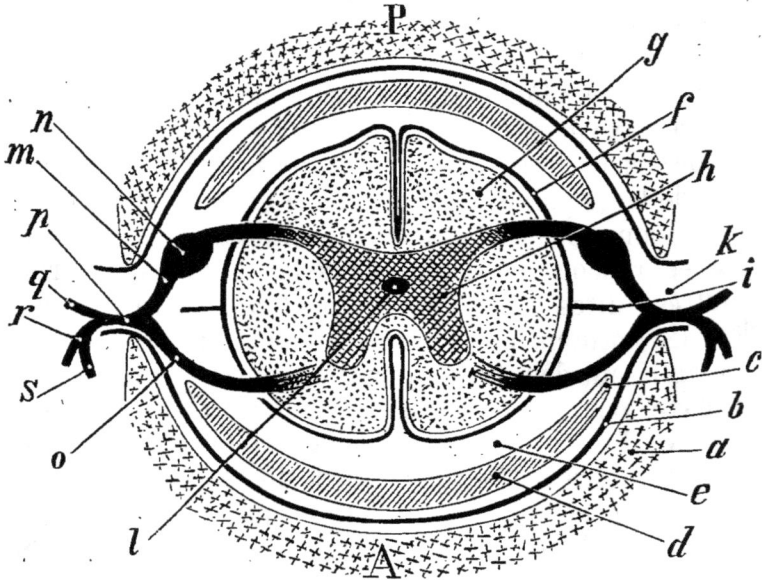

Fig. 142. — Coupe transversale schématique du canal rachidien. — A, face
antérieure ; P, face postérieure ; *a*, paroi osseuse ; *b*, dure-mère ; *c*, arach-
noïde ; *d*, cavité intercalée entre ses deux feuillets ; *e*, espace sous-arachnoïdien ; *f*, pie-mère ; *g*, substance blanche de la moelle épinière ; *h*, substance grise ; *i*, ligament dentelé ; *k*, trou de conjugaison ; *l*, canal de l'épendyme ; *m*, racine postérieure d'un nerf rachidien ; *n*, ganglion spinal ; *o*, racine antérieure ; *p*, nerf rachidien ; *q*, son rameau postérieur ; *r*, son rameau
antérieur ; *s*, rameau de communication avec le sympathique.

de trois : 1° la *dure-mère*, membrane fibreuse externe, qui
tapisse intérieurement les parois du canal, dont elle est
séparée par une couche de tissu graisseux ; — 2° l'*arach-
noïde*[2], membrane de nature séreuse, dans laquelle on peut
distinguer deux feuillets, l'un externe, l'autre interne ; —

---

1. Du grec : μῆνιγξ, prononcez *méninx*, membrane.
2. Du grec : ἀράχνη, prononcez *arakhnê*, toile d'araignée ; — εἶδος, prononcez
eïdos, apparence.

3° la *pie-mère*, membrane fibro-vasculaire, qui entoure immédiatement la moelle, en épouse tous les replis extérieurs et lui porte, par de nombreux vaisseaux sanguins, les éléments nécessaires à sa nutrition. L'espace annulaire qui sépare le feuillet arachnoïdien interne de la pie-mère (*espace sous-arachnoïdien*) est rempli par un liquide analogue à celui du canal de l'épendyme, et dit *liquide encéphalorachidien*.

Des brides membraneuses, qui semblent devoir être attribuées à

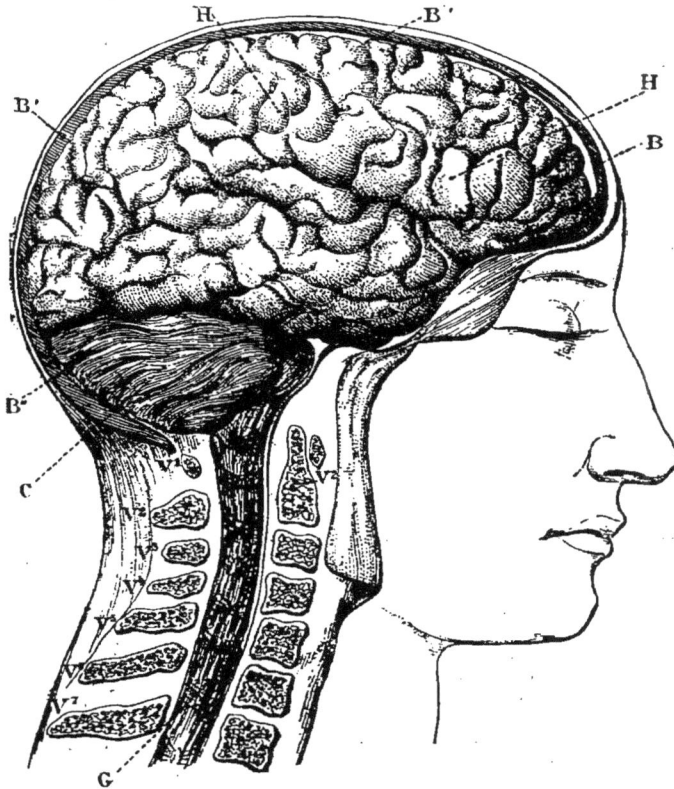

Fig. 143. — L'encéphale de l'Homme. — B, B', B'', ..., crâne ; H, hémisphère cérébral ; C, cervelet ; G, moelle épinière ; V₁, V₂, V₃, ... vertèbres cervicales.

la dure-mère, rattachent cette dernière et la pie-mère, à travers le sac arachnoïdien. Parmi elles, il faut signaler les *ligaments dentelés*, tendus symétriquement de part et d'autre de la moelle et sur toute sa longueur; ils sont fixés d'une manière continue à la surface de la pie-mère et prennent, d'autre part, des points d'attache discontinus sur les différents anneaux vertébraux.

Encéphale. —
On peut dire d'une manière générale que l'*encéphale* (*fig.* 143), contenu dans la boîte crânienne, n'est autre chose que l'extrémité antérieure, considérablement renflée, de la moelle épinière.

Pour prendre une vue d'ensemble des diverses parties qui le constituent et se rendre compte de leur disposition réciproque, on peut imaginer (*fig.* 144) que les deux portions symétriques de la moelle épinière, après avoir pénétré par le trou occipital

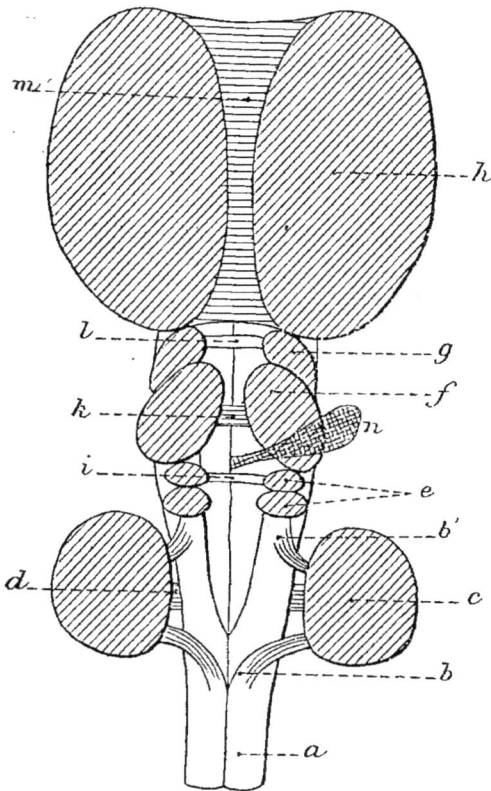

Fig. 144. — Schéma représentant les divers éléments de l'encéphale (les hémisphères cérébraux ont été supposés rejetés en avant). — *a*, moelle allongée; *b*, pédoncules cérébelleux postérieurs; *b'*, pédoncules cérébelleux antérieurs; *c*, cervelet; *d*, pont de Varole; *e*, tubercules quadrijumeaux; *f*, couches optiques; *g*, corps striés; *h*, hémisphères cérébraux; *i*, commissure blanche postérieure; *k*, commissure grise; *l*, commissure blanche antérieure; *m*, corps calleux.

dans la boîte crânienne, s'y dilatent en s'écartant légèrement, pour prendre dans leur dernière partie le nom

1. Du grec : ἐν, prononcez *en*, dans; — κεφαλή, prononcez *képhalé*, tête.

de *pédoncules cérébraux*. L'axe ainsi constitué supporte une double série de renflements nerveux, disposés par paires symétriques. Après une sorte de tronc de cône dont la petite base correspond au trou occipital et qui n'est autre chose qu'un prolongement direct de la moelle épinière (*moelle allongée* ou *bulbe*), se présentent les deux moitiés du *cervelet*, soudées dans le plan de symétrie au-dessus de leur support, et réunies au-dessous de lui par une bande transversale de substance nerveuse (*pont de Varole* ou *protubérance annulaire*); on pourrait comparer la disposition du cervelet et du pont de Varole par rapport à l'axe à celle d'une bague par rapport au doigt : le chaton de la bague correspondrait au cervelet. Plus loin viennent deux paires de renflements de petite dimension, à surface arrondie, intimement soudés entre eux, les *tubercules quadrijumeaux*. A ceux-ci succèdent les *couches optiques*, plus volumineuses, coiffées elles-mêmes par les *corps striés*. C'est dans ces deux paires d'organes que s'épanouissent les extrémités des pédoncules cérébraux. Mais un dernier groupe de masses nerveuses, plus volumineuses que toutes les autres, vient se placer sur les corps striés et recouvrir tous les organes qui précèdent, d'avant en arrière, jusqu'au cervelet exclusivement; ce sont les *hémisphères cérébraux*.

Au niveau des tubercules quadrijumeaux, l'axe de l'encéphale subit une flexion vers sa face inférieure (*flexion crânienne*), ce qui lui donne, vers son extrémité, une direction horizontale (en supposant le corps vertical). Il résulte de là que si, après avoir ouvert la boîte crânienne, on examine extérieurement la face supérieure de l'encéphale, on n'y peut distinguer que deux parties : en avant, les hémisphères, séparés l'un de l'autre par un profond sillon médian (*grande scissure*), et qu'on désigne communément sous le nom de « cerveau »; en arrière, le cervelet, séparé du cerveau par un profond sillon transversal, perpendiculaire aux précédents (*fente de Bichat*).

Toutes ces parties, bien qu'unies deux à deux d'une manière générale suivant le plan de symétrie, présentent sur certains points une cohésion plus intime, assurée par des bandelettes transversales auxquelles on donne le nom de *commissures* : la *commissure blanche postérieure*, entre les deux tubercules quadrijumeaux de la paire antérieure ; — la *commissure grise*, entre les deux couches optiques ; — la *commissure blanche antérieure*, entre les deux corps striés ; — enfin le *corps calleux*, large plancher étendu

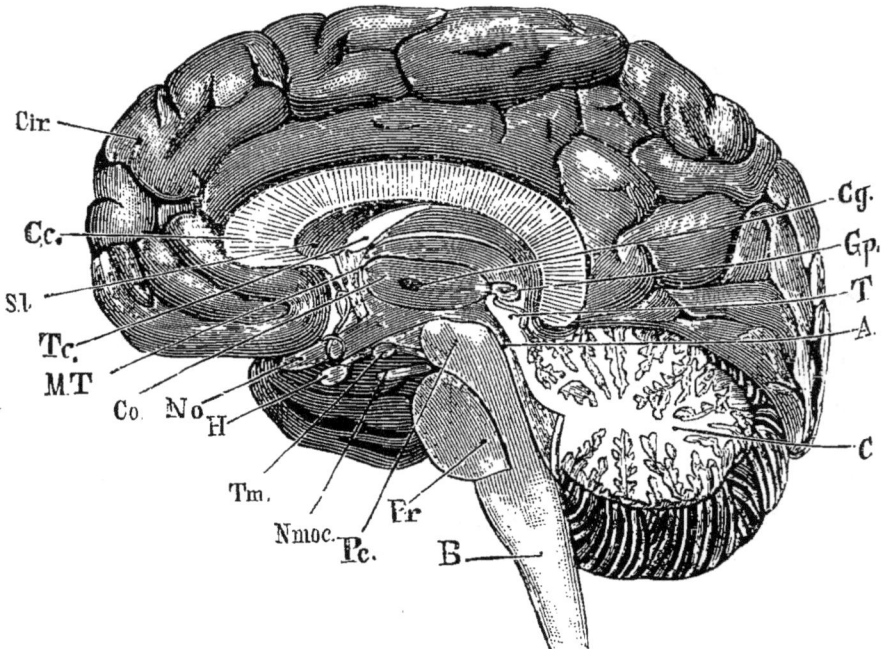

Fig. 145. — Coupe de l'encéphale suivant le plan de symétrie. — B, bulbe ; Pr, protubérance annulaire ; C, cervelet ; A, aqueduc de Sylvius ; T, tubercules quadrijumeaux ; Gp, glande pinéale ; Pc, pédoncules cérébraux ; Cg, commissure grise ; H, hypophyse ; Co, couche optique ; Tm, tubercule mamillaire ; MT, trou de Monro ; Tc., trigone cérébral ; S.l, septum lucidum ; Cc, corps calleux : Cir, circonvolutions ; No, nerf optique ; Nmoc, nerf moteur oculaire commun.

transversalement entre les deux hémisphères cérébraux et qu'on rencontre au fond du sillon qui les sépare.

Ajoutons à ces divers organes, de nature incontestablement nerveuse, deux organes impairs de petites dimensions, dont la nature et l'origine ont donné lieu à de nombreuses controverses. La *glande pinéale*[1] ou *épiphyse* est placée à la face supérieure de l'encéphale, immédiatement après les tubercules quadrijumeaux; elle renferme des vésicules closes et quelques cellules nerveuses. Le *corps pituitaire*[2] ou *hypophyse*, qui renferme fort peu d'éléments nerveux, occupe à la face inférieure de l'encéphale, au-dessous des pédoncules cérébraux, la dépression du sphénoïde appelée selle turcique; il est porté à l'extrémité d'un pédoncule, dit *tige pituitaire*, qui se détache d'un renflement situé à la face inférieure de l'encéphale (*tuber cinereum* ou *tubercule cendré*).

La figure 145, qui représente une coupe de l'encéphale par le plan de symétrie, complétera les notions précédentes.

Méninges cérébrales. — Les méninges protectrices de la moelle épinière se prolongent à l'intérieur de la boîte crânienne, à la surface de l'encéphale. Elles y conservent leur structure et leurs rapports normaux. La dure-mère, qui n'enveloppe qu'à distance les diverses parties de l'encéphale et forme plutôt une doublure à la boîte crânienne, pénètre cependant jusque dans les deux sillons rectangulaires qui divisent la face supérieure de l'encéphale : le repli qu'elle envoie entre les deux hémisphères cérébraux est la *faux du cerveau*[3]; celui qui sépare les hémisphères cérébraux du cervelet est la *tente du cerveau*[4].

Décrivons séparément chacune des parties constitutives de l'encéphale.

Bulbe. — La région du *bulbe*[5] (*fig.* 146) est limitée en arrière par le trou occipital et en avant par le bord postérieur de la protubérance annulaire.

---

1. Du latin *pinea*, pignon; à cause de la ressemblance que présente cet organe avec une petite pomme de pin. — Descartes considérait la glande pinéale comme la source des « esprits animaux ».
2. Ainsi nommé parce que les anciens physiologistes lui attribuaient à tort la fonction de sécréter la pituite, matière jaunâtre qui humecte la surface interne des fosses nasales.
3. Dont la forme offre une certaine analogie avec celle d'un fer de faux.
4. Il forme une sorte de tente au-dessus du cervelet.
5. Nom qui indique une certaine ressemblance entre la forme de cet organe et celle d'un bulbe ou oignon.

Au premier abord elle paraît mériter complètement son nom de « moelle allongée » : les cordons antérieurs de la moelle épinière semblent se continuer directement par les *pyramides antérieures*, qui occupent la face inférieure du bulbe ; les cordons latéraux de la moelle par ceux du bulbe, dont les parties voisines de la protubérance forment deux renflements ovoïdes symétriques appelés *olives* ; — enfin les cordons postérieurs de la moelle par les *pyramides postérieures* du bulbe à la surface desquels les *corps restiformes*[1] forment les prolongements, légèrement dilatés, des cordons de Goll.

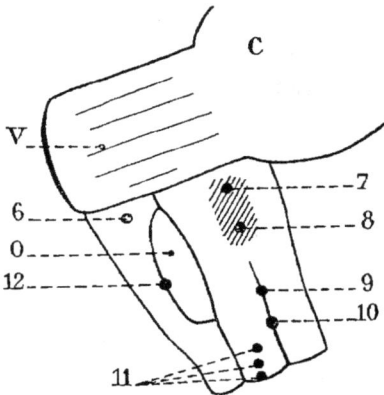

Fig. 146. — Le bulbe et la protubérance annulaire, vus de côté. — V, pont de Varole ; C, cervelet ; O, olive ; 6, 7, ... 12, nerfs crâniens des 6me, 7mo, ... 12me paires.

En réalité, si l'on suit à l'intérieur du bulbe le trajet des fibres nerveuses qui viennent de la moelle épinière, on voit que la région bulbaire est le siège d'un entre-croisement presque complet, de droite à gauche et inversement, des fibres nerveuses venues de la moelle épinière.

Chaque cordon antérieur de la moelle donne ses fibres à la pyramide antérieure du même côté (*faisceau pyramidal direct*); il est vrai que, dans toute l'étendue de la commissure blanche antérieure, les fibres des cordons antérieurs de la moelle épinière s'entre-croisent de droite à gauche et réciproquement. Le cordon latéral de la moelle donne une partie de ses fibres à la pyramide antérieure opposée (*faisceau pyramidal croisé*), tandis que le reste conserve un trajet rectiligne. Enfin le cordon postérieur de la moelle donne une partie de ses fibres à la pyramide antérieure opposée; celles du cordon de Goll se continuent effectivement dans le corps restiforme correspondant. En un mot, une partie

---

1. C'est-à-dire en forme de cordes, du latin *restis*.

seulement des cordons latéraux et les cordons de Goll échappent à l'interversion.

C'est, d'ailleurs, cet entre-croisement qui permet de fixer anatomiquement la limite postérieure du bulbe.

La structure du bulbe est assez analogue à celle de la moelle épinière ; la substance grise y forme encore un axe central et la substance blanche une gaine superficielle.

Cervelet et protubérance annulaire. — On peut distinguer dans le cervelet trois portions : une portion médiane, impaire, de petites dimensions, divisée transversalement par de nombreux plis parallèles (d'où son nom de *vermis*[1]), et deux portions latérales, plus développées, appelées *hémisphères du cervelet*, dont la surface porte de nombreux sillons de premier et de second ordre, la décomposant en *lobes* et en *lobules*.

Il suffit de pratiquer une coupe dans une partie quelconque du cervelet pour reconnaître un changement important dans la disposition réciproque des substances grise et blanche : dans le vermis aussi bien que dans les hémisphères, la substance blanche devient intérieure et la substance grise extérieure ; la surface de la première est très inégale et porte une multitude de feuillets régulièrement ramifiés qui pénètrent dans la substance grise superficielle des lobes et lobules, de manière à présenter, sur une section antéro-postérieure, l'apparence d'une arborisation que les anciens anatomistes comparaient aux branches feuillées du thuya et désignaient du nom d'*arbre de vie*. Le centre de l'organe est toutefois occupé, dans chaque hémisphère, par un noyau de substance grise appelé *corps rhomboïdal*[2].

Le *pont de Varole* ou *protubérance annulaire* est une large bande de substance blanche qui, placée en sautoir au-dessous de la naissance des pédoncules cérébraux, maintient le cervelet en place. Mais ce dernier est, en réa-

---

1. A cause d'une certaine ressemblance avec le corps d'un ver (en latin *vermis*).
2. Du grec : ῥόμβος, prononcez *rhombos*, rhombe ou losange ; — εἶδος, prononcez *eïdos*, forme.

lité, fixé par un système complexe de pédoncules dont la disposition n'apparaît clairement que si l'on fend le cervelet suivant le plan de symétrie du vermis et si on en rejette de part et d'autre les deux portions séparées (*fig.* 147). On

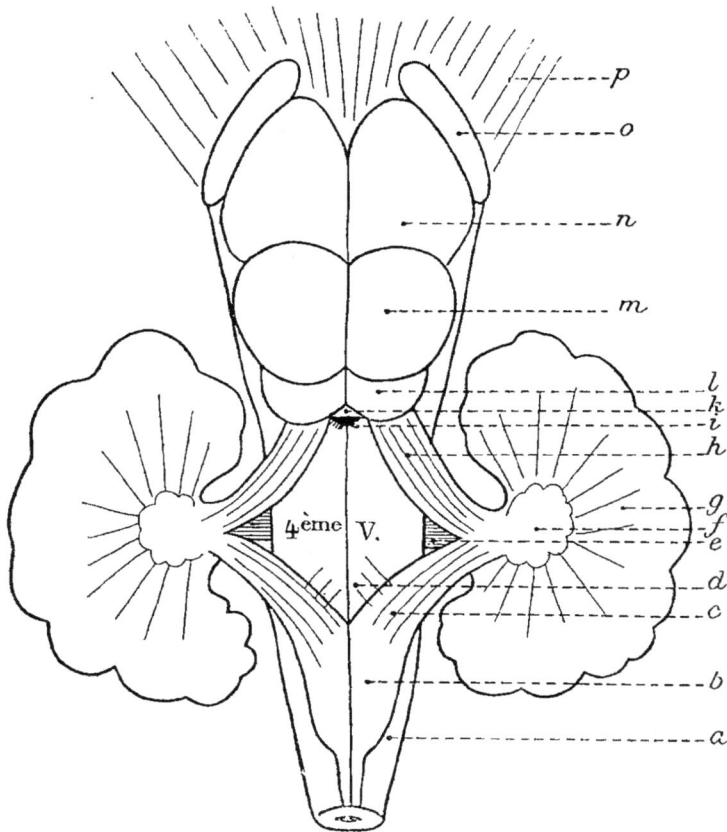

Fig. 147. — Le quatrième ventricule ouvert par sa face dorsale (schéma). — Les hémisphères cérébraux sont supposés enlevés. — *a*, bulbe; *b*, corps restiforme; *c*, pédoncule cérébelleux postérieur; *d*, calamus scriptorius; *e*, pédoncule cérébelleux moyen; *f*, corps rhomboïdal; *g*, hémisphère du cervelet; *h*, pédoncule cérébelleux antérieur; *i*, entrée de l'aqueduc de Sylvius; *k*, valvule de Vieussens; *l*, *m*, tubercules quadrijumeaux; *n*, couche optique; *o*, corps strié; *p*, fibres rayonnant vers l'écorce cérébrale.

distingue alors : 1° les *pédoncules cérébelleux postérieurs*, qui vont se perdre dans les corps restiformes; — 2° les *pédoncules cérébelleux moyens*, qui ne sont autre chose que les piliers du pont de Varole dans le cervelet; — 3° les *pédoncules cérébelleux antérieurs*, qui passent sous les tubercules quadrijumeaux et vont se terminer dans les couches optiques et les corps striés.

Le cervelet n'est pas étroitement appliqué contre la région de la protubérance annulaire. L'écartement des pyramides postérieures du bulbe donne naissance à une cavité dite *quatrième ventricule*, dont la voûte est formée par le cervelet et dont le plancher, rendu visible par l'ablation du cervelet, présente une forme à peu près losangique. Les bords antérieurs de ce plancher sont formés par les pédoncules cérébelleux antérieurs; les bords postérieurs par les pédoncules cérébelleux postérieurs. L'extrémité postérieure du plancher est marquée par l'angle que forment, en s'écartant, les deux pyramides postérieures du bulbe (*calamus scriptorius*[1]); sous la pointe du calamus s'engage un conduit qui met le quatrième ventricule en communication avec le canal de l'épendyme de la moelle épinière. L'extrémité antérieure du plancher donne accès dans un conduit qui s'enfonce sous les tubercules quadrijumeaux et dont l'entrée est protégée par une sorte de lamelle de substance nerveuse appelée *valvule de Vieussens*.

Pédoncules cérébraux. — Les *pédoncules cérébraux*, qui font suite aux pyramides antérieures du bulbe et supportent les tubercules quadrijumeaux, sont formés presque entièrement de substance blanche; d'abord rapprochés, ils s'écartent ensuite et leurs fibres divergent pour s'épanouir finalement dans les couches optiques et les corps striés.

Tubercules quadrijumeaux. — Au nombre de quatre, disposés par paires et étroitement unis, les *tubercules quadrijumeaux* ou *lobes optiques* forment une petite masse de substance nerveuse, blanche à l'extérieur, grise au centre, fixée par sa partie inférieure aux pédoncules cérébraux; elle en est cependant séparée par un fin canal

---

1. C'est-à-dire *plume à écrire*, à cause d'une certaine ressemblance entre l'angle postérieur du plancher et la pointe d'une plume.

(*aqueduc de Sylvius*[1]) dont nous avons vu l'ouverture sous la valvule de Vieussens.

Couches optiques et corps striés. — C'est dans les *couches optiques* et les *corps striés* que s'épanouissent les pédoncules cérébraux. La couleur générale des couches optiques est rouge. Chacune d'elles contient quatre noyaux de substance grise dits *centres olfactif, optique, tactile* et *auditif*.

Hémisphères cérébraux. — Les *hémisphères cérébraux*, dont le poids moyen est de 1 200 grammes, constituent la majeure partie de l'encéphale, dont le poids moyen est de 1 360 grammes. Dans les hémisphères cérébraux, la disposition générale de la substance blanche et de la substance grise est la même que dans le cervelet : la substance grise ou corticale[2] recouvre extérieurement la substance blanche.

La substance corticale des hémisphères (*fig.* 148) est surtout formée de cellules nerveuses. Entre les cellules de la substance corticale, d'une part, et les couches optiques et corps striés, de l'autre, s'étendent des fibres nerveuses qui traversent la masse de chaque hémisphère et auxquelles leur disposition rayonnée a valu le nom de *fibres convergentes*.

La surface extérieure des hémisphères présente de nombreux bourrelets saillants ou *circonvolutions*, séparés par des

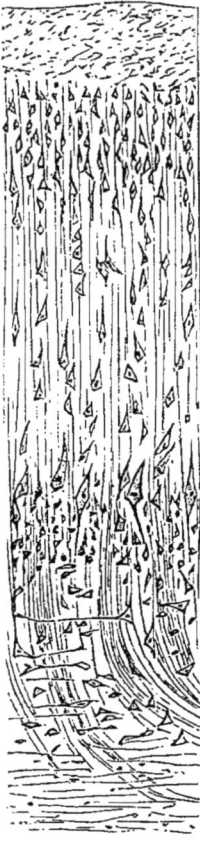

Fig. 148. — Coupe très grossie de l'écorce cérébrale. — *a*, petites cellules nerveuses; *b*, petites cellules pyramidales ; *c*, grandes cellules pyramidales; *d*, petites cellules irrégulières ; *e*, fibres de la substance blanche, rayonnant vers les cellules de la substance grise.

---

1. Nom latin de François de le Boë, anatomiste du dix-septième siècle.
2. C'est-à-dire formant l'écorce du cerveau (du latin *cortex, corticis*, écorce).

sillons contournés (*fig.* 149); cette disposition a pour effet évident d'augmenter la surface totale de la substance corticale.

Pour faciliter la description de ces circonvolutions, on peut les grouper en *lobes* correspondant aux diverses régions de la boîte

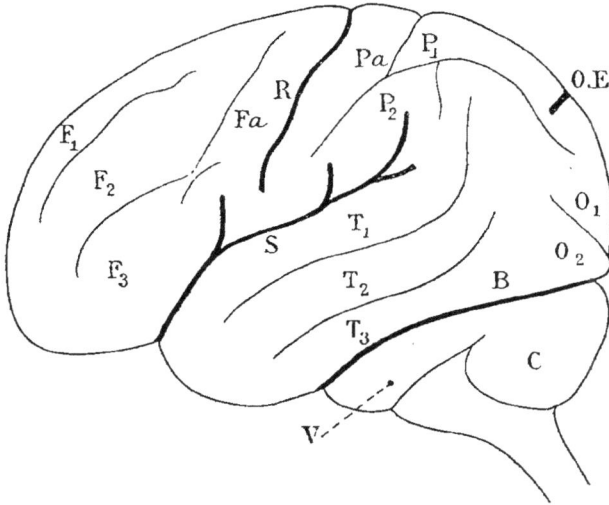

Fig. 149. — Schéma des principales circonvolutions de l'hémisphère gauche. — V, pont de Varole; C, cervelet; B, fente de Bichat; S, scissure de Sylvius; R, scissure de Rolando; F_1, F_2, F_3, 1re, 2e et 3e circonvolutions frontales; Fa, circonvolution frontale ascendante; P_1, P_2, 1re et 2e circonvolutions pariétales; Pa, circonvolution pariétale ascendante; O.E, scissure occipitale externe; O_1, O_2, 1re et 2e circonvolutions occipitales; T_1, T_2, T_3, 1re, 2e et 3e circonvolutions temporales.

crânienne et auxquels on donne des noms qui rappellent cette correspondance : *lobe frontal, lobe pariétal, lobe sphéno-occipital, lobe temporal.* Des sillons principaux, plus marqués que les autres, tracent les limites de séparation des divers lobes ; ainsi la *scissure de Sylvius,* partant de la face inférieure de chaque hémisphère et remontant d'avant en arrière sur sa face externe, sépare le lobe frontal du lobe pariétal ; la *scissure de Rolando* part de la face supérieure et descend d'arrière en avant sur la face externe, au-devant de la scissure de Sylvius.

Entre les hémisphères cérébraux rapprochés, qui en forment la voûte, et les couches optiques, qui en forment le plancher, se trouve intercalée une cavité qu'on appelle

11.

le *troisième ventricule* ou *ventricule moyen* (*fig.* 150).

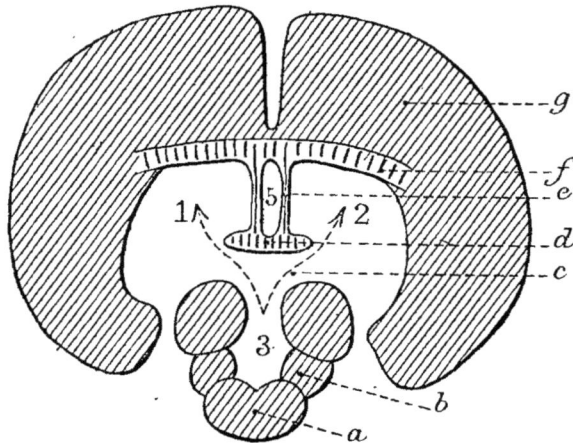

Fig. 150. — Coupe de l'encéphale suivant un plan vertical perpendiculaire au plan de symétrie, au niveau des couches optiques. — *a, b*, pédoncules cérébraux écartés dans leurs parties dorsales; *c*, trou de Monro; *d*, trigone cérébral; *e*, septum lucidum; *f*, corps calleux; *g*, hémisphère cérébral; 1, 2, 3, 5, 1er, 2me, 3me et 5me ventricules.

Au-dessus du ventricule moyen les deux hémisphères sont unis l'un à l'autre par une commissure à deux étages : l'étage inférieur a la forme d'un triangle isocèle qui tourne son sommet en avant; c'est le *trigone cérébral*[1]; — l'étage supérieur, qui est en continuité absolue avec le trigone cérébral dont la base postérieure se réfléchit pour le former (*fig.* 151), n'est autre chose que le *corps calleux*. Dans toute son étendue, le trigone cérébral est relié au corps calleux par une cloison verticale, dirigée d'avant en arrière dans le

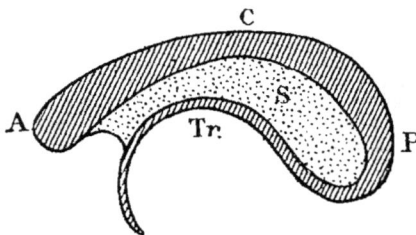

Fig. 151. — Coupe du corps calleux et du trigone cérébral suivant le plan de symétrie (schéma). — A, face antérieure; P, face postérieure; C, corps calleux; Tr, trigone cérébral; S, 5me ventricule.

1. Le trigone cérébral se termine en arrière par deux sommets largement écartés (*piliers postérieurs* du trigone, dont la réunion constitue la *lyre*); en avant, deux *piliers antérieurs* très rapprochés (d'où la forme triangulaire du trigone) contournent les couches optiques, passent à la face inférieure de l'encéphale et se terminent par deux renflements appelés *tubercules mamillaires*.

plan de symétrie de l'encéphale; formée de deux feuillets parallèles et transparents, cette cloison, qu'on appelle le *septum lucidum*, limite une cavité close de toutes parts et remplie de liquide : c'est le *cinquième ventricule*.

Sous chacun des hémisphères cérébraux existe une cavité : ces deux cavités sont les premier et deuxième ventricules[1] ; elles communiquent avec le troisième ventricule par deux ouvertures situées sur les côtés de l'extrémité antérieure de ce dernier, et dites *trous de Monro*. Il résulte de là que, depuis le canal de l'épendyme, dans la moelle épinière, jusqu'à l'intérieur de chaque hémisphère cérébral, s'étend une cavité continue formée par le quatrième ventricule, l'aqueduc de Sylvius, le troisième ventricule et l'un des ventricules latéraux (premier ou deuxième). Le cinquième ventricule est indépendant de ce système.

Tous les ventricules de l'encéphale sont tapissés intérieurement par une membrane qui continue l'épendyme et remplis par un liquide identique à celui du canal de l'épendyme et de l'espace sous-arachnoïdien[2] : c'est le *liquide encéphalo-rachidien*.

Développement de l'encéphale (*fig.* 152). — L'étude du développement des centres cérébro-spinaux jette une certaine lumière sur leur structure définitive.

La première ébauche de ces centres se manifeste sous la forme d'un sillon longitudinal s'étendant sur la face dorsale de l'embryon (*gouttière primitive*) (I). Cette gouttière s'approfondit peu à peu, puis les bords se rapprochent et se soudent (II); finalement elle devient un tube fermé à ses deux bouts (*canal médullaire*) (III). Les parois de ce tube ne sont autre chose qu'une dérivation de l'ectoderme; elles produisent un liquide qui occupe toute la cavité du canal.

Plus tard, l'extrémité antérieure du canal médullaire se renfle et constitue la *vésicule cérébrale primitive*; c'est la première ébauche de l'encéphale (IV). La partie postérieure, restée grêle, est l'ébauche de la moelle épinière; ses parois se développent et

---

1. Le premier et le deuxième ventricule sont situés de part et d'autre du *septum lucidum*.
2. Une ouverture, placée au niveau de l'extrémité postérieure du quatrième ventricule et dite *trou de Magendie*, fait communiquer les ventricules encéphaliques avec l'espace sous-arachnoïdien.

s'épaississent peu à peu, réduisant au fur et à mesure la cavité interne, dont la dernière trace est le canal de l'épendyme.

En même temps, la vésicule cérébrale primitive subit deux étranglements consécutifs qui la divisent en trois vésicules secondaires juxtaposées : la *vésicule antérieure*, la *vésicule moyenne* et la *vésicule postérieure* (V).

Bientôt la vésicule antérieure développe symétriquement, à son

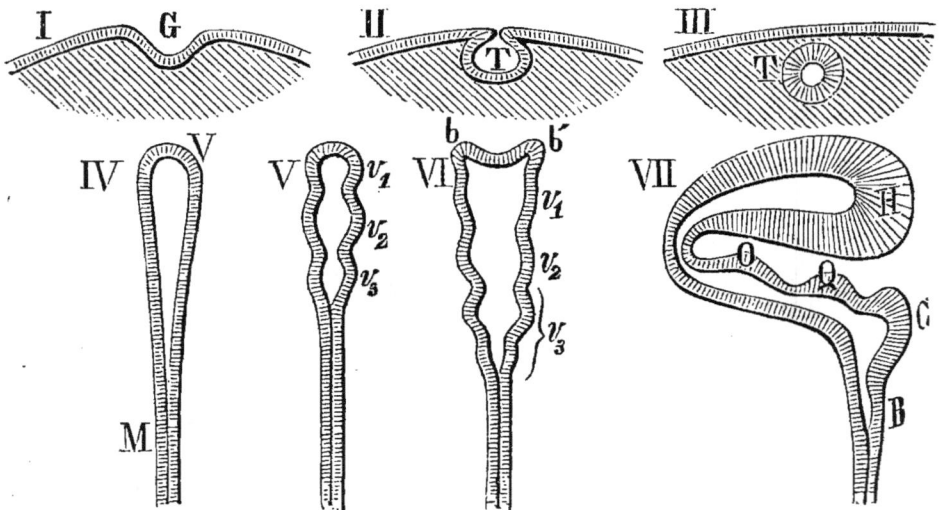

Fig. 152. — Sept phases successives du développement de l'encéphale (schéma). — G, gouttière primitive; T, canal médullaire primitif; V, vésicule cérébrale primitive; M, moelle épinière; v_1, v_2, v_3, vésicules cérébrales antérieure, moyenne et postérieure; *b*, bourgeons produisant les hémisphères cérébraux; B, bulbe: C, cervelet; Q, tubercules quadrijumeaux; O, couches optiques; H, hémisphères cérébraux.

extrémité antérieure, deux bourgeons dans lesquels se continue la cavité cérébrale, pendant que la vésicule postérieure s'étrangle vers son milieu et se divise en deux cavités consécutives. A ce moment, on peut distinguer dans l'encéphale : 1° le *cerveau antérieur* ou *protencéphale*[1], représenté par les deux bourgeons de la vésicule antérieure; — 2° le *cerveau intermédiaire* ou *thalamencéphale*[2], qui n'est autre chose que la partie postérieure de cette vésicule, demeurée simple; — 3° le *cerveau moyen* ou *mésencéphale*[3], provenant de la vésicule moyenne tout entière; — 4° le

---

1. Du grec : πρῶτος, prononcez *prôtos*, premier.
2. Du grec : θάλαμος, prononcez *thalamos*, lit.
3. Du grec : μέσος, prononcez *mésos*, moyen.

cerveau postérieur ou *mélencéphale*[1] ; — 5° l'*arrière-cerveau* ou *myélencéphale*[2], ces derniers proviennent des deux moitiés de la vésicule postérieure (VI).

Plus tard, une courbure à convexité supérieure se produit au niveau du cerveau moyen (*flexion crânienne*). Puis les deux bourgeons du cerveau antérieur se développent considérablement et se trouvent rejetés en arrière au-dessus des parties suivantes de l'encéphale, qu'ils recouvrent jusqu'au cervelet exclusivement ; en même temps ils se rapprochent l'un de l'autre suivant le plan de symétrie (VII).

Chacune des vésicules encéphaliques subit ensuite un développement et une différenciation propres qui en font un organe déterminé de l'encéphale : le cerveau antérieur forme les hémisphères cérébraux et la plus grande partie des corps striés ; — le cerveau intermédiaire forme le reste des corps striés et les couches optiques ; — le cerveau moyen forme les tubercules quadrijumeaux ; — le cerveau postérieur forme le cervelet ; — l'arrière-cerveau forme le bulbe. Au fur et à mesure que les parois des diverses vésicules s'épaississent, leurs cavités internes se réduisent ; ce qui en reste, après le développement complet de l'encéphale, constitue les ventricules (ventricules latéraux dans le cerveau antérieur, ventricule moyen dans le cerveau intermédiaire, aqueduc de Sylvius dans le cerveau moyen, quatrième ventricule dans l'arrière-cerveau); ainsi s'explique la continuité que nous avons observée, sur l'encéphale adulte, entre les divers ventricules, dont l'origine commune est dans le canal médullaire.

Nerfs crâniens. — On appelle *nerfs crâniens* ceux qui émanent des diverses parties de l'encéphale. Tous paraissent se détacher de la face inférieure de l'encéphale (*fig.* 153). Ils sont au nombre de douze paires, qu'on est convenu de numéroter d'avant en arrière ; les cinq premières se détachent des parties antérieures de l'encéphale ; les sept dernières (*nerfs bulbaires*) se détachent, en différents points, de la moelle allongée.

Voici la liste des douze paires de nerfs crâniens :

1re paire : *nerfs olfactifs*, desservant la muqueuse olfactive ;

2me paire : *nerfs optiques*, desservant les deux rétines ;

---

1. Du grec : μετά, prononcez *méta*, après.
2. Du grec : μυελός, prononcez *muélos*, moelle.

3ᵐᵉ paire : *nerfs moteurs oculaires communs*, desservant
la plupart des muscles moteurs des globes oculaires;

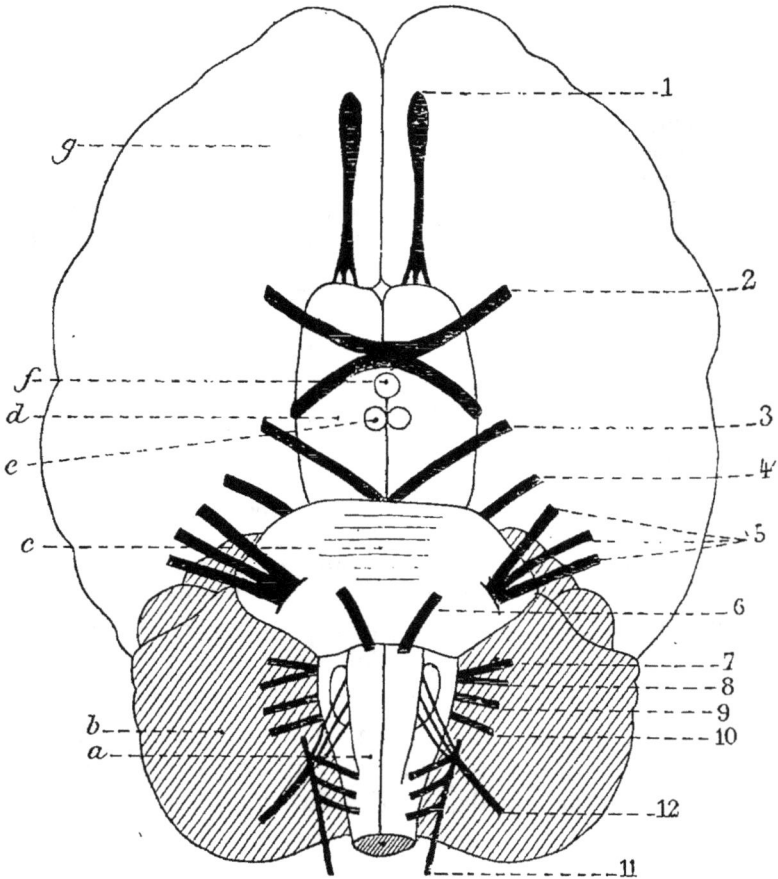

Fig. 153. — Face inférieure de l'encéphale, montrant les origines apparentes
des nerfs crâniens (schéma). — 1, 2, 3, ... 12, les 12 paires de nerfs crâniens; *a*, bulbe; *b*, cervelet; *c*, pont de Varole; *d*, pédoncules cérébraux;
e, tubercules mamillaires; *f*, hypophyse; *g*, hémisphères cérébraux.

4ᵐᵉ paire : *nerfs pathétiques*, desservant les muscles
grands obliques;

5ᵐᵉ paire : *nerfs trijumeaux*, dont les trois branches
desservent l'œil, le nez, les mâchoires et la langue;

6me paire : *nerfs moteurs oculaires externes*, desservant les muscles droits externes ;

7me paire : *nerfs faciaux*, innervant divers muscles de la face ;

8me paire : *nerfs auditifs*, fournissant les terminaisons sensorielles de l'oreille interne ;

9me paire : *nerfs glosso-pharyngiens*, desservant la langue et l'arrière-bouche ;

10me paire : *nerfs pneumogastriques*, desservant divers viscères (cœur, poumons, estomac) ;

11me paire : *nerfs spinaux*, desservant le larynx ;

12me paire : *nerfs grands hypoglosses*, desservant les muscles de la langue.

Les *nerfs olfactifs* partent de l'extrémité antérieure des hémisphères cérébraux ; ils ont un trajet assez court et se terminent par deux renflements en massue dits *lobes olfactifs* ; ce sont ces derniers qui viennent reposer sur les deux moitiés symétriques de la lame criblée de l'ethmoïde et s'y ramifier afin de pénétrer dans les fosses nasales.

Les fibres des *nerfs optiques*, parties des tubercules quadrijumeaux, contournent les pédoncules cérébraux et débouchent à la face inférieure de l'encéphale ; puis les deux nerfs s'entre-croisent en forme d'X, formant ainsi le *chiasma*[1] des nerfs optiques, qui repose sur la gouttière optique du sphénoïde ; ils semblent ensuite se continuer chacun vers le globe oculaire du côté opposé ; en étudiant de près le trajet des fibres nerveuses optiques au niveau du chiasma, on voit (*fig.* 154) qu'une moitié des fibres de chaque nerf optique conserve un trajet rectiligne et, par suite, change effectivement de côté, tandis que l'autre moitié

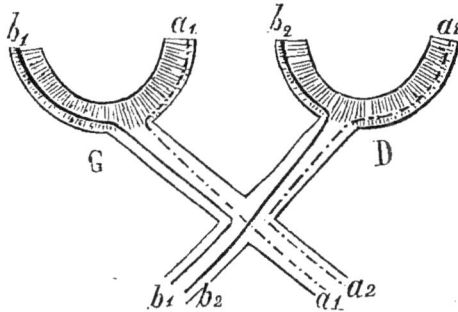

Fig. 154. — Chiasma des nerfs optiques (schéma). — G, rétine gauche ; D, rétine droite ; a_1, a_2, deux fibres du nerf optique droit ; b_1, b_2, deux fibres du nerf optique gauche.

---

1. Du grec : χίασμα, prononcez *khiasma*, entre-croisement en forme de χ (*khi*).

s'incurve de manière à contribuer à la formation du nerf optique opposé ; bref, le chiasma ne correspond pas à un simple entre-croisement des nerfs optiques, mais à un véritable échange de fibres nerveuses entre ces deux organes conducteurs.

Les *nerfs moteurs oculaires communs*, partis du bord interne des pédoncules cérébraux, en avant de la protubérance annulaire, se rendent aux divers muscles moteurs des globes oculaires, sauf les grands obliques et les droits externes.

Partis du bord externe des pédoncules cérébraux, en avant de la protubérance annulaire, les *nerfs pathétiques* se rendent aux muscles grands obliques, moteurs des globes oculaires.

Sorti de la protubérance annulaire, par deux racines (l'une externe, volumineuse — l'autre interne, plus grêle), chaque *nerf trijumeau* se partage presque immédiatement, comme l'indique son nom, en trois branches : 1° *branche ophtalmique*, se rendant au globe oculaire, avec un *rameau nasal* se distribuant à la cavité nasale ; — 2° *branche maxillaire supérieure*, avec *rameau palatin* ; — 3° *branche maxillaire inférieure*, avec *rameau lingual*.

Partis des pyramides antérieures du bulbe, au fond du sillon qui sépare le bulbe de la protubérance, les *nerfs moteurs oculaires externes* se rendent aux muscles droits externes des yeux.

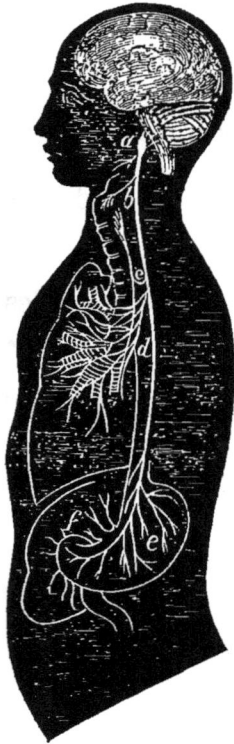

Fig. 155. — Pneumogastrique gauche de l'Homme (schéma). — a, b, c, d, e, f, ses diverses ramifications dans les voies respiratoires, le poumon, le cœur, l'estomac et le foie.

Venus des fossettes latérales du bulbe, en dehors des précédents, les *nerfs faciaux* se rendent à différents muscles de la face. Du nerf facial se détache un rameau, la *corde du tympan*, qui, après avoir traversé la cavité de l'oreille moyenne ou caisse du tympan, s'unit au nerf lingual.

Les racines des *nerfs auditifs* sont multiples : les unes viennent des fossettes latérales, les autres des bords du *calamus scriptorius*, dont elles constituent en quelque sorte les barbes. Les nerfs auditifs se distribuent dans les oreilles internes.

Les *nerfs glosso-pharyngiens* partent des sillons collatéraux postérieurs du bulbe et se distribuent dans la base de la langue et les parois de l'arrière-bouche ou pharynx.

Partant à peu près du même point que les précédents, les *nerfs pneumogastriques* [1] ou *nerfs vagues* se distribuent plus ou moins directement à différents viscères de la cavité générale (cœur, poumon, estomac, foie, etc.) (*fig.* 155).

Les racines des *nerfs spinaux* prennent naissance dans les cordons latéraux du bulbe ; ils se distribuent dans la région du larynx.

Se détachant du bulbe, dans le sillon qui sépare la pyramide antérieure de l'olive, le *nerf grand hypoglosse* se distribue dans les muscles de la langue.

Il ne faut pas confondre les *origines apparentes* des nerfs crâniens, qui viennent d'être étudiées, avec leurs *origines réelles*, qui ne peuvent être connues que si on suit à l'intérieur de l'encéphale le trajet de leurs fibres constitutives.

Les insertions des nerfs crâniens à la face inférieure de l'encéphale permettent d'y établir quelques points de repère utiles. D'avant en arrière on y observe : la *grande scissure*, les *lobes olfactifs*, une partie du *corps calleux*, le *chiasma*, le *tuber cinereum*, le *corps pituitaire*, les *tubercules mamillaires*, les *pédoncules cérébraux*, la *protubérance annulaire* et le *bulbe*. Sur les côtés des *hémisphères cérébraux*, on voit commencer les *scissures de Sylvius*; les deux moitiés du cervelet apparaissent de part et d'autre du bulbe.

Système grand sympathique.

Ses éléments. — Dans le *système nerveux grand sympathique*, on distingue encore : 1° des centres, qui sont de petites dimensions et qu'on appelle des *ganglions*; — 2° des nerfs, qui sont formés de fibres grises réduites à leurs cylindres-axes, réunissent entre eux les ganglions ou s'en détachent pour se distribuer aux organes voisins.

Les centres du système grand sympathique sont tous

---

1. Du grec : πνεύμων, prononcez *pneumòn*, poumon ; — γαστήρ, prononcez *gaster*, ventre.

contenus dans la cavité hémale, au-devant de la colonne vertébrale (*fig.* 156).

Un premier groupe de ganglions (*ganglions pairs*) sont disposés sur une ellipse très allongée qui s'étend d'un bout à l'autre de la colonne vertébrale, depuis le sommet du cou jusqu'à l'extrémité du sacrum. Chaque moitié, droite ou gauche, de cette ellipse comprend : 3 *ganglions cervicaux*, dont le dernier fournit un nerf, dit *nerf vertébral*, qui remonte vers la tête ; — 12 *ganglions thoraciques* ; — 4 *ganglions lombaires* ; — enfin des *ganglions sacrés*. Le dernier ganglion cervical est relié au premier thoracique par un double filet qui forme une sorte de bague dite *anneau de Vieussens*.

D'autres ganglions sont situés à peu près dans le plan de symétrie. Ils sont associés et réunis les uns aux autres par de nombreux filets nerveux, et constituent des masses enchevêtrées, généralement impaires, qu'on appelle des *plexus*. Ce sont, de haut en bas : le *plexus cardiaque*, qui se rattache aux ganglions cervicaux et thoraciques et envoie des filets nerveux au cœur et aux viscères voisins ; — les deux *plexus semi-lunaires*, le *plexus*

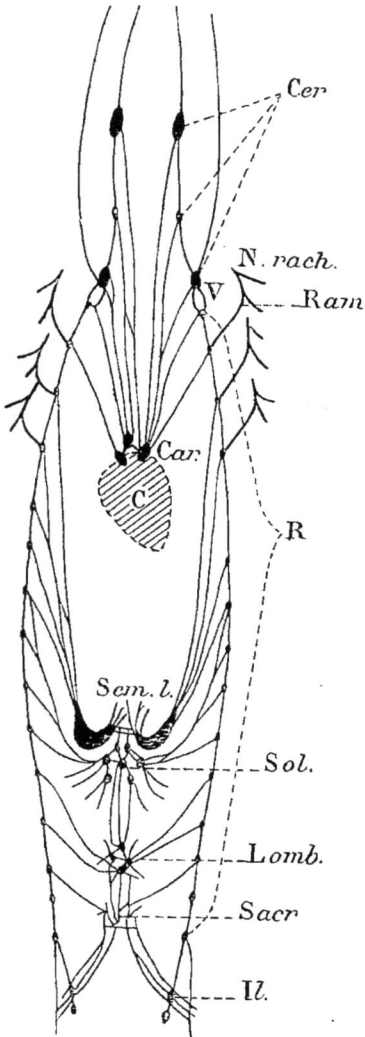

Fig. 156. — Système nerveux grand sympathique, vu de face (schéma). — *Cer*, ganglions cervicaux ; V, anneau de Vieussens ; R, ganglions thoraciques, lombaires et sacrés ; C, cœur ; *Car*, plexus cardiaque ; *Sem.l.*, plexus semi-lunaires ; *Sol.*, plexus solaire ; *Lomb.*, plexus lombo-aortique ; *Sacr*, plexus hypogastrique ; *Il.*, ganglions iliaques.

solaire, dont les noms indiquent suffisamment les formes, qui sont très rapprochés les uns des autres et reçoivent leurs racines des ganglions thoraciques appartenant aux 6e, 7e, 8e, 9e et 10e paires ; — le *plexus lombo-aortique*, tirant ses racines des ganglions lombaires ; — le *plexus hypogastrique*, tirant les siennes des ganglions sacrés. Ces divers plexus, sauf le premier, sont reliés les uns aux autres par des cordons longitudinaux qui occupent à peu près le plan de symétrie du corps.

Ses relations avec le système cérébro-spinal. — Ainsi décrit, le système du grand sympathique peut paraître absolument isolé du système cérébro-spinal. En réalité, il n'en est rien. Chaque ganglion de la chaîne latérale est relié à un nerf rachidien de la même région par un nerf dit *rameau de communication* (ce sont les *rami communicantes*) ; chaque rameau rejoint le nerf rachidien correspondant par l'intermédiaire de la branche antérieure de ce dernier, qui s'en détache après l'union des deux racines. De plus, certains plexus entrent, par l'intermédiaire de filets nerveux, en relation avec le système cérébro-spinal ; ainsi, le plexus cardiaque reçoit des filets nerveux émanés des nerfs pneumogastriques.

§ 3. — Physiologie du système nerveux.

L'étude de la physiologie du système nerveux devrait comprendre deux parties : 1° l'étude des *propriétés générales* des éléments nerveux (fibres et cellules) ; — 2° l'étude des *propriétés particulières* aux divers organes qui résultent de leur agencement. Dans la pratique, il est assez difficile de séparer ces deux études ; mais, comme les nerfs sont formés uniquement de fibres nerveuses, la physiologie des fibres sera suffisamment éclaircie par celle des nerfs ; quant aux centres, formés de cellules et de fibres nerveuses, leurs propriétés complexes nous permettront, si nous éliminons celles que leur communique la présence des fibres, d'entrevoir ce qui appartient en propre aux cellules.

Nerfs. — Si, chez un animal vivant, on vient à couper transversalement un nerf (*fig.* 157), — ce qui le divise en deux tronçons (l'un *central*, en rapport avec un centre nerveux, l'autre *périphérique*, en rapport avec des terminaisons nerveuses), — la section provoque, suivant les cas, une activité (par exemple un mouvement) des organes dans lesquels se termine le tronçon périphérique, ou une sensation traduite souvent par un cri, ou encore ces deux phénomènes à la fois.

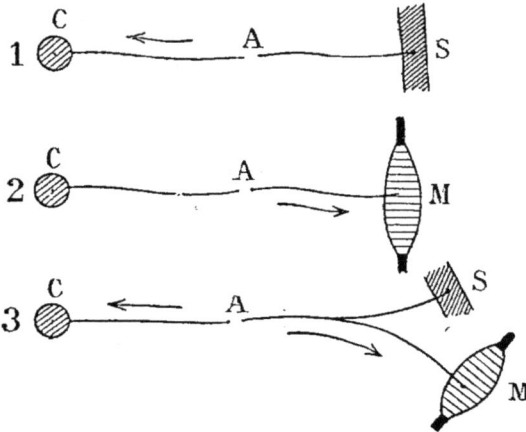

Fig. 157. — Différents effets produits par la section d'un nerf (schéma). — C, centre nerveux; A, niveau de la section; S, extrémité sensorielle; M, muscle. — 1, nerf centripète; 2, nerf centrifuge; 3, nerf mixte. (Les flèches indiquent les directions des influx nerveux.)

Si, la section une fois faite, on excite artificiellement le bout périphérique et le bout central, on reproduit les mêmes phénomènes.

On en conclut que le nerf possède deux propriétés : 1° l'*excitabilité*, mise en jeu au niveau de la section ou de l'excitation ; — 2° la *conductibilité*, par laquelle l'excitation produite à ce niveau est communiquée soit aux terminaisons nerveuses périphériques, soit au centre nerveux : pour faciliter le langage, désignons ce transport sous le nom d'*influx nerveux*.

On remarquera aussi que l'influx nerveux peut parcourir le nerf suivant deux directions différentes : une direction *centrifuge*, quand il gagne une terminaison périphérique,

— une direction *centripète*, quand il gagne un centre nerveux.

Comme la fibre nerveuse, au voisinage de ses deux extrémités, se réduit à son cylindre-axe, on admettra que les propriétés fondamentales de la fibre n'appartiennent qu'à celui-ci, qui en constitue la partie essentielle.

L'influx nerveux peut être provoqué naturellement ; c'est ce qui arrive dans tous les actes reflexes (voir plus loin). On peut aussi l'obtenir artificiellement, ce qui permet d'en étudier plus exactement les propriétés.

Le contact d'une goutte d'acide, un choc, un pincement au niveau du bout périphérique d'un nerf qui se rend à un muscle, amènent la contraction du muscle, ce qui conduit à admettre la production d'un influx nerveux centrifuge, révélé par ses effets.

Si on met deux points voisins A et B d'un nerf qui se rend à un muscle en rapport avec les deux pôles d'une

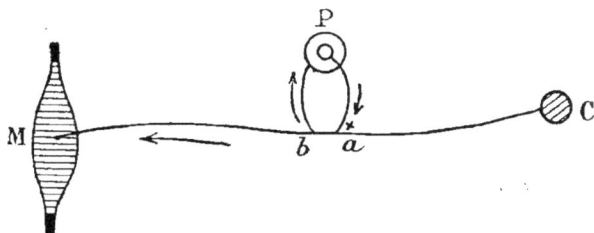

Fig. 158. — Excitation d'un nerf par l'électricité (schéma). — C, centre nerveux ; M, muscle ; P, pile ; *a*, *b*, les deux points qu'on met en relation avec les deux pôles (positif et négatif) de la pile. (Les petites flèches indiquent le sens du courant électrique ; la grande flèche indique celui de l'influx nerveux.)

pile (*fig.* 158), une contraction musculaire suivra la fermeture du circuit ; puis le muscle retombera à l'état de repos ; si on ouvre ensuite le circuit, une nouvelle contraction se produira, suivie d'une rechute à l'état de repos. En un mot, la production de l'influx nerveux accompagnera toute modification dans l'état électrique du circuit. A l'aide d'un appareil d'induction, une bobine de Rumkhorff par exemple, on obtiendra la continuité de l'influx nerveux et la permanence de la contraction musculaire. Dans la pratique, c'est ainsi qu'on procède pour contracter artificiellement les muscles dans les expériences de physiologie : à l'excitation directe du muscle on substitue l'excitation indirecte de son nerf moteur.

L'action de l'électricité a pour effet de modifier l'excitabilité du nerf, que l'on peut mesurer soit par la valeur de l'excitant minimum nécessaire pour amener une contraction musculaire appréciable, soit par la valeur de l'excitant nécessaire pour amener un effet donné de contraction musculaire. Après le passage d'un courant électrique constant dans un nerf, l'excitabilité diminue, en effet, au voisinage du pôle positif (*anode*) et augmente au voisinage du pôle négatif (*catode*) ; c'est à ce phénomène qu'on donne le nom d'*électrotonus*.

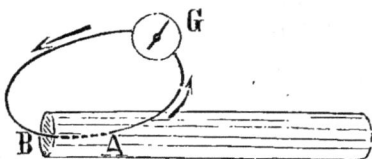

Fig. 159.—Courant nerveux (schéma). A, un point de la surface externe du nerf; B, un point de la section transversale; G, galvanomètre. (Les flèches indiquent le sens du courant électrique.)

Un nerf, même à l'état de repos, est parcouru par une infinité de courants électriques élémentaires, dits *courants nerveux* ; si, par exemple, on réunit un point de la surface extérieure d'un nerf avec un point de sa surface de section transversale par un circuit portant un galvanomètre très sensible, on constate le passage d'un courant très faible allant, *à travers le fil*, de la surface naturelle à la surface artificielle (*fig.* 159). L'excitation du nerf amène une diminution de l'intensité de ces courants (*variation négative des courants nerveux*).

On peut mesurer la *vitesse de l'influx nerveux* (*fig.* 160). Pour cela, on met à nu un nerf suffisamment long et on excite successivement deux points A et A' de ce nerf, dont on connaît la distance; la différence que l'on constate entre les intervalles de temps qui séparent, dans l'un et l'autre cas, l'excitation de la contraction musculaire consécutive n'est évidemment due qu'à la différence des chemins à parcourir [1] ; il suffira dès lors de diviser la dis-

---

1. En effet, en excitant successivement deux points différents d'un même nerf, on supprime deux causes d'erreur : les périodes d'excitation latente du nerf et du muscle.

tance _d_ des points excités par l'intervalle de temps mesuré _t_, pour avoir la vitesse cherchée _v_. On trouve un

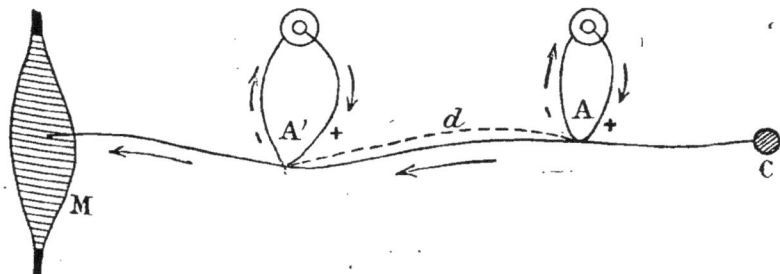

Fig. 160. — Mesure de la vitesse de l'influx nerveux (schéma). — C, centre nerveux ; M, muscle ; A, A', les deux régions du nerf où on porte successivement l'excitation ; _d_, distance qui sépare ces deux régions. — (La grande flèche indique le sens de l'influx nerveux.)

résultat qui oscille, suivant les animaux, entre 25 m. et 35 m. par seconde (30 m. chez la Grenouille) ; il paraît être d'environ 60 m. chez l'Homme.

Quelle est la nature intime de l'influx nerveux ? C'est un problème qu'il est difficile de résoudre. Les réponses qu'a reçues cette question ont varié avec l'état de nos connaissances physiques. Descartes assimilait l'influx nerveux à un phénomène d'émission : les _esprits animaux_ cheminaient dans les « tubes nerveux [1] ». On le compare plutôt, actuellement, à un changement d'état, physique ou chimique, des molécules constituantes du cylindre-axe, qui se propagerait le long de la fibre nerveuse par un mouvement d'ondulation [2]. Ce qu'il faut bien remarquer c'est que, malgré certaines ressemblances avec l'influx électrique, l'influx nerveux ne lui est certainement pas identique ; il en diffère notamment par sa vitesse infiniment moins grande.

---

1. On considérait alors les filets nerveux comme des tubes creux ; bien qu'on ait reconnu depuis que l'axe de la fibre nerveuse est plein (_cylindre-axe_), on emploie souvent encore l'expression assez impropre de « tube nerveux ».
2. En se propageant le long d'un nerf, l'influx nerveux augmente progressivement d'intensité : il fait, en quelque sorte, « boule de neige » ; c'est ce qu'on appelle encore un « effet d'avalanche ».

On distingue trois sortes de nerfs.

Nerfs centripètes. — Les *nerfs centripètes* ou *sensitifs* ne sont parcourus, à l'état normal, que par des influx centripètes; ils portent vers les centres nerveux des impressions produites au niveau de leurs extrémités sensorielles, et que le centre nerveux traduit en sensations spéciales. Ce sont : les *nerfs olfactifs*, les *nerfs optiques*, les *nerfs auditifs*, dont nous connaissons les fonctions (nerfs crâniens). Un nerf centripète est un faisceau de *fibres centripètes*.

Nerfs centrifuges. — Les *nerfs centrifuges* ne sont parcourus, à l'état normal, que par des influx centrifuges; ils portent vers leurs terminaisons, qui sont exclusivement musculaires, des ordres d'activité. Ce sont : les. *nerfs moteurs oculaires communs*, les *nerfs pathétiques*, les *nerfs moteurs oculaires externes*, qui font contracter les divers muscles moteurs des yeux, — les *nerfs spinaux*, qui envoient des ordres de contraction aux muscles du larynx et à certains muscles du cou, — les *nerfs grands hypoglosses*, qui innervent les muscles de la langue. Ce sont tous des nerfs crâniens. Un nerf centrifuge est un faisceau de *fibres centrifuges*.

Nerfs mixtes. — Les *nerfs mixtes* sont parcourus tantôt par des influx centripètes, qui fournissent aux centres nerveux des sensations spéciales ou générales, tantôt par des influx centrifuges, qui portent vers les terminaisons musculaires ou glandulaires des ordres d'activité. De ce nombre sont : les nerfs trijumeaux, les nerfs faciaux, les nerfs glosso-pharyngiens, les nerfs pneumogastriques (parmi les nerfs crâniens), — et les 31 paires de nerfs rachidiens.

Quand on suit les diverses ramifications d'un nerf mixte, par exemple du trijumeau, à partir de leur tronc commun, on voit que certaines de ces ramifications sont exclusivement centripètes, d'autres exclusivement centrifuges (motrices ou glandulaires). Comme, d'autre part, l'histologie nous a enseigné que les fibres nerveuses ne se ramifient jamais, nous sommes amenés à conclure qu'un nerf mixte n'est autre chose qu'un faisceau compact de fibres — les unes centripètes, les autres centrifuges — qui se séparent à différents niveaux. Ces fibres peuvent avoir des origines différentes dans le centre nerveux duquel se détache

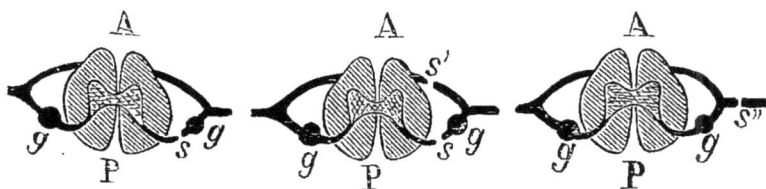

Fig. 161. — Sections faites en différents points d'un nerf rachidien (schéma). — A, face antérieure; P, face postérieure; g, ganglion spinal; s, section de la racine postérieure; s', section de la racine antérieure; s'', section du nerf après l'union de ses deux racines.

le nerf mixte; c'est ce qu'on pourrait vérifier pour le trijumeau[1] et ce qu'on voit plus simplement pour les nerfs rachidiens (fig. 161).

On sait que chaque nerf rachidien se fixe à la moelle épinière par deux racines : l'une antérieure, l'autre postérieure. Si, mettant à nu ces deux racines chez un chien vivant, on coupe la racine postérieure entre le ganglion spinal et la moelle, l'animal pousse des cris et exécute des mouvements d'ensemble; quand il s'est calmé, on constate que la sensibilité a disparu dans les organes desservis par le nerf : l'excitation artificielle du bout périphérique ne donne aucun résultat, tandis que celle du bout central amène de nouveaux cris. Si, *ensuite*, on coupe la racine antérieure, l'animal ne pousse aucun cri; mais des mouvements se produisent dans les organes innervés, qui reviennent rapidement à l'état de repos : il sont perdu la possibilité de se contracter sous l'empire de la volonté; l'excitation ultérieure du bout central de la racine ne donne pas de réaction,

---

1. La racine externe du trijumeau, la plus grosse, est sensitive; la racine interne, la plus grêle, est motrice.

12

tandis que celle du bout périphérique amène une contraction des muscles innervés. Ces expériences, faites pour la première fois en 1822 par Magendie, montrent que la racine postérieure est formée uniquement de fibres centripètes (c'est la *racine sensitive*), tandis que la racine antérieure comprend toutes les fibres centrifuges (c'est la *racine motrice*) : les influx centripètes gagnent la moelle épinière par la première ; la seconde est parcourue par les influx centrifuges.

Quand, laissant la racine postérieure intacte, on coupe la racine antérieure, on constate que la section même, puis l'excitation du bout périphérique produisent des sensations douloureuses. Ce phénomène, dit de *sensibilité récurrente*, découvert après les premières expériences de Magendie, semblait les infirmer au moins en partie. Claude Bernard l'a interprété en admettant que certaines fibres centripètes, au lieu de passer directement dans la racine postérieure, décriraient d'abord une sorte de boucle à l'intérieur de la racine antérieure : c'est la section ou l'excitation de ces fibres qui provoquerait une douleur (*fig.* 162).

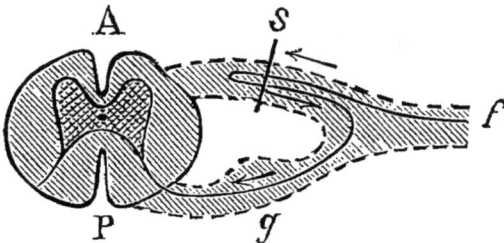

Fig. 162. — Schéma donnant l'explication des phénomènes de *sensibilité récurrente*. — A, face antérieure ; P, face postérieure de la moelle épinière ; *g*, ganglion spinal ; *f*, une fibre sensitive récurrente ; S, direction de la section faite dans la racine antérieure du nerf rachidien.

Nerfs modérateurs. — La plupart des nerfs centrifuges ou des filets centrifuges émanés de nerfs mixtes sont parcourus par des influx qui ont pour effet d'activer le fonctionnement des organes dans lesquels ils se distribuent, par exemple de provoquer des contractions musculaires ; ce sont des *nerfs accélérateurs*. Quelques-uns, au contraire, sont parcourus par des influx qui ont pour effet de ralentir ce fonctionnement ou même de le suspendre complètement (*inhibition*) ; on leur donne le nom de *nerfs modérateurs* ou de *nerfs d'arrêt*. De ce nombre sont les *pneumogastriques*. En effet, si on sectionne l'un ou l'autre des deux pneumogastriques ou les deux nerfs à la fois, le rythme des contractions cardiaques s'accélère jusqu'à doubler leur nombre; si ensuite on excite les bouts périphériques, ces contractions se ralentissent et peuvent même s'arrêter complètement.

Identité de toutes les fibres nerveuses. — On peut se demander si la nature de la fibre nerveuse diffère suivant qu'elle est parcourue par des influx centripètes ou centrifuges. L'étude histologique des deux sortes de fibres ne révèle entre elles aucune différence. Une expérience, due à Vulpian, permet de les assimiler plus sûrement encore l'une à l'autre. On met à nu, chez un chien vivant, deux des nerfs qui se rendent à la langue, le nerf lingual et le nerf grand hypoglosse ; on les sectionne l'un et l'autre en deux points rapprochés ; puis on soude le bout périphérique du nerf grand hypoglosse au bout central du nerf lingual. Après quelque temps, une continuité absolue s'est établie entre les tissus des deux nerfs soudés ; les deux bouts isolés n'ont pas tardé à s'atrophier. Si alors on excite artificiellement le nerf lingual avant sa réunion avec le bout périphérique du nerf grand hypoglosse, on provoque une contraction des muscles de la langue. Il faut conclure de là que les fibres nerveuses qui, avant l'expérience, transmettaient des influx centripètes, étaient également aptes à transmettre des influx centrifuges. Ce qui détermine la nature centrifuge ou centripète de l'influx transporté par une fibre, c'est la nature de sa terminaison périphérique. Quand une fibre aboutit à une terminaison sensitive, elle est parcourue par des influx centripètes; quand elle aboutit à une plaque musculaire, elle transporte des influx centrifuges.

Rôle des plaques musculaires. — Une expérience mémorable de Claude Bernard assigne à la plaque musculaire le rôle d'un intermédiaire entre le filet nerveux moteur et le faisceau primitif du tissu musculaire.

On isole, au niveau de la région lombaire, l'arrière-train d'une grenouille de son avant-train, ne les laissant en communication que par les deux nerfs sciatiques qui se rendent aux pattes postérieures, et par les vaisseaux qui portent le sang à l'arrière-train. Si, après avoir posé une ligature sur ces derniers, on injecte dans les vaisseaux du train antérieur une solution de curare, — poison dont les Indiens de l'Amérique du Sud enduisent les pointes de leurs flèches et qui amène promptement une paralysie générale de l'organisme blessé par la flèche, — tous les mouvements volontaires y sont abolis. Mais une excitation périphérique de l'avant-train provoque des mouvements dans l'arrière-train.

Cette expérience montre que les nerfs centripètes de la région curarisée n'ont pas été atteints par le poison : ils conduisent l'influx nerveux aux centres, qui réagissent et transmettent aux muscles les ordres d'activité, comme le prouvent les contractions de l'arrière-train. L'identité reconnue entre les propriétés des fibres centripètes et celles des fibres centrifuges nous permet d'affirmer que les nerfs centrifuges de l'avant-train n'ont pas subi davantage l'action du curare. Les muscles de cette région, bien qu'ils cessent de se contracter volontairement, sont également intacts ; car on peut les contracter par des excitations directes. Que faut-il conclure, sinon que l'action du curare s'est portée sur les plaques musculaires, rompant le lien qui rattachait le système nerveux au système musculaire ?

Centres nerveux. — Certains centres nerveux peuvent être parcourus par des influx nerveux : ils jouent alors, par les fibres nerveuses qu'ils contiennent, un rôle conducteur. Mais la propriété essentielle des centres nerveux, qui ne se manifeste en aucun point des nerfs et doit être, par suite, attribuée aux cellules nerveuses, est le *pouvoir réflexe* : c'est la propriété qu'ils possèdent de réfléchir l'influx centripète reçu d'une terminaison sensorielle et de le renvoyer, après l'avoir transformé en influx centrifuge, vers une terminaison musculaire ou glandulaire.

Le pouvoir réflexe des centres nerveux est accru par différentes causes (par exemple un afflux sanguin considérable, l'action de l'oxygène comprimé ou de certains toxiques comme la strychnine); d'autres causes (par exemple une activité prolongée, des substances calmantes comme le chloral et le bromure de potassium) peuvent au contraire le diminuer.

Les cellules nerveuses et, par suite, les centres peuvent rarement être excités directement par des moyens artificiels.

Tous les phénomènes, même les plus complexes, dont le système nerveux est le siège, peuvent être ramenés à des *actes réflexes*.

Dans un *acte réflexe simple* (*fig.* 163,1), un influx centripète, provoqué par l'excitation (périphérique par exemple) d'une terminaison sensorielle, est transporté par une fibre nerveuse jusqu'à une cellule nerveuse ; celle-ci le transforme en un influx centrifuge (ordre d'activité) réfléchi et transmis à une terminaison musculaire ou glandulaire par une seconde fibre nerveuse. On peut donc, au moins par la pensée, décomposer l'acte réflexe en cinq opérations successives : 1° excitation initiale ; — 2° transport d'un influx centripète ; — 3° élaboration de cet influx ; — 4° transport d'un influx centrifuge ; — 5° excitation terminale. L'ensemble des éléments anatomiques qui interviennent dans l'acte réflexe constitue un *arc réflexe*.

Dans un *acte réflexe composé* (*fig.* 163,2), l'influx initial, arrivé à une première cellule nerveuse, y est réfléchi par une seconde fibre vers une seconde cellule, qui peut à son tour la réfléchir vers une troisième, et ainsi de suite jusqu'à ce qu'une dernière fibre transporte un influx centrifuge vers une ter-

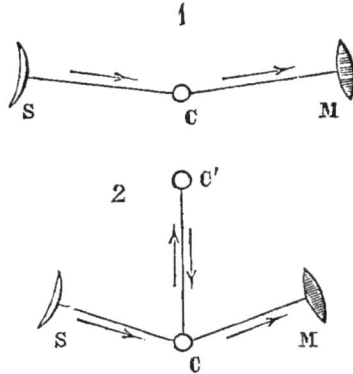

Fig. 163. — Actes réflexes (schéma). — 1, réflexe simple; 2, réflexe composé. — S, terminaison sensorielle ; C, C', cellules nerveuses; M, muscle.

minaison musculaire ou glandulaire. Le long de l'*arc réflexe composé*, chaque cellule peut être considérée comme le centre d'un acte réflexe simple et, *par rapport à elle*, l'influx est centripète d'une part, centrifuge de l'autre. L'acte réflexe composé n'est autre chose que la somme de ces réflexes simples. Pour connaître exactement la nature intime d'un réflexe composé, il reste à déterminer en quel point a lieu l'élaboration de l'influx centripète (transport d'une impression) en influx centrifuge (transport d'un ordre d'activité).

Moelle épinière. — La moelle épinière, comme la plupart des centres nerveux, possède un double pouvoir : 1° pouvoir conducteur ; — 2° pouvoir réflexe.

On peut dire, d'une manière générale, qu'elle est conductrice par sa substance blanche, formée de fibres nerveuses, et réflectrice par son axe gris, contenant des cellules nerveuses.

Si on coupe transversalement les cordons antérieurs et latéraux de la substance blanche, en laissant intacts l'axe

12.

gris et les cordons blancs postérieurs, la sensibilité n'est nullement altérée dans les régions du corps situées au-dessous de la section ; mais les mouvements volontaires, dont le point de départ est dans le cerveau, y sont devenus impossibles. Donc le transport de l'influx nerveux centrifuge du cerveau vers les régions inférieures se fait par les fibres rectilignes des cordons latéraux et antérieurs, qui le transmettent aux racines antérieures des nerfs rachidiens correspondants.

Une section transversale des cordons blancs postérieurs produit une douleur ; elle est suivie d'une diminution, mais non d'une abolition complète de la sensibilité dans les régions inférieures au plan de la section ; si, au contraire, la section atteint, en même temps que les cordons postérieurs, la totalité de l'axe gris, ne respectant que les cordons antérieurs et latéraux, toute sensibilité est supprimée. C'est donc en suivant un chemin sinueux et irrégulier, marqué par les fibres arciformes des cordons postérieurs et empruntant des éléments à l'axe gris, que cheminent vers le cerveau les influx centripètes apportés par les racines postérieures des nerfs rachidiens.

La moelle épinière intervient comme centre dans les réflexes soustraits à l'action de la volonté et intéressant les muscles rouges du tronc et des membres. Ainsi quand le doigt, s'étant posé par mégarde sur une surface brûlante, est brusquement retiré sans aucune intervention de l'intelligence ni de la volonté, on peut penser que l'influx centripète (impression produite par la brûlure) n'a pas eu besoin de cheminer jusqu'au cerveau pour être transformé en un influx centrifuge (ordre de contraction transmis aux muscles capables de déplacer le doigt). L'expérience suivante autorise cette hypothèse.

On coupe transversalement, au niveau des reins, la moelle épinière d'une grenouille : l'animal, après la section, rampe en déplaçant ses membres antérieurs; l'arrière-train est absolument soustrait à l'action de la volonté. Si on verse alors sur une de ses pattes postérieures une goutte d'acide, l'impression produite par son contact avec la peau amène immédiatement une série de mouvements de la patte, qui se frotte à d'autres parties du corps comme pour se débarrasser du corps étranger qui la blesse. Il est évident que l'élaboration de l'influx centrifuge n'a pu avoir son siège au delà du plan de la section transversale ; elle a donc été produite par la moelle épinière.

Les réflexes qui ont leur centre dans la moelle épinière sont soumis à des lois que Pflüger a établies expérimentalement.

Quand l'excitant est faible, le mouvement consécutif se produit du côté excité et au niveau même de l'excitation (loi de l'*unilatéralité*).

Si l'excitant augmente, le mouvement s'étend aux parties symétriques de la région excitée (loi de *symétrie*), mais avec une intensité moindre (loi d'*intensité*).

L'excitant augmentant encore, le mouvement se propage dans les parties voisines en suivant la moelle épinière (loi d'*irradiation*).

Enfin une dernière augmentation de l'excitant amène une généralisation du mouvement, qui s'étend à toutes les parties qui ont conservé des relations nerveuses avec l'organe excité.

On peut résumer ces lois de la propagation des réflexes médullaires en disant que le réflexe « fait tache d'huile » à partir du point sur lequel a porté l'excitation initiale.

Encéphale. — Les propriétés particulières des diverses parties de l'encéphale peuvent être étudiées par trois méthodes :

1° la *méthode clinique*, qui consiste à observer sur le cadavre quelles sont les altérations qui accompagnaient, chez le vivant, telle ou telle infirmité du système nerveux ;

2° la *méthode de vivisection*, qui consiste à produire des lésions artificielles dans une région déterminée de l'encéphale, et à observer les phénomènes qu'entraînent ces lésions ;

3° la *méthode de l'excitation directe*, qui consiste à porter un excitant artificiel (électrique par exemple) sur un point déterminé de l'encéphale, et à analyser les conséquences de l'excitation.

Il est évident que de ces trois méthodes la première seule est applicable à l'homme.

Bulbe. — Le bulbe, comme la moelle épinière, possède à la fois un pouvoir conducteur et un pouvoir réflexe.

C'est par la substance grise du bulbe que cheminent les influx centripètes venus des cordons postérieurs et de l'axe gris de la moelle. C'est par ses pyramides antérieures que cheminent les influx centrifuges venus du cerveau. Mais l'entre-croisement général des fibres nerveuses dans le bulbe ou dans la moelle épinière a pour conséquence une *action croisée* des pyramides du bulbe : une section de la moitié latérale gauche du bulbe, par exemple, entraîne une paralysie des muscles de la moitié droite du corps.

C'est dans le bulbe que se trouvent les centres de certains réflexes intéressant plusieurs fonctions de nutrition (voir plus loin l'étude de la respiration, de la circulation, etc.).

Pont de Varole. — On admet parfois que le pont de Varole serait le centre de perception des impressions de la sensibilité générale et jouerait, par conséquent, un rôle dans les mouvements volontaires, dont ces impressions sont, en général, la cause première. Une impression douloureuse produite au niveau de la peau, chez un animal intact, serait suivie de cris plaintifs ; les cris seraient brefs et ne témoigneraient d'aucune souffrance chez un animal dont la protubérance annulaire aurait été lésée. Ce qui paraît certain, c'est que la section d'un pédoncule cérébelleux moyen détermine des mouvements de rotation du corps autour de son axe longitudinal : l'animal, sur lequel on a produit cette lésion, tombe sur le flanc et se roule sur le sol de droite à gauche ou de gauche à droite.

Cervelet. — Le cervelet paraît avoir pour rôle de renforcer l'énergie des contractions musculaires ; il est aussi et surtout le *centre de coordination* des mouvements volontaires : un animal, dont les hémisphères cérébelleux ont été plus ou moins entamés, chancelle comme s'il était ivre ; il a perdu la faculté de l'*équilibration*. Cette observation doit être rapprochée du fait que le nerf auditif prend une partie de ses racines dans le cervelet ; ce sont probable-

ment les fibres constituant ces racines qui se rendraient aux
ampoules des canaux semi-circulaires, que l'on s'accorde
généralement à considérer comme les organes périphériques du sens de l'équilibre. — Remarquons de plus que
la section d'un pédoncule cérébelleux inférieur ou supérieur
entraîne une flexion du corps : l'animal, sur lequel on a
produit cette lésion, tombe la tête en avant et exécute des
mouvements de culbute. Retenons enfin que le cervelet ne
prend aucune part aux phénomènes sensitifs ou intellectuels.

Pédoncules cérébraux. — Les pédoncules cérébraux sont à peu près uniquement conducteurs : ils conduisent vers le cerveau les influx centripètes venus des
régions inférieures, et emportent loin du cerveau les influx
centrifuges qui leur sont destinés. Une section d'un pédoncule cérébral entraîne la paralysie du côté opposé du corps ;
c'est toujours le résultat de l'entre-croisement des fibres
dans le bulbe. Une lésion d'un pédoncule cérébral est suivie
de mouvements de manège, c'est-à-dire de rotation de
l'animal entier autour d'un axe vertical qui lui est extérieur.

Tubercules quadrijumeaux. — Les tubercules
quadrijumeaux, ou lobes optiques, interviennent dans les
phénomènes visuels. Leur ablation amène la cécité. Ils sont
donc *nécessaires* à la vision ; mais il est essentiel de remarquer qu'ils n'y sont pas *suffisants* : un animal, dont les
tubercules quadrijumeaux sont intacts et l'écorce cérébrale
lésée, ne reçoit de l'œil que des sensations confuses qui ne
peuvent donner lieu à aucune acquisition intellectuelle.
C'est que les fibres des nerfs optiques se raccordent dans
les tubercules quadrijumeaux avec d'autres fibres qui vont
se terminer dans l'écorce cérébrale.

Couches optiques et corps striés. — Les couches
optiques et les corps striés peuvent être assimilés à des
relais placés sur le trajet des influx nerveux centripètes
ou centrifuges qui aboutissent à l'écorce cérébrale ou en
émanent (*fig.* 164). Les couches optiques seraient un relais
centripète ; dans leurs noyaux olfactifs, optiques, etc., les

impressions olfactives, visuelles, etc., subiraient une dernière élaboration avant d'atteindre, par certaines fibres convergentes, des cellules nerveuses appartenant aux hémisphères cérébraux. Les corps striés seraient un relais centrifuge, d'où les ordres d'activité, reçus par d'autres fibres convergentes, prendraient leur essor vers les divers organes qu'ils concernent.

Hémisphères cérébraux. — Les hémisphères cérébraux constituent la partie la plus volumineuse et la plus importante de l'encéphale humain. Ils sont le siège unique des phénomènes de *perception* et de *volonté* : par la *perception*, une cellule nerveuse différencie l'*impression* qu'elle a reçue et en fait une *sensation* distincte (visuelle, auditive, etc.) ; — par la *volonté*, en vertu de son *pouvoir automoteur*, elle élabore de toutes pièces, sans y avoir été déterminée immédiatement par une excitation physiologique, l'influx centrifuge qui communiquera un ordre d'activité musculaire.

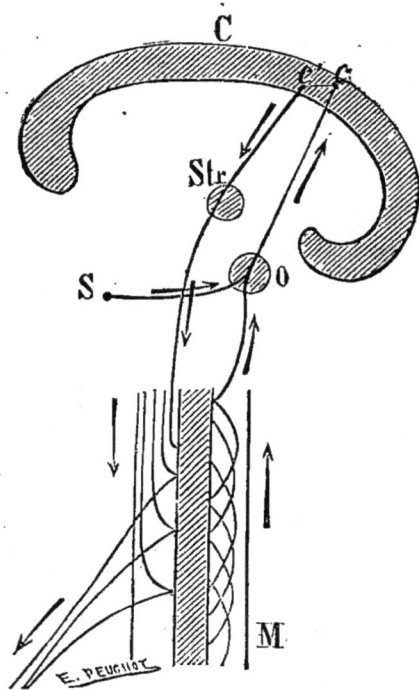

Fig. 164. — Schéma figurant le parcours des influx nerveux dans la moelle épinière et dans l'encéphale. — M, moelle épinière ; O, couches optiques ; *c*, *c'*, cellules de l'écorce cérébrale C ; Str, corps striés ; S, organe des sens.

La nature intime du phénomène de la perception n'est pas connue ; mais on a pu en déterminer expérimentalement la durée, très courte et cependant appréciable ; c'est ce qu'on a fait, par exemple, en notant l'intervalle de temps qui s'écoule entre la production d'une vive étincelle et le moment où le sujet observé annonce par un signe qu'il l'a perçue ; cet intervalle, variable avec les individus (*coefficient personnel*) est en moyenne de $0^{sec},197$.

Les influx centrifuges, effets du pouvoir automoteur de l'écorce cérébrale, ont encore une action croisée ; par exemple, une lésion pathologique de l'hémisphère droit entraîne une *hémiplégie* gauche, c'est-à-dire une paralysie de tous les muscles de la partie gauche du tronc.

Les cellules de l'écorce cérébrale possèdent une troisième propriété, la *mémoire*, grâce à laquelle elles accumulent et emmagasinent des perceptions reçues, qu'elles peuvent ultérieurement faire réapparaître, et qui deviennent alors les points de départ de nouveaux réflexes.

L'importance capitale des hémisphères cérébraux dans les phénomènes intellectuels et volontaires a été mise en évidence par l'expérience qui consiste à enlever complètement à un animal vivant ses hémisphères cérébraux, en laissant intactes toutes les autres parties de l'encéphale. L'expérience peut être réalisée, sans trop de difficultés, avec une grenouille ; elle a réussi également avec le pigeon. L'animal, privé de ses hémisphères cérébraux, continue parfois à vivre pendant des mois entiers, mais d'une vie totalement inconsciente. Incapable de mouvements volontaires, il ne se déplace que par suite de réflexes artificiellement provoqués. Ainsi, la grenouille nage dès qu'on l'a jetée dans l'eau, par suite de réflexes dont le point de départ est le contact de l'eau avec sa peau. L'oiseau vole dès qu'on le lance en l'air : le point de départ des réflexes dont il est le siège est le frôlement de l'air contre les plumes de son aile. Ils s'arrêtent l'un et l'autre dès que leur tête vient buter contre un obstacle. Le pigeon est incapable non seulement de chercher sa nourriture, mais de s'en emparer avec son bec ; si on lui introduit des aliments dans l'arrière-bouche, des réflexes s'enchaînent et la digestion s'effectue.

Localisations cérébrales. — La disposition rayonnante des fibres nerveuses dans les hémisphères conduit à penser que les diverses sortes de sensations doivent être localisées en divers points de l'écorce cérébrale.

L'étude des *localisations cérébrales* est encore peu avancée. Le système *phrénologique* de Gall en était une ébauche si imparfaite qu'elle a jeté sur les recherches de cette nature un long discrédit. D'après quelques observations isolées, Gall avait décomposé arbitrairement l'écorce cérébrale en une série de loges dont chacune correspondrait à une faculté déterminée. Supposant, d'autre part, que la forme extérieure du crâne se moulait exactement sur celle de l'écorce cérébrale — ce qui n'est pas —, il divisait la boîte crânienne en loges superposées aux compartiments de l'écorce cérébrale et, par le simple examen de la forme extérieure du crâne, il prétendait pouvoir conclure de l'existence de telle ou telle « bosse » au développement de la faculté correspondante. On voit que le système de Gall était vicié par deux causes d'erreur.

Les recherches sur les localisations cérébrales ont été reprises avec activité de divers côtés depuis une trentaine d'années. Les travaux de Broca et de Charcot en France, de Ferrier en Angleterre, de Fritsch et Hitzig en Allemagne, s'appuyant à la fois sur l'observation et l'expérience, ont conduit à déterminer avec exactitude les localisations de quelques facultés.

Broca eut, en 1861, l'occasion d'observer un individu qui, à la suite d'une attaque de paralysie, était devenu totalement incapable d'exprimer verbalement les mots dont il possédait cependant l'idée très nette. A toutes les questions qui lui étaient adressées, cet individu répondait par un mot unique, le mot *tan*, et cependant il comprenait le sens des questions qui lui étaient posées : la plume à la main, il était parfaitement capable d'écrire la réponse qu'il avait dans la pensée. A cette curieuse infirmité Broca donna le nom d'*aphasie* ; il la définit comme une perte de la *mémoire motrice verbale*, faculté qui nous permet de conserver le souvenir des mouvements à effectuer pour assembler les syllabes qui forment chaque mot. Broca put, après la mort du malade, examiner l'état de son écorce cérébrale ; il observa une lésion siégeant au niveau du pied de la troisième circonvolution frontale gauche, c'est-à-dire au niveau de son insertion sur la circonvolution frontale ascendante. L'observation de Broca put être reprise par lui-même et par d'autres sur de nouveaux aphasiques et, chaque fois que l'autopsie fut possible, on observa une lésion au même point. On a pu conclure de là que le siège de la mémoire motrice verbale est le pied de la troisième circonvolution frontale gauche. Il est assez remarquable que ce *centre du langage articulé* soit dans la partie gauche de l'écorce cérébrale, alors que l'organisme humain est généralement droitier, c'est-à-dire plus habile à se servir de sa main droite que de sa main gauche. Le fait ne doit cependant pas nous étonner beaucoup, puisque nous connaissons l'action croisée des hémisphères cérébraux, en vertu de laquelle chaque moitié de l'encéphale gouverne la moitié opposée du corps. On a pu d'ailleurs observer quelques gauchers aphasiques et s'assurer, par la position de la lésion cérébrale, que le centre du langage articulé était reporté, chez eux, dans la troisième circonvolution frontale droite.

Divers physiologistes ont eu l'occasion d'observer d'autres infirmités analogues à l'aphasie. L'une, à laquelle on a donné le nom de *surdité verbale*, consiste en une perte de la mémoire auditive des mots, c'est-à-dire que l'individu à qui une attaque de paralysie a légué cette infirmité, est incapable de se rendre compte du sens attaché aux mots *prononcés* devant lui ; il suffit que ces mots soient écrits pour qu'il en saisisse immédiatement le sens. L'étude de la localisation des lésions qui accompagnent la surdité verbale permet de supposer que le siège de la *mémoire auditive verbale* est dans la première circonvolution temporale gauche.

La *cécité verbale* consiste en une perte de la *mémoire visuelle des mots*. L'homme qui est atteint de cette infirmité a perdu la notion du sens qui s'attache aux mots écrits devant lui. Il pourra copier servilement, comme un dessin quelconque, les caractères d'écriture ; mais il ne saura pas les lire. Il pourra d'ailleurs être capable d'écrire lui-même les mots qui répondent à ses propres pensées ; mais, une fois ces mots écrits, lorsque sa pensée s'en sera détournée, il lui sera impossible de les lire. Dans d'autres cas, au contraire, à la cécité verbale s'ajoute l'*agraphie*, c'est-à-dire que le malade est, par surcroît, incapable d'écrire les mots qui correspondent aux idées qu'il possède. La cécité verbale s'accompagne de lésions qui ont leur siège dans la partie postérieure de la deuxième circonvolution pariétale gauche ; c'est donc là le siège de la mémoire visuelle verbale.

De l'ensemble des recherches faites jusqu'à ce jour sur les localisations cérébrales, il semble résulter que les *centres sensitifs* sont surtout répartis dans la partie postérieure de l'écorce cérébrale : les *centres visuels*, origines réelles des nerfs optiques, seraient dans les lobes occipitaux droit et gauche ; les *centres auditifs* seraient dans les premières circonvolutions temporales droite et gauche ; les *centres de l'odorat et du goût* seraient dans le sommet des lobes temporaux. Les *centres moteurs*, dont l'ensemble constituerait la *zone motrice*, occuperaient la moitié antérieure des hémisphères cérébraux. On a pu placer, le long de la scissure de Rolando, les centres moteurs des muscles de la face, de la langue, du membre supérieur et du membre inférieur.

Connaissant la relation intime qui existe entre les phénomènes intellectuels et les tissus de l'écorce cérébrale, on s'est demandé s'il ne serait pas possible d'établir un certain rapport entre le développement de l'intelligence et celui des hémisphères cérébraux. Bien qu'une réduction exagérée du volume de l'encéphale corresponde en général à un faible développement intellectuel, il n'est pas possible d'affirmer que le développement de l'intelligence soit rigoureusement proportionnel à celui du cerveau : si les cerveaux de quelques hommes illustres ont eu un poids sensiblement supérieur à la moyenne, il serait possible, par contre, de citer des cerveaux dont le poids était sensiblement inférieur à la moyenne et qui avaient cependant servi des intelligences d'élite. Ce qui paraît plus exact, bien que les observations, soient relativement rares à ce sujet, c'est que le développement d'une faculté intellectuelle déterminée est proportionnel au développement de la circonvolution correspondante. A vrai dire, c'est la fonction qui développe l'organe : l'exercice continu d'une faculté intellectuelle doit entraîner nécessairement le développement de l'organe par lequel elle s'exerce. On a reconnu, par exemple, sur le cerveau de Gambetta, un développement très grand de la troisième circonvolution frontale gauche, organe du langage articulé.

Sommeil. — Le *sommeil* est un état caractérisé par une sorte de suspension de la vie de relation. Le cerveau entre alors dans un état de repos presque complet ; les réflexes conscients disparaissent, les réflexes inconscients persistent seuls ; si on excite la peau d'une personne en état de sommeil, à la surface du membre inférieur par exemple, on voit le membre excité se retirer, ce qui prouve la persistance du pouvoir réflexe dans la moelle épinière.

Le sommeil est accompagné de *rêves*. Ce sont des associations d'idées dont la cause est la persistance de l'activité dans certains centres de l'écorce cérébrale : les impressions qui ont stimulé, pendant l'état de veille, les cellules de ces centres nerveux, poursuivent leur action pendant l'état de sommeil et provoquent la réapparition d'idées anciennes, qui peuvent être coordonnées autrement que pendant la veille.

Hypnotisme. — On appelle *hypnose* un sommeil provoqué par des causes artificielles. On emploie, pour obtenir cet état, des excitations sensorielles spéciales, des excitations cutanées ou des excitations psychiques. Si, par exemple, on fait apparaître brusquement, devant les yeux d'un sujet hypnotisable, une lumière très vive, ou si on produit brusquement dans son voisinage un son éclatant, il n'est pas rare de le voir tomber en hypnose. On admet que ce résultat a été obtenu par une sorte d'épuisement dû à l'excitation forte et brusque qu'a éprouvée le sujet. On peut obtenir le même résultat par des *passes*, c'est-à-dire par des frictions régulières et répétées sur certaines parties de la peau, ou par une pression exercée sur certains points déterminés de la surface du corps (*zones hypnogènes*). On peut enfin intimer au sujet l'ordre de s'endormir ou lui en suggérer l'idée : c'est une excitation psychique qu'on peut assimiler au rappel d'un épuisement obtenu antérieurement par des excitations physiologiques.

Pour interrompre l'hypnose, on emploie généralement des procédés du même ordre que ceux qui la provoquent et, en particulier, de brusques excitations sensorielles : on peut, par exemple, souffler sur les yeux du sujet endormi.

L'efficacité des procédés employés pour provoquer l'hypnose est variable suivant les sujets. L'hypnose peut-elle être obtenue avec n'importe quel sujet ? C'est un point qui n'est pas parfaitement élucidé : il est possible qu'une volonté énergique soit capable d'opposer une résistance insurmontable à toutes les tentatives d'hypnotisation. L'efficacité de celles-ci varie également avec leur répétition : un sujet prédisposé s'habitue très rapidement à entrer presque instantanément en hypnose.

L'hypnose présente une grande variété de formes, parmi lesquelles Charcot a distingué trois états principaux : la *léthargie*, la *catalepsie* et le *somnambulisme* provoqué.

La *léthargie* débute, en général, par un soupir profond du sujet et par l'apparition d'un peu d'écume sur les lèvres. Elle est caractérisée par l'immobilité du sujet, la fermeture des paupières, sous lesquelles les globes oculaires restent convulsés, et la régularité normale des mouvements respiratoires. Le sujet est *analgésique*, c'est-à-dire qu'il n'éprouve pas de douleur quand on l'excite ; tous les sens, sauf quelquefois l'ouïe, paraissent éteints. Une propriété essentielle de l'état léthargique est l'*hyperexcitabilité neuro-musculaire* : une excitation mécanique directe d'un muscle superficiel, telle qu'une friction ou un massage de la peau qui recouvre ce muscle, en amène la contraction et même la contracture, c'est-à-dire une contraction durable et permanente. On peut obtenir le même résultat en excitant non pas le muscle lui-même, mais le nerf moteur de ce muscle, ce qui fournit un moyen de contrôle contre la simulation possible de l'état léthargique : on excite, par une friction superficielle, un nerf déterminé, susceptible de donner à une partie du corps, à la main par exemple, une position bien connue ; il faudrait supposer au sujet une connaissance approfondie de l'anatomie et de la physiologie pour qu'il pût répondre volontairement à l'excitation en simulant exactement la déformation attendue. On possède un autre moyen de contrôle en cherchant à ramener les muscles contractés à l'état de repos par une traction énergique : si la contracture est réelle, les muscles contractés se détendent lentement ; mais, si la contracture est simulée, ils reviennent irrégulièrement au repos avec de légers soubresauts dus à la résistance que le sujet cherche à opposer à la traction. L'hyperexcitabilité neuro-musculaire paraît devoir être assimilée à un phénomène réflexe : l'excitation produite à la surface de la peau est portée par un nerf jusqu'à un centre nerveux qui répond en envoyant vers les muscles l'influx nécessaire à l'établissement de la contracture.

On peut obtenir directement l'état de léthargie en fixant à distance l'œil du sujet sur un point vivement éclairé.

La *catalepsie* est caractérisée par l'immobilité du sujet, dont les paupières restent ouvertes pendant que les mouvements respiratoires deviennent rares, lents et superficiels. L'analgésie est complète ; certains sens, tels que la vue, l'ouïe et surtout le sens musculaire, conservent une partie de leur activité. Le caractère le plus essentiel de cet état est la *plasticité cataleptique* : les membres sont inertes, mous et faciles à déplacer ; quand on les déplace, ils gardent pendant longtemps (jusqu'à dix et quinze minutes) la position qu'on leur a donnée, quelque bizarre qu'elle soit. L'étude myographique des mouvements respiratoires fournit un moyen de contrôle contre la simulation possible : les mouvements respiratoires du cataleptique gardent, dans leur lenteur, une grande régularité ; quand il y a simulation, ils sont très irréguliers.

La catalepsie peut être provoquée directement par des excitations sensorielles, en général brusques.

Dans le *somnambulisme* provoqué, les paupières sont closes ou demi-closes ; on n'observe aucune trace d'hyperexcitabilité neuro-musculaire, ni de plasticité cataleptique. On remarque une analgésie cutanée presque complète et, par contre, une hyperacuïté de quelques sens, tels que la vue, l'ouïe, l'odorat et le sens musculaire ; d'où la facilité d'entrer en conversation avec le sujet placé dans cet état. On peut alors constater une augmentation sensible de la *mémoire de rappel* : le sujet se souvient de faits qu'il paraissait avoir complètement oubliés à l'état de veille ; il faut d'ailleurs remarquer que la mémoire de rappel subit une dépression marquée au moment du réveil. Le somnambulisme peut être enfin caractérisé par l'*hyperexcitabilité cutano-musculaire* : des actions mécaniques légères, même s'exerçant à distance (par exemple le mouvement d'un éventail ou d'une feuille de papier agitée avec la main) excitent la peau et amènent des contractions diffuses.

Le somnambulisme peut être provoqué directement, quelquefois par la fixation du regard.

On peut obtenir le passage brusque d'un sujet hypnotisé de l'un des trois états caractéristiques à l'autre. Ainsi on peut faire passer un cataleptique à l'état de léthargie par la fermeture de ses paupières, ou inversement un léthargique à l'état cataleptique, par l'ouverture des paupières. Des frictions sur le sommet du crâne peuvent faire passer un sujet de la catalepsie ou de la léthargie au somnambulisme provoqué. Une pression légère exercée sur les globes oculaires fait passer un léthargique à l'état de somnambulisme. Ces changements d'état peuvent être obtenus si facilement sur certains sujets, qu'il devient possible de réaliser chez eux des *états dimidiés*, c'est-à-dire dans lesquels une moitié du corps est, par exemple, à l'état de catalepsie et l'autre moitié à l'état de léthargie.

Il faut remarquer, d'ailleurs, qu'on peut observer toute une série d'intermédiaires entre les trois états typiques qui viennent d'être décrits.

Suggestion. — On appelle *suggestion* toute opération qui consiste à produire un effet quelconque sur un individu hypnotisé en évoquant chez lui l'idée de cet effet. On suggère, par exemple, au sujet endormi l'idée qu'il va boire un breuvage délicieux et, en lui présentant un verre absolument vide, on le voit manifester tous les signes du contentement le plus vif : c'est alors une *suggestion sensorielle*. On lui suggère l'idée de poignarder une personne qui se trouve en sa présence et, lui mettant entre les mains un couteau à papier, on le voit se jeter sur sa victime et lui porter un coup de cet objet avec tous les signes d'une haine passionnée : c'est alors une *suggestion active*. Les actes dont on suggère l'exécution au sujet endormi peuvent être des actes à accomplir immédiatement ou à réaliser à longue échéance.

L'état de somnambulisme est celui qui se prête le mieux aux suggestions raisonnées ; l'état de catalepsie se prête assez bien aux suggestions automatiques ; l'état de léthargie, dans lequel tous les sens sont éteints, ne se prête pas à la suggestion.

Les sujets accessibles à la suggestion sont généralement caractérisés par une sorte d'inertie mentale en même temps que par une grande excitabilité cérébrale.

CHAPITRE VI

La digestion.

Définition. — Il y a quatre fonctions principales de nutrition : la *digestion*, la *respiration*, la *circulation* et l'*excrétion*.

Privé d'aliments, le corps diminue bientôt de poids : la graisse s'épuise d'abord ; puis les muscles se réduisent ; enfin le sang et le système nerveux lui-même s'altèrent et la mort survient par *inanition*. Au contraire, le corps se conserve si on lui fournit régulièrement une nourriture suffisante.

On peut définir la *digestion* en disant que c'est la fonction par laquelle l'animal (l'Homme en particulier) introduit dans son organisme les aliments, solides ou liquides, nécessaires pour réparer les pertes qu'il éprouve continuellement ou pour voir à son accroissement. Ces aliments subissent dans l'*appareil digestif* diverses modifications qui ont pour objet de les rendre *assimilables*, c'est-à-dire aptes à être incorporés à la substance vivante.

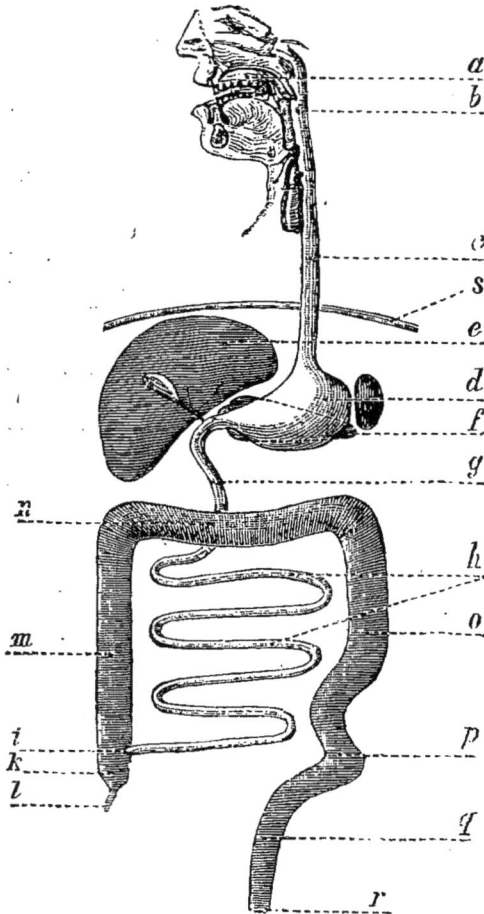

Fig. 165. — L'appareil digestif de l'Homme (schéma). — *a*, bouche; *b*, arrière-bouche; *c*, œsophage; *d*, estomac; *e*, foie; *f*, pancréas; *g*, duodénum; *h*, jéjunum et iléon; *i*, valvule iléo-cœcale; *k*, cœcum; *l*, appendice vermiculaire; *m*, côlon ascendant; *n*, côlon transverse; *o*, côlon descendant; *p*, S iliaque; *q*, rectum; *r*, anus; *s*, diaphragme.

§ 1er. Anatomie de l'appareil digestif.

Appareil digestif. — L'*appareil digestif* de l'Homme (*fig.* 165) se compose essentiellement d'un tube (*tube digestif*), ouvert à ses deux extrémités (*ouverture buccale* et *anus*), et tapissé d'un bout à l'autre par un répli de la peau (*muqueuse digestive*). Sur ce tube sont fixés, de distance en distance, des organes de diverse nature, qu'on appelle ses *annexes*. Il est essentiel de remarquer que, tant qu'un aliment est encore dans le tube digestif, qui communique plus ou moins librement avec l'extérieur, il

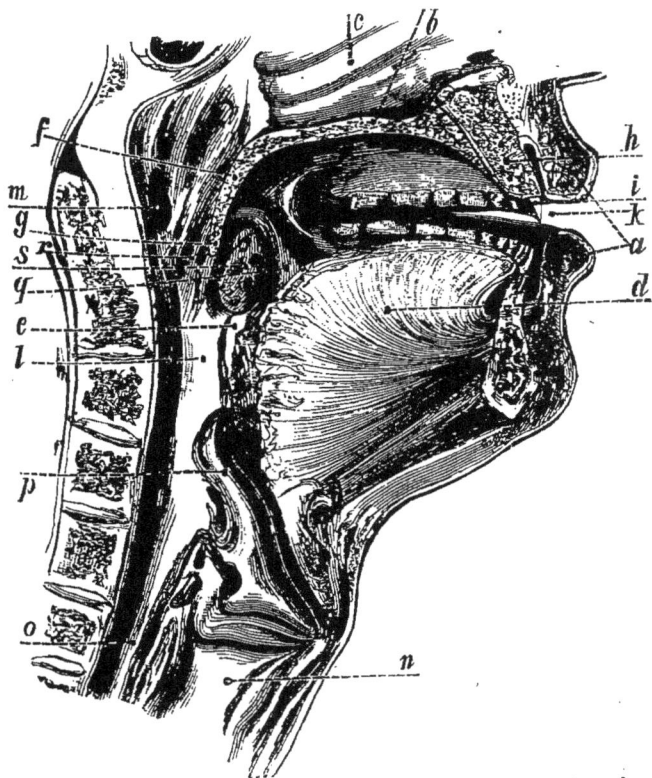

Fig. 166. — Coupe longitudinale de la bouche et de l'arrière-bouche. — *a*, lèvres; *b*, palais; *c*, fosses nasales; *d*, langue; *e*, isthme du gosier; *f*, voile du palais; *g*, luette; *h*, maxillaire supérieur; *i*, dents; *k*, vestibule de la bouche; *l*, arrière-bouche; *m*, trompe d'Eustache; *n*, larynx; *o*, œsophage; *p*, épiglotte; *q*, pilier antérieur du voile du palais; *r*, pilier postérieur; *s*, amygdale.

est lui-même extérieur au corps (*fig.* 9, p. 30) : il ne sera réellement à l'intérieur de l'organisme que lorsqu'il aura traversé la paroi du tube digestif.

Le tube digestif commence à la *bouche*; il se continue

par l'*arrière-bouche*, l'*œsophage*, l'*estomac* et l'*intestin* dont l'ouverture terminale est l'*anus*. Chemin faisant, au niveau de l'extrémité inférieure de l'œsophage, il traverse le diaphragme, ce qui permet de le diviser en deux portions : une *portion sus-diaphragmatique* (bouche, arrière-bouche et œsophage), et une *portion sous-diaphragmatique* (estomac et intestin).

Bouche. — La *bouche* (*fig.* 166 et 167) est une cavité

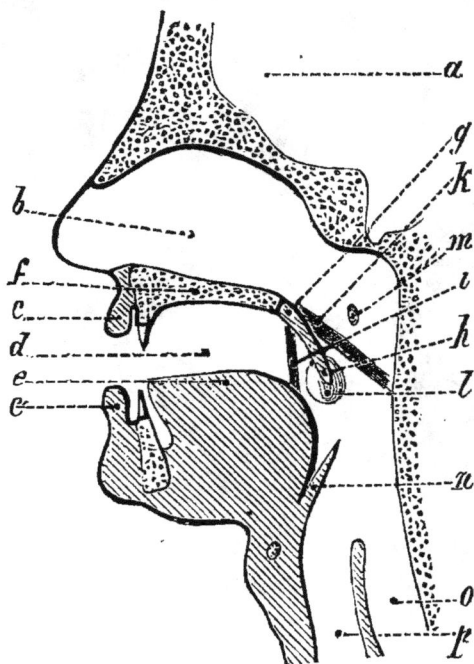

Fig. 167. — Coupe schématique de la bouche et de l'arrière-bouche. *a*, crâne ; *b*, fosses nasales : *c*, lèvres ; *d*, bouche ; *e*, langue ; *f*, voûte du palais ; *g*, voile du palais ; *h*, luette ; *i*, pilier antérieur du voile du palais ; *k*, pilier postérieur ; *l*, amygdale ; *m*, trompe d'Eustache ; *n*, épiglotte ; *o*, œsophage ; *p*, larynx.

qui s'ouvre en avant entre les deux *lèvres*, et en arrière par l'*isthme du gosier*. Elle est limitée en bas par un plancher charnu (la *langue*), en haut par une voûte osseuse (la voûte du *palais*), sur les côtés par les *joues*. Chacune des mâchoires fait à l'intérieur de la bouche une saillie en forme de fer à cheval, recouverte par le tissu mou de la gencive; quand les deux mâchoires sont rapprochées étroitement, elles séparent la cavité buccale en deux chambres : une chambre antérieure présentant l'aspect d'un canal en forme de fer à cheval (le *vestibule* de la bouche) et une chambre postérieure (la bouche proprement dite).

Au niveau des lèvres, la peau qui couvre extérieurement la face se replie à l'intérieur de la bouche et prend brusquement une coloration rosée : elle constitue alors la *muqueuse buccale*, qui tapisse toutes les parois de la bouche. La muqueuse, prolongement de la peau, se divise comme elle en deux couches superposées : une couche superficielle qui continue l'épiderme (épithélium de la muqueuse), et une couche profonde qui constitue le derme ; l'épithélium est pavimenteux et stratifié ; le derme porte des papilles à sa face externe ; en dehors du derme, les parois de la bouche contiennent des muscles nombreux formés de fibres striées et soumis à l'action de la volonté.

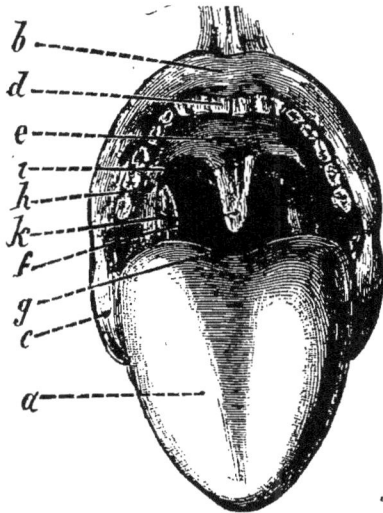

Fig. 168. — L'isthme du gosier vu de face. *a*, langue ; *b*, lèvre supérieure ; *c*, lèvre inférieure ; *d*, dents ; *e*, voile du palais ; *f*, luette ; *g*, isthme du gosier ; *h*, pilier antérieur du voile du palais ; *i*, pilier postérieur ; *k*, amygdale.

Au niveau du bord postérieur libre de la voûte du palais, la muqueuse buccale s'adosse à la muqueuse des fosses nasales, de laquelle elle n'est plus séparée que par une mince couche de tissu conjonctif et de faisceaux musculaires ; elle forme ainsi une sorte de rideau tendu obliquement au-dessus de l'isthme du gosier (*voile du palais*). Le bord inférieur et concave du voile du palais porte un appendice charnu (la *luette*) occupant la position d'une clef de voûte (*fig*. 168). De chaque

13.

côté de l'isthme, le voile du palais vient se fixer entre deux colonnes charnues (*piliers antérieur et postérieur du voile du palais*), dont la première descend à peu près verticalement tandis que la seconde s'incline obliquement dans l'arrière-bouche. Entre les deux piliers de chaque côté est situé un organe arrondi, mou et rougeâtre, l'*amygdale*.

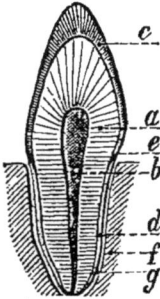

Fig. 169. Coupe longitudinale d'une dent (schéma). — *a*, ivoire; *b*, pulpe; *c*, émail; *d*, cément; *e*, collet; *f*, mâchoire; *g*, alvéole.

Annexes de la bouche. — La bouche porte des annexes de deux sortes : les *dents* et les *glandes salivaires*.

Dents. — Les *dents* sont des organes blancs, de consistance plus dure que celle des os, portés par les bords opposés des maxillaires dans des cavités spéciales appelées *alvéoles*.

Forme et structure d'une dent. — Chaque dent comprend deux parties : une partie intérieure à l'alvéole (*racine*) et une partie extérieure (*couronne*) ; on donne quelquefois le nom de *collet* à la zone de séparation entre la racine et la couronne : elle est marquée par un léger rétrécissement.

Si on fait une coupe longitudinale d'une dent (*fig.* 169), on voit que la majeure partie en est formée par un tissu résistant, jaunâtre, qu'on nomme l'*ivoire*. Dans la couronne, l'ivoire est protégé extérieurement par une couche mince d'une substance dure, cassante, d'un blanc éclatant, l'*émail*. Dans la racine, l'émail est remplacé par un enduit différent, le *cément*, qui vient se terminer en biseau, à la surface de l'émail, au niveau du collet. L'axe de la dent est occupé par une cavité fermée du côté de la couronne, ouverte au sommet de la racine, et que remplit un tissu mou et rougeâtre, la *pulpe dentaire*.

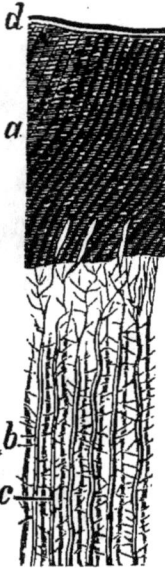

Fig. 170. — Coupe très grossie de l'émail et de l'ivoire d'une dent. — *a*, émail; *b*, ivoire; *c*, canalicule de l'ivoire; *d*, cuticule de l'émail.

L'*ivoire* (*fig.* 170) est creusé d'une multitude de chnaux très fins (*canalicules de l'ivoire*), perpendiculaires à la surface de la dent. Entre ces canalicules est intercalée une substance interstitielle fortement incrustée de sels calcaires [1].

L'*émail* est formé d'une multitude de prismes rapprochés, dont les axes sont dirigés un peu obliquement par rapport à la surface de la dent, et dont les sections droites sont de forme à peu près hexagonale (*fig.* 171); la substance de ces prismes est plus dure et plus cassante que celle de l'ivoire [2].

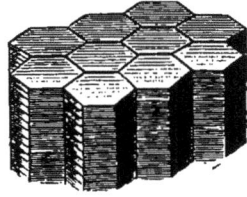

Le *cément* [3] est formé par du tissu osseux; c'est la seule partie réellement osseuse de la dent.

Fig. 171. — Quelques prismes de l'émail, très grossis.

La *pulpe dentaire* est formée de tissu conjonctif que parcourent de nombreux vaisseaux sanguins et quelques filets nerveux; c'est la seule partie sensible de la dent. On comprend donc que cette dernière éprouve de vives douleurs si l'émail a été détruit sur un point; car alors les canalicules de l'ivoire permettent aux substances nuisibles, aux acides par exemple, d'arriver jusqu'à la pulpe; la douleur est bien plus vive encore et plus certaine lorsque l'ivoire lui-même a été détruit [4].

Les différentes sortes de dents. — Il y a chez l'Homme trois sortes de dents : les *incisives* [5], les *canines* [6] et les *molaires* [7] (*fig.* 172). Chaque moitié, droite et

----

1. Environ 75 p. 100 de sels calcaires et 25 p. 100 d'une matière analogue à l'osséine.

2. Elle renferme 94 à 97 p. 100 de sels calcaires et 6 à 3 p. 100 de matière organique.

3. Du latin *cæmentum*, moellon; c'est une sorte de revêtement maçonné autour de la dent.

4. Ce qui ne veut pas dire que toute douleur de dent soit accompagnée de la destruction de l'ivoire ou de l'émail : une névralgie (douleur nerveuse) peut se produire dans une dent parfaitement intacte.

5. Du latin : *incidere, incisum*, couper.

6. Du latin : *canis*, chien.

7. Du latin : *mola*, meule.

gauche, d'une même mâchoire porte le même nombre et les mêmes sortes de dents; bien plus, cette identité se retrouve entre les deux mâchoires, supérieure et inférieure, de sorte que, pour étudier la dentition de l'Homme, il nous suffit d'observer les dents d'une seule demi-mâchoire.

On y trouve chez un homme adulte, à partir du plan de symétrie : deux incisives, une canine, deux petites molaires ou prémolaires et trois grosses molaires; ce qui porte le total des dents à trente-deux.

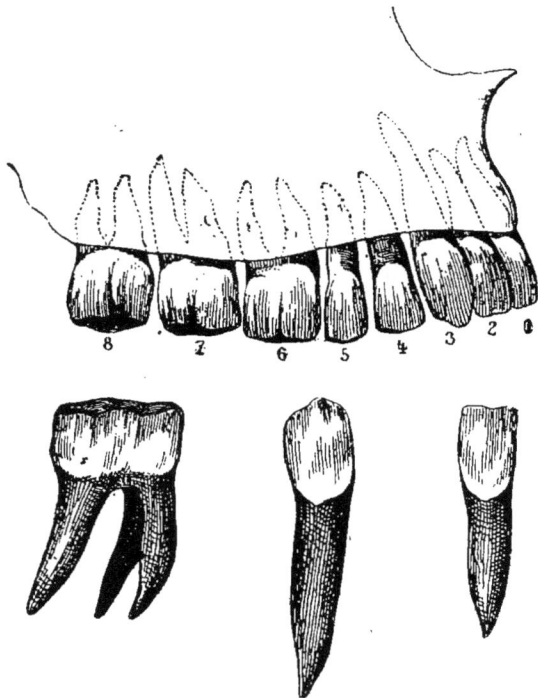

Fig. 172. — Dents de la mâchoire supérieure de l'Homme. 1, 2, incisives; 3, canine; 4, 5, prémolaires; 6, 7, 8, grosses molaires.

Les différentes sortes de dents se distinguent surtout par la forme de leur couronne. Elle est aplatie et tranchante dans les incisives, conique dans les canines; elle est à peu près conique, mais présente deux pointes mousses à son sommet, comme si elle était formée de deux cônes soudés l'un à l'autre, dans les prémolaires; enfin, dans les grosses molaires, elle est à peu près cubique et sa surface de contact avec la couronne opposée est divisée par deux sillons rectangulaires en quatre tubercules saillants. La forme des racines est différente aussi dans les diverses sortes de dents; les racines sont simples dans les incisives, dans les canines et ordinairement aussi dans les prémolaires[1], elles sont au contraire ramifiées dans les grosses molaires (deux branches aux molaires inférieures, trois aux molaires supérieures).

On peut résumer par une *formule dentaire* la dentition de l'Homme. Cette formule se compose d'une série de fractions dont chacune correspond à une des sortes de dents ; son numérateur représente le nombre de ces dents que porte le demi-maxillaire supérieur, et son dénominateur celui des dents du demi-maxillaire inférieur. Voici cette formule :

$$2 \left(\frac{2}{2}\, i + \frac{1}{1}\, c + \frac{2}{2}\, m + \frac{3}{3}\, M \right).$$

Développement des dents. — L'étude du développement des dents (*fig.* 173) montre clairement que la dent n'est pas un os, mais une production de la peau, au même titre que les poils, les cheveux, les ongles de l'Homme, les sabots et les cornes de certains animaux.

Le début de la formation des dents (1), vers le deuxième mois de la vie embryonnaire, est marqué par l'apparition, sur le bord de chaque gencive, d'un sillon en forme de fer à cheval. Une section faite dans la gencive, perpendiculairement à la direction de ce sillon, montre qu'il correspond à une sorte de bourrelet produit par la multiplication des cellules épidermiques de la muqueuse à l'intérieur du derme sous-jacent. Plus tard ce bourrelet se développe davantage sur certains points, qui correspondent aux dents futures, de manière à former autant de bourgeons épidermiques contenus dans le derme et rattachés à l'épiderme par des sortes de pédicules rétrécis (2). Puis le derme, entrant à son tour en activité, multiplie ses éléments au-dessous de chaque bourgeon et, le refoulant vers son centre, finit par s'en coiffer (3). En même temps, le pédicule qui rattachait le bourgeon épidermique à l'épiderme s'étrangle de plus en plus, puis se détruit, isolant complètement de l'épiderme les éléments qui vont concourir à la formation d'une dent. On aperçoit alors (4) à la place qui sera plus tard occupée par une dent : 1° une sorte de bourgeon dermique, formé de tissu conjonctif, riche en vaisseaux sanguins et en éléments nerveux (*germe dentaire*); — 2° une sorte de sac à double paroi, enveloppant le germe dentaire et contenant entre ses deux

---

1. Cependant on observe quelquefois des racines ramifiées dans les prémolaires.

parois un massif de cellules d'origine épidermique (*organe ada-mantin*[1]) ; — 3° un deuxième sac superposé au premier, ouvert comme lui vers la partie profonde du derme et produit par une condensation du tissu dermique autour de l'organe adamantin (*sac dentaire*).

Au bout d'un certain temps l'assise de cellules qui limite extérieurement le germe dentaire entre en activité ; ces cellules,

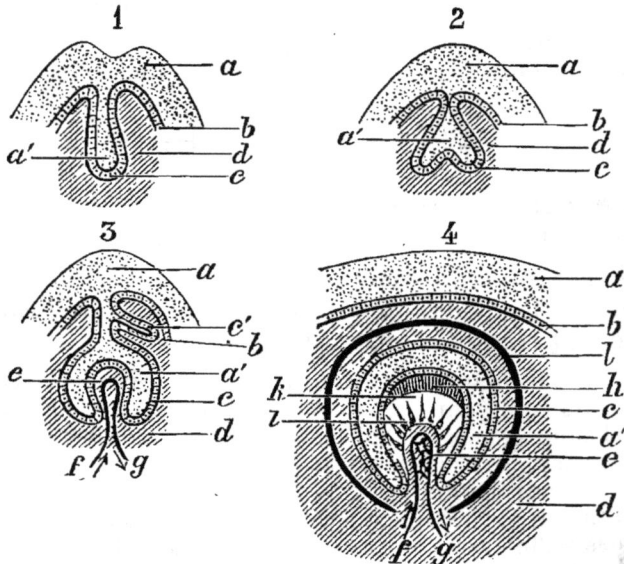

Fig. 173. — Développement d'une dent (schéma). — *a*, épithélium de la muqueuse ; *a'*, contenu épithélial de l'organe adamantin ; *b*, assise profonde de l'épithélium ; *c*, organe adamantin ; *d*, derme de la muqueuse ; *e*, germe dentaire ; *f*, *g*, vaisseaux sanguins du germe dentaire ; *h*, émail ; *i*, odontoblastes ; *k*, ivoire ; *l*, sac dentaire ; *c'*, première ébauche de la dent de remplacement.

étroitement serrées les unes contre les autres, se prolongent vers l'extérieur par des filaments grêles et déposent autour de ces filaments une substance interstitielle bientôt incrustée d'éléments calcaires. C'est la première ébauche de l'ivoire. Les cellules dont l'activité donne ainsi naissance à l'ivoire ont reçu le nom d'*odontoblastes*[2] ; elles continuent à fonctionner pendant toute la période de formation de la dent ; puis elles perdent leur activité et leurs

---

1. Du latin : *adamas, adamantis,* diamant.
2. Du grec : ὀδούς, ὀδόντος, prononcez *odontos*, dent ; — βλαστός, prononcez *blastos*, bourgeon.

prolongements grêles se détruisent, laissant à leur place les canalicules de l'ivoire.

En même temps la paroi interne de l'organe adamantin prend aussi un rôle actif; elle sécrète sur sa face interne une substance minérale qui se dépose en éléments prismatiques et qui n'est autre chose que l'émail. La paroi externe et le contenu de l'organe adamantin se réduisent à une masse gélatineuse et finissent par disparaître. Quant au sac dentaire, il se transforme peu à peu en une mince couche de tissu osseux qui forme une enveloppe protectrice à la jeune dent; ce, qui persiste de cette enveloppe autour de la couronne constitue le cément. C'est le reste du germe dentaire qui forme dans l'axe de la dent la pulpe dentaire.

Le développement de la dent se poursuit d'abord à l'intérieur de la gencive et du maxillaire; puis, les dimensions de la dent s'accroissant, elle refoule les parois du sac dentaire, use le tissu osseux qui l'environne et finit par se faire jour au dehors.

Dentition de lait. — C'est entre quatre et dix mois après la naissance, en moyenne dans le cours du huitième mois, que la première dent fait son apparition au dehors. C'est ordinairement une des deux incisives inférieures les plus rapprochées du plan de symétrie. Quand ces deux incisives inférieures ont paru, vient, au neuvième mois, le tour des deux incisives moyennes supérieures. On voit paraître ensuite, au début de la deuxième année, les deux incisives latérales inférieures; puis, vers le milieu de la deuxième année, leurs opposées du maxillaire supérieur; peu de temps après, les premières prémolaires (d'abord en bas, puis en haut); vers le milieu de la troisième année, les canines (dans le même ordre); enfin, dans le cours de la même année, les dernières prémolaires (toujours dans le même ordre). En somme, le développement des dents se fait régulièrement à partir du plan de symétrie en gagnant les extrémités du maxillaire, sauf en ce qui concerne les canines qui n'émergent qu'après les premières prémolaires; d'ailleurs le maxillaire inférieur devance généralement le maxillaire supérieur[1].

---

1. Il faut remarquer que cet ordre d'apparition des dents est fréquemment troublé.

C'est après quarante mois, au plus tard, que les dernières prémolaires ont fait, en général, leur apparition ; l'enfant possède alors une dentition incomplète, appelée *dentition de lait*, qui ne comprend que vingt dents [1] suivant la formule :

$$2\left(\frac{2}{2}\,i + \frac{1}{1}\,c + \frac{2}{2}\,m\right).$$

Dentition définitive. — Vers l'âge de sept ans les dents de lait commencent à s'ébranler ; elles sont peu à peu chassées de leurs alvéoles par d'autres dents, appelées *dents de remplacement*, qui se développent au-dessous d'elles (*fig.* 174) ; elles tombent successivement, en général

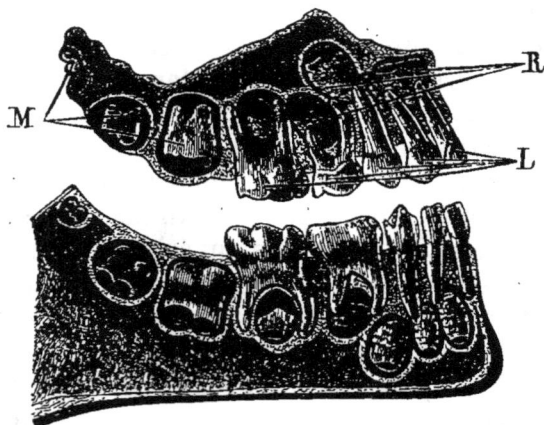

Fig. 174. — Dentition de remplacement et dentition de lait.
L, dents de lait ; R, dents de remplacement ; M, molaires.

dans l'ordre même où elles ont apparu, et cèdent la place aux dents de remplacement qui contribuent à former la *dentition définitive*. Aux dents de remplacement s'ajoutent les grosses molaires, qui paraissent en dernier lieu ; elles n'étaient pas représentées dans la dentition de lait,

---

1. Il faut, d'ailleurs, remarquer que les prémolaires de cette dentition se présentent avec les caractères des molaires définitives : leur couronne porte plusieurs tubercules et leur racine est ramifiée.

caractère qui permet de les définir plus exactement que nous ne l'avions fait en étudiant leur forme.

Ajoutons à ce propos que l'étude du développement des dents permet aussi de définir plus rigoureusement les incisives. On peut en effet s'assurer que celles du maxillaire supérieur sont portées, à leur début, par deux os indépendants, appelés *os incisifs*, qui ne se soudent que plus tard aux maxillaires supérieurs et s'unissent l'un à l'autre dans le plan de symétrie. Quant aux incisives inférieures, on les caractérise comme étant opposées à celles qui viennent d'être définies par le développement.

On peut se demander si l'apparition des dents de remplacement et des grosses molaires correspond à la formation tardive de nouveaux germes dentaires. On s'est assuré, au contraire, que les germes dentaires destinés à l'élaboration de ces dents se forment en même temps que les germes des dents de lait, par une sorte de bourgeonnement latéral de chacun de ceux-ci ; mais les germes ainsi formés s'arrêtent bientôt dans leur développement, qui ne reprend que plus tard, pendant la période du remplacement.

Muscles moteurs du maxillaire inférieur. — On se rappelle la disposition des branches montantes du maxillaire inférieur : l'articulation des condyles avec les cavités glénoïdes des temporaux permet les déplacements du maxillaire inférieur. Le moment est venu d'étudier la disposition des muscles qui réalisent ces déplacements.

Ces muscles peuvent être répartis en trois groupes : 1° les *muscles abaisseurs*, dont la contraction a pour effet d'abaisser le maxillaire inférieur et d'ouvrir la bouche ; — 2° les *muscles releveurs*, dont l'effet est antagoniste du précédent ; — 3° les *muscles divaricateurs*, qui ont pour effet de déplacer le maxillaire inférieur dans un plan horizontal, de droite à gauche ou de gauche à droite et d'arrière en avant ou d'avant en arrière.

Les *muscles abaisseurs* sont au nombre de six, formant trois paires. Les *muscles génio-hyoïdiens*, situés dans l'épaisseur de la langue, s'attachent d'une part aux *apophyses géni*[1], petites saillies osseuses situées à la face interne du menton, et d'autre part au bord supérieur de l'*os hyoïde*[2]. Chaque *muscle mylo-hyoïdien*

---

1. Du grec : γένειον, prononcez *guéneïon*, menton.
2. Petit os, en forme de croissant, situé à la partie antérieure et médiane du cou, entre la base de la langue et le larynx. — De la voyelle grecque υ (*upsilon*), et de εἶδος, prononcez *eïdos*, apparence.

s'attache d'une part à la *ligne myloïdienne* [1], crête osseuse que porte la face interne de chacune des moitiés du maxillaire inférieur, et d'autre part au bord supérieur de l'os hyoïde. Chaque *muscle digastrique* [2] s'attache, par une de ses extrémités, dans la *fossette digastrique* que porte le bord inférieur du maxillaire inférieur, près du plan de symétrie ; puis il se dirige vers l'os hyoïde, au voisinage duquel il s'engage par un tendon dans une sorte de poulie de consistance cartilagineuse ; après quoi la seconde moitié de muscle, prenant une direction différente, va s'insérer dans une sorte de sillon, appelé *rainure digastrique*, que porte l'apophyse mastoïde du temporal.

Les *muscles releveurs* (*fig.* 175) sont au nombre de quatre : les deux *masséters* et les deux *temporaux*.

Le *masséter* [3] s'insère, d'une part, sur l'arcade zygoma-

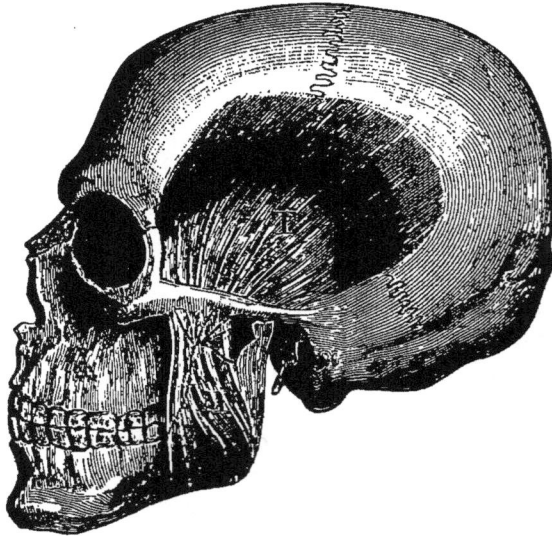

Fig. 175. — Muscles releveurs du maxillaire inférieur.
M, masséter ; T, temporal.

tique et, d'autre part, sur l'angle du maxillaire inférieur ; il contribue à former la partie charnue de la joue ; on sent

1. Du grec : μύλος, prononcez *mulos*, dent molaire.
2. Du grec : δίς, prononcez *dis*, deux ; — γαστήρ, prononcez *gastêr*, ventre.
3. Du grec : μασάομαι, prononcez *masaomaï*, je mâche.

très nettement, sous la peau de la joue, la saillie qu'il forme quand on serre énergiquement les mâchoires.

Le *temporal* s'insère sur l'apophyse coronoïde du maxillaire inférieur par un tendon à partir duquel rayonnent les fibres du muscle, qui vont d'autre part s'étaler en éventail sur l'écaille de l'os temporal : quand on serre fortement les mâchoires, on sent, dans la région de la tempe, la saillie formée par ce muscle contracté.

Les *muscles divaricateurs (fig.* 176) sont au nombre de quatre : les deux *ptérygoïdiens externes* et les deux *ptérygoïdiens internes.* Le *ptérygoïdien interne* s'attache, d'une part, sur la face interne de l'angle du maxillaire inférieur et, d'autre part, dans une fossette que porte la face postérieure de l'apophyse ptérygoïde de l'os sphénoïde (*fosse ptérygoïdienne*). Le *ptérygoïdien externe* s'attache, d'une part, à la face interne du col du condyle et, d'autre part, à la face externe de l'apophyse ptérygoïde.

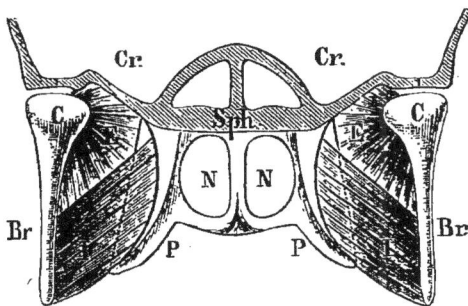

Fig. 176. — Muscles divaricateurs du maxillaire inférieur (on suppose une coupe faite au niveau du sphénoïde par un plan vertical perpendiculaire au plan de symétrie, et vue par sa face postérieure). — Cr., crâne; Sph., sphénoïde; N, sinus sphénoïdaux; P, apophyses ptérygoïdes; C, condyles; Br., branches montantes du maxillaire inférieur; E, ptérygoïdiens externes; I, ptérygoïdiens internes.

Le rôle des muscles abaisseurs et des muscles releveurs est évident : quand l'os hyoïde reste fixe [1], la contraction des muscles abaisseurs a pour effet de tirer vers le bas le maxillaire inférieur, en faisant tourner les condyles dans les cavités glénoïdes; la contraction des muscles releveurs a pour effet de tirer le maxillaire inférieur en sens inverse. Quant aux muscles divaricateurs, les contractions alternatives de ceux du côté droit et de ceux du côté gauche ont pour effet de déplacer le maxillaire inférieur de droite à gauche et de gauche à droite ; les diverses combinaisons des contractions de ces muscles ont aussi pour effet de faire glisser le maxillaire d'arrière en avant ou d'avant en arrière. En somme,

---

1. Il peut être fixé par la contraction des *muscles sterno-hyoïdiens* qui le rattachent au sternum.

on voit que les contractions des divers muscles moteurs du maxillaire inférieur ont pour résultat d'imprimer à la mâchoire un mouvement général de balancement qu'on a comparé approximativement à celui d'une escarpolette.

Glandes salivaires. — Les *glandes salivaires* sont les organes qui produisent la salive.

Il y a, dans toute l'étendue de la muqueuse buccale, une multitude de glandes, généralement microscopiques, qui sécrètent une salive dont la présence a pour effet d'en lubréfier la surface.

Il y a, de plus, trois paires de glandes salivaires volumineuses, distribuées symétriquement de part et d'autre de la cavité buccale : les *glandes parotides*, les *glandes sous-maxillaires* et les *glandes sublinguales* (*fig.* 177).

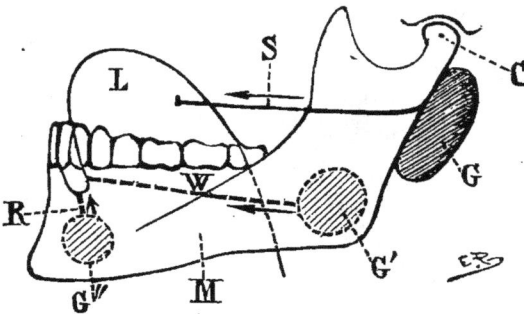

Fig. 177. — Disposition des glandes salivaires. C, condyle du maxillaire inférieur ; M, corps du maxillaire ; L, langue ; G, glande parotide ; S, canal de Sténon ; G', glande sous-maxillaire ; W, canal de Wharton ; G'', glande sublinguale ; R, canal de Rivinus.

La *glande parotide* [1] de chaque côté est placée entre la branche montante du maxillaire inférieur et le trou auditif externe ; la salive qu'elle forme s'écoule par un canal excréteur, dit *canal de Sténon*, qui perce la paroi musculaire de la joue et vient déboucher à sa face interne à peu près en face de la première grosse molaire supérieure.

La *glande sous-maxillaire*, moins volumineuse que la précédente, occupe, à la face interne de l'angle du maxillaire inférieur, une dépression dite *fossette sous-maxillaire*; le canal qui s'en échappe (*canal de Wharton*) traverse

---

1. Du grec : παρά, prononcez *para*, proche ; — οὖς, ὠτός, prononcez *ótos*, oreille.

l'épaisseur de la langue et vient déboucher, au-dessous de
sa pointe, à côté du frein
(*fig.* 178).

La *glande sublinguale*,
plus petite encore que la
glande sous-maxillaire, occupe derrière la saillie du
menton une dépression dite
fossette sublinguale ; elle se
compose en réalité de sept
à huit glandules qui versent
le produit de leur sécrétion
par quatre *canaux* dits *de
Rivinus*, débouchant en dehors de l'orifice du canal
de Wharton sous la pointe
de la langue (*fig.* 178).

Si, en dilacérant sous la
loupe ou le microscope

Fig. 178. — Face inférieure de la langue,
supposée relevée. — F, frein de la
langue ; W, orifice du canal de Wharton ; R, orifices des canaux de Rivinus ; G, saillie formée par la glande
sublinguale.

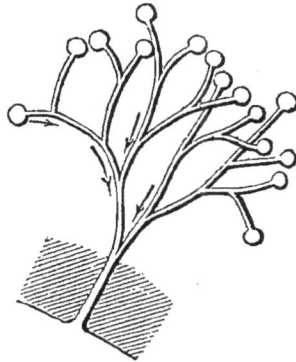

les tissus d'une glande salivaire, on suit à l'intérieur
de l'organe son canal excréteur
(*fig.* 179), on le voit se diviser, par
bifurcations ou *dichotomies* [1] successives, en canaux de plus en plus
fins dont les derniers se terminent
dans de petits sacs sphériques appelés *acini* [2]. L'organe entier doit
être considéré comme formé par
l'association de tous ces acini ;
chaque acinus produit, au moment
de l'activité de la glande, une gouttelette de salive qui s'écoule par le
canalicule adjacent ; de proche en
proche, toutes ces gouttelettes se rassemblent en une

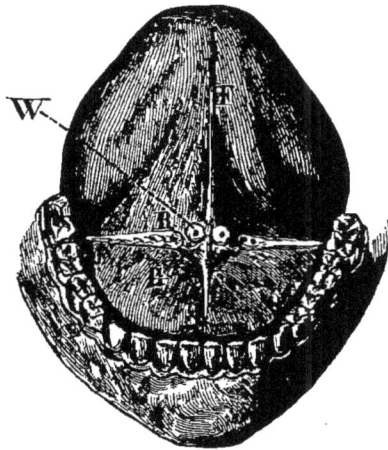

Fig. 179. — Structure d'une
glande salivaire.

---

1. Du grec : δίχα, prononcez *dikha*, en deux parties ; — τομή, prononcez
tomé, division.
2. Du grec : ἄκινος, prononcez *akinos*, grain de raisin.

goutte unique qui s'échappe par le canal excréteur. On a comparé cette structure de la glande salivaire, qui lui est commune avec plusieurs autres sortes de glandes, à celle d'une grappe de raisin dont les grains microscopiques seraient creux et rattachés à un système creux de pédoncules (*fig.* 180). Une telle glande est dite *glande en grappe*.

Arrière-bouche. — L'*arrière-bouche* ou *pharynx*[1] (*fig.* 166 et 167), qui fait suite à la bouche, peut être considérée comme une sorte de carrefour qui occupe le point de croisement des voies digestives (bouche, pharynx, œsophage...) et des voies respiratoires (fosses nasales, pharynx, larynx...). L'arrière-bouche communique : 1° en avant, avec la bouche par l'isthme du gosier ; — 2° en haut, avec les fosses nasales ; — 3° sur les côtés, avec les oreilles moyennes, par les trompes d'Eustache qui prennent naissance dans la région inférieure des fosses nasales, au-dessus du niveau marqué par le voile du palais ; — 4° en bas et en avant, avec le larynx, dont l'entrée est protégée par une sorte d'auvent cartilagineux, l'*épiglotte*, incliné de bas en haut et d'avant en arrière ; — 5° en bas et en arrière, avec l'œsophage.

Elle est tapissée intérieurement par une muqueuse rosée, prolongement de la muqueuse buccale. L'épithélium de la muqueuse ne présente pas dans toute son étendue les mêmes caractères : dans les parties voisines de la bouche ou de l'œsophage, des voies digestives en un mot, il est pavimenteux[2] et stratifié ; au voisinage des fosses nasales et du larynx, des voies respiratoires en un mot, il est cylindrique et vibratile[3]. Par là se manifeste

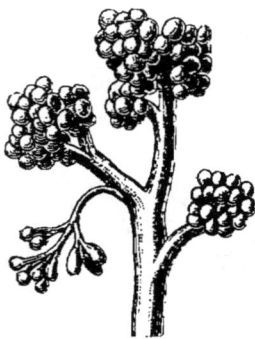

Fig. 180. — Un fragment grossi d'une glande parotide dilacérée.

---

1. Du grec : φάρυγξ, prononcez *pharunx*, ravin, gorge.
2. C'est-à-dire que ses cellules sont aplaties parallèlement à la surface de la muqueuse. — Du latin *pavimentum*, pavé.
3. C'est-à-dire que ses cellules superficielles, ayant la forme de cylindres dirigés perpendiculairement à sa surface, portent un revêtement continu de cils vibratiles.

le caractère essentiel de l'arrière-bouche, sorte de terrain neutre entre le domaine de l'appareil digestif et celui de l'appareil respiratoire.

La muqueuse pharyngienne est enveloppée extérieurement par une couche fibreuse et résistante qui permet de l'isoler, par la dissection, des parties avoisinantes : c'est l'*aponévrose pharyngienne*. Celle-ci sert de surface d'insertion à des muscles nombreux, formés de fibres striées et, par suite, soumis à l'action de la volonté.

Œsophage. — L'*œsophage*[1] est un tube qui descend verticalement, dans le cou d'abord, dans le thorax ensuite, derrière le larynx et la trachée-artère, au-devant de la colonne vertébrale ; plus bas, il passe derrière le cœur, puis s'incline vers la gauche et, après avoir percé le diaphragme, vient s'ouvrir dans l'estomac.

Aplati à l'état de repos, l'œsophage ne s'ouvre que sous la pression des aliments. Sa surface interne est tapissée par une muqueuse de couleur blanchâtre, dont l'épithélium est pavimenteux et stratifié comme celui des premières cavités digestives. Cette muqueuse contient un grand nombre de glandes microscopiques en grappe, dont la sécrétion a pour effet de lubréfier sa surface. Puis la paroi de l'œsophage présente de dedans en dehors : 1° une zone mince de fibres lisses ; — 2° une couche conjonctive ; — 3° une couche musculaire, dont les fibres, striées au voisinage du pharynx, ne tardent pas à devenir lisses et sont disposées sur deux assises (une assise interne de fibres annulaires et une

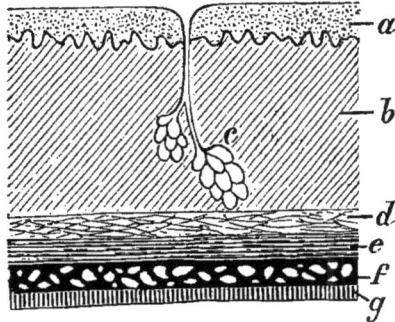

Fig. 181. — Coupe transversale (schématique) des parois de l'œsophage. — *a*, épithélium de la muqueuse ; *b*, derme ; *c*, glande mucipare ; *d*, couche conjonctive qui enveloppe la muqueuse ; *e*, fibres annulaires (vues de face) ; *f*, fibres longitudinales (coupées transversalement) ; *g*, couche conjonctive externe.

---

1. Du grec : οἴσειν, prononcez *oïseïn*, porter ; — φαγεῖν, prononcez *phagueïn*, manger.

assise externe de fibres longitudinales) ; — 4° enfin une couche fibreuse d'enveloppe (*fig.* 181).

Estomac. — L'*estomac* (*fig.* 182) est une poche située

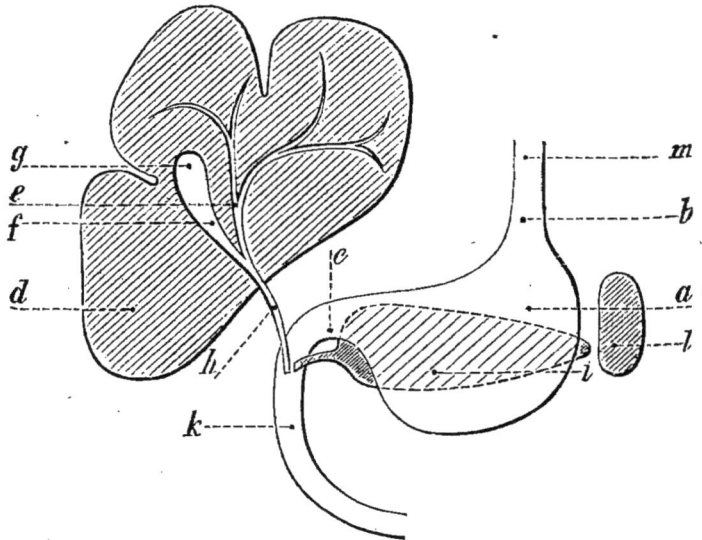

Fig. 182. — Estomac, foie, pancréas et rate. *a*, estomac ; *b*, cardia ; *c*, pylore ; *d*, foie ; *e*, canal hépatique ; *f*, canal cystique ; *g*, vésicule biliaire ; *h*, canal cholédoque ; *i*, pancréas ; *k*, duodénum ; *l*, rate ; *m*, œsophage.

au-dessous du diaphragme, à gauche de l'abdomen. Il présente à peu près la forme d'une poire couchée horizontalement sur son grand axe et dont le gros bout (*grosse tubérosité*) est tourné vers la gauche, tandis que le petit bout (*petite tubérosité*) est tourné vers la droite. Le bord supérieur de l'estomac, légèrement concave, en est la *petite courbure* ; le bord inférieur, convexe dans son ensemble, est la *grande courbure*.

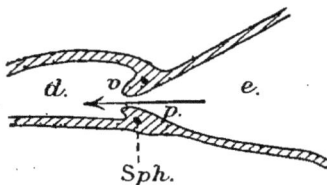

Fig. 183. — Coupe longitudinale faite au niveau du pylore (schéma). — *e.*, estomac ; *d.*, duodénum ; *p.*, pylore ; *v*, valvule pylorique ; *Sph.*, coupe transversale du sphincter pylorique.

L'ouverture d'entrée de l'estomac, qui n'est guère séparée de la pointe du cœur que par l'épaisseur du diaphragme, est le *cardia*[1] ; l'ouverture de sortie est le *pylore*[2]. Une coupe longitudinale de l'estomac dans la région du pylore (*fig.* 183) montre que la surface interne y présente un repli annulaire dont le bord libre est tourné vers l'intestin : c'est une *valvule*; rien de semblable au cardia.

La structure des parois de l'estomac est assez complexe (*fig.* 184). Il est tapissé intérieurement par une muqueuse, prolongement de celle de l'œsophage. L'épithélium de cette muqueuse est simple, les cellules qui le forment sont allongées perpendiculairement à sa surface et ont une forme presque cylindrique. Dans l'épaisseur de la muqueuse sont creusées des glandes dites *follicules*[3] *gastriques* (*fig.* 185); les unes ont la forme d'un simple doigt de gant

Fig. 184. — Coupe transversale (très grossie) des parois de l'estomac. — *a*, épithélium de la muqueuse, avec les glandes qu'il forme; *b*, derme; *c*, couche conjonctive extérieure à la muqueuse; *d*, fibres annulaires (vues de face); *e*, fibres longitudinales (en coupe).

(*glandes en tube simple*); les autres semblent formées de plusieurs doigts de gant confondant leurs ouvertures ou, si l'on veut encore, d'un gant tout entier (*glandes en tube composé*). Qu'elles soient simples ou composées, ces glandes se présentent avec deux aspects différents suivant que les cellules qui en tapissent le fond sont aplaties et serrées les unes contre les autres ou, au contraire, arrondies et légèrement écartées; dans ce dernier cas, la glande prend un aspect bosselé tout à fait caractéristique. Dans le pre-

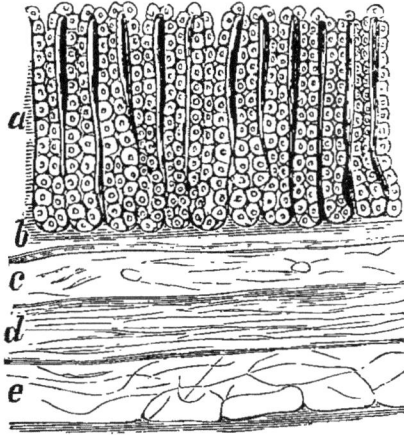

---

1. Du grec : καρδία, prononcez *kardia*, le cœur.
2. Du grec : πύλη, prononcez *pulê*, porte; — οὖρος, prononcez *ouros*, gardien.
3. Du latin *folliculus*, petit sac.

mier cas, les follicules gastriques produisent simplement un liquide filant, destiné à lubréfier les parois de l'estomac :

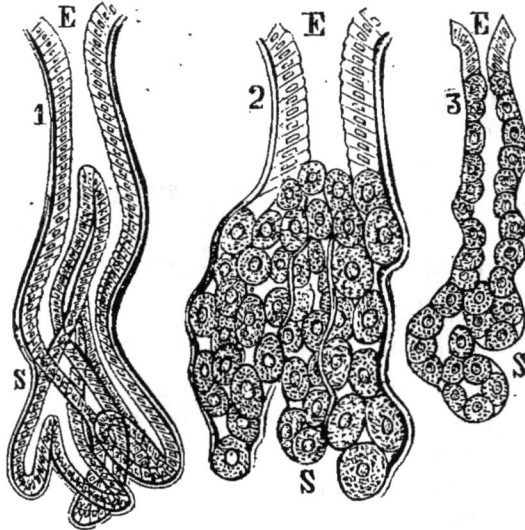

Fig. 185. — Quelques follicules gastriques, très grossis. — 1, glande muqueuse ; 2 et 3, glandes à pepsine (2, composée, — 3, simple). — E, canal excréteur ; S, cellules sécrétrices.

ce sont des *glandes muqueuses* ; la plupart sont composées et elles sont surtout nombreuses près du pylore. Dans le second cas, les follicules produisent un liquide beaucoup plus important, dit *suc gastrique*, dont on verra plus loin le rôle : on les appelle *glandes à pepsine* ; on n'en rencontre pas près du pylore ; c'est surtout au voisinage du cardia qu'elles sont composées.

A l'extérieur de la muqueuse, les parois de l'estomac comprennent de dedans en dehors : 1° une couche mince de fibres lisses ; — 2° une couche conjonctive cellulo-fibreuse ; — 3° une couche musculaire ; — 4° enfin une couche conjonctive fibreuse.

La couche musculaire (*fig.* 186) est entièrement formée de fibres lisses. Les unes sont circulaires et forment une succession d'anneaux inégalement larges qui entourent l'estomac. D'autres sont longitudinales. Un groupe particulier de fibres forme une sorte d'anneau elliptique entourant l'estomac dans le sens de sa longueur, de la grande à la petite tubérosité (*cravate suisse*). Au niveau du pylore, les fibres annulaires, plus abondantes que partout ailleurs, forment une sorte d'anneau ou *sphincter* dont la contraction a pour effet de fermer complètement l'ouverture pylorique.

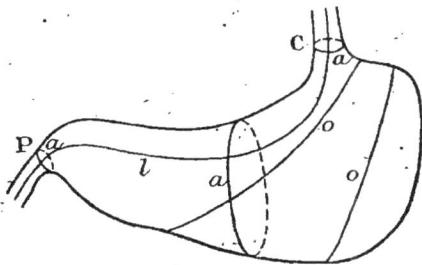

Fig. 186. — Disposition générale des fibres musculaires de l'estomac (schéma). — C, cardia ; P, pylore ; *a*, fibres annulaires ; *l*, fibres longitudinales ; *o*, fibres obliques.

Intestin. — L'intestin (voir *fig.* 165) peut être décomposé en deux parties : l'*intestin grêle* et le *gros intestin*.

L'*intestin grêle*, qui fait suite à l'estomac et dont le diamètre varie entre 4 et 2 centimètres, forme vers le milieu de l'abdomen des replis très nombreux qu'on appelle *circonvolutions* de l'intestin : sa longueur totale est d'environ 8 mètres. La partie de l'intestin grêle qui rattache l'estomac à la masse des circonvolutions est le *duodénum*[1], ainsi nommé parce qu'il a une longueur d'environ douze travers de doigt. On distingue dans la masse des circonvolutions deux régions : 1° le *jéjunum*[2], qui comprend environ les $\frac{3}{5}$ des circonvolutions ; — 2° l'*iléon*[3], qui comprend les $\frac{2}{5}$ restants. Le jéjunum tire son nom de ce fait qu'il est traversé très rapidement par les matières digérées, de sorte qu'on le trouve généralement vide sur le cadavre. La distinction entre le jéjunum et l'iléon est purement

1. Du latin *duodeni*, douze.
2. Du latin *jejunus*, à jeun.
3. Du grec : εἰλεῖν, prononcez *eileïn*, décrire des circonvolutions.

conventionnelle et assez difficile à établir nettement.

La dernière circonvolution de l'intestin grêle se termine vers la partie inférieure et droite de l'abdomen. Elle s'ouvre dans le gros intestin par un orifice en forme de boutonnière, appelé *orifice iléo-cœcal* (*fig.* 187). Cet orifice est pourvu d'une valvule qui peut s'ouvrir de l'intestin grêle dans le gros intestin et non en sens inverse (*valvule iléo-cœcale* ou *de Bauhin*, ou encore *barrière des apothicaires*[1]).

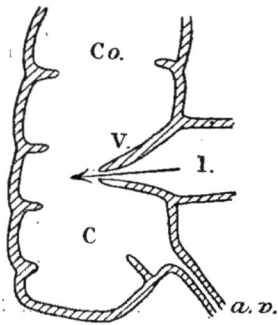

Fig. 187. — Coupe de la valvule iléo-cœcale (schéma). — I., iléon; C., cœcum; *a.v.*, appendice vermiculaire; Co., côlon ascendant; V., valvule iléocœcale.

Le gros intestin, dont la longueur totale est d'environ 1^m,50, commence par une partie assez courte, placée au-dessous de la valvule iléo-cœcale et fermée à son extrémité inférieure; c'est le *cœcum*[2], qui se prolonge par un appendice grêle, pelotonné sur lui-même et creusé d'une étroite cavité en doigt de gant (*appendice vermiculaire*[3]). Au-dessus de la valvule iléo-cœcale commence le *côlon*, qui forme, autour de la masse des circonvolutions, une sorte de portique : à droite monte le *côlon ascendant*; de droite à gauche passe le *côlon transverse*, qui cache une partie du duodénum et du bord inférieur de l'estomac; à gauche descend le *côlon descendant*. Au côlon descendant succède une partie contournée en forme d'S (S *iliaque*) qui ramène l'intestin dans le plan de symétrie et à la partie postérieure de l'abdomen. A l'S iliaque succède une partie rectiligne (*rectum*[4]) qui s'ouvre à l'extérieur par l'*anus*.

L'épithélium de la muqueuse intestinale est simple et cylindrique. La muqueuse (*fig.* 188) est enveloppée extérieure-

---

1. Ainsi nommée parce que les liquides, artificiellement introduits dans le gros intestin, ne peuvent pas franchir cette limite.
2. Du latin *cœcus*, aveugle.
3. Du latin *vermiculus*, petit ver.
4. Du latin *rectus*, droit.

ment par une mince couche de fibres lisses, une couche conjonctive et une couche musculaire. Cette dernière comprend
des fibres circulaires et des fibres longitudinales ; celles-ci forment dans le gros intestin trois bandelettes principales qui

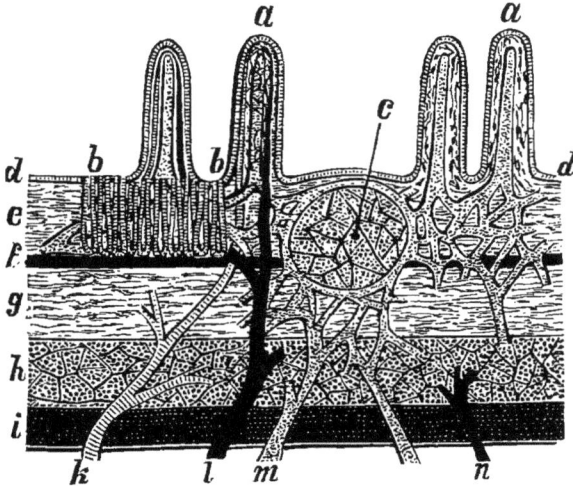

Fig. 188. — Coupe transversale (très grossie) des parois de l'intestin grêle. —
a, villosités ; *b*, glandes de Lieberkühn ; *c*, follicule clos ; *d*, épithélium de la
muqueuse ; *e*, derme ; *f*, couche conjonctive ; *g*, fibres annulaires (de face) ;
h, fibres longitudinales (en coupe) ; *i*, couche conjonctive ; *k*, artère ; *l*, veine ;
m, vaisseau chylifère ; *n*, nerf.

parcourent la paroi de l'intestin dans le sens de sa longueur,
l'une sur la face antérieure, les deux autres sur la face postérieure.

L'étendue de la surface interne de l'intestin se trouve
accrue par la présence des *valvules conniventes*[1], dont le
nombre varie entre huit et neuf cents. Ce sont des replis
transversaux en forme de croissants à bords libres. On les
trouve aussi bien dans l'intestin grêle que dans le gros intestin.

La surface interne de l'intestin grêle porte, en outre, un
revêtement continu de poils épais, mous et flexibles, appelés

---

1. Du latin *connivere*, clignoter, fermer à demi.

villosités [1], qui lui donne un aspect velouté; il n'y a pas de villosités dans le gros intestin.

Les parois de l'intestin renferment des glandes microscopiques. Ce sont généralement des glandes en tube simple; celles de l'intestin grêle, qui produisent un suc spécial appelé *suc intestinal*, ont reçu le nom de *glandes de Lieberkühn*. Dans les parois du duodénum se trouvent des glandes en grappe, dites *glandes de Brünner*.

Annexes de l'intestin. — Les annexes de l'intestin sont au nombre de deux : le *foie* et le *pancréas* (*fig*. 182).

Foie. — Le *foie* est une grosse glande dont le poids varie entre 1^{Kg},5 et 2^{Kg}, et dont la couleur brune rappelle celle du vieil acajou. Elle est située dans l'abdomen, immédiatement au-dessous du diaphragme et à droite de l'estomac. Sa face supérieure, appliquée contre le diaphragme, est convexe et lisse. Sa face inférieure, au contraire, est plutôt concave dans son ensemble; mais elle est assez

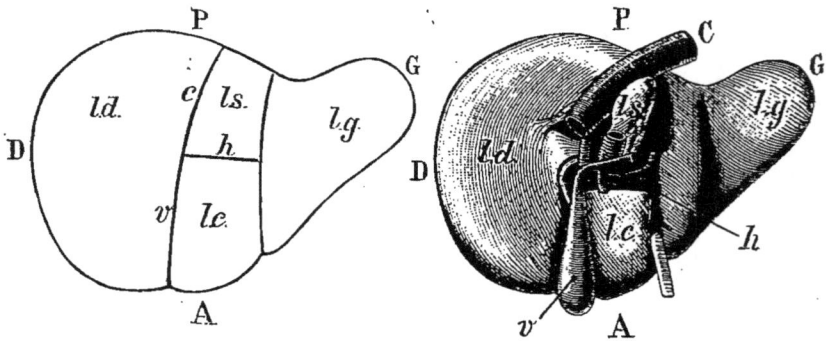

Fig. 189. — Face inférieure du foie (à gauche, figure théorique; à droite, figure plus exacte). — A, bord antérieur; P, bord postérieur; D, bord droit; G, bord gauche; *l.d.*, lobe droit; *l.g.*, lobe gauche; *l.c.*, lobe carré; *l.s.*, lobe de Spiegel; *h*, hile; *c*, sillon logeant la veine cave; C, veine cave; *v*, sillon logeant la vésicule biliaire, et vésicule biliaire elle-même. (Dans cette figure, dont l'orientation est un peu défectueuse, il faut supposer la face inférieure du foie vue *de l'intérieur de cet organe*.)

anfractueuse : on y distingue (*fig*. 189) trois sillons principaux, dont deux parallèles sont dirigés d'avant en arrière

---

1. Du latin *villus*, poil.

et l'autre, perpendiculaire aux deux précédents, est dirigé transversalement de manière à former avec eux une sorte d'H; le sillon transversal est le *hile* du foie.

Dans le sillon antéro-postérieur droit sont logés deux organes importants : en avant la *vésicule biliaire*, en arrière la *veine cave inférieure*. Les trois sillons principaux décomposent la face inférieure du foie en quatre masses appelées *lobes* : sur les côtés, le *lobe droit* et le *lobe gauche*, dont la surface est légèrement concave; — au milieu, le *lobe carré* (en avant) et le *lobe de Spiegel* (en arrière), séparés par le hile et présentant l'un et l'autre une surface convexe. Le bord postérieur du foie offre une échancrure assez profonde, qui loge la saillie formée par la colonne vertébrale.

Du hile se détache un canal qui se rend au duodénum, mais sur lequel s'embranche un autre conduit terminé par une poche renflée en forme de poire. Le canal qui se détache du foie est le *canal hépatique*[1] ; celui qui s'embranche sur lui est le *canal cystique*[2] et la poche qui le termine est la *vésicule du fiel* ou *vésicule biliaire*; enfin le prolongement du canal hépatique au delà du canal cystique est le *canal cholédoque*[3] ; il vient s'ouvrir au fond d'une petite poche, appelée *ampoule de Vater*, qui débouche d'autre part dans le duodénum et dont l'orifice de sortie, muni d'un sphincter, est, de plus, disposé en forme de valvule qui ne s'ouvre que dans la direction de l'intestin (*fig.* 190).

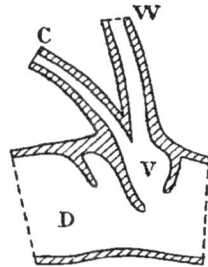

Fig. 190. — Coupe de l'ampoule de Vater (schéma). — D, duodénum ; V, ampoule de Vater ; C, canal cholédoque ; W, canal de Wirsung.

Si on suit le canal hépatique à l'intérieur du foie, on le voit se diviser, presque immédiatement après l'origine du canal cystique, en deux branches principales ; puis celles-ci se divisent de proche en proche en un grand nombre de rameaux de plus en plus fins dont les

1. Du grec : ἧπαρ, ἥπατος, prononcez *hépatos*, foie.
2. Du grec : κύστις, prononcez *kustis*, vessie ou vésicule.
3. Du grec : χολή, prononcez *kholé*, bile ; — δοχός, prononcez *dokhos*, qui contient, qui reçoit.

derniers (*canalicules biliaires*) sont terminés en cul-de-sac. Au fond des canalicules biliaires se produit continuellement un liquide visqueux et jaunâtre, la *bile*, qui se rassemble ensuite dans les canaux plus larges et finit par s'écouler dans le canal hépatique. Dans les intervalles des repas, le sphincter de l'ampoule de Vater étant contracté, la bile ne peut pas se déverser dans l'intestin : elle remonte par le canal cystique jusque dans la vésicule biliaire où elle s'accumule. Ce n'est qu'au moment du passage des matières alimentaires dans le duodénum que le sphincter se relâche sous l'influence d'un réflexe provoqué par ce passage ; en même temps et sous la même influence, les fibres lisses que renferment les parois de la vésicule biliaire se contractent ; celle-ci chasse la bile, qui redescend par le canal cystique jusque dans le canal cholédoque et se répand alors dans l'intestin, où elle se mélange aux matières alimentaires.

Le foie est enveloppé extérieurement par une membrane conjonctive assez résistante qu'on appelle la *capsule de Glisson*. Au niveau du hile, cette membrane pénètre à l'intérieur de l'organe ; puis elle suit le canal hépatique et ses diverses ramifications. Des cloisons conjonctives, issues de la capsule de Glisson, divisent intérieurement le foie en masses, de volume successivement décroissant, dont les premières correspondent aux trois lobes qu'on remarque à sa face inférieure. Les derniers éléments auxquels conduit la décomposition du foie par ces cloisons conjonctives sont les *lobules du foie* ; le diamètre de chaque lobule est d'environ 1 millimètre ; c'est à peu près celui d'un grain de millet. C'est l'existence de tous ces lobules étroitement serrés les uns contre les autres qui donne à la substance du foie son aspect grenu. On voit que le foie est constitué par des lobes dont chacun est formé à son tour de lobules.

Chaque lobule du foie est formé par la réunion d'un certain nombre de cellules disposées en files rayonnant à partir du centre, étroitement serrées les unes contre les autres, ayant, par suite, des formes polyédriques et pourvues chacune d'un noyau très net (*cellules hépatiques*). Les extrémités des canalicules biliaires ne sont pas autre chose que les intervalles ménagés entre les cellules hépatiques. Celles-ci, qui sont les éléments producteurs de la bile, y déversent continuellement le produit de leur activité.

Pancréas. — Le *pancréas*[1] (*fig.* 182 et 191), dont le poids varie entre 60 et 80 grammes, est une glande de couleur gris ardoisé, qui devient rose au moment de la digestion. Elle a la forme d'un triangle isocèle très allongé, placé dans l'abdomen, derrière le bord inférieur de l'estomac que sa base dépasse légèrement à droite; sa pointe le dépasserait à gauche, si elle n'était cachée par la *rate*, organe que sa position pourrait faire considérer comme une annexe du tube digestif; il est important de remarquer, au contraire, que cet organe, dont nous indiquerons plus tard

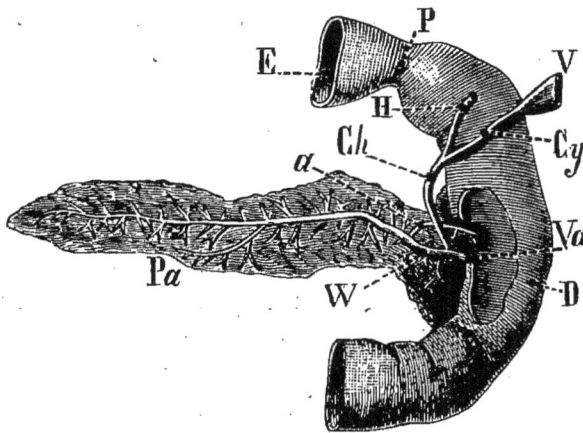

Fig. 191. — Le pancréas, vu par sa face postérieure. — E, estomac ; P, pylore ; D, duodénum ; P*a*, pancréas ; W, canal de Wirsung ; *a*, canal accessoire ; V*a*, ampoule de Vater ; H, canal hépatique ; C*y*, canal cystique ; V, vésicule biliaire ; C*h*, canal cholédoque.

les fonctions probables, n'offre aucune communication avec le tube digestif.

---

1. Du grec : πᾶς, prononcez *pás*, tout ; — χρίας, prononcez *kréas*, chair.

La structure du pancréas est à peu près la même que celle des glandes salivaires : c'est une glande en grappe composée; on l'appelle, d'ailleurs, quelquefois une *glande salivaire intestinale.* Les canaux qui recueillent le *suc pancréatique,* produit dans les acini de la glande, se réunissent de proche en proche en canaux plus volumineux qui aboutissent finalement à deux conduits principaux : l'un, parcourant le pancréas d'un bout à l'autre (*canal de Wirsung*), débouche dans l'ampoule de Vater comme le canal cholédoque; l'autre, qu'on peut appeler *canal accessoire* du pancréas, dont la présence n'est pas constante et qui vient uniquement de la base ou *tête* de l'organe, débouche dans le duodénum à 2 ou 3 centimètres au-dessus de l'ampoule de Vater.

Péritoine. — La partie abdominale de l'appareil digestif (l'estomac, l'intestin et ses annexes) est enveloppée dans une membrane *séreuse* appelée *péritoine*[1]. C'est ici l'occasion de dire ce qu'est une *séreuse.*

On peut considérer une *séreuse* comme un sac clos de toutes parts, qui produit sur sa face interne et dépose dans sa cavité un liquide transparent, à peu près incolore, appelé *sérosité.* Qu'on suppose ce sac, très lâche, appliqué à la surface d'un organe et l'enveloppant aussi complètement que possible; la surface du sac sera décomposée en deux feuillets parallèles : le *feuillet viscéral*, appliqué immédiatement sur l'organe ou *viscère* qu'il recouvre, et le *feuillet pariétal*, séparé du premier par la sérosité. Bichat, qui a montré le premier la constitution générale des séreuses, les comparait à ces bonnets de coton formés de deux cônes emboîtés l'un dans l'autre et dont l'un enserre exactement la tête : la tête représenterait le viscère; le cône appliqué sur elle serait le feuillet viscéral, et le second cône correspondrait au feuillet pariétal.

Le *péritoine* réalise la disposition générale des séreuses.

---

1. Du grec : περί, prononcez *péri*, autour; — τείνειν, prononcez *teïneïn*, étendre.

Pour se rendre compte des rapports qu'il contracte avec les organes abdominaux, on peut supposer qu'il remplisse d'abord exactement l'abdomen, en s'appliquant étroitement contre sa paroi interne, et imaginer que des viscères, formés entre celle-ci et le péritoine, dépriment progressivement la surface de ce dernier de manière à s'y creuser des loges : une anse intestinale, ayant ainsi refoulé le péritoine pour prendre dans l'abdomen sa position définitive, reste fixée aux parois de cette cavité par une double lame (*fig.* 192).

A cause du grand nombre des organes que protège et maintient en place le péritoine, on donne des noms différents aux divers replis qu'il forme : le *mésogastre*[1] et le *mésentère*[2] sont des lames doubles qui unissent l'estomac ou l'intestin au feuillet pariétal du péritoine. Les *ligaments péritonéaux* sont les lames qui unissent des viscères, comme le foie ou le pancréas, à ce même feuillet pariétal. Les *épiploons*[3] sont des lames qui unissent entre eux deux viscères : par exemple, le *petit épiploon* relie l'estomac au foie.

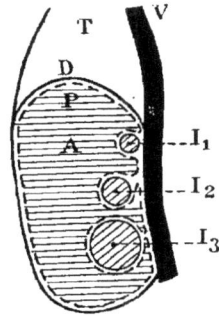

Fig. 192. — Coupe du corps humain suivant son plan de symétrie, destinée à montrer les rapports qu'une anse intestinale contracte avec le péritoine au cours de son développement (schéma). — T, thorax ; A, abdomen ; D, diaphragme ; V, colonne vertébrale ; P, péritoine (en pointillé) ; I_1, I_2, I_3, diverses positions occupées successivement par une anse intestinale.

§ 2. — Physiologie de la digestion.

Faim et soif. — Les *phénomènes précurseurs* de la digestion sont la *faim* et la *soif* ; ils se manifestent par des sensations que notre instinct localise ordinairement dans l'estomac (faim) ou dans la gorge (soif). On peut montrer par quelques expériences qu'il n'y a là qu'une illusion, que la faim et la soif consistent réellement en un appauvrissement général de l'organisme.

On peut faire mourir de faim un lapin, l'estomac plein de nourriture, si on lui a lié le pylore de manière à empêcher les ali-

---

1. Du grec : μέσος, prononcez *mésos*, milieu ; — γαστήρ, prononcez *gastér*, ventre, estomac.
2. Du grec : μέσος, prononcez *mésos*, milieu ; — ἔντερον, prononcez *entéron*, intestin.
3. Du grec : ἐπί, prononcez *épi*, sur ; — πλέω, prononcez *pléô*, je flotte.

ments de suivre leur cours dans le tube digestif. On sait, d'ailleurs, que la *boulimie* ou faim insatiable des diabétiques n'est nullement calmée par l'ingestion d'une grande quantité d'aliments dans l'estomac. La faim n'est donc pas due, comme il semble au premier abord, à l'état de vacuité de l'estomac.

On peut mettre à découvert l'œsophage d'un cheval, le couper transversalement et en tirer à l'extérieur de la blessure la partie qui confine à l'arrière-bouche; à la suite de l'opération, l'animal manifeste une soif ardente qu'il lui est impossible de calmer en buvant, bien que l'eau baigne largement son pharynx, parce que cette eau s'écoule par l'œsophage ouvert sans pénétrer dans l'organisme. Toute perte de sang un peu forte est suivie de soif, et cette soif peut être calmée par l'introduction artificielle d'eau dans le sang. La soif est donc un besoin profond et général de l'organisme qui manque d'eau.

Phénomènes digestifs. — Les phénomènes proprement dits de la digestion peuvent être répartis en deux groupes : 1° les *phénomènes mécaniques*, qui ont simplement pour effet de faire cheminer les aliments dans le tube digestif; — 2° les *phénomènes chimiques*, qui ont pour effet de rendre assimilables les substances alimentaires.

Phénomènes mécaniques.

Préhension. — Les aliments, saisis soit avec la main, soit avec un instrument quelconque (acte de la *préhension*[1]), sont portés à la bouche qui est le siège de deux actes simultanés : la *mastication* et l'*insalivation*.

Mastication. — La *mastication*[2] est l'acte par lequel les dents divisent et triturent les aliments; les mouvements qu'effectue le maxillaire inférieur pour assurer la mastication sont de trois sortes : 1° mouvements de haut en bas et de bas en haut; — 2° mouvements de droite à gauche et de gauche à droite; — 3° mouvements d'arrière en avant et d'avant en arrière. Nous connaissons les muscles dont l'activité produit ces trois sortes de mouvements : ceux de

---

1. Du latin : *prehendere, prehensum*, saisir.
2. Du latin : *masticare, masticatum*, mâcher.

la première sorte sont dus à la contraction des muscles abaisseurs et des muscles releveurs; ceux de la deuxième et de la troisième sorte, à la contraction des muscles divaricateurs.

Dans les mouvements modérés d'abaissement, l'axe autour duquel tourne le maxillaire inférieur passe par les têtes des deux condyles, ce qui permet de comparer exactement le mouvement du maxillaire inférieur à celui d'une escarpolette; quand la bouche s'ouvre largement, la tête de chaque condyle glisse d'arrière en avant dans sa cavité glénoïde, et l'axe de rotation du maxillaire passe par les deux *trous dentaires*, orifices nourriciers qu'on remarque à la face interne de chaque branche montante.

La forme de chaque sorte de dents permet de comprendre le rôle particulier qu'elle joue dans l'acte de la mastication : les incisives coupent les aliments résistants; les canines et les prémolaires servent plutôt à les déchirer; les grosses molaires les broient et les triturent comme feraient des meules.

Insalivation. — En même temps que les aliments sont mastiqués par les dents, ils se laissent imprégner par la salive que contient la cavité buccale (acte de l'*insalivation*).

Bol alimentaire. — Ils sont enfin réunis par la langue, qui balaie toutes les parois de la bouche, en une sorte de boulette appelée *bol*[1] *alimentaire*; celui-ci est prêt à s'engager dans les parties suivantes du tube digestif.

Déglutition. — On appelle *déglutition*[2] l'acte par lequel le bol alimentaire passe de la bouche dans l'estomac.

Cet acte peut être décomposé en trois temps.

Dans le premier temps, le seul qui soit soumis à l'action de la volonté, le bol alimentaire arrive à l'isthme du gosier. Pour lui permettre d'y arriver, la langue appuie sa pointe contre la voûte du palais, et le bol alimentaire, comprimé entre celle-ci et le dos de la langue, glisse sur le plan incliné qui lui est offert.

---

1. Du grec : βῶλος, prononcez *bôlos*, morceau, bouchée.
2. Du latin *deglutire*, avaler.

Dans le second temps (*fig.* 193), le bol alimentaire traverse l'arrière-bouche et atteint l'entrée de l'œsophage. Dans ce passage, il faut qu'il évite l'entrée du larynx et celle des fosses nasales. Or, à ce moment, l'œsophage se soulève pour le saisir et, comme le larynx lui est soudé par sa face postérieure, il est entraîné avec lui, bascule et vient appliquer son ouverture contre l'épiglotte, qui la ferme. On peut se rendre compte de ce mouvement en constatant qu'au moment où on avale une bouchée, le larynx, saillant sous la peau en avant du cou, semble se soulever. Quant à l'entrée des fosses nasales, la fermeture

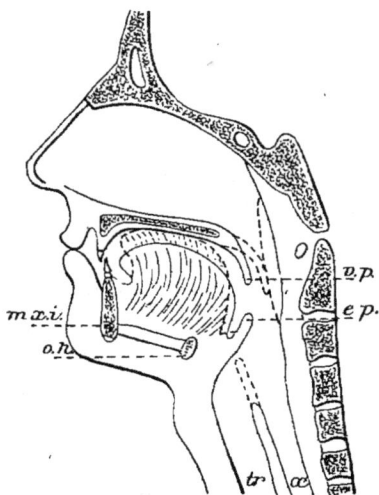

Fig. 193. — Coupe schématique du pharynx par le plan de symétrie, destinée à montrer les modifications qu'il subit au moment de la déglutition. (Le trait pointillé correspond à ce moment.)

en est un peu plus compliquée : pendant le deuxième temps de la déglutition, les deux piliers postérieurs du voile du palais s'étalent comme deux rideaux, de manière à se rejoindre presque par leurs bords libres, et l'espace laissé béant encore est comblé par la luette légèrement relevée (*fig.* 194). La fermeture complète de l'orifice de communication entre l'arrière-bouche et les fosses nasales est démontrée par la surdité légère qui suit une déglutition lorsqu'on la fait avec les narines complètement fermées. Un seul orifice se trouve alors ouvert devant le bol alimentaire qui s'y précipite ; c'est l'orifice de l'œsophage.

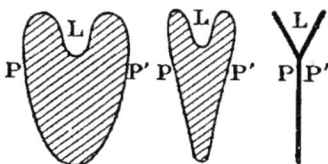

Fig. 194. — Coupe faite à travers le pharynx, et passant par les deux piliers postérieurs du voile du palais, à divers moments de la déglutition. — P, P', les deux piliers, d'abord écartés, puis rapprochés ; L, la luette.

Dans le troisième temps de la déglutition, le bol alimentaire descend de l'œsophage jusqu'à l'estomac. Dans cette descente, le bol alimentaire est poussé par les parois du tube œsophagien dont la contraction se propage de haut en bas à la façon d'un mouvement ondulatoire. Chaque portion de l'œsophage, d'abord cylindrique, prend la forme d'un tronc de cône plus court dont la petite base serait en haut, grâce à la contraction simultanée de quelques fibres circulaires et de quelques fibres longitudinales. Le bol alimentaire se trouve ainsi refoulé de proche en proche comme une bille que l'on comprime entre les doigts. On donne à ces mouvements de l'œsophage le nom de *mouvements péristaltiques*[1].

Chymification. — Les différents bols alimentaires qui, au cours d'un repas, viennent s'accumuler dans l'estomac, y sont brassés et mélangés par les mouvements dont les parois de cet organe sont le siège.

On reconnaît d'abord un mouvement général de l'estomac qui porte cet organe en avant : il semble qu'il oscille autour d'un axe qui passerait par le cardia et le pylore. Ce mouvement général est accompagné de mouvements péristaltiques comparables à ceux de l'œsophage et ayant pour effet de faire cheminer le bol alimentaire du cardia vers le pylore. A ces derniers s'ajoutent aussi des mouvements analogues, mais de sens inverse, qui ont pour effet de ramener le bol alimentaire du pylore vers le cardia. Comme, pendant cette première période de la digestion, le pylore reste fermé grâce à la contraction de son sphincter, chaque bol alimentaire obéit à un mouvement de va-et-vient du cardia au pylore et du pylore au cardia : pour aller du cardia au pylore, il

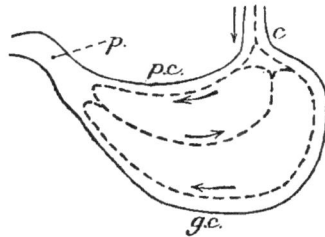

Fig. 195. — Schéma indiquant le parcours suivi par les bols alimentaires brassés dans l'estomac. — *c*, cardia; *p.*, pylore; *g.c.*, grande courbure; *p.c.*, petite courbure.

paraît suivre la surface interne de l'estomac, et revient du pylore au cardia en suivant l'axe de la cavité (*fig.* 195).

---

1. Du grec : περί, prononcez *péri*, autour ; — στέλλειν, prononcez *stellein*, resserrer.

En même temps que les bols alimentaires sont brassés dans l'estomac, ils sont mélangés au suc gastrique et de ce mélange résulte une sorte de bouillie jaunâtre qu'on appelait autrefois le *chyme* [1], d'où le nom de *chymification* qu'on donnait aussi à la digestion stomacale.

On a reconnu que les fibres de la cravate suisse ont un rôle spécial lorsque l'estomac reçoit des aliments liquides : ces fibres, en se contractant, rapprochent l'une de l'autre la surface antérieure et la surface postérieure de l'estomac, de manière à isoler de la partie inférieure de l'estomac une sorte de tube qui va directement du cardia au pylore (*fig.* 196); les aliments liquides peuvent ainsi passer de l'œsophage dans le duodénum sans séjourner dans l'estomac.

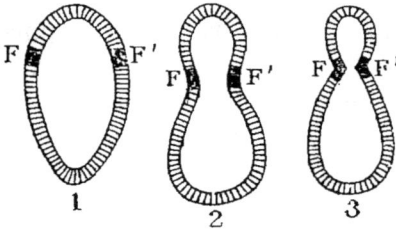

Fig. 196. — Coupes transversales (schématiques) faites dans l'estomac et destinées à montrer le rôle de la cravate suisse. — F, F', coupe transversale des faisceaux musculaires de la cravate suisse, d'abord écartés, puis rapprochés par leur contraction.

Chylification. — Quand les bols alimentaires ont subi dans l'estomac une élaboration suffisante, c'est-à-dire au bout de deux ou trois heures environ, le chyme passe de l'estomac dans le duodénum : les aliments sortent de l'estomac comme ils y étaient entrés, par bols successifs; le sphincter pylorique se relâche et se contracte alternativement de manière à laisser passer, à chaque dilatation, une portion du chyme à travers la valvule : l'estomac se vide complètement à peu près en un quart d'heure.

Le chyme, ayant pénétré dans l'intestin grêle, y chemine de proche en proche, grâce aux mouvements péristaltiques dont ses parois sont le siège comme celles de l'œsophage. Ces mouvements sont faibles à l'état normal ; dans les coliques violentes ils sont beaucoup plus prononcés et rappellent alors les mouvements du corps d'un ver rampant à la surface du sol.

---

1. Du grec : χυμός, prononcez *khumos*, suc.

En même temps que le chyme parcourt l'intestin grêle, il y subit une élaboration spéciale dont le résultat est de le diviser en deux parties : les éléments assimilables qu'il contient forment un liquide blanchâtre ayant l'aspect du lait, qu'on appelle le *chyle*[1] et qui est absorbé par les villosités intestinales; les éléments inutiles ou impropres à l'absorption franchissent seuls la valvule iléo-cœcale et pénètrent dans le gros intestin où ils forment les *excréments*. On donnait autrefois le nom de *chylification* à la sélection qui s'accomplit ainsi au sein du chyme dans l'intestin grêle.

Défécation. — Les excréments cheminent dans le gros intestin sous l'impulsion de mouvements péristaltiques qui sont la continuation de ceux de l'intestin grêle, et arrivent ainsi jusqu'à l'anus, d'où ils sont expulsés au dehors par un dernier mouvement péristaltique qui constitue l'acte de la *défécation*[2].

Phénomènes chimiques.

Substances assimilables. — Les modifications chimiques que subissent les substances alimentaires dans le tube digestif ont pour effet de les rendre généralement *solubles* et, dans tous les cas, *assimilables*.

Une substance chimique peut fort bien être soluble sans être assimilable. Ainsi le sucre ordinaire (sucre de canne ou de betterave), qui est soluble dans l'eau (eau sucrée), n'est pas assimilable pour l'organisme. Si on injecte de l'eau sucrée dans une veine d'un chien vivant, on retrouve intégralement tout le sucre ainsi mélangé au sang dans les urines de l'animal; les tissus ont donc refusé de se l'assimiler et l'organisme l'a rejeté. Au contraire, le sucre de glucose est à la fois soluble et assimilable : si on répète l'expérience précédente avec une solution de glucose, on ne trouve pas trace de ce sucre dans les urines de l'animal;

---

1. Du grec : χυλός, prononcez *khulos*, suc.
2. De : *de*, hors; — *fæces*, lie.

les tissus se sont assimilé le sucre de glucose apporté par le sang.

Composition chimique de l'aliment. — Pour étudier les phénomènes chimiques de la digestion, il faut d'abord connaître, aussi exactement que possible, la constitution chimique des diverses substances qui entrent dans la composition de l'aliment.

Parmi les *corps simples* qui concourent à la constitution de ces substances, douze sont essentiels et se retrouvent dans l'analyse du corps de tout être vivant; ce sont : en première ligne, le carbone, l'hydrogène, l'oxygène, l'azote, le soufre, le phosphore; en seconde ligne, le chlore, le potassium, le sodium, le calcium, le magnésium et le fer.

Les *corps composés* qui résultent des combinaisons de ces divers corps simples peuvent être rangés dans cinq catégories principales.

Les *substances minérales* qui entrent le plus fréquemment dans la composition de l'aliment sont : l'eau (H^2O), — le sel marin ou chlorure de sodium, — le carbonate de chaux, — les phosphates de potasse, de chaux et de soude, — des sels de fer, de potasse, de magnésie, — la silice, etc. Certaines de ces substances minérales sont spécialement indispensables à l'élaboration de certains tissus : ainsi les sels de chaux sont nécessaires pour la constitution du tissu osseux; la formation du système nerveux exige du phosphore, etc.

Parmi les *substances organiques*, certaines ne sont formées que de trois corps simples, qui sont le carbone, l'hydrogène et l'oxygène : on les qualifie de *substances ternaires*; d'autres renferment en plus de l'azote : ce sont les *substances quaternaires*.

Il y a des substances ternaires dont la formule chimique comprend, avec du carbone, une association d'hydrogène et d'oxygène dans les proportions où ils forment de l'eau; on peut donc les considérer comme résultant d'une combinaison de carbone et d'eau, de la forme $C^n(H^2O)^p$; on leur réserve, pour ce motif, les noms de *substances hydrocar-bonées* ou *hydrates de carbone*.

Un premier groupe d'hydrates de carbone est représenté par les *substances féculentes* ou *amylacées*[1], dont la formule générale est $[C^6(H^2O)^5]^n$; ce sont : l'amidon (fécules, farines de toutes sortes, etc.), la dextrine, le glycogène contenu dans le foie des animaux supérieurs, etc. Un réactif caractéristique de l'amidon est l'iode : toute solution renfermant de l'iode (par exemple la teinture alcoolique d'iode) a la propriété de bleuir l'amidon en formant avec lui une combinaison dite *iodure d'amidon*.

Aux formules $[C^{12}(H^2O)^{11}]^n$ et $[C^6(H^2O)^6]^n$ correspondent les *sucres* : les sucres de *saccharose*[2], de formule $C^{12}H^{22}O^{11} = C^{12}(H^2O)^{11}$, sont fournis par les tubercules de la Betterave, par les tiges de la Canne à sucre, etc.; les sucres de *glucose*[3], de formule $C^6H^{12}O^6 = C^6(H^2O)^6$, sont fournis par un certain nombre de fruits (grains de raisin, etc.) et se reconnaissent à ce que, chauffés avec le réactif de Fehling (liquide bleu qui est un tartrate double de cuivre et de potasse), ils donnent un précipité rouge brique d'oxydule de cuivre.

Les *corps gras* (huiles, beurres, graisses) sont encore des substances ternaires; mais ils ont des formules très diverses et, au premier abord, beaucoup plus complexes que celles des hydrates de carbone. Leur constitution chimique s'explique quand on les considère comme des *éthers gras de la glycérine*, c'est-à-dire qu'on peut les obtenir en substituant, dans la formule de la glycérine $C^3H^8O^3$ ou $C^3H^2(H^2O)^3$, un certain nombre de molécules d'un acide de la série grasse au même nombre de molécules d'eau : ainsi la *monacétine*, $C^5H^{10}O^4$ ou $C^3H^2(H^2O)^2(C^2H^4O^2)$, est un *éther monacétique de la glycérine*, obtenu par la substitution d'une molécule d'acide acétique $(C^2H^4O^2)$ à une mo-

---

1. Du latin : *amylum*, amidon.
2. Du grec : σάκχαρον, prononcez *sakkharon*, sucre.
3. Du grec : γλυκύς, prononcez *glukus*, doux.

lécule d'eau (H^2O) dans la formule de la glycérine.

Parmi les corps gras les plus répandus dans les organismes animaux ou végétaux, se rangent : la stéarine (éther de la glycérine formé par l'acide stéarique), — l'oléine (éther oléique de la glycérine), — la palmitine ou margarine (éther palmitique de la glycérine).

Suivant leur consistance solide ou liquide, les corps gras reçoivent les noms de *graisses*, *beurres* ou *huiles*; il n'y a donc, entre les graisses, les beurres et les huiles, qu'une différence d'ordre physique ; les unes comme les autres peuvent être d'origine animale ou végétale. La stéarine et la margarine dominent dans les graisses, l'oléine dans les huiles.

Une propriété essentielle des corps gras est d'être *saponifiés* au contact des alcalis : un certain nombre de molécules de l'acide qui entre dans la constitution du corps gras sont neutralisées par un nombre correspondant de molécules de la base, avec formation d'un sel alcalin qui est un *savon*, et sont remplacées par un même nombre de molécules d'eau, avec reconstitution de glycérine. Ainsi la stéarine, qui peut être considérée comme un stéarate neutre de glycérine, donne, avec la soude, du stéarate de soude et de la glycérine :

Stéarine + Soude = Stéarate de soude + Glycérine.
(stéarate de glycérine) (alcali)　　(savon)

Une autre propriété des corps gras est de se laisser diviser, sous certaines influences, en une multitude de gouttelettes microscopiques tenues en suspension dans un liquide : le mélange du liquide et des gouttelettes grasses forme ce qu'on appelle une *émulsion*. On forme une émulsion très instable en agitant rapidement, dans une bouteille, de l'huile avec de l'eau; par le repos, les gouttelettes d'huile tenues en suspension dans l'eau se rassemblent à la surface et y forment une couche continue : l'émulsion est détruite.

Les *substances quaternaires* (albumine du blanc d'œuf, myosine de la viande, etc.), formées de carbone, d'hydrogène, d'oxygène, d'azote, avec addition fréquente de soufre et de phosphore, ont la propriété de se coaguler sous l'influence de la chaleur. Portées à une très haute température, elles dégagent des produits ammoniacaux. Elles se colorent en jaune par l'acide azotique et précipitent en rouge par le nitrate acide de mercure.

Ce sont d'abord l'albumine (blanc d'œuf), avec toutes les substances qui s'y rattachent, telles que la myosine contenue dans le tissu musculaire, la fibrine du plasma sanguin, la caséine contenue dans le lait; on les réunit sous le nom de *substances albuminoïdes*.

Les cellules des graines de beaucoup de plantes renferment, sous le nom de *grains d'aleurone*, des corpuscules riches en matières albuminoïdes : ils fournissent le gluten qui forme, avec la farine, le contenu nutritif des grains de blé.

Puis viennent : l'osséine, la chondrine, etc., et d'autres substances analogues qui ont la propriété commune de fournir de la gélatine sous l'action de l'eau à l'ébullition (*substances collagènes*).

Ces deux groupes de substances quaternaires ont une constitution chimique peu stable et susceptible de se modifier sous une foule d'influences, ce qui leur a valu d'être réunies sous le nom de *substances protéiques*[1] ; elles ne sont généralement pas cristallisables et se diffusent difficilement à travers les membranes poreuses.

D'autres substances quaternaires, de composition plus stable, sont susceptibles de cristalliser et se prêtent facilement à la dialyse; ce sont les substances quaternaires non protéiques.

On peut résumer, par le tableau suivant, la classification des substances alimentaires :

Substances	organiques	ternaires (C,H,O)		...........*minérales*...... .... Eau. Sel marin.
		hydro carbonées $C^n(H^2O)^p$	*féculentes*....... .... $[C^6(H^2O)^5]^n$.	Amidon. Glycogène.
			sucrées......... saccharose..... $C^{12}(H^2O)^{11}$.	Sucre de betrave.
			glucose........ $C^6(H^2O)^6$.	Sucre de fruits.
		......*grasses*...........		Huiles.
		.........*quaternaires*.... .... C,H,O,Az).		Blanc d'œuf. Viande.

---

1. De *Protée*, dieu marin qui, saisi, changeait de forme pour s'échapper.

15.

Action des sucs digestifs. — Connaissant la constitution chimique de l'aliment, il est nécessaire, si l'on veut poursuivre l'étude des phénomènes chimiques de la digestion, d'isoler et d'analyser les différents sucs digestifs, puis de rechercher l'action de chacun d'eux sur les divers groupes de substances alimentaires.

Pour cela, on fait réagir, dans un tube à essais par exemple, le suc digestif sur la substance alimentaire, en les plaçant dans des conditions de température voisines de celles de l'organisme humain, par exemple dans une étuve maintenue à 40°. On tente ainsi *in vitro*, c'est-à-dire dans le verre, en dehors de l'organisme, une *digestion artificielle*.

Salive. — On appelle *salive mixte* le résultat du mélange des quatre sortes de salives (salives parotidienne, sous-maxillaire, sublinguale et buccale).

On peut se procurer de la salive mixte, de composition normale, en faisant cracher de nombreux sujets à jeun dans un verre à expériences, dont on filtre ensuite le contenu. On obtient ainsi un liquide incolore, filant et visqueux, de réaction alcaline (il bleuit le papier de tournesol rouge). Il renferme 98 à 99 p. 100 d'eau, qui tient en dissolution : des sels minéraux (phosphate et carbonate de chaux et de magnésie, chlorures alcalins)[1], — de l'albumine, — enfin et surtout une substance du groupe des *diastases*[2], à laquelle on a donné le nom de *ptyaline*[3] ou diastase salivaire. Les *diastases*, ou *ferments solubles*, sont des composés quaternaires, solubles dans l'eau, insolubles dans l'alcool qui les précipite de leurs solutions aqueuses sous forme floconneuse[4], et jouissant de la propriété de transformer chimiquement, sous un très faible poids, un poids considérable

---

1. Ce sont les sels minéraux contenus dans la salive qui se déposent parfois à la base des dents en y formant le *tartre*.
2. Du grec : διάστασις, prononcez *diastasis*, séparation.
3. Du grec : πτύαλον, prononcez *ptualon*, crachat.
4. C'est là une propriété qui permet de les préparer : on précipite par l'alcool le liquide qui tient une diastase en dissolution ; le précipité, séché, est redissous dans l'eau et, après quelques précipitations, on obtient la diastase à l'état de pureté ; c'est une poudre d'une couleur ordinairement blanc jaunâtre. .

des substances chimiques auxquelles ils s'attaquent.

Si l'on cherche à réaliser, *in vitro*, des digestions artificielles à l'aide de la salive, on reconnaît qu'elle n'a aucune action sur les substances quaternaires, grasses ou sucrées : elle n'agit que sur les substances féculentes, à condition qu'elles aient été soumises à la cuisson ; de l'amidon, cuit avec de l'eau et transformé en empois, cesse, après l'action de la salive, de bleuir au contact de l'iode et fournit au contraire, avec la liqueur de Fehling, le précipité rouge brique caractéristique du sucre de glucose. L'amidon a donc été transformé en glucose par un phénomène d'hydratation que peut exprimer très grossièrement[1] la formule suivante :

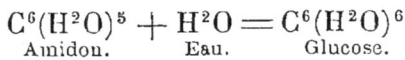

$$C^6(H^2O)^5 + H^2O = C^6(H^2O)^6$$

Amidon.   Eau.   Glucose.

Ce phénomène d'hydratation est uniquement dû à l'action de la ptyaline, comme on peut s'en assurer en isolant d'abord cette dernière et la faisant agir séparément sur les substances féculentes cuites, puis en essayant de même l'action des diverses substances que la salive tient en dissolution.

La réaction de la ptyaline sur les substances féculentes ne se produit qu'en milieu alcalin.

La digestion des féculents par la salive, commencée dans la bouche, se continue dans l'estomac.

On s'est proposé de savoir quelle est, des quatre salives que reçoit la cavité buccale, celle qui agit chimiquement dans la digestion. Il fallait, pour répondre à cette question, isoler au moins trois de ces variétés de salive.

On peut se procurer assez aisément de la salive parotidienne en engageant dans le canal de Sténon d'un grand herbivore, par exemple du Cheval, chez lequel les glandes parotides sont très développées, un tube communiquant avec une poire de caoutchouc, et en provoquant ensuite la sécrétion parotidienne par la mastication de fourrage. Le liquide qui vient emplir la poire de caoutchouc, et qu'on peut ensuite recueillir, n'a aucune

---

1. En réalité, l'amidon ne passe à l'état de glucose que par une série assez complexe de transformations.

action sur les féculents cuits. Comme, d'autre part, ce liquide est très aqueux et que les glandes parotides sont surtout développées chez les animaux qui se nourrissent d'aliments végétaux très secs, on admet que la salive parotidienne a surtout un rôle mécanique, celui d'humecter les aliments et d'en faciliter la trituration.

En se procurant, par des moyens analogues au précédent, de la salive sous-maxillaire et de la salive sublinguale, on s'assure de même qu'elles n'ont pas de rôle chimique dans la digestion. D'où il faut conclure : ou bien que la salive buccale, produite par les glandes microscopiques de la muqueuse, est la seule qui agisse, ou bien que l'action résulte du mélange des diverses variétés de salive.

La salive sous-maxillaire est plus visqueuse que la salive parotidienne; elle est sécrétée très abondamment quand un objet sapide a été déposé sur la langue; c'est alors que « l'eau vient à la bouche ». Cette observation conduit à penser que la salive sous-maxillaire a surtout un rôle gustatif[1].

Plus visqueuse encore que la salive sous-maxillaire, la salive sublinguale a probablement pour rôle d'enduire le bol alimentaire et d'en vernir en quelque sorte la surface au moment où il va traverser l'arrière-bouche : le glissement en est ainsi rendu plus facile.

Suc gastrique. — Le *suc gastrique* n'est sécrété qu'au moment de la digestion, à la suite d'un réflexe composé que provoque le contact des matières alimentaires avec la surface interne de l'estomac.

Réaumur (1740) et Spallanzani (fin du dix-huitième siècle), qui ont tenté les premiers d'étudier l'action digestive du suc gastrique, se procuraient ce liquide en introduisant dans l'estomac d'un animal carnassier un petit tube fixé à l'extrémité d'une ficelle, rempli de fragments d'éponge et percé de trous : le suc gastrique pénétrait l'éponge à travers les orifices extérieurs, et le tube était ramené à l'extérieur à l'aide de la ficelle. Ils faisaient aussi avaler par l'animal de petits tubes métalliques percés de trous et remplis de viande; celle-ci était digérée, et les tubes, retrouvés dans les excréments, n'en renfermaient plus trace. Ils établissaient ainsi que la digestion de la viande ne pouvait être assimilée simplement à une trituration mécanique, à laquelle se serait opposée la rigidité des tubes.

---

1. L'impression produite par la présence d'un corps sapide à la surface de la langue est transmise à l'encéphale par les fibres sensitives du nerf lingual; l'ordre d'activité est envoyé à la glande sous-maxillaire par les fibres centrifuges du même nerf, qui lui sont fournies par la corde du tympan.

La meilleure méthode qu'on emploie aujourd'hui pour obtenir le suc gastrique consiste à pratiquer dans la paroi de l'estomac une ouverture qui en mette la cavité en communication avec l'extérieur (procédé de la *fistule gastrique*). On fait dans la peau de l'abdomen d'un chien, à la hauteur de l'estomac, une incision à travers laquelle on saisit la surface du viscère, qu'on ouvre à son tour. Dans la double ouverture ainsi produite, on engage un petit appareil formé de deux tubes emboîtés, pouvant se visser l'un sur l'autre et terminés chacun par une tête aplatie, disposition qu'on peut comparer à celle d'un bouton de chemise à tête mobile (*fig.* 197). On rapproche les deux moitiés de cet appa-

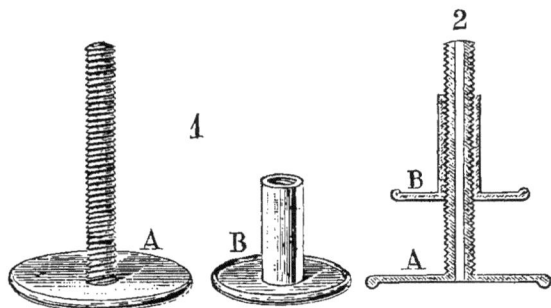

Fig. 197. — Appareil destiné à la fistule gastrique. — 1, les deux moitiés (A et B) séparées ; 2, coupe longitudinale de l'appareil dont les deux moitiés ont été vissées l'une sur l'autre.

reil, de manière à serrer étroitement la peau et la paroi stomacale ; puis, après avoir eu soin de fermer le tube central, on laisse la blessure se cicatriser. Il suffit alors de déboucher l'ouverture de la fistule, garnie d'un bouchon mobile, toutes les fois que l'animal commence un repas et qu'on désire se procurer du suc gastrique : une poire de caoutchouc, suspendue à l'appareil, permet de recueillir le liquide (*fig.* 198).

C'est une observation purement accidentelle qui a conduit à ce procédé opératoire. Vers 1825, le chirurgien W. Beaumont eut à soigner un chasseur canadien, Alexis Saint-Martin, chez qui une blessure, due à un coup de feu, avait produit une fistule stomacale. Ne pouvant parvenir à fermer l'ouverture, le chirurgien se contenta de la munir d'un appareil qu'il pourvut d'un bouchon. Il put, au cours du traitement qu'il fit subir à son malade, faire un certain nombre d'observations sur les propriétés du suc gastrique de l'homme ; elles ont été depuis confirmées par les observations faites sur le suc gastrique de divers mammifères soumis à l'opération de la fistule gastrique.

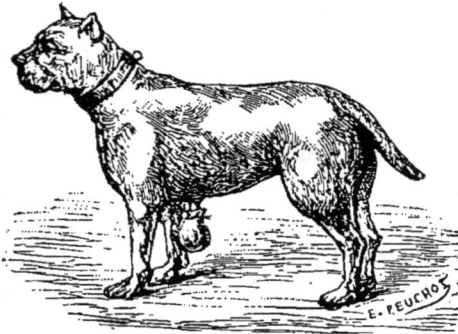

Fig. 198. — Chien porteur d'une fistule gastrique.

Le suc gastrique est un liquide limpide, transparent, légèrement teinté de jaune et à peu près inodore ; il est très riche en eau (à peu près 99 p. 100) et contient divers sels minéraux, tels que des chlorures alcalins, des phosphates de calcium et de magnésium, etc.

Sa réaction est acide : il fait passer au rouge le papier bleu de tournesol. Cette acidité a été attribuée par divers physiologistes à la présence d'une certaine quantité d'acide lactique ; mais il semble que l'acide lactique, qu'on peut trouver effectivement dans le liquide extrait de l'estomac, provient de certaines fermentations des matières alimentaires contenues dans cet organe et ne fait pas partie du suc gastrique. On admet plus généralement que le suc gastrique doit sa réaction acide à la présence d'une faible quantité d'acide chlorhydrique libre ou faiblement combiné à de la leucine (chlorhydrate de leucine).

On trouve aussi dans le suc gastrique (et c'est là le point essentiel) une diastase qu'on isole, sous forme d'une poudre jaunâtre, en la précipitant par l'alcool, et qui ne peut agir que dans un milieu acide. On a donné à cette diastase le nom de *pepsine*[1] ou *gastérase*.

Le suc gastrique des jeunes animaux, du Veau par exemple,

---

1. Du grec : πέψις, prononcez *pepsis*, coction.

contient aussi un autre ferment, la *présure* ou *lab-ferment*, qui a la propriété de coaguler le lait.

On peut s'assurer, par des expériences de digestion artificielle, que l'élément actif du suc gastrique est bien la pepsine, à condition qu'elle soit dans un milieu acide : du suc gastrique privé de sa pepsine n'agit sur aucune catégorie d'aliments; inversement, une solution acidulée de pepsine produit les mêmes effets que le suc gastrique entier, avec sa composition complexe.

Le suc gastrique est sans effet sur les substances féculentes, sucrées et grasses; il agit uniquement sur les substances azotées : par un phénomène d'hydratation, la pepsine les transforme en une catégorie spéciale de substances azotées, directement solubles et assimilables par injection dans le sang, et auxquelles on donne le nom de *peptones* : les peptones ne se coagulent pas par la chaleur; elles sont insensibles à l'action des acides et des alcalis.

On appelle *corps peptogènes* des substances dont l'introduction dans l'estomac provoque la sécrétion de la pepsine : c'est surtout à cause de son action peptogène que l'usage du bouillon ou de la soupe est recommandable au début d'un repas.

Le suc gastrique prépare la digestion des graisses en détruisant les membranes albuminoïdes qui enveloppent fréquemment les gouttelettes de substance grasse.

Il paraît agir aussi sur les sucres, qui seraient digérés après un séjour de dix à douze heures dans l'estomac.

Enfin, il dissout, grâce à son acide, les phosphates et les carbonates qui peuvent entrer dans la constitution de l'aliment.

Suc pancréatique. — La sécrétion du *suc pancréatique* est continue; mais elle est plus abondante pendant la digestion, surtout au moment où les aliments sortent de l'estomac.

Pour obtenir le suc pancréatique à l'état de pureté, on pratique une fistule sur le canal accessoire du pancréas, qui débouche, comme on le sait, loin du canal cholédoque, et on met cette fistule en communication, par une canule, avec une poire de caoutchouc dans laquelle se rassemble le produit sécrété par la glande.

C'est un liquide incolore, visqueux, de réaction alcaline,

ayant à peu près l'aspect de la salive, riche en eau, renfermant, en outre, quelques sels minéraux et des matières grasses, et duquel on est parvenu à extraire trois diastases distinctes, auxquelles on a donné les noms d'*amylase pancréatique*, *trypsine* et *ferment émulsif*[1].

Si on étudie l'action du suc pancréatique sur les diverses catégories de substances alimentaires, on constate qu'il est capable de transformer les substances féculentes, même crues, en sucre de glucose : il complète donc l'action de la salive. Il agit aussi sur les substances azotées, dont il achève la transformation en peptones, complétant ainsi l'action du suc gastrique. Enfin et surtout, il agit sur les substances grasses qu'il rend assimilables; son action sur elles paraît être double : il est probable que l'alcali qu'il renferme agit sur une partie de la matière grasse, de manière à la saponifier; la présence du savon ainsi formé permet au suc pancréatique d'émulsionner le reste de la matière grasse.

On peut montrer expérimentalement que c'est l'amylase, et elle seule, qui agit sur les substances féculentes; à la trypsine revient l'action sur les substances azotées, et au ferment émulsif, la saponification et l'émulsion des graisses.

On voit, par ce qui précède, que le suc pancréatique est le plus complet des trois sucs digestifs que nous avons jusqu'ici passés en revue, puisqu'il est capable à lui seul de digérer les substances alimentaires de trois catégories différentes.

Suc intestinal. — Le suc intestinal est plus difficile à obtenir à l'état de pureté que le suc gastrique et le suc pancréatique. Il est, en effet, formé par des organes microscopiques et se trouve fréquemment mélangé dans l'intestin avec bien des matières étrangères. Pour s'en procurer à volonté une quantité notable (*fig.* 199), on détache du tube digestif toute une anse intestinale (AB) dont on laisse intacts les rapports avec le péritoine, de manière que

---

1. La réunion de ces trois diastases forme ce qu'on appelle la *pancréatine*.

l'anse isolée continue à recevoir, par les vaisseaux sanguins, les éléments dont elle a besoin
pour se nourrir. On rétablit la continuité du tube digestif en reliant
l'un à l'autre les deux bouts de l'intestin qui étaient en rapport avec
cette anse (A′,B′); on ferme celle-ci
à l'une de ses extrémités (A) et on
met l'autre en rapport avec l'extérieur (B). L'anse intestinale isolée,
qui n'est plus parcourue par les ali-

Fig. 199.
Fistule intestinale.

ments, continue à produire du suc intestinal qu'on peut
recueillir presque à l'état de pureté.

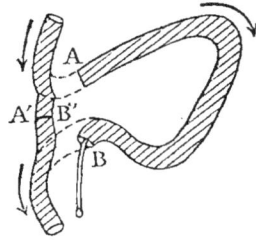

Le suc intestinal est un liquide alcalin, incolore, transparent, duquel on peut isoler une diastase spéciale, à
laquelle on donne le nom d'*invertine*; elle a la propriété
d'agir sur les sucres de saccharose qu'elle dédouble et
hydrate de manière à les transformer en sucres de glucose
solubles et assimilables, d'après la formule

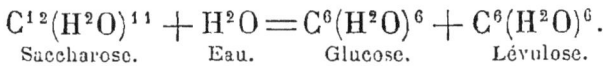

$$C^{12}(H^2O)^{11} + H^2O = C^6(H^2O)^6 + C^6(H^2O)^6.$$

Saccharose.   Eau.   Glucose.   Lévulose.

C'est le phénomène de l'*interversion*. Chaque molécule de
saccharose fournit une molécule de *glucose* proprement
dit et une molécule de *lévulose*. Ces deux variétés de glucose ont exactement la même formule chimique et ne
diffèrent que par quelques propriétés physiques : tandis
que le glucose proprement dit dévie vers la droite le plan
de polarisation de la lumière, le lévulose le dévie vers la
gauche[1]. Glucose et lévulose sont également solubles et
assimilables.

Le suc intestinal paraît aussi agir faiblement sur les
substances féculentes et azotées.

Bile. — La sécrétion de la *bile* est continue. Pour l'obtenir à l'état de pureté, on établit une fistule sur le canal

1. D'où son nom, du latin *lævus*, gauche.

hépatique ou le canal cholédoque d'un chien, d'un lapin, etc.; et on recueille, dans une poire de caoutchouc, le produit de la sécrétion du foie.

C'est un liquide visqueux, jaune d'or lorsqu'il sort du foie, vert quand il a séjourné dans la vésicule biliaire. Sa réaction est neutre ou légèrement alcaline. Il contient des sels *minéraux* (chlorure, phosphate et carbonate de calcium, — phosphate de fer, phosphate de magnésium, — chlorure de sodium). On y trouve aussi des *matières grasses* et des *savons*, par exemple le *glycocholate* et le *taurocholate de soude,* résultant de la combinaison de la soude avec les acides glycocholique et taurocholique, qui sont des acides organiques azotés. La bile renferme encore des produits de désassimilation de l'organisme : de la *lécithine,* de l'*urée,* de la *cholestérine* (*fig.* 200) (substance ternaire cristallisable, dont l'accumulation dans les canalicules biliaires ou les canaux excréteurs du foie peut produire de vives douleurs, connues sous le nom de *coliques hépatiques*).

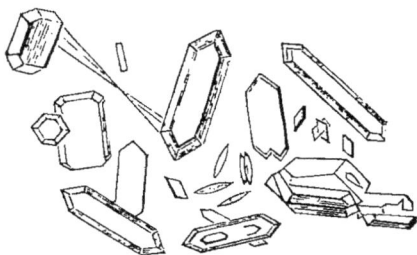

Fig. 200. — Cristaux de cholestérine.

Enfin, la bile doit sa coloration particulière à des matières azotées (la *bilirubine* et la *biliverdine*) qui paraissent provenir de la destruction des globules rouges du sang.

On a longtemps attribué à la bile un rôle prépondérant dans la digestion des graisses. C'est Claude Bernard qui a montré le premier quelle part importante revient dans ce phénomène au suc pancréatique. On sait que, chez l'Homme, le canal de Wirsung débouche dans le duodénum, à peu près au même point que le canal cholédoque (dans l'ampoule de Vater). Chez le Lapin, au contraire, le canal de Wirsung débouche après le canal cholédoque et à une distance d'environ 0^m,35 de ce dernier (*fig.* 201).

Claude Bernard, ouvrant l'abdomen d'un lapin au moment de la digestion, remarqua que les vaisseaux chylifères de l'intestin n'étaient colorés en blanc par le chyle qu'à partir du canal de Wirsung; comme le contenu laiteux des vaisseaux chylifères est surtout constitué par les graisses émulsionnées dans le tube digestif[1], il en conclut que l'action du suc pancréatique était indispensable à l'émulsion des graisses. Cette observation le conduisit à étudier expérimentalement, en dehors de l'organisme, les propriétés du suc pancréatique et à découvrir le rôle capital que joue ce liquide dans la digestion des graisses.

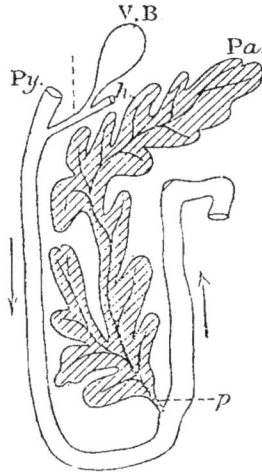

Fig. 201. — Intestin et pancréas du Lapin. — Py, pylore; h, canal hépatique; V.B., vésicule biliaire; Pa. pancréas; p, canal de Wirsung.

A la suite des recherches de Claude Bernard, on refusa à la bile toute participation à la digestion des graisses. En réalité, elle y prend une part, très minime il est vrai. Mais si la bile semble à peu près inutile à la digestion des graisses, elle paraît absolument nécessaire à leur absorption, comme le montre une expérience qui est la contre-partie de celle de Claude Bernard et qu'on doit à M. Dastre, son élève. Le canal cholédoque d'un chien est coupé au voisinage de l'ampoule de Vater, puis mis en relation directe avec l'intestin après le canal de Wirsung et à une distance notable de ce conduit. On ne voit blanchir les chylifères, au moment de la digestion, que dans la partie de l'intestin qui suit le canal cholédoque : il semble donc que les graisses, qui sont certainement saponifiées et émulsionnées par le suc pancréatique (comme le prouvent les expériences *in vitro*), ne peuvent pénétrer dans les vaisseaux chylifères qu'après avoir reçu l'action de la bile.

D'ailleurs, par son alcalinité, la bile favorise l'action du suc pancréatique qui, on le sait, n'agit qu'en milieu alcalin.

On attribue aussi à la bile un rôle *antiputride* : elle empêcherait les excréments d'entrer en putréfaction dans le tube digestif. Certains expérimentateurs disent, en effet, avoir constaté que

---

1. Voir, plus loin, l'étude de l'absorption intestinale.

les excréments d'un animal dont la bile est entraînée artificiellement en dehors du tube digestif, dégagent une odeur épouvantable. Il semble qu'on ait exagéré ce rôle de la bile.

Peut-être une partie des substances renfermées dans la bile est-elle résorbée par les parois de l'intestin. On dit par exemple que les chiens porteurs d'une fistule biliaire perdraient rapidement leurs poils : le soufre contenu dans le taurocholate de soude, et résorbé par l'intestin, serait indispensable à l'entretien des poils. Cette observation n'a pas été confirmée par tous les physiologistes qui ont essayé de la répéter.

La bile aurait aussi une influence mécanique sur les parois de l'intestin : elle aurait la propriété d'accélérer les mouvements péristaltiques des fibres lisses de l'intestin et de déterminer une contraction des villosités, utile au phénomène de l'absorption. Elle favoriserait aussi la *desquamation*[1] de la muqueuse intestinale, qui, à chaque digestion, renouvelle presque complètement sa surface interne.

La bile doit être surtout considérée comme un *liquide excrémentitiel* : elle est formée, en grande partie, par des substances de rebut dont l'organisme se débarrasse par cette voie en les versant dans le tube digestif, d'où elles sont expulsées au dehors.

Résumé. — On voit que chaque catégorie de substances alimentaires reçoit, dans le tube digestif, l'action d'un suc particulier. Le tableau suivant résume l'action des divers sucs digestifs et permet de se rendre compte de cette division du travail physiologique.

SUCS DIGESTIFS	Réactions	DIASTASES	SUBSTANCES ALIMENTAIRES	RÉSULTATS DE LEUR TRANSFORMATION
Salive............. ...	Alcaline.	Ptyaline.	Féculentes.	Glucose.
Suc gastrique......	Acide.....	Pepsine.	Azotées.	Peptones.
Suc pancréatique.	Alcaline.	Amylase. Trypsine. Ferment émulsif.	Grasses.	Émulsions.
Suc intestinal......	Alcaline.	Invertine.	Sucrées.	Glucose.

1. Du latin *desquamare, desquamatum*, ôter les écailles.

Remarques. — Les *substances minérales* alimentaires, telles que le sel marin, les phosphates, etc., introduites dans l'appareil digestif sous forme soluble, ne subissent guère de modifications chimiques avant d'être assimilées.

Il y a des substances, comme le tissu élastique des tendons, la cellulose lignifiée des noyaux de fruits, etc., qui sont inattaquables aux sucs digestifs et traversent simplement l'appareil digestif sans subir de modifications, mais aussi sans être utilisées, et sont rejetées au dehors avec les excréments.

Certaines substances sont absorbées sans modifications par les parois du tube digestif et n'ont pas d'autre influence sur l'organisme que de stimuler le système nerveux, exerçant par là une action indirecte sur les phénomènes de nutrition; après avoir joué ce rôle d'excitants, ils sont éliminés sans modifications par l'organisme. Exemples : l'alcool, la caféine, etc.

En ce qui concerne l'alcool, cette notion ne paraît pas parfaitement exacte et, d'après un ensemble de recherches récentes. le rôle de l'alcool dans l'organisme serait assez complexe. Absorbé par le sang, il subirait, dans les vaisseaux sanguins, des phénomènes d'oxydation qui auraient pour conséquence la formation d'acide acétique d'abord, puis d'eau et d'acide carbonique. Il constituerait alors un véritable aliment, qu'on qualifie d'*aliment d'épargne*, terme assez justifié, puisque l'alcool, en s'oxydant, enlèverait à l'hémoglobine une partie de son oxygène et diminuerait ainsi les combustions qui se passent dans les tissus.

L'alcool est, de plus, un *antithermique* : son passage dans les tissus a pour effet d'en abaisser la température; cela résulte de ce qui précède, puisque l'alcool diminue les oxydations, phénomènes exothermiques.

Enfin, on attribue à l'alcool, introduit dans l'estomac, la propriété d'augmenter l'acidité du suc gastrique et, par suite, de favoriser l'action de ce liquide sur les aliments azotés.

Hygiène de l'alimentation. — L'*alimentation* a pour but : 1° de réparer les pertes qu'éprouvent continuellement les tissus, de manière à *entretenir* l'organisme dans un état constant; — 2° de lui fournir les éléments nécessaires à son *accroissement*.

Ration d'entretien. — Pour déterminer quelle doit être la nature de la *ration d'entretien* d'un adulte, qui n'a plus à croître, il suffit de chercher la composition chimique des déchets qu'il rejette; l'alimentation doit en effet remplacer ce qui a disparu.

Un adulte, du poids moyen de 65 kilogrammes, rejette en 24 heures :

20 grammes d'azote[1],
310 grammes de carbone[2],
30 grammes de sels,
2 000 à 3 000 grammes d'eau[3].

Tels sont les éléments que doit lui fournir sa ration d'entretien, puisqu'elle est destinée à réparer les pertes qu'il subit.

Or si on analyse, d'autre part, la composition chimique du pain ou de la viande dégraissée et désossée, on reconnaît que 100 grammes de pain contiennent :

1 gramme d'azote
30 grammes de carbone

tandis que 100 grammes de viande contiennent :

3 grammes d'azote
10 grammes de carbone.

De là on peut conclure que, pour fournir à l'organisme les 20 grammes d'azote que nécessite sa ration d'entretien en le nourrissant exclusivement de pain, il faudrait en employer 2 000 grammes, ce qui introduirait en même temps dans l'organisme 600 grammes de carbone, poids bien supérieur à celui que comporte la ration d'entretien.

De même, si on cherchait à emprunter uniquement à la viande l'azote nécessaire à la ration d'entretien, il faudrait employer environ 666 grammes de viande, ce qui n'introduirait dans l'organisme que 66^{gr},6 de carbone, quantité notablement inférieure à ce que réclame la ration d'entretien.

On voit donc qu'il est impossible d'assurer la ration d'entretien par l'usage exclusif soit du pain, soit de la viande.

Les recherches de divers physiologistes, et en particulier de Moleschott, ont contribué à déterminer les poids relatifs et absolus de chacune des catégories de substances alimentaires qui doivent concourir à former la ration d'entretien. Ces poids sont contenus dans le tableau suivant :

	ALIMENTS AZOTÉS	HYDRATES DE CARBONE	CORPS GRAS
Poids relatifs	1	3,48	0,45
Poids absolus	124^{gr}	430^{gr}	55^{gr}

1. Sous forme d'urée et d'acide urique surtout.
2. Sous forme de gaz carbonique surtout, par les poumons et par la peau.
3. Par l'urine, la sueur, etc.

Ces conditions se trouvent réalisées par une alimentation formée de :

Viande désossée et non dégraissée   259 grammes
Pain   819 grammes

C'est à ces chiffres moyens, indiqués par l'expérience, qu'on s'est reporté pour déterminer la composition de la ration d'entretien d'un soldat dans l'armée française :

Viande non dégraissée et non désossée   300 grammes
Pain   1 000 grammes
Légumes frais   100 grammes
Légumes secs   30 grammes

La valeur de la ration d'entretien est essentiellement variable soit avec l'âge du sujet, soit avec la nature de ses occupations.

Dans le jeune âge (enfance, jeunesse et adolescence), l'organisme devant de toute nécessité s'accroître, la ration d'entretien s'augmente de tout ce qui est nécessaire pour permettre cet accroissement (*ration d'accroissement*). Elle doit donc être plus considérable, *pour un même poids de substance vivante*, que dans l'âge adulte ou dans la vieillesse.

Comme, d'autre part, l'intensité de la croissance va sans cesse en diminuant depuis la première enfance jusqu'à l'âge adulte, la ration alimentaire, *pour un poids donné de substance vivante*, diminue progressivement.

Le tableau suivant donne une idée de la valeur relative de la ration alimentaire aux divers âges de la vie :

	CARBONE	AZOTE
Enfance	9,84	0,96
Dix ans...............	6,84	0,40
Seize ans.............	4,27	0,38
Age adulte	3,60	0,20

L'organisme qui travaille a besoin d'une alimentation plus riche que l'organisme au repos : dans l'organisme actif, les phénomènes d'oxydation, dont tous les tissus sont le siège, deviennent plus profonds; ce que l'on constate en observant la formation d'un poids plus considérable d'urine, dans laquelle la proportion d'urée se trouve augmentée, celle de l'acide urique diminuée; or l'acide urique est produit par une oxydation moins avancée que l'urée. Il semble d'ailleurs que les combustions provenant du travail musculaire portent surtout sur les substances ternaires et en particulier les hydrates de carbone, tandis que le travail intellectuel développe plutôt la combustion des substances azotées.

La conclusion s'impose : l'organisme qui travaille a besoin d'une alimentation plus riche que celui qui ne travaille pas. Aussi donne-t-on à la ration de campagne du soldat une composition plus riche qu'à sa ration d'entretien.

Le défaut de l'un ou l'autre des éléments nécessaires à la ration d'entretien peut amener des désordres plus ou moins graves. Le défaut d'eau est très préjudiciable : une soif intense peut amener rapidement la mort. L'absence des substances azotées présente aussi une gravité exceptionnelle. Celle des substances ternaires est moins grave; il semble qu'à leur défaut les substances azotées subissent des dédoublements qui fournissent à l'organisme les corps ternaires dont il a besoin.

Inanition. — La privation totale d'aliments, l'*inanition* en un mot, amène un dépérissement rapide de l'organisme. C'est surtout la graisse qui subit les premières atteintes de l'inanition : l'organisme, privé d'aliments, vit sur ses réserves. Puis les effets de l'inanition atteignent le sang, les viscères (rate, pancréas, foie, cœur), les muscles, les reins, les os et. en dernier lieu, les centres nerveux; le dépérissement de ces derniers est un symptôme avant-coureur de la mort, qui survient en général quand l'organisme a perdu environ $\frac{4}{10}$ de son poids primitif.

Aliment complet. — On appelle *aliment complet* celui qui contient en proportions convenables, celles de la ration d'entretien, les trois variétés principales de substances alimentaires (substances azotées, hydrates de carbone, corps gras).

Le type de l'aliment complet est le *lait*. Il contient, en dissolution dans beaucoup d'eau : 1° des substances azotées (entre autres la *caséine*); — 2° du sucre (le sucre de lait ou *lactose*); — 3° des *sels minéraux* (phosphates de chaux, de magnésie et de fer par exemple). Il renferme en outre, à l'état de gouttelettes microscopiques tenues en suspension, diverses matières grasses, telles que la margarine, la stéarine et l'oléine.

Le lait peut donc être considéré comme une émulsion.

Voici, à titre de renseignement, la composition moyenne en poids du lait de femme :

Eau..........................		881,64
Matières fixes 118,36	Caséine............	27,146
	Albumine..........	13
	Matières grasses.....	32,63
	Sucre de lait........	52,43
	Sels...............	1,80

C'est le seul aliment qui convienne aux nouveau-nés, au moins pendant les sept premiers mois.

CHAPITRE VII

La Respiration.

Définition. — La *Respiration* est une fonction générale et fondamentale par laquelle l'être vivant (animal ou végétal) emprunte à l'air atmosphérique ou à l'air dissous dans l'eau un aliment gazeux, l'oxygène, et se débarrasse d'un gaz nuisible à la vie de ses tissus, le gaz carbonique. En un mot, la Respiration consiste essentiellement en un *échange gazeux* entre l'organisme et l'extérieur.

Respiration cutanée. — Chez les animaux le moins favorisés sous le rapport de la respiration, cette fonction s'accomplit également par tous les points de la surface externe du corps; elle porte alors le nom de *respiration cutanée*[1].

Appareils respiratoires. — Chez les animaux mieux organisés, à cette respiration générale, qui perd une grande partie de son importance, s'ajoute une respiration

1. Du latin *cutis*, peau.

16

localisée dans un appareil spécial, dit *appareil respiratoire*.

Réduit à sa plus simple expression, un tel appareil n'est qu'une partie du tégument différenciée de manière à favoriser les échanges gazeux entre les tissus qu'elle recouvre et le milieu dans lequel elle est plongée : c'est un épithélium simple que supporte une membrane de soutien et sous lequel rampent des vaisseaux sanguins ; ces derniers amènent au voisinage immédiat de l'air le sang chargé de gaz carbonique, et l'entraînent après qu'il a dégagé au travers du tégument son excès de gaz carbonique et s'est, en échange, enrichi d'oxygène.

La surface respiratoire peut faire saillie à l'extérieur du corps ; cette disposition répond toujours à une existence aquatique et donne naissance à un appareil appelé *branchie*.

Elle peut, au contraire, tapisser une dépression naturelle de la surface du corps ; cette disposition répond à une existence aérienne, et donne ordinairement naissance à un appareil appelé *poumon*.

On peut dire, en un mot, que la branchie est comparable à un poumon qu'on aurait retourné à la façon d'un doigt de gant.

§ 1er. — Anatomie de l'appareil respiratoire.

Appareil respiratoire. — L'appareil respiratoire de l'Homme (*fig.* 202) se compose essentiellement de deux *poumons*, contenus dans la *cage thoracique*; cette dernière est, comme on sait, limitée en arrière par la colonne vertébrale, sur les côtés par les côtes, en avant par le sternum, en bas par le diaphragme.

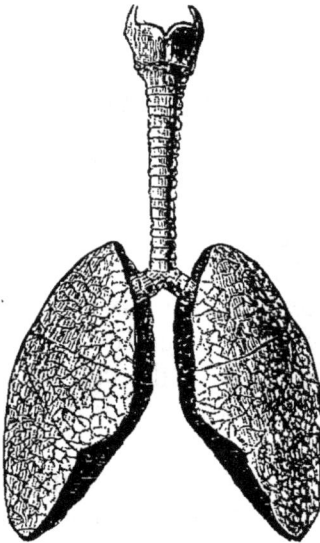

Fig. 202. — Appareil respiratoire de l'Homme.

Pour décrire complètement l'appareil respiratoire de l'Homme, il faut passer successivement en revue : 1° les *voies respiratoires*, qui conduisent l'air aux poumons; — 2° les *poumons* eux-mêmes.

Voies respiratoires. — Les voies respiratoires commencent aux *fosses nasales*, dont les parois, richement vascularisées, ont pour effet d'échauffer l'air qui se rend aux poumons. Elles se continuent par l'arrière-bouche ou *pharynx*, puis par le *larynx*, situé au-devant de l'œsophage dans le cou.

Larynx. — Le *larynx*[1] (*fig.* 203) présente à peu près la forme d'un entonnoir dont la base la plus large se trouverait en haut. Sa surface interne, tapissée par un épithélium dépourvu de cils vibratiles, porte à droite et à gauche deux dépressions symétriques dites *ventricules du larynx*. Au-dessus des ventricules, la cavité du larynx se trouve légèrement rétrécie par deux bourrelets parallèles dirigés d'arrière en avant, ce sont les *cordes vocales supérieures*. Au-dessous des ventricules se trouve un second rétrécissement, limité par deux *cordes vocales inférieures*[2], beaucoup plus rapprochées que les premières. Entre celles-ci est comprise une fente assez étroite, de direction antéro-postérieure, qui est la *glotte*. L'*épiglotte*, qui protège l'entrée de la glotte, est, comme nous le

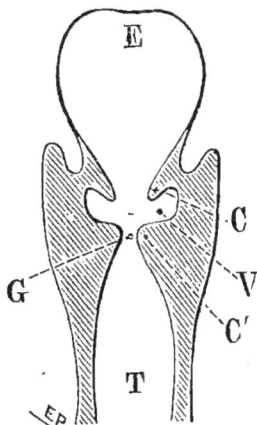

Fig. 203. — Coupe longitudinale du larynx par un plan allant de droite à gauche. E, épiglotte; C, corde vocale supérieure; C', corde vocale inférieure; V, ventricule; G, glotte; T, trachée-artère.

savons, située à un niveau sensiblement plus élevé, puisqu'elle est fixée à la base de la langue.

---

1. Voir, pour plus de détails et plus loin, l'étude de la phonation.
2. Seules ces deux dernières méritent réellement le nom de cordes vocales et prennent part à la production des sons, comme on le verra plus loin.

Trachée-artère. — Au larynx fait suite un tube qui descend verticalement, d'abord dans le cou devant l'œsophage, puis dans la poitrine, derrière le cœur; c'est la *trachée-artère.*

La trachée-artère est tapissée intérieurement par un

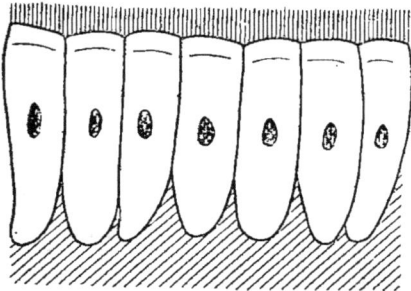

épithélium simple et vibratile, c'est-à-dire que ses cellules superficielles, ayant la forme de cylindres dirigés perpendiculairement à sa surface, portent un revêtement continu de cils vibratiles (*fig.* 204). Cet épithélium est soutenu extérieurement par une mince assise de fibres élastiques longitudinales, puis par une couche plus épaisse de tissu conjonctif (derme de la muqueuse) dans lequel sont logées des *glandes muqueuses* (*fig.* 205). Le produit de sécrétion de ces glandes a pour effet de lubréfier la surface de la muqueuse; quand il s'accumule en quantité trop considérable, le mouvement des cils vibratiles, qui se propage toujours de bas en haut, suffit pour le chasser de proche en proche vers le larynx d'où il est expulsé sous forme de crachats.

Fig. 204. — Epithélium vibratile (coupe perpendiculaire à la surface, schéma).

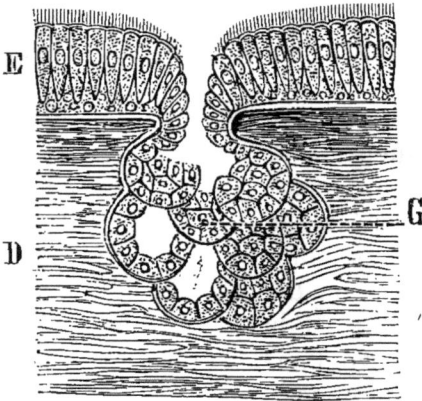

Fig. 205. — Coupe transversale faite à travers la muqueuse de la trachée-artère. — E, épithélium; D, derme; G, glande muqueuse.

En dehors de la muqueuse sont empilés, à l'intérieur des parois de la trachée-artère, des arceaux cartilagineux en forme de fers à cheval ouverts du côté de la face postérieure; sur cette face, qui est en contact avec l'œsophage, ils sont remplacés par des fibres lisses (*fig.* 206).

La trachée-artère est limitée extérieurement par une tunique fibreuse.

La disposition des arceaux cartilagineux dans la trachée-artère permet à l'œsophage de se dilater sous la pression des bols alimentaires et d'empiéter alors légèrement sur le domaine de la trachée. C'est ce qui explique la sensation d'étouffement produite par le passage de bols alimentaires trop volumineux et trop résistants.

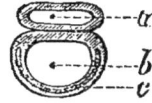

Fig. 206.— Coupe transversale de la trachée-artère et de l'œsophage. *a*, œsophage; *b*, trachée-artère; *c*, un de ses arceaux cartilagineux.

Bronches primaires. — A son extrémité inférieure, derrière le cœur, la trachée-artère se bifurque et donne naissance aux deux *bronches primaires*, dont chacune se rend à un poumon.

La structure d'une bronche primaire est à peu près la même que celle de la trachée-artère, avec cette différence que les arceaux cartilagineux, au lieu d'être ouverts en arrière, forment des anneaux presque complets.

Poumons. — Les *poumons* sont situés de part et d'autre de la cage thoracique. Chacun d'eux a la forme d'un cône à sommet supérieur, dont la base, appliquée contre le diaphragme, présente pour cette raison une surface concave. La surface latérale du poumon, convexe du côté des côtes, est concave du côté qui regarde le cœur.

Le volume du poumon droit est un peu plus grand que celui du poumon gauche, ce qu'on s'explique en remarquant que le cœur est légèrement rejeté vers la gauche et se creuse par suite une loge dans le poumon gauche. La surface du poumon porte des sillons transversaux qui décomposent l'organe tout entier en *lobes* : il y a trois lobes dans le poumon droit et deux seulement dans le poumon gauche.

Pour se rendre compte de la structure du poumon, il suffit de suivre à l'intérieur de cet organe la bronche primaire qui y pénètre (*fig.* 207); le point de pénétration ou *hile* est situé à peu près au tiers de la surface interne du poumon à partir de son sommet. Avant même de s'enfoncer

16.

dans le poumon, la bronche primaire se divise en canaux plus petits appelés *bronches secondaires* : il y a trois bronches secondaires au poumon droit et deux seulement au poumon gauche (une bronche secondaire par lobe). Chaque bronche secondaire se divise à son tour, par bifurcations successives, en *bronches tertiaires, quaternaires*, etc., qui pénètrent dans toutes les parties du poumon, et dont le volume varie en raison inverse de leur nombre. La structure des bronches secondaires est à peu près la même que celle des bronches primaires; celle de leurs ramifications successives se simplifie de plus en plus. Les éléments qui disparaissent les premiers sont les anneaux cartilagineux.

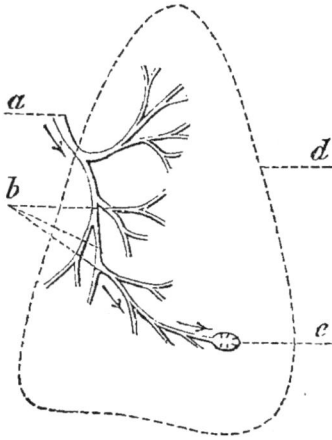

Fig. 207. — Structure du poumon. *a*, bronche primaire; *b*, ses ramifications; *c*, une vésicule pulmonaire; *d*, contour extérieur du poumon.

Les dernières ramifications des bronches ou *bronchioles* se terminent dans des groupes de sacs microscopiques appelés *lobules pulmonaires* (*fig.* 208) : chacun des sacs dont la réunion forme un lobule est appelé *alvéole pulmonaire.* Chaque alvéole, bosselée extérieurement, est décomposée intérieurement par des cloisons incomplètes en une série de loges ouvertes vers le centre de l'organe et appelées *vésicules pulmonaires* (*fig.* 209);

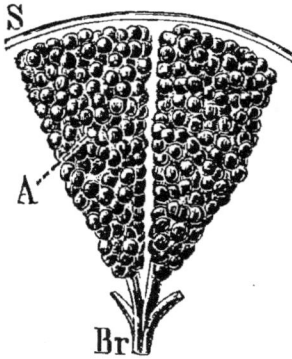

Fig. 208. — Un lobule pulmonaire, très grossi. — S, surface extérieure du poumon; A, une alvéole pulmonaire; Br, bronchiole.

chaque vésicule correspond à une des bosselures de la surface extérieure. L'épithélium vibratile, qui tapisse intérieurement les bronches primaires, se prolonge sur toute la surface interne de leurs ramifications jusqu'aux bronchioles inclusivement ; l'épithélium des vésicules pulmonaires est dépourvu de cils vibratiles ; c'est un épithélium pavimenteux simple.

On voit qu'on peut considérer chaque poumon comme une sorte d'arbre creux dont le tronc serait la bronche primaire, et dont les plus petits rameaux, qui seraient les bronchioles, se termineraient par autant de sacs microscopiques.

En même temps que sa bronche primaire, chaque poumon reçoit, au niveau du hile, des vaisseaux sanguins (une branche de l'artère pulmonaire, deux veines pulmonaires, l'artère et la veine bronchiques[1]), des vaisseaux lymphatiques et des nerfs. Ces

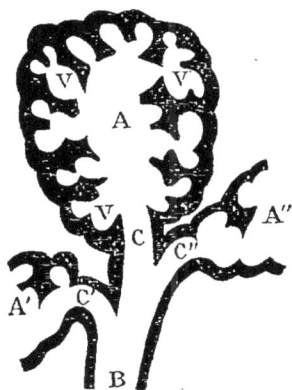

Fig. 209. — Coupe schématique à travers un lobule pulmonaire. — B, bronchiole ; C, C', C'', canaux excréteurs des alvéoles ; A, A', A'', alvéoles ; V, vésicules pulmonaires.

éléments s'enchevêtrent étroitement avec ceux qui proviennent de la ramification des bronches. Tous sont réunis les uns aux autres et maintenus en place par une petite quantité de tissu conjonctif formant ce qu'on appelle le *tissu propre* du poumon.

Plèvres. — Chaque poumon est enveloppé extérieurement par une membrane séreuse appelée *plèvre*. La sérosité formée par la plèvre a pour effet d'isoler la surface pulmonaire de la cage thoracique qui l'environne ; dans la

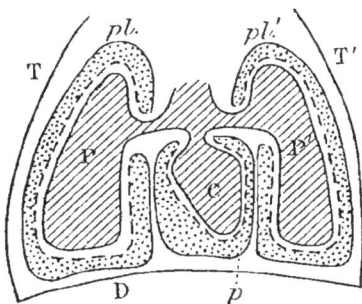

Fig. 210. — Coupe schématique à travers la cage thoracique, faite suivant un plan vertical et transversal. — T,T', parois de la cage thoracique ; D, diaphragme ; P,P', poumons ; C, cœur ; *pl. pl'.*, plèvres ; *p*, péricarde.

---

1. Voir, plus loin, l'étude de l'appareil circulatoire.

pleurésie, la sécrétion de la plèvre se trouve exagérée. Les deux plèvres limitent un espace compris entre les deux poumons et appelé *médiastin*; c'est l'espace occupé par le cœur, qui est enveloppé, lui aussi, dans une séreuse appelée *péricarde* (*fig.* 210).

Muscles moteurs de la cage thoracique. — Les organes annexes de l'appareil respiratoire sont des muscles dont les contractions ont pour effet d'augmenter ou de diminuer le volume de la cage thoracique.

Le plus important de ces muscles est le *diaphragme*; le sommet de la voûte que forme le diaphragme est occupé par une large aponévrose dont la forme rappelle celle d'une feuille de trèfle et qu'on appelle *centre phrénique*; à partir du centre phrénique, les fibres rayonnent vers la circonférence du diaphragme et viennent s'insérer sur le bord inférieur de la cage thoracique.

Les *muscles intercostaux* sont, comme l'indique leur nom, intercalés entre les paires de côtes consécutives. Ils sont disposés sur deux couches, qui forment les *intercostaux externes* et *internes*: les premiers ont leurs fibres dirigées de haut en bas et d'arrière en avant d'une côte à la suivante, les derniers ont leurs fibres disposées en sens inverse, et s'entre-croisant avec les précédentes.

Les fibres des *muscles surcostaux* sont insérées, d'une part, sur la partie postérieure de chaque côte et, d'autre part, sur l'apophyse transverse placée immédiatement au-dessus.

A ces muscles, qui contribuent à former les parois de la cage thoracique, il faut en ajouter d'autres qui la rattachent à la partie supérieure de la colonne vertébrale. On peut citer de chaque côté du plan de symétrie :

1° les *scalènes* (*antérieur* et *postérieur*) qui sont insérés d'une part sur les apophyses transverses des dernières vertèbres cervicales et d'autre part au milieu de la première côte (scalène antérieur) ou sur les moitiés postérieures des deux premières côtes (scalène postérieur);

2° le *petit dentelé supérieur*, inséré d'une part sur les

apophyses épineuses des deux dernières vertèbres cervicales, et d'autre part sur les bords supérieurs des deuxième, troisième, quatrième et cinquième côtes;

3° le *sterno-cléido-mastoïdien*, inséré d'une part sur l'apophyse mastoïde de l'os temporal, et d'autre part au sommet du sternum et à l'extrémité interne de la clavicule;

4° le *grand pectoral*, le *petit pectoral*, le *grand dentelé*, etc., qui s'attachent d'une part à l'extrémité supérieure de l'humérus, et d'autre part à la surface de la cage thoracique (sternum et côtes) (*fig.* 211).

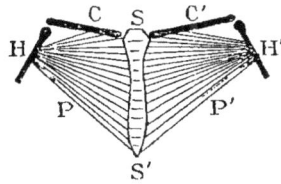

Fig. 211. — Schéma de la disposition des muscles pectoraux. — S, S', sternum; H, H', les deux humérus; C, C', les deux clavicules; P, P', deux muscles pectoraux.

D'autres muscles rattachent les parois de la cage thoracique à la partie inférieure de la colonne vertébrale. Ce sont par exemple : le *petit dentelé inférieur*, inséré sur les apophyses épineuses des vertèbres lombaires et sur les dernières paires de côtes; — la *masse sacro-lombaire*, insérée d'une part sur les parois du bassin, et d'autre part sur les six ou sept dernières côtes.

Il faut enfin ajouter des muscles contenus dans les parois molles de l'abdomen, par exemple le *grand droit*, étendu de haut en bas à la face antérieure de l'abdomen.

§ 2. — Physiologie de la respiration.

Dans l'étude physiologique de la respiration, il faut distinguer les *phénomènes mécaniques* et les *phénomènes chimiques*.

Phénomènes mécaniques.

Les phénomènes mécaniques de la respiration ont pour effet d'introduire dans les poumons l'air nécessaire à l'échange gazeux et d'en expulser celui qui a pris part à cet échange.

Mouvements respiratoires. — Un *mouvement respiratoire* complet comprend deux temps : 1° l'*inspiration* (introduction de l'air); — 2° l'*expiration* (expulsion de l'air). Ce double mouvement est suivi d'une courte période de repos, qu'on évalue à $\frac{1}{4}$ environ de la durée totale du mouvement respiratoire. Le nombre des mouvements respiratoires varie entre 16 et 24 par minute; il est en moyenne de 18 à 19 chez un adulte normalement constitué.

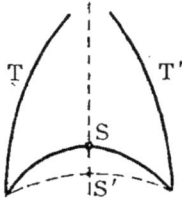

Fig. 212. — Schéma représentant le rôle du diaphragme dans l'accroissement de la cage thoracique. — T, T', parois de la cage thoracique; S, S', deux positions du centre phrénique (le trait pointillé correspond à l'inspiration).

Inspiration. — Dans l'*inspiration*, les organes actifs sont certains muscles, dits *muscles inspirateurs*, dont la contraction a pour effet l'agrandissement de la cage thoracique.

La contraction des fibres du *diaphragme* a pour résultat d'abaisser le centre phrénique et, par suite, d'augmenter la hauteur de la cage thoracique (*fig*. 212). En s'abaissant, le diaphragme comprime les viscères abdominaux, qui soulèvent à leur tour la peau du ventre, comme on peut s'en apercevoir à chaque mouvement d'inspiration.

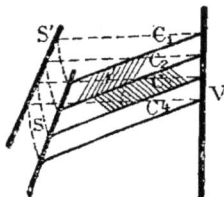

Fig. 213. — Schéma représentant l'accroissement du diamètre antéro-postérieur de la cage thoracique au moment de l'inspiration. — V, colonne vertébrale; S, S', deux positions du sternum (S' au moment de l'inspiration); C_1, C_2, C_3, C_4, quatre côtes successives; e, muscles intercostaux externes; i, intercostaux internes.

La contraction des *muscles intercostaux externes*, des *surcostaux*, des *scalènes* et des *petits dentelés supérieurs* fait tourner chaque côte autour de son articulation avec la colonne vertébrale. Dans ce mouvement, l'extrémité antérieure de la côte se trouve portée en haut, ce qui a pour effet de projeter en avant le sternum et d'augmenter le diamètre antéro-postérieur de la cage thoracique (*fig*. 213). En même temps chaque côte, qu'on peut assimiler à un arc de courbe, tourne autour de sa corde, ce qui a pour effet d'augmenter le diamètre transversal de la cage thoracique (*fig*. 214). Les trois dimensions de cette dernière se trouvant ainsi accrues, son volume augmente nécessairement.

Le diaphragme intervient dans toutes les inspirations, même les plus limitées; les autres muscles inspirateurs ne prennent part qu'aux grandes inspirations.

Les *muscles sterno-cléido-mastoïdiens, pectoraux* et *grands dentelés* n'interviennent que dans les inspirations forcées, de très grande amplitude.

Le résultat de l'augmentation de volume de la cage thoracique est une diminution de pression dans l'espace qui sépare sa paroi interne de la surface externe du poumon (*espace pleural*). D'après les lois de l'équilibre des gaz, l'air extérieur tend alors à pénétrer dans le poumon pour contrebalancer cette diminution de pression. Le poumon se dilate sous la poussée de l'air qui l'envahit; son rôle dans l'inspiration est donc purement passif.

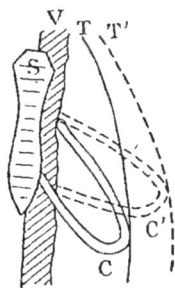

Fig. 214.— Schéma représentant l'accroissement du diamètre transversal de la cage thoracique. — S, le sternum vu de face; V, la colonne vertébrale; C, une côte au repos; C', la même au moment de l'inspiration; cage thoracique au repos; T', la même au moment de l'inspiration.

On peut se rendre compte du mécanisme de l'inspiration en fabriquant une sorte de cage thoracique artificielle, transparente, qui permette d'en reproduire et d'en voir tous les détails (*fig.* 215). On prend une cloche de verre dont la tubulure supérieure est fermée par un bouchon que traverse un tube de verre. On ajuste à l'extrémité inférieure de ce tube la trachée-artère et les poumons d'un lapin qu'on vient de tuer, en ayant soin de ne pas déchirer la surface des poumons pour les enlever du corps de l'animal[1]. On ferme

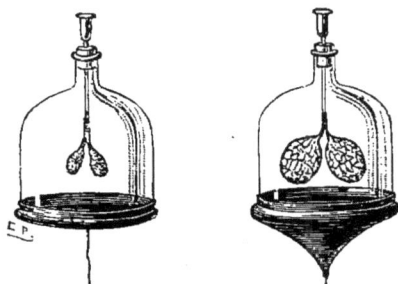

Fig. 215.

---

1. On peut substituer à l'appareil pulmonaire du lapin un simple sac de caoutchouc.

ensuite l'ouverture de la cloche à l'aide d'un disque de caoutchouc au centre duquel est attaché un fil. La cloche de verre peut représenter la cage thoracique de l'animal; l'espace libre qui sépare les poumons de la cloche figure l'espace pleural. Le disque de caoutchouc figure le diaphragme. On tire alors, en fixant la cloche, sur le fil que porte le disque de caoutchouc; le volume de l'espace pleural augmente, en même temps que celui de la cage thoracique tout entière, et on voit alors les poumons renfermés dans la cloche se gonfler rapidement.

Expiration. — Dans l'*expiration*, les rôles sont renversés. Les muscles inspirateurs, le diaphragme en particulier, reviennent à l'état de repos et la cage thoracique reprend son volume primitif. Ce n'est que dans les expirations très fortes que d'autres muscles interviennent, par leurs contractions, pour réduire au minimum le volume de la cage thoracique; ce sont, par exemple, les *petits dentelés inférieurs*, les muscles de la *masse sacro-lombaire*, le *muscle grand droit* de l'abdomen et, d'une manière générale, tous les muscles qui rattachent la cage thoracique aux régions inférieures de la colonne vertébrale. La diminution de volume de la cage thoracique a pour résultat une augmentation de pression dans l'espace pleural; la conséquence de ce changement de pression est de rendre son volume primitif au poumon, qui expulse une partie de l'air contenu. L'élasticité propre au tissu conjonctif du poumon paraît jouer un certain rôle dans ce retour du poumon à sa forme primitive, ce qui permet de dire que dans l'expiration les muscles sont généralement passifs tandis que le poumon est presque actif.

Types respiratoires. — Les mouvements respiratoires ne sont pas identiques chez tous les individus. On peut distinguer trois types principaux de respiration :

1° Le *type abdominal*, répandu chez les enfants, dans lequel le rôle principal revient au diaphragme, ce qu'on reconnaît aux soulèvements et aux abaissements périodiques du ventre, tandis que la poitrine reste à peu près fixe ;

2° Le *type costo-inférieur*, fréquent chez l'homme adulte et caractérisé par un déplacement de la partie inférieure de la cage thoracique;

3° le *type costo-supérieur*, plus ordinaire chez la femme et dans lequel prédominent les déplacements de la partie supérieure de la cage thoracique.

Amplitude de la respiration. — On appelle *capacité pulmonaire* le volume d'air introduit dans les poumons par une inspiration ordinaire. Pour évaluer la capacité pulmonaire, on fait une série d'inspirations ordinaires, dont chacune est suivie d'une expiration ordinaire, et on recueille dans un récipient spécial, appelé *spiromètre*, la totalité de l'air expiré; puis on divise le volume ainsi obtenu par le nombre d'expirations faites : le quotient donne la valeur de la capacité pulmonaire. Elle est en moyenne de $\frac{1}{2}$ litre.

On appelle *capacité respiratoire* des poumons le volume d'air qui peut y être introduit par une inspiration prolongée. On la mesure en évaluant, à l'aide d'un spiromètre, le volume d'air correspondant à un certain nombre d'expirations prolongées et en divisant ce volume par le nombre d'expirations. La valeur moyenne de la capacité respiratoire est de 3 litres et demi.

On appelle *capacité vitale* le volume maximum d'air que peut renfermer l'appareil pulmonaire. Pour en connaître la valeur, il faut ajouter à la capacité respiratoire le volume d'air qu'il est impossible d'expulser des poumons, même par une expiration prolongée, et qu'on appelle *réserve pulmonaire*. Divers artifices d'expérience permettent d'évaluer cette réserve pulmonaire à 1 litre et demi en moyenne, ce qui porte à 5 litres la valeur moyenne de la capacité vitale.

Toutes ces données, variables suivant les individus et, chez un même individu, suivant une foule de circonstances intrinsèques ou extrinsèques, permettent de définir assez exactement l'*amplitude* de la respiration.

Bruits respiratoires. — Les mouvements respiratoires sont accompagnés normalement de bruits particuliers qu'on appelle *bruits respiratoires*. On distingue le *souffle*, dû au passage de l'air expiré à travers les narines, et le *murmure vésiculaire*, produit par le bruissement de toutes les vésicules pulmonaires quand elles se distendent sous la pression de l'air inspiré. Le murmure vésiculaire, ordinairement très faible, n'est facilement perçu qu'à l'aide d'un *stéthoscope* [1], instrument qu'on applique sur les parois de la cage thoracique et qui est destiné à amplifier les bruits produits dans l'intérieur de cette cavité.

Aux bruits respiratoires normaux il faut ajouter les bruits anormaux, tels que : le *ronflement*, produit par une vibration du voile du palais sous l'action de l'air expiré ; le *soupir*, produit par une inspiration et une expiration profondes ; le *bâillement*, que produit une inspiration profonde, accompagnée d'une fermeture des fosses nasales par le voile du palais ; le *hoquet*, inspiration brusque produite par un mouvement convulsif du diaphragme ; le *rire*, série d'expirations fréquentes et saccadées ; le *sanglot*, expiration prolongée succédant à une inspiration courte, etc...

La *toux* et l'*éternûment*, dont on peut joindre les définitions à celles des bruits respiratoires anormaux, sont des mouvements réflexes d'expiration dont le point de départ est une excitation des voies respiratoires inférieures (toux) ou des fosses nasales (éternûment).

Influence du système nerveux sur les mouvements respiratoires. — Le centre des mouvements respiratoires est contenu dans la région du bulbe ; c'est la partie du plancher du 4me ventricule tout à fait voisine du *calamus scriptorius* et occupant, chez le lapin, une longueur d'environ 1/2 centimètre. Une lésion quelconque, une piqûre par exemple, produite en ce point, amène un arrêt immédiat des mouvements respiratoires et, par suite, une asphyxie brusque [2]. De l'importance exceptionnelle de ce point vient le nom de *nœud vital* qui lui a été donné par Flourens. Les impressions produites sur la muqueuse pulmonaire par le contact de l'air sont transportées par les nerfs pneumogastriques jusqu'au nœud vital ; de là l'influx nerveux est réfléchi par la moelle épinière jusqu'aux *nerfs respirateurs* (*nerf phrénique*, qui innerve le diaphragme, *nerfs intercostaux*, qui innervent les muscles intercostaux, etc.) ; ceux-ci envoient aux muscles respirateurs les ordres d'activité nécessaires à l'exécution des mouvements respiratoires.

Phénomènes chimiques.

Échange gazeux. — On sait que l'air atmosphérique est un mélange d'oxygène et d'azote : 100 litres d'air nor-

---

1. Du grec : στῆθος, prononcez *stéthos*, poitrine ; — σκοπεῖν, prononcez *skopeïn*, examiner.
2. La mort brusque causée par un coup violent porté dans la région de la nuque (coup du lapin) s'explique par une lésion du nœud vital.

mal contiennent 21 litres d'oxygène et 79 litres d'azote, avec des traces de gaz carbonique (0¹,04 en moyenne) et de la vapeur d'eau en proportion variable. C'est la composition de l'air inspiré.

L'air expiré a une composition différente : pour 79 litres d'azote, le mélange ne contient plus que 16 litres d'oxygène ; mais il renferme en outre 4 litres de gaz carbonique.

La présence du gaz carbonique dans l'air expiré peut être mise en évidence par le précipité de carbonate de baryum que produit l'air insufflé hors de la bouche dans de l'eau de baryte parfaitement limpide (*fig.* 216) ; au contraire, le passage de l'air ordinaire poussé avec un soufflet dans une dissolution semblable n'y produit aucun trouble.

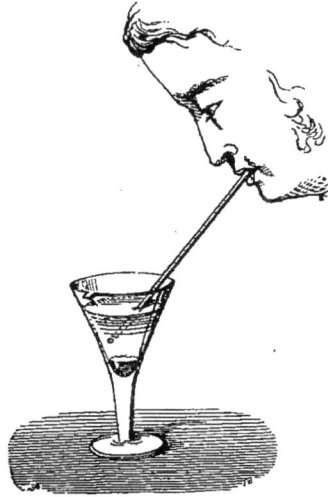

Fig. 216.

De ce qui précède il résulte que, pour 5 litres d'oxygène que l'air a perdus en traversant le poumon, il a gagné en échange 4 litres de gaz carbonique. Le rapport $\dfrac{CO^2}{O}$ entre le volume de gaz carbonique émis et le volume d'oxygène acquis par l'organisme est donc sensiblement égal à 0,8.

L'air expiré est généralement plus chaud que l'air inspiré ; la différence de température est surtout sensible quand la température extérieure est basse.

Enfin l'air expiré est saturé de vapeur d'eau, même quand l'air inspiré est absolument sec ; cette vapeur d'eau se condense en buée quand on souffle sur une vitre refroidie.

Si on tient compte du nombre des mouvements respiratoires qui se produisent dans un temps donné (18 par

minute en moyenne) et du volume d'air introduit par cha-
que inspiration dans l'appareil pulmonaire ($\frac{1}{2}$ litre), on voit
qu'en 24 heures notre organisme consomme :

$$24 \times 60 \times 18 \times \frac{1}{2} \times \frac{5}{100} = 650 \text{ litres environ d'O}$$

et qu'il rejette au dehors :

$$24 \times 60 \times 18 \times \frac{1}{2} \times \frac{4}{100} = 520 \text{ litres environ de } CO^2.$$

On peut dire encore, ce qui revient au même, que l'organisme consomme de 20 à 25 litres d'oxygène par heure
et rejette de 15 à 20 litres de gaz carbonique.

Dans le même temps (24 heures), il rejette par l'appareil
pulmonaire environ 500 grammes d'eau.

On s'explique, dès lors, facilement que la respiration d'un
grand nombre de personnes pendant un temps prolongé
dans une atmosphère confinée ait pour effet d'appauvrir
cette atmosphère en oxygène et de l'enrichir, par contre, en
gaz carbonique, de la rendre par suite *irrespirable*. D'où
la nécessité d'une bonne ventilation dans une salle que
doit occuper longtemps une nombreuse réunion.

On peut résumer ce que l'on sait des modifications physico-chimiques que subit l'air dans les poumons, en disant
qu'*il s'est échauffé, a perdu de l'oxygène, gagné du gaz
carbonique et de la vapeur d'eau.*

Nature intime du phénomène respiratoire.
— Lavoisier, qui, le premier, connut exactement les
modifications chimiques éprouvées par l'air respiré, com-
para le phénomène respiratoire à une combustion : l'oxygène, introduit dans le poumon par l'inspiration, se combi-
nerait au carbone fourni par l'organisme pour donner
du gaz carbonique. Mais, remarquant l'inégalité entre le
volume du gaz carbonique produit et celui de l'oxygène
absorbé, inégalité qui ne devrait pas exister si tout l'oxygène introduit était employé à brûler du carbone (puis-

qu'un volume d'oxygène produit un volume de gaz carbonique égal au sien), le fondateur de la chimie supposa que le phénomène respiratoire consistait en une double combustion (combustion de carbone avec formation de gaz carbonique, et d'hydrogène avec formation de la vapeur d'eau qui accompagne l'air expiré), d'après les formules :

$$C + 2O = CO_2.$$
$$H_2 + O = H_2O.$$

Quant au point exact de l'organisme où se fait la combustion, Lavoisier ne le détermina pas avec exactitude ; il semblait toutefois porté à croire que cette combustion aurait son siège dans le poumon même.

Les expériences de Spallanzani et de W. Edwards ont fait abandonner cette interprétation. Spallanzani prenait des limaçons débarrassés de leurs coquilles et, après avoir comprimé leurs cavités respiratoires de manière à chasser toutes les réserves d'air qu'elles pouvaient renfermer, il plaçait les animaux dans une atmosphère inerte (azote ou hydrogène par exemple) ; au bout d'un certain temps, il constatait que l'atmosphère s'était enrichie en gaz carbonique, d'où il fallait conclure que ce gaz se produit dans tout l'organisme aux dépens de l'oxygène précédemment introduit. W. Edwards reproduisit la même expérience sur des grenouilles, dont les poumons peuvent être (grâce à l'absence des côtes) dépouillés de tout l'air qu'ils renferment.

Ces expériences, et d'autres du même ordre, ont conduit à penser que c'est dans tous les tissus de l'organisme que se passent les réactions chimiques dont le point de départ est l'introduction de l'oxygène et le dernier terme, l'expulsion du gaz carbonique. Tout porte à croire que ces réactions, loin de consister en une combustion simple ou double, constituent une série fort complexe. L'appareil pulmonaire apparaît alors comme une simple surface de contact avec l'atmosphère ambiante, destinée à permettre l'échange gazeux qui résulte du rapprochement des termes extrêmes de cette série.

On peut d'ailleurs vérifier directement que la respiration a son siège réel dans les tissus. Un fragment quelconque de tissu vivant, par exemple de tissu musculaire, placé sous cloche dans une atmosphère confinée, lui prend de l'oxygène et lui donne du gaz carbonique.

Asphyxie. — L'*asphyxie* est la mort due à l'altération des phénomènes respiratoires. Elle peut être causée :

1° par un arrêt brusque des mouvements respiratoires (lésion produite dans le bulbe au niveau du nœud vital, voir plus haut) ;

2° par l'insuffisance de l'oxygène dans l'atmosphère ambiante ;

3° par l'accumulation du gaz carbonique ;

4° par la présence dans l'atmosphère de certains gaz toxiques.

Influence de la pression de l'oxygène sur la respiration. — Les recherches de Paul Bert ont montré que, sans tenir compte des gaz nuisibles que l'atmosphère peut renfermer, la respiration n'y est possible que si la pression propre de l'oxygène dans le mélange, calculée d'après la loi du mélange des gaz, est comprise entre une limite inférieure, au-dessous de laquelle la mort survient par asphyxie, et une limite supérieure au-dessus de laquelle elle se présente à la suite de convulsions tétaniques analogues à celle qu'entraîne l'action de la strychnine. La limite inférieure est la pression de 3 cm. de mercure ; la limite supérieure, celle de 3 atmosphères et demie. Entre ces deux limites existe une pression, probablement assez voisine de celle de l'oxygène dans l'atmosphère normale, pour laquelle la respiration se fait dans les meilleures conditions possibles ; c'est ce qu'on appelle la pression *optima*. Cette étude de l'influence de la pression propre de l'oxygène sur le phénomène respiratoire peut être faite en plaçant le sujet d'expérience dans une atmosphère où l'oxygène est raréfié ou comprimé, en même temps qu'on élimine les produits de la respiration et en particulier le gaz carbonique.

Le malaise qu'éprouvent les ascensionnistes sur les sommets élevés des montagnes ou les aéronautes dans les couches supérieures de l'atmosphère (*mal des montagnes*) paraît dû à l'insuffisance de l'oxygène dans l'atmosphère ambiante. Le pouls et les mouvements respiratoires deviennent d'abord précipités; ils sont accompagnés d'une fatigue générale et d'une sorte de dégoût pour la nourriture. Quand la pression de l'oxygène diminue davantage et que le malaise augmente, surviennent des douleurs dans la tête, des éblouissements, des nausées suivies bientôt de vomissements; plus tard le malade, atteint d'une somnolence invincible, tombe affaissé; sa vue se trouble, des hémorragies se produisent en différents points du corps, en particulier dans les voies respiratoires; si la pression descend au-dessous de la limite minima (3^{cm} de mercure), la mort survient [1].

Les effets du mal des montagnes peuvent être combattus par des inhalations d'oxygène.

Quand, au contraire, la pression de l'oxygène dans l'air augmente en se rapprochant de la limite maxima au-dessus de laquelle la vie n'est plus possible, des désordres tout différents peuvent se produire. Enfin, quand la limite maxima (3 atm. $\frac{1}{2}$) est atteinte, des convulsions surviennent et précèdent de peu la mort, qui est accompagnée de manifestations tétaniques semblables à celles que produit un empoisonnement par la strychnine : les muscles restent à l'état de contraction, les pulsations du cœur s'arrêtent, la circulation est suspendue.

Ce qui est surtout dangereux dans l'action de l'air comprimé

---

[1]. Des discussions se sont récemment engagées sur le point de savoir si le mal des montagnes, tel du moins qu'il se manifeste chez les ascensionnistes, provient uniquement de la diminution de pression de l'oxygène aux grandes altitudes, ou s'il ne serait pas dû surtout à la fatigue résultant du travail effectué par l'ascensionniste dans une atmosphère raréfiée. Une expérience ingénieuse, due à M. Paul Regnard, semble confirmer cette dernière hypothèse : de deux cobayes (cochons d'Inde), aussi comparables que possible, soumis à la même raréfaction du gaz oxygène et dont l'un reste au repos tandis que l'autre est condamné à faire mouvoir une roue, celui qui travaille succombe beaucoup plus vite que l'autre à la diminution de pression.

sur l'organisme, ce sont les phénomènes qui accompagnent ensuite une décompression trop brusque. Les ouvriers qui travaillent au-dessous de la surface de l'eau, par exemple à la construction des piles d'un pont, sont placés dans une chambre où l'air est introduit sous pression pour refouler l'eau et mettre à sec le fond de la rivière (cloche à plongeurs). S'ils se trouvent ensuite transportés brusquement à l'air libre, une partie des gaz qui s'étaient dissous dans leur sang, sous l'influence de la pression, se dégagent en bulles microscopiques qui forment des sortes de chapelets dans les vaisseaux capillaires. La résistance que ces chapelets opposent à la circulation du sang est assez grande pour l'arrêter brusquement et entraîner une mort rapide. Pour éviter un pareil accident, il suffit de ralentir la décompression en faisant passer l'ouvrier dans plusieurs chambres successives où la pression diminue progressivement : les gaz dissous dans le sang peuvent alors se dégager lentement sans former de bulles. Quand, par malheur, l'accident s'est produit, il faut, aussi rapidement que possible, ramener la victime dans l'air comprimé, puis diminuer progressivement la pression.

Influence du gaz carbonique sur la respiration. — Le gaz carbonique, que les poumons rejettent, est un gaz impropre à la respiration : un animal, plongé dans un récipient fermé qui ne contient que du gaz carbonique, périt très rapidement. L'accumulation du gaz carbonique dans l'atmosphère, même quand l'oxygène y est renouvelé de manière à rester en proportion suffisante à la respiration, amène des désordres graves : l'asphyxie survient quand la pression propre du gaz carbonique y atteint 19^{cm} de mercure ; l'effet du gaz carbonique ambiant est alors de s'opposer au dégagement de celui que l'organisme contient et doit éliminer : c'est un rôle purement physique. Il est probable que le gaz carbonique, quand il se trouve en excès dans l'air, a un rôle plus actif dans l'asphyxie : il agirait à la façon d'un narcotique sur le système nerveux dont il amènerait la paralysie.

On admet généralement que le poumon rejette aussi des produits toxiques dont la nature est peu connue, mais qui contribuent encore à produire l'asphyxie ; c'est à la présence de ces produits toxiques qu'on attribue l'odeur « de renfermé » qui se manifeste dans un local clos où de nombreuses personnes ont respiré.

Quand l'asphyxie survient à la suite d'un séjour prolongé dans une atmosphère confinée, elle est généralement due à l'action simultanée de deux causes : la diminution de pression de l'oxygène et l'augmentation de pression du gaz carbonique.

Gaz toxiques. — Certains gaz, comme l'hydrogène sulfuré, le gaz d'éclairage, l'oxyde de carbone, sont de vrais poisons; ils peuvent, par exemple, former avec certains éléments du sang des combinaisons toxiques et stables. C'est ce qui rend dangereuses les émanations d'oxyde de carbone provenant des poêles à combustion lente et à faible tirage, comme sont la plupart des modèles de poêles mobiles auxquels des raisons d'économie domestique ont assuré une si grande vogue.

§ 3 (APPENDICE) **Phonation**[1].

Larynx. — L'organe producteur de la *voix* est le *larynx*. Nous l'avons décrit sommairement comme faisant partie des voies respiratoires; le moment est venu d'étudier plus complètement sa structure.

Os hyoïde. — Au-dessus du larynx, à la base de la langue, se trouve un petit os impair, en forme de fer à cheval, qu'on appelle l'*os hyoïde* (*fig.* 217 et 218); on y distingue un *corps*,

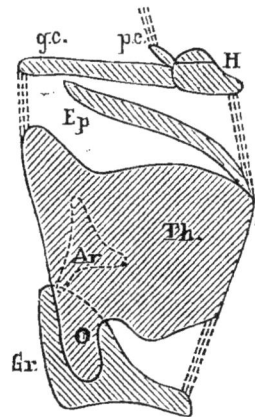

Fig. 217. — Le squelette du larynx, vu du côté droit (schéma). — H, os hyoïde; p.c., petite corne; g.c., grande corne; Ep, épiglotte; Th., cartilage thyroïde; Cr., cartilage cricoïde; Ar., cartilage aryténoïde. (Les ligaments sont marqués en traits pointillés; la marque circulaire que porte le cartilage cricoïde désigne sa surface d'articulation avec le thyroïde.)

qui se prolonge à ses deux extrémités par les *grandes cornes*; du point d'union du corps avec chacune des grandes

---

1. La *phonation* est une fonction de relation, qui, mettant en jeu l'appareil musculaire, aurait dû logiquement être étudiée après la locomotion; mais il a paru plus pratique de remettre cette étude après celle de l'appareil respiratoire, dont l'organe de la phonation fait partie intégrante.

cornes se détache une *petite corne*, rattachée à l'apophyse styloïde du temporal par le *ligament stylo-hyoïdien*; ainsi l'os hyoïde se trouve suspendu à la base du crâne.

Cartilages du larynx. — On distingue, dans l'épaisseur des parois du larynx, quatre cartilages principaux qui en forment comme le squelette : deux cartilages impairs (le *thyroïde* et le *cricoïde*) et deux cartilages pairs (les *aryténoïdes* (*fig.* 217 et 218).

Le *thyroïde* [1], qui occupe la face antérieure du larynx et forme au-dessous de la peau cette forte saillie connue sous le nom de « pomme d'Adam », est constitué par deux lames qui viennent se rencontrer en avant dans le plan de symétrie à la manière des deux faces d'un angle dièdre. Chacune de ces lames a la forme d'un quadrilatère irrégulier ; l'angle supérieur et postérieur (*corne supérieure*) est rattaché par un ligament à

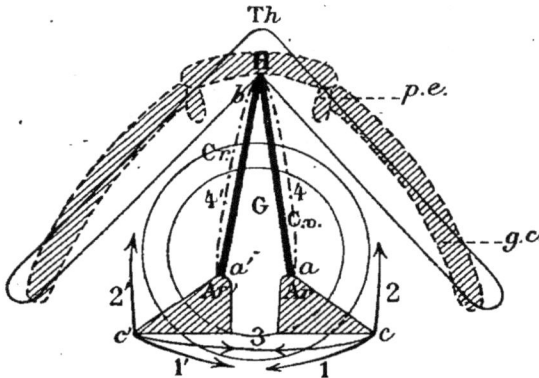

Fig. 218. — Coupe transversale schématique du larynx. (On suppose que la coupe rencontre à la fois les cartilages thyroïde et cricoïde ; les cartilages aryténoïdes et l'os hyoïde, placés à un niveau supérieur, sont couverts de hachures.) — H, os hyoïde; *p.c.*, petite corne; *g.c.*, grande corne; T*h*, cartilage thyroïde; Cr., cricoïde; Ar, Ar', aryténoïdes; *a*, *a'*, leurs sommets antérieurs; *c*, *c'*, leurs sommets externes; *b*, angle interne du thyroïde; C.*v.*, corde vocale inférieure; G, glotte; 1, direction des muscles crico-aryténoïdiens postérieurs; 2, latéraux; 3, des ary-aryténoïdiens; 4, des thyro-aryténoïdiens.

la grande corne de l'os hyoïde; l'angle inférieur et postérieur (*corne inférieure*) s'articule avec le cartilage cricoïde.

Le *cricoïde* [2], placé derrière le thyroïde et à un niveau un peu inférieur, a la forme d'un anneau plus élevé en arrière

---

1. Du grec : θυρεός, prononcez *thuréos*, bouclier; — εἶδος, prononcez *eidos*, apparence. Mot mal formé, comme on voit; on devrait écrire *thyréoïde*.
2. Du grec : κρίκος, prononcez *krikos*, anneau; — εἶδος, prononcez *eidos*, apparence.

qu'en avant; on peut le considérer comme un premier anneau de la trachée-artère, plus développé que les autres.

Les cartilages *aryténoïdes* [1] sont beaucoup plus petits que les précédents; ils reposent sur le bord supérieur du cartilage cricoïde, dans sa moitié postérieure, et sont disposés symétriquement par rapport au plan de symétrie du larynx. Chacun d'eux a la forme d'un petit tétraèdre dont la base, reposant sur le cricoïde, présente à peu près le contour d'un triangle rectangle : le petit côté de l'angle droit est voisin du plan de symétrie et lui est parallèle; le grand côté de l'angle droit regarde la face postérieure du larynx. A l'angle antérieur de cette base se fixe un ligament qui se dirige horizontalement d'arrière en avant et vient s'attacher, d'autre part, au fond de l'angle dièdre formé par le thyroïde. Ce ligament est le squelette de la *corde vocale inférieure*.

Glotte. — La connaissance des cartilages aryténoïdes permet de définir plus exactement la *glotte*. C'est l'intervalle compris entre les deux cartilages aryténoïdes et les deux cordes vocales inférieures qui s'en détachent. Il résulte de là qu'on peut distinguer dans la glotte deux régions : la *région interligamenteuse*, en avant, et la *région intercartilagineuse*, en arrière.

Muscles du larynx. — Les cartilages du larynx sont articulés entre eux et unis par des ligaments; de plus, ils donnent attache à un assez grand nombre de muscles disposés par paires de part et d'autre du plan de symétrie et dont les principaux sont : les *ary-aryténoïdiens*; — les *crico-aryténoïdiens postérieurs et latéraux*; — les *crico-thyroïdiens* et les *thyro-aryténoïdiens* (voir surtout *fig.* 218 et aussi *fig.* 219).

Les *ary-aryténoïdiens* sont situés à la face postérieure du larynx; comme leur nom l'indique, ils rattachent l'un à l'autre les deux cartilages aryténoïdes, et leur contraction

---

1. Du grec : ἀρύταινα, prononcez *arutaïna*, entonnoir; — εἶδος, prononcez *eïdos*, apparence.

a pour effet de les rapprocher, par conséquent de retrécir la glotte : ce sont des muscles *constricteurs de la glotte* (*fig.* 218 et 220,3).

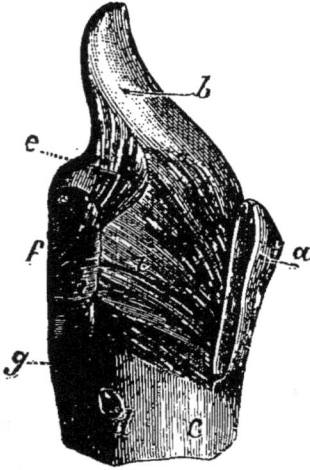

Fig. 219. — Muscles du larynx, vus du côté droit. — *a*, thyroïde coupé (la lame droite a été enlevée); *b*, épiglotte; *c*, cartilage cricoïde; *d*, sa surface d'articulation avec le thyroïde; *f*, *h*, muscles aryaryténoïdiens; *g*, crico-aryténoïdien postérieur; *i*, crico-aryténoïdien latéral.

Le *crico-aryténoïdien postérieur* se fixe, d'une part, à l'angle externe de la base du cartilage aryténoïde et, d'autre part, à la face postérieure du cricoïde. La contraction de ce muscle a évidemment pour effet de faire tourner le cartilage aryténoïde sur sa base, de manière à porter en dehors l'angle antérieur de celle-ci auquel est fixée la corde vocale inférieure. La contraction simultanée des crico-aryténoïdiens postérieurs a donc pour effet d'élargir la glotte et de tendre les cordes vocales : ce sont des muscles *dilatateurs de la glotte* et *tenseurs des cordes vocales* (*fig.* 218 et 220,1).

Le *crico-aryténoïdien latéral* est fixé, d'une part, à l'angle externe de la base du cartilage aryténoïde et,

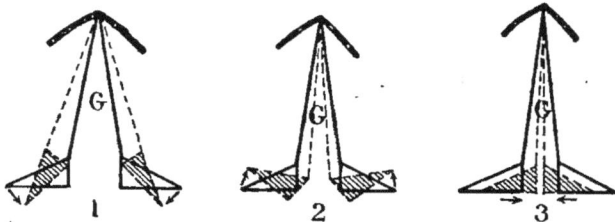

Fig. 220. — Schéma indiquant les divers modes d'action des muscles fixés aux cartilages aryténoïdes. — G, glotte; 1, m. crico-aryténoïdiens postérieurs; 2, m. crico-aryténoïdiens latéraux; 3, m. ary-aryténoïdiens.

d'autre part, à la face latérale du cricoïde. Il est facile de voir que ce muscle est antagoniste du précédent : les crico-aryténoïdiens latéraux sont donc *constricteurs de la glotte* (*fig.* 218 et 220,2).

Les *crico-thyroïdiens* sont fixés, d'une part, au cartilage cricoïde et, d'autre part, au thyroïde. Suivant que l'un ou l'autre de ces cartilages est fixe, la contraction de ces muscles a pour effet d'en rapprocher l'autre : les crico-thyroïdiens sont donc *élévateurs du cricoïde* ou *tenseurs des cordes vocales*, sur lesquelles ils agissent par l'intermédiaire du thyroïde.

Chaque muscle *thyro-aryténoïdien* forme une sorte de bandelette musculaire qui double intérieurement la corde vocale inférieure du même côté. La contraction de ce muscle, accompagnée de son épaississement, a pour effet de resserrer la glotte et de raccourcir la corde vocale correspondante.

Phonation. — Les expériences de Magendie et de Longet ont montré que la phonation[1] a son siège précis dans les cordes vocales inférieures et là seulement : le son y est produit, sous l'action de l'air chassé par les poumons, par une vibration des cordes vocales inférieures. Ce n'est pas l'air traversant le larynx qui entre en vibration : si cela était, le larynx devrait être comparé à une sorte de sifflet. La vibration a son siège dans les cordes vocales elles-mêmes, ce qui justifie la comparaison du larynx à une sorte de tuyau à anche (clarinette, hautbois).

La hauteur du son produit par la vibration des cordes vocales dépend de plusieurs facteurs et en particulier : 1° de la pression de l'air expulsé par les poumons, qui constituent pour l'appareil vocal une sorte de soufflerie ; — 2° de la tension des cordes vocales ; — 3° de l'ouverture de la glotte. Ces dernières conditions sont elles-mêmes sous la dépendance directe du tissu musculaire, puisque c'est l'état de contraction ou de repos de certains muscles du larynx qui règle à chaque instant l'ouverture de la glotte et

---

1. Du grec : φωνή, prononcez *phôné*, voix.

la tension des cordes vocales : plus les cordes vocales sont tendues, plus le son produit est aigu ou élevé; moins elles sont tendues, plus le son est grave.

On peut étudier, à l'aide d'un instrument appelé *laryngoscope*, soit l'état de la surface interne du larynx, soit les variations de forme que présente l'orifice glottique, suivant la nature des sons qu'il émet. Le laryngoscope (*fig.* 221 et 222) consiste

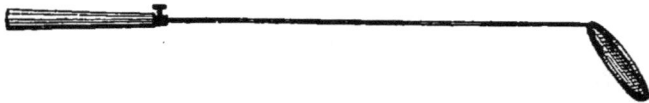

Fig. 221. — Le miroir à main du laryngoscope.

essentiellement en un petit miroir porté obliquement à l'extrémité d'une tige qu'on introduit dans l'arrière-bouche du sujet et qui réfléchit vers l'œil de l'observateur les rayons lumineux venus du larynx. L'observateur porte, de plus, fixé à son front, un miroir concave qui recueille les rayons d'une source lumineuse et les réfléchit dans le larynx pour l'éclairer convenablement.

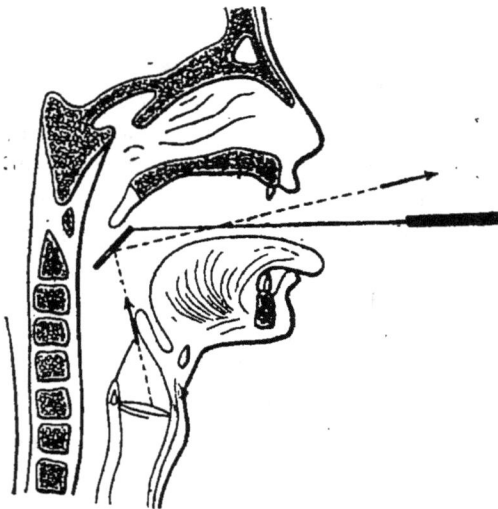

Fig. 222. — Emploi du laryngoscope.

A l'aide du laryngoscope, on peut s'assurer que la portion interligamenteuse de la glotte est plus spécialement réservée à la phonation (*portion vocale*), tandis que la région inter-cartilagineuse peut être qualifiée de *portion respiratoire*; dans les inspirations modérées, la région interligamenteuse reste fermée et l'air ne pénètre dans l'appareil respiratoire que par la partie postérieure de la glotte.

Registre vocal. — Tous les larynx humains ne sont pas identiques entre eux; on peut fixer, pour chaque larynx, les limites de hauteur des sons qu'il est capable d'émettre; on obtient ainsi le *registre* qui permet de caractériser la voix. On sait que, d'une manière générale, les voix masculines sont plus

graves que les voix féminines ; parmi les premières on peut distinguer, par ordre de hauteur décroissante, des voix de *ténor*,
de *baryton*, de *basse* ; parmi les dernières, les voix de *soprano*,
de *mezzo-soprano*, de *contralto*.

La hauteur des sons émis restant la même, on sait aussi qu'il y
a deux façons différentes d'émettre ces sons : on distingue la *voix
de poitrine* et la *voix de tête*. On a démontré que, pour la voix
de poitrine, les cordes vocales vibrent dans toute leur épaisseur,
et les parties inférieures de l'appareil respiratoire, contenues
dans la poitrine, forment un appareil de résonance; d'où le nom
de « voix de poitrine ». Pour la voix de tête, les cordes vocales
ne vibrent que par leurs bords libres et non dans toute leur épaisseur ; la glotte est assez largement ouverte, l'air s'échappe avec
facilité et la résonance est assurée par les parties supérieures
de l'appareil respiratoire, contenues partiellement dans la tête ;
d'où le nom de « voix de tête ».

Langage articulé. — En ce qui concerne le *langage
articulé*, on sait qu'il faut distinguer deux sortes de sons :
les *voyelles* et les *consonnes*. Pour l'émission des voyelles,
le son est produit dans le larynx et simplement renforcé
par le tuyau vocal (bouche, arrière-bouche, fosses nasales)
dont la forme se modifie suivant la voyelle émise (*fig.*
223). Pour l'émission des consonnes, l'organe actif est le

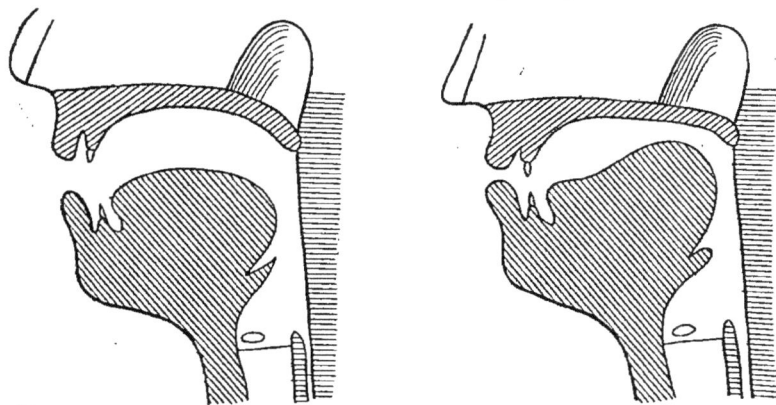

Fig. 223. — Formes de la cavité buccale pour l'émission de l'*a* (à gauche)
et de l'*ou* (à droite).

tuyau vocal, dont les déformations déterminent la nature
de la consonne : on sait qu'on distingue des *labiales* (*b*, *p*),
des *linguales* (*l*), des *gutturales* (*g*, *c*), etc., suivant le rôle

que joue chaque partie du tuyau vocal dans la production de ces consonnes. Mais une consonne n'est perçue par l'oreille qu'à condition d'être renforcée par un son laryngien, c'est-à-dire d'être accompagnée d'une voyelle.

CHAPITRE VIII

La circulation.

Définition. — La *circulation* est la fonction par laquelle un liquide spécial, le *sang*, circule entre les divers tissus de l'organisme pour leur porter, d'une part, les substances utiles dont ils ont besoin et qu'il emprunte à l'extérieur ; — pour leur enlever, d'autre part, les déchets dont ils doivent se débarrasser et qu'il rejette à l'extérieur. On voit par là que le sang constitue simplement un véhicule pour les divers éléments de la nutrition ; c'est un intermédiaire entre les tissus de l'organisme et le milieu extérieur ; c'est ce qu'on a appelé, d'un mot, le *milieu intérieur*. Remarquons aussi que la circulation n'a de raison d'être que dans les organismes complexes, où chaque cellule ne peut effectuer directement ses échanges avec l'extérieur, comme il arrive dans les organismes simples.

§ 1er. — Etude du sang.

Le sang. — Le sang est un liquide rouge, légèrement salé ; sa réaction est alcaline ; sa densité moyenne est 1,050. L'organisme entier en renferme environ cinq à six litres.

Il suffit d'examiner au microscope une goutte de sang frais provenant d'une piqûre, pour reconnaître qu'il est formé de deux parties : 1° un liquide à peu près incolore (*plasma*); — 2° des corpuscules microscopiques, de forme déterminée, dont la plupart sont colorés en rouge (*globules*). Le sang est donc un tissu (*tissu sanguin*) dont les globules représentent les cellules, et le plasma la substance interstitielle.

Les globules. — Parmi les globules on distingue : 1° les globules rouges ou *hématies*[1] ; — 2° les globules blancs ou *leucocytes*.

Hématies. — Le *globule rouge* (*fig.* 224) a la forme d'un disque biconcave, à contour circulaire ; son diamètre moyen est de 6 à 7 µ.; son épaisseur moyenne est de 2 µ. Il est limité extérieurement par une membrane très fine, de nature azotée ; son corps même est

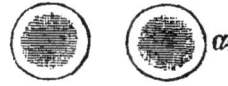

Fig. 224. — Globules rouges du sang : *a*, vus de face ; *b*, vus de profil.

formé d'une substance fondamentale ou *stroma* albuminoïde, très élastique, qu'imprègne une matière colorante rouge, dite *hémoglobine*[2]. A l'état adulte, il ne renferme pas de noyau ; jeune, il peut en contenir un.

Leucocytes. — Les *leucocytes* ne sont pas autre chose que les cellules migratrices du tissu conjonctif. La forme d'un leucocyte est sphérique ; son diamètre varie de 8 à 9 µ. Il comprend une fine membrane et un contenu protoplasmique incolore avec quelques noyaux. Susceptible de mouvements amiboïdes, et par suite de déformations, il possède la propriété de traverser facilement les membranes fines (*diapédèse*[3]), ce qui explique ses migrations (*fig.* 225).

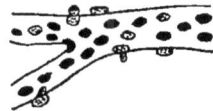

Fig. 225. — Un capillaire bifurqué et contenant des globules (hématies et leucocytes). — Les leucocytes sont pointillés.

Hématoblastes. — On observe aussi dans le sang quelques corpuscules très petits, dont le diamètre varie ordinairement entre 1 et 3 µ, et qu'on appelle *globulins* ou *hématoblastes*; ils

---

1. De αἷμα, prononcez *haïma*, sang.
2. Vue isolément au microscope, chaque hématie présente, par transparence, une coloration jaune verdâtre ; réunies en masse, les hématies paraissent rouges.
3. Du grec διαπηδάω, prononcez *diapédaô*, je traverse.

sont considérés par certains auteurs comme des globules imparfaitement formés et en voie d'évolution.

Numération des globules. — Pour compter les globules renfermés dans le sang, on étend un certain volume de sang pur avec un volume connu d'une solution artificielle empêchant la coagulation (voir plus loin) et n'entraînant aucune altération du sang. On fait passer ce mélange dans un tube capillaire divisé en parties d'égal volume, ou *compte-globules*. On place ce tube sous un microscope pourvu d'un oculaire quadrillé qui permette d'en examiner une longueur bien déterminée, et on compte les globules qui se présentent dans cette longueur, correspondant à un volume connu. D'après le degré de dilution du mélange, on calcule facilement à quel volume de sang pur correspondent les globules comptés.

On reconnaît ainsi qu'un millimètre cube de sang contient en moyenne cinq millions de globules rouges ; en admettant que le volume total du sang soit de cinq à six litres, on voit que le corps entier en renferme plus de vingt-cinq trillions.

On observe en général un leucocyte pour mille globules rouges ; mais le nombre des leucocytes peut augmenter dans certains cas pathologiques (*lymphatisme*) ; quand leur nombre arrive à égaler celui des hématies, le sang prend une couleur lie de vin, caractéristique de la *leucocythémie*.

L'*anémie*[1] est caractérisée par la diminution du nombre des globules rouges.

Le plasma. — Le *plasma* sanguin tient en dissolution ou en suspension :

1° de l'*albumine* ou *sérine* (environ 70 grammes par litre), qui possède la propriété de se coaguler par la chaleur ;

2° une autre substance albuminoïde, la *fibrine* (environ 2 à 3 grammes par litre) ;

3° des sels alcalins (chlorure, carbonate et phosphate de sodium);

---

1. Du grec : αν, prononcez *an*, privatif ; — αἷμα, prononcez *haïma*. sang.

4° des substances assimilables, produits de la digestion (sucre de glucose, peptones, graisses libres ou saponifiées);

5° des déchets organiques (urée, acide urique, etc.);

6° des acides organiques, des pigments, etc.).

Coagulation. — Quand le sang est extrait des vaisseaux, il *se coagule* rapidement, c'est-à-dire qu'il se sé- pare en deux parties : 1° une masse molle et rouge (*caillot*), formée par la fibrine solidifiée, qui emprisonne les globules dans un réseau à mailles fines ; — 2° un liquide transparent et jaunâtre (*sérum*), qui surnage au- dessus du caillot, et qui n'est autre

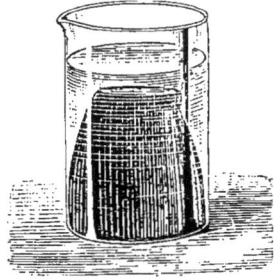

Fig. 226. — Sang coagulé : le caillot s'est rassemblé au fond du vase.

que le plasma dépouillé de sa fibrine (*fig.* 226).

Le phénomène de la coagulation peut être représenté par le tableau suivant :

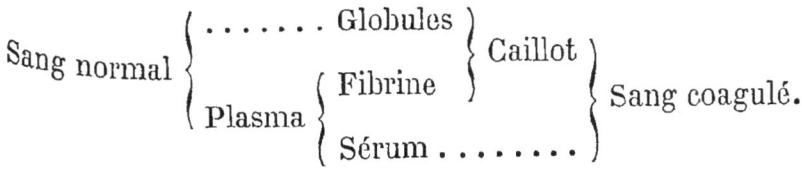

$$\text{Sang normal} \begin{cases} \ldots\ldots \text{Globules} \\[1em] \text{Plasma} \begin{cases} \text{Fibrine} \\[1em] \text{Sérum} \ldots\ldots \end{cases} \end{cases} \left. \begin{array}{c} \text{Caillot} \\[2em] \end{array} \right\} \text{Sang coagulé.}$$

On s'est bien souvent demandé quelles peuvent être les causes de la coagulation du sang. On a voulu l'attribuer à l'influence du froid ; mais on peut constater que l'action d'un mélange réfrigé- rant la retarde, ce qui conduit à rejeter cette explication. Le contact de l'air n'est pas la cause déterminante du phénomène ; car le sang recueilli dans le vide se coagule aussi bien qu'à l'air libre. On ne saurait davantage invoquer l'état de repos du sang qui a quitté l'organisme ; car si on isole, sur une longueur de 80 centimètres environ, avec le sang qu'elle renferme, la veine jugulaire d'un cheval qui vient d'être abattu, le sang y séjourne sans se coaguler (*fig.* 227) à condition que la surface interne du vaisseau soit parfaitement intacte (la veine doit être protégée contre la dessiccation par une immersion dans une atmosphère saturée) ; si la surface interne est entamée en un point, la coagulation se produit en ce point et se propage de proche en proche. Tout ce qu'on peut dire actuellement de positif sur la cause de la coagulation du sang, c'est donc que le phénomène se produit aussitôt que le sang cesse d'être en contact avec la surface intacte d'un vaisseau.

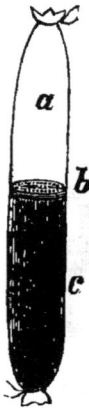

Si la cause déterminante de la coagulation est encore inconnue, on connaît du moins actuellement le mécanisme de ce phénomène : on admet généralement que la fibrine qui se manifeste au moment de la coagulation provient d'une substance, dite *fibrinogène*, qui existe en dissolution dans le sang et qui se transforme en *fibrine* sous l'action d'un ferment spécial dit *fibrine-ferment*.

Certaines substances, dites *hémostatiques* [1], arrêtent les hémorragies en favorisant la coagulation. Ex. : le perchlorure de fer.

On retarde, au contraire, la coagulation du sang, en lui mélangeant du sulfate de soude ou de magnésie. On peut encore l'empêcher de se coaguler au sortir du vaisseau, en le battant, aussitôt après l'avoir recueilli dans un vase large, avec un balai formé de fines brindilles ; bientôt on voit s'attacher aux rameaux du balai une substance molle et rougeâtre, qui n'est autre que la fibrine ; quand le volume de la fibrine cesse d'augmenter, on la détache avec les doigts, on la lave sous un filet d'eau pour la débarrasser des globules rouges qu'elle a emprisonnés, et on obtient une substance grise, élastique, qu'on peut conserver après l'avoir desséchée : le sang privé de sa fibrine ou, comme on dit, *défibriné*, est resté liquide et rouge ; il tient en suspension les globules, qui se rassemblent peu à peu au fond du vase. En même temps qu'on a empêché la coagulation, on a isolé et préparé la fibrine à l'état de pureté.

Hémoglobine. — Un des éléments essentiels du sang est l'*hémoglobine*, matière colorante rouge des hématies.

On peut prouver, par une expérience simple, que l'hémoglobine

Fig. 227. Sang isolé dans un tronçon intact d'une veine. — *a*. plasma ; *b*, leucocytes ; *c*, hématies.

---

1. Du grec : αἶμα, prononcez *haïma*, sang ; — ἵστημι, prononcez *histémi*, j'arrête.

est une substance différente du protoplasma de l'hématie, qu'elle imprègne seulement. Si on laisse tomber goutte à goutte du sang défibriné dans un creuset refroidi à — 15°, il se congèle; si on le laisse ensuite revenir à la température ordinaire en lui ajoutant un peu d'eau, on constate que les globules sont devenus incolores et que la matière colorante s'est répandue dans le plasma, teinté de rouge.

Pour préparer de l'hémoglobine à l'état de pureté, on peut verser goutte à goutte de l'éther dans du sang défibriné que contient un tube à essai, puis refroidir le mélange : la matière colorante y cristallise en tablettes microscopiques. On peut encore procéder comme il suit (*fig.* 228) : on prend un ballon à long col, on y fait le vide par l'ébullition d'une petite quantité d'eau et on le scelle à la lampe ; puis on en brise la pointe dans un gros vaisseau sanguin d'un animal vivant ; après la pénétra-

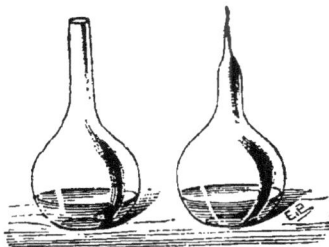

Fig. 228. — Ballon dans lequel on peut recueillir du sang dans le vide (ballon Pasteur). — A gauche, le ballon ouvert contient l'eau qui va bouillir ; à droite, le ballon contient le liquide qu'on a recueilli en brisant la pointe du col.

tion du sang, on ferme de nouveau à la lampe la pointe du col ; le sang se coagule sans se putré-fier, et l'hémoglobine cristallise soit sur les parois du ballon, soit dans le caillot même.

On reconnaît ainsi que l'hémoglobine est une substance de formule complexe, renfermant du carbone, de l'hydrogène, de l'azote, avec un peu de soufre et de fer (environ $1/2$ gramme de fer pour 100 grammes d'hémoglobine). Ses cristaux ont, chez l'Homme, la forme de tablettes prismatiques; chez l'Ecureuil, celle de tablettes hexagonales, chez le Cobaye, celle de tétraèdres, etc. (*fig.* 229). Cette diversité de formes tend à prouver qu'il n'y

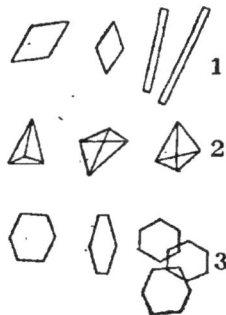

Fig. 229. — Diverses formes de cristaux d'hémoglobine; 1, chez l'Homme; 2, chez le Cobaye; 3, chez l'Ecureuil.

a pas qu'*une* hémoglobine, mais de nombreuses variétés de cette substance.

L'*hémoglobine* se décompose par oxydation et fournit une substance, dite *hématoïdine*, qui paraît identique à la bilirubine, matière colorante rouge de la bile.

Quand on fait traverser une solution diluée d'hémoglobine par un faisceau de rayons lumineux et qu'on décompose ensuite ce faisceau à l'aide d'un prisme, on observe dans le spectre ainsi obtenu deux bandes d'absorption intercalées entre les raies D et E (*fig.* 230); ces bandes d'ab-

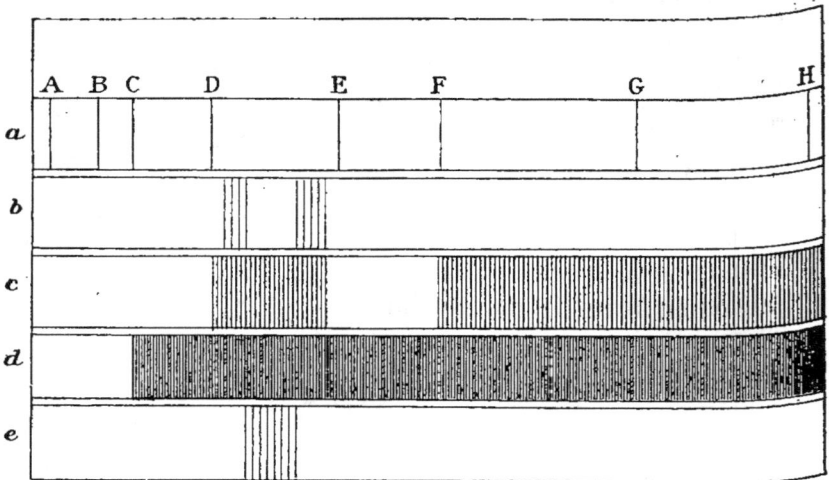

Fig. 230. — Bandes d'absorption de l'hémoglobine. — *a*, spectre solaire normal (A, B, C, ... H, raies du spectre); *b*, spectre de l'oxyhémoglobine; *c*, le même, avec une solution plus concentrée; *d*, le même, avec une solution plus concentrée encore; *e*, spectre de l'hémoglobine réduite.

sorption correspondent aux radiations que l'hémoglobine a absorbées. Quand on fait subir à l'hémoglobine la réaction chimique connue sous le nom de *réduction*, c'est-à-dire quand on lui enlève une partie de son oxygène, en la soumettant par exemple à l'action du fer réduit ou du chlorure d'étain, qui s'emparent facilement de son oxygène, on constate que les deux bandes d'absorption caractéristiques sont remplacées par une bande unique dont la position est intermédiaire entre celles des deux premières; c'est la raie de Stokes, qui peut servir à distinguer l'*hémoglobine réduite* de l'hémoglobine riche en oxygène ou *oxyhémoglobine*.

L'oxyde de carbone a la propriété de chasser facilement une partie de l'oxygène de l'hémoglobine et de se combiner avec elle de manière à former ce qu'on appelle de l'*hémoglobine oxycarbonée*; le spectre de cette substance est assez analogue à celui de l'oxyhémoglobine; cependant les deux bandes d'absorption sont un peu rejetées vers la droite et, quand on soumet l'hémoglobine oxycarbonée à l'action d'un corps réducteur, le spectre nouveau ne présente pas la raie de Stokes, ce qui permet de distinguer l'hémoglobine oxycarbonée de l'oxyhémoglobine. C'est la formation de l'hémoglobine oxycarbonée, composé stable, qui rend si dangereuses les asphyxies par l'oxyde de carbone.

Gaz du sang. — La composition du sang est essentiellement variable suivant les points de l'appareil circulatoire où on le considère. On peut cependant lui reconnaître deux aspects principaux. Tantôt il est d'un rouge vif et vermeil (*sang artériel*); tantôt il est d'un rouge sombre touchant au brun (*sang veineux*). Si on extrait, à l'aide d'une pompe à mercure, les gaz que contient le sang sous chacun de ces deux états, on constate que la composition du mélange gazeux ainsi obtenu n'est pas constante. De 100 centimètres cubes de sang artériel de Chien, on a pu extraire, dans une expérience, $2^{cc},19$ d'azote, $19^{cc},66$ d'oxygène et $48^{cc},02$ de gaz carbonique; tandis que d'un même volume de sang veineux du même animal on extrayait $2^{cc},26$ d'azote, $11^{cc},98$ d'oxygène et $55^{cc},47$ de gaz carbonique. C'est ce qu'indique le tableau suivant :

		Az	O	CO^2
100 cent. cubes.	Sang artériel.	2,19	19,66	48,02
	Sang veineux.	2,26	11,98	55,47

On voit par cette analyse que la composition du mélange gazeux qu'on peut extraire du sang veineux diffère surtout de celle du mélange que fournit le sang artériel par une diminution de la proportion d'oxygène et une augmentation de la proportion de gaz carbonique.

Sous quelle forme l'oxygène et le gaz carbonique, qui jouent, comme nous le savons, un rôle capital dans la respiration, se trouvent-ils dans le sang? C'est ce qu'ont montré les recherches de M. Fernet.

L'oxygène qu'on peut extraire du sang y est combiné à l'hémoglobine. Celle-ci n'est cependant pas saturée d'oxygène : en soumettant le sang à l'action de l'oxygène sous pression, on peut arriver à saturer l'hémoglobine; puis, si on continue à faire agir l'oxygène, il se dissout dans le plasma, suivant les lois de la dissolution des gaz.

Le gaz carbonique n'est pas fixé sur les globules, il est localisé dans le plasma : il s'y trouve à l'état de combinaisons facilement dissociables (bicarbonate et phospho-carbonate de soude) ou plus stables (carbonate de soude); quand il est en excès, il peut aussi être à l'état de simple dissolution dans le plasma.

Ce qu'il est important de retenir, c'est que l'oxygène et le gaz carbonique sont fixés par des éléments différents du sang : l'oxygène par les hématies, le gaz carbonique par le plasma.

§ 2. — Appareil circulatoire.

Définitions. — L'appareil circulatoire (*fig.* 231) comprend : 1° un organe central d'impulsion et de direction pour le sang (*le cœur*); — 2° un système clos de canaux mettant le cœur en communication avec tous les points de l'organisme (*vaisseaux sanguins*).

Parmi les vaisseaux sanguins, les uns emportent le sang loin du cœur et l'apportent aux organes dans lesquels ils se distribuent (ce sont les *artères*), d'autres ramènent au cœur le sang qu'ils ont pris aux organes desquels ils émanent (ce sont les *veines*). Chaque organe reçoit donc le

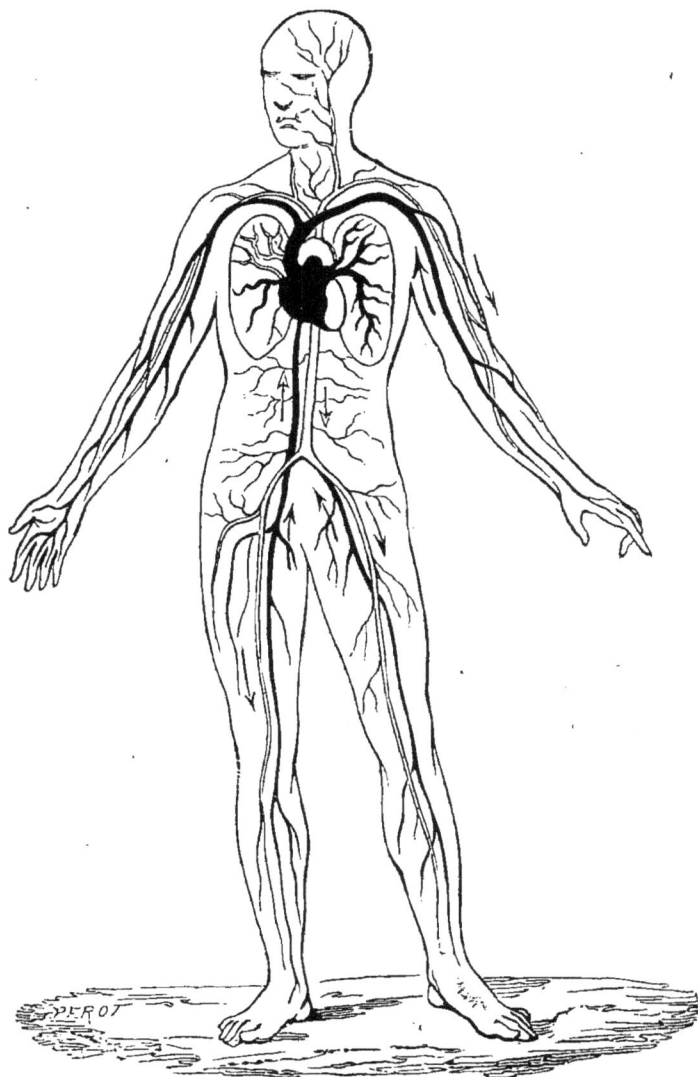

Fig. 231. — Disposition générale de l'appareil circulatoire de l'Homme.
Les artères sont laissées en blanc, les veines sont marquées en noir.

sang d'une artère et le verse dans une veine. Si on suit
l'artère *afférente* à l'intérieur de l'organe, on la voit s'y

18

diviser de proche en proche en rameaux de plus en plus

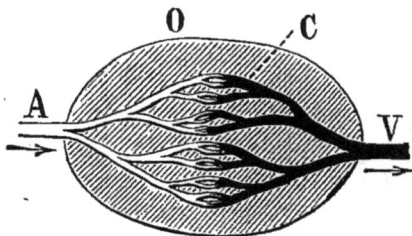

Fig. 232. — Circulation du sang dans un organe. A, artère ; C, capillaires ; V, veine ; O, organe.

fins et se résoudre en un réseau de tubes microscopiques, dits vaisseaux *capillaires*[1], qui pénètrent l'organe dans toutes ses parties. D'autre part, les capillaires se continuent par des vaisseaux de retour qui, s'unissant de proche en proche en troncs de plus en plus volumineux, donnent naissance à la veine *efférente* (*fig.* 232).

Le cœur.

Forme et structure du cœur. — Le *cœur* (*fig.* 233) est un organe musculaire situé à peu près dans le plan de symétrie du corps, vers le milieu du thorax, entre les deux parties du médiastin (médiastin antérieur et médiastin postérieur). Son volume est sensiblement égal à celui du poing ; son poids est environ de 250 à 300 grammes ; sa forme est celle

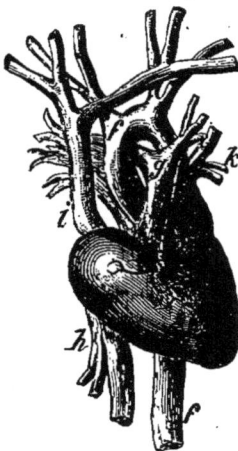

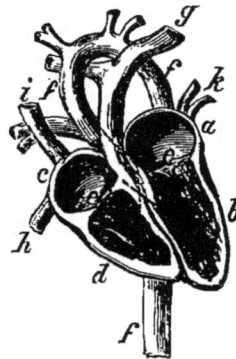

Fig. 233. — Cœur et gros vaisseaux de l'Homme. *a*, oreillette gauche ; *b*, ventricule gauche ; *c*, oreillette droite ; *d*, ventricule droit ; *e*, orifice auriculoventriculaire ; *f*, aorte ; *g*, artère pulmonaire ; *h*, veine cave inférieure ; *i*, veine cave supérieure ; *k*, veines pulmonaires.

d'une poire dont le gros bout est en haut (*base* du cœur) ;

1. Du latin : *capillus*, cheveu ; à cause de la petitesse de leur diamètre.

le petit bout (*pointe* du cœur), légèrement rejeté vers la gauche, vient s'appuyer contre la paroi de la cage thoracique entre la cinquième et la sixième côte.

Le cœur est partagé intérieurement, par une cloison longitudinale, en une portion droite (*cœur droit*) et une portion gauche (*cœur gauche*). Une seconde cloison, perpendiculaire à la précédente, décompose chaque moitié en deux étages inégaux : l'étage supérieur est l'*oreillette* (droite ou gauche); l'étage inférieur, le plus vaste, est le *ventricule* (droit ou gauche). Il n'y a pas de communication entre les deux oreillettes[1], non plus qu'entre les deux ventricules; mais chaque oreillette s'ouvre dans le ventricule correspondant par un orifice, dit *auriculo-ventriculaire*, percé dans la cloison de séparation.

Chaque oreillette est, de plus, coiffée par une sorte de poche, à parois molles et flasques, avec laquelle elle communique, et qu'on appelle *auricule*.

A chacun des deux orifices auriculo-ventriculaires est adapté un appareil dit *valvule auriculo-ventriculaire*, qui permet le passage du sang de l'oreillette dans le ventricule, et s'oppose à son passage en sens inverse. On peut se représenter la disposition d'un de ces appareils en imaginant un tube court, fixé par son bord supérieur à l'ouverture auriculo-ventriculaire, et dont le bord inférieur, pendant à l'intérieur du ventricule, est retenu à sa surface interne par une série nombreuse de filaments conjonctifs groupés en faisceaux principaux (*fig.* 234). Dans la valvule du cœur droit le nombre des faisceaux principaux

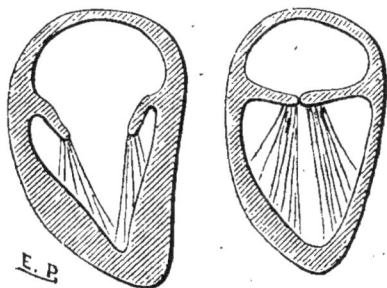

Fig. 234. — Figure théorique représentant une valvule du cœur ouverte et fermée.

---

1. La cloison de séparation des oreillettes porte la trace d'une ouverture de communication, dite *trou de Botal*, qui se referme peu de temps avant la naissance.

est de trois (d'où le nom de *valvule tricuspide*[1]); dans la valvule du cœur gauche il est de deux (d'où le nom de *valvule mitrale*[2]).

Gros vaisseaux. — Le cœur est maintenu en place dans la cage thoracique par de gros vaisseaux qui s'en détachent ou y aboutissent (*fig.* 233). — De la partie supérieure du ventricule gauche se détache la plus grosse artère de l'organisme, l'*aorte*, qui passe entre les deux oreillettes, forme au-dessus de la base du cœur une sorte de crosse recourbée vers la gauche (*crosse de l'aorte*) et descend ensuite derrière le cœur, en avant de l'œsophage. — De la partie supérieure du ventricule droit part de même une grosse artère (*artère pulmonaire*), qui passe comme l'aorte entre les deux oreillettes et se bifurque au-dessus du cœur, envoyant chacune de ses branches au poumon du même côté et soutenant de sa fourche la crosse de l'aorte. — A l'oreillette droite aboutissent deux grosses veines (*veines caves*[3] *supérieure* et *inférieure*); la première ramène le sang des parties supérieures du corps (tête, cou et membres supérieurs); la seconde le ramène des parties situées au-dessous du cœur (tronc et membres inférieurs). — A l'oreillette gauche aboutissent quatre veines (*veines pulmonaires*), qui reviennent par paires des deux poumons.

Histologie du cœur. — Si on examine de plus près la structure des parois du cœur, on voit qu'elles comprennent deux couches superposées : l'une externe, épaisse et charnue (*myocarde*); l'autre interne, mince et délicate (*endocarde*).

Le *myocarde*[4] contient en réalité deux sortes d'éléments : les uns conjonctifs, les autres musculaires.

Les éléments conjonctifs forment, en quelque sorte, le squelette du cœur : ce sont quatre anneaux fibreux entourant, dans la cloison transversale, les orifices auriculo-ventriculaires et les

---

1. Du latin : *tres*, trois; *cuspis*, pointe.
2. Du latin : *mitra*, mitre; à cause d'une certaine ressemblance avec une mitre d'évêque renversée.
3. Du latin : *cavus*, creux, large.
4. Du grec : μῦς, prononcez *mus*, muscle; — καρδία, prononcez *kardia*, cœur.

ouvertures d'entrée de l'aorte et de l'artère pulmonaire (*fig.* 235) ; à ces anneaux on doit ajouter des cordons fibreux qui se détachent de chaque anneau auriculo-ventriculaire et pendent à l'intérieur de la valvule correspondante à laquelle ils constituent un appareil de soutien.

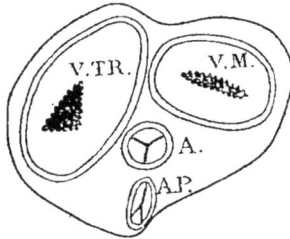

Fig. 235. — Coupe transversale du cœur faite au niveau de la cloison auriculo-ventriculaire. — V.TR., valvule tricuspide ; V.M., valvule mitrale ; A., entrée de l'aorte ; A.P., entrée de l'artère pulmonaire.

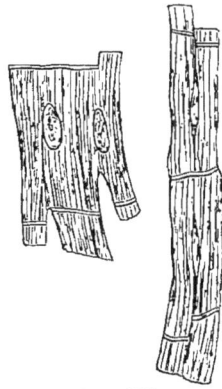

Fig. 236. — Fibres musculaires du cœur, très grossies.

Le tissu musculaire du cœur présente des caractères particuliers : il est formé de fibres rouges et striées ; mais les faisceaux primitifs sont dépourvus de myolemme et s'anastomosent entre eux (*fig.* 236) ; leur contraction est d'ailleurs soustraite à l'action de la volonté.

Le tissu musculaire est beaucoup mieux développé dans les ventricules que dans les oreillettes et les auricules, qui ont des parois sensiblement plus minces ; celles des auricules doivent leur consistance spongieuse à l'entrelacement irrégulier de leurs fibres musculaires. Il est, de plus, mieux développé dans le ventricule gauche que dans le ventricule droit (*fig.* 237) : la pointe du cœur appartient presque uniquement au ventricule gauche.

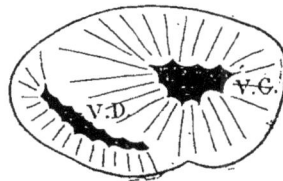

Fig. 237. — Coupe transversale du cœur, faite au niveau des ventricules. — V.G., ventricule gauche ; V.D., ventricule droit.

Les fibres musculaires du cœur peuvent être réparties en deux séries : les *fibres propres*, qui enveloppent spécialement une des deux moitiés (droite ou gauche) du cœur, et les *fibres unitives* qui, étroitement entrelacées avec les précédentes, rattachent l'une à l'autre les deux moitiés du cœur. De plus on aperçoit, à la surface interne de chaque ventricule, des saillies

18.

musculaires de forme conique auxquelles viennent se fixer les extrémités inférieures des filaments tendineux appartenant aux valvules auriculo-ventriculaires; ce sont les *muscles papillaires*.

L'*endocarde*[1] est un *endothélium*, c'est-à-dire une membrane qui possède la même structure qu'un épithélium, mais qui s'en distingue parce qu'elle n'offre aucune continuité avec la surface extérieure du corps. C'est, de plus, un endothélium *pavimenteux*, c'est-à-dire que les cellules qui le forment sont aplaties parallèlement à sa surface. Il double intérieurement toutes les cavités du cœur et se prolonge à la surface des appareils valvulaires. Il forme, à l'entrée de l'aorte et de l'artère pulmonaire, des replis appelés *valvules sigmoïdes*, dont la disposition a pour effet de permettre au sang le passage du ventricule dans l'artère et de s'opposer au passage inverse (*fig.* 238). A l'entrée de chacune des deux artères, ces valvules sont au nombre de trois; chacune d'elles a la forme d'une sorte de gousset ou de nid de pigeon dont l'ouverture serait tournée du côté de l'artère et dont le bord libre porte en son milieu une petite nodosité appelée *nodule d'Arantius* pour l'aorte et *nodule de Morgagni* pour l'artère pulmonaire. Quand le sang sort du ventricule, il applique les valvules contre les parois de l'artère; s'il tend, au contraire, à refluer vers le ventricule, il pénètre dans les goussets formés par les valvules, qui s'étalent transversalement comme des voiles tendues par le vent et ferment l'ouverture de l'artère. L'occlusion est rendue complète par le rapprochement des trois nodules.

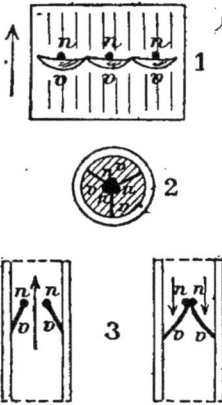

Fig. 238. — Valvules sigmoïdes. — 1, la surface interne de l'aorte ouverte au niveau des valvules sigmoïdes et étalée sur le papier; — 2, coupe transversale de l'aorte, faite au niveau des valvules fermées; 3, coupe longitudinale de l'aorte, ouverte à gauche, fermée à droite. — *v*, valvules, sigmoïdes; *n*, nodules d'Arantius.

---

1. Du grec : ἔνδον, prononcez *endon*, en dedans; — καρδία, prononcez *kardia*, cœur.

On observe aussi des valvules volumineuses à l'entrée de la veine cave inférieure (*valvule d'Eustachi*) et à l'entrée de la grande veine coronaire (*valvule de Thébésius*).

Péricarde. — Le cœur est entouré extérieurement par une séreuse appelée *péricarde*[1] : les deux feuillets du péricarde sont en continuité l'un avec l'autre du côté de la base du cœur, où la séreuse s'écarte pour laisser passer les gros vaisseaux (voir fig. 210). C'est l'inflammation du péricarde et la sécrétion exagérée de la sérosité qu'il contient qui donnent lieu à la maladie connue sous le nom de *péricardite*.

L'appareil vasculaire.

Structure des artères. — La paroi d'une artère est formée de trois tuniques emboîtées l'une dans l'autre.

La tunique interne a une surface absolument lisse ; elle est formée d'une assise de cellules aplaties, étroitement serrées les unes contre les autres, présentant tous les caractères d'un endothélium ; c'est le prolongement de l'endocarde.

La tunique moyenne est formée : 1° dans sa partie interne par une variété de tissu élastique dont les faisceaux sont ramifiés et anastomosés, et qu'on appelle *tissu fenêtré* ; — 2° dans sa partie externe par du tissu musculaire lisse. Le tissu fenêtré domine dans les grosses artères ; à mesure que le calibre des artères diminue, la proportion du tissu musculaire augmente ; il n'y a plus trace de tissu élastique dans les dernières ramifications artérielles (*fig.* 239).

La tunique externe est formée de tissu conjonctif ; c'est

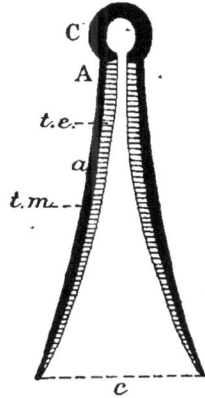

Fig. 239. — Schéma représentant la structure des parois du cône artériel (cône fictif, formé par la fusion de toutes les artères qui proviennent des ramifications de l'aorte).— C, cœur ; A, aorte ; a, artères ; c, capillaires ; *t.m.* (en noir), tissu musculaire ; *t.e.* (hachures), tissu élastique.

---

1. Du grec : περί, prononcez *péri*, autour ; — καρδία, prononcez *kardia*, cœur.

elle qui renferme les petits vaisseaux sanguins destinés à nourrir les parois de l'artère (*vaisseaux trophiques* [1]).

La grande élasticité des parois dans les grosses artères rend particulièrement dangereuse la section d'un de ces vaisseaux. L'ouverture reste béante et il est souvent difficile, quelquefois même impossible, de la fermer avant que l'hémorrhagie qui en résulte ait entraîné la mort.

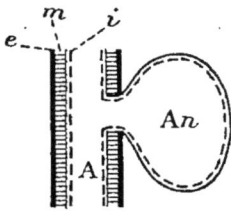

Fig. 240. — Anévrysme (schéma). — A, artère; *e*, tunique externe de l'artère; *m*, tunique moyenne; *i*, tunique interne; A*n*, anévrysme.

C'est encore à l'élasticité des parois des artères qu'il faut attribuer la formation des *anévrysmes* [2] (*fig.* 240) : la tunique moyenne se rompt sur un point et, sous la pression du sang, les tuniques interne et externe forment à l'extérieur du vaisseau une sorte de hernie; celle-ci s'étend de plus en plus dans les tissus avoisinants, en même temps que s'amincissent ses parois. La rupture d'un anévrysme amène une hémorrhagie interne qu'il est impossible de combattre et qui entraîne rapidement la mort.

Structure des veines. — La structure de la paroi d'une veine est assez différente de celle de la paroi d'une artère. On y distingue encore trois tuniques. La tunique interne ou *tunique de Bichat* ne diffère pas sensiblement de la tunique correspondante de l'artère. La tunique

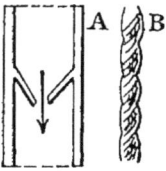

Fig. 241. — Veine (A, coupe longitudinale; B, aspect extérieur quand le vaisseau est gorgé de sang).

moyenne est riche en fibres lisses, les unes circulaires, les autres longitudinales, mais renferme très peu de tissu élastique. La tunique externe est encore conjonctive et contient les vaisseaux trophiques. Ce qui distingue essentiellement la structure d'une veine de la structure d'une artère, c'est l'existence de valvules disposées régulièrement deux par deux, de distance en distance, à sa surface interne (*fig.* 241). Ces valvules, formées aux dépens des tuniques

---

1. Du grec : τροφή, prononcez *trophê*, nourriture.
2. En grec : ἀνεύρυσμα, prononcez *aneurusma*; de ἀνευρύνειν, prononcez *aneuruneïn*, dilater.

interne et moyenne, sont disposées de telle sorte qu'elles permettent la circulation du sang dans la direction du cœur et s'opposent à sa circulation en sens inverse.

Un accident analogue à celui qui provoque les anévrysmes donne lieu dans les veines à la formation des *varices*, beaucoup moins dangereuses que les anévrysmes.

Structure des capillaires. — On peut distinguer, parmi les vaisseaux capillaires, trois variétés : 1° les *capillaires gros*, dont le calibre varie entre 140 et 70 μ.; — 2° les *capillaires moyens* (70 à 30 μ.); — 3° les *capillaires fins* (30 à 7 μ.). La structure des capillaires gros rappelle assez celle des artères et des veines, auxquelles ils succèdent immédiatement (trois tuniques, mais pas de valvules). Celle des capillaires moyens est plus simple : la tunique externe disparaît, et dans la tunique moyenne on ne trouve plus que des fibres circulaires. La structure des capillaires fins est plus simple encore : leur paroi se réduit à la tu-
nique de Bichat (*fig.* 242).

Système artériel général. — Les ra-
mifications successives de l'aorte fournissent les artères qui se rendent à toutes les parties

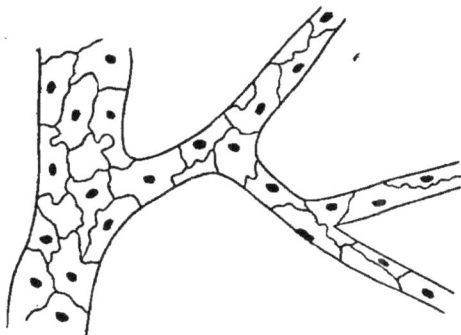

Fig. 242. — Vaisseaux capillaires fins, vus à un très fort grossissement.

du corps et dont l'ensemble constitue le *système artériel général*.

De la crosse de l'aorte se détachent d'abord les *artères coro-
naires gauche et droite*, qui s'enfoncent dans les parois du cœur et vont les nourrir. Puis vient le *tronc brachio-céphalique droit*, qui se divise presque immédiatement en deux branches : l'une se rend au membre supérieur droit (*artère sous-clavière* [1] *droite*); l'autre se rend au cou et, de là, à la tête (*artère carotide droite*).

---

1. Ainsi nommée parce qu'elle passe sous la clavicule.

Plus loin se détachent, de la partie gauche de la crosse aortique, la *carotide gauche*, qui se rend à la partie gauche du cou et de la tête, et l'*artère sous-clavière gauche*, qui se rend au membre supérieur gauche. On peut remarquer que le tronc commun qui dessert le côté droit est remplacé, du côté gauche, par deux troncs distincts dès leurs origines.

De la partie descendante de l'aorte se détachent d'abord les *artères bronchiques,* qui se rendent aux poumons, y pénètrent au niveau du hile et s'y ramifient pour porter aux tissus pulmonaires le sang nécessaire à leur nutrition (ce sont les vaisseaux trophiques des poumons). Plus loin se détachent les *artères œso-phagiennes,* qui nourrissent les parois de l'œsophage, puis les *intercostales,* qui se rendent aux parois de la cage thoracique.

Dans la région abdominale, après la traversée du diaphragme, les vaisseaux principaux que fournit l'aorte sont :

1° le *tronc cœliaque,* qui se divise presque immédiatement en trois branches : l'*artère hépatique,* qui se rend au foie, l'*artère splénique*[1], qui se rend à la rate, et l'*artère coronaire stoma-chique,* qui se rend à l'estomac ;

2° l'*artère mésentérique supérieure,* qui se rend au pancréas, au duodénum, à la partie droite du côlon et aux circonvolutions de l'intestin grêle ;

3° les *artères rénales,* qui vont aux reins ;

4° l'*artère mésentérique inférieure,* qui se rend à la partie gauche du côlon et au rectum ;

5° les *artères iliaques primitives,* très volumineuses, qui se rendent à chacun des deux membres inférieurs et semblent résulter d'une bifurcation de l'aorte ; en examinant les choses de plus près, on voit que l'aorte se continue par une très petite artère (*artère sacrée moyenne*), intermédiaire aux artères iliaques et placée dans le plan de symétrie.

Système veineux général. — La disposition du *système veineux général* rappelle, dans son ensemble, la disposition du système artériel général. Les différences principales sont les suivantes :

1° Il y a en général, du moins dans les membres, deux veines pour une artère : chaque artère est accompagnée de deux *veines satellites.* On trouve de plus, au voisinage de la peau, des veines dites *superficielles* ou *sous-cutanées,* très sensibles en particulier sous le dos de la main, et qui n'ont

---

1. Du grec : σπλήν, prononcez *splêne,* rate.

pas d'équivalents dans le système artériel. Il résulte de là que le volume total du système veineux est supérieur à celui du système artériel.

2° Les veines sont ordinairement situées plus près de la surface que les artères, disposition heureuse, puisque la section d'une artère est plus dangereuse que celle d'une veine.

3° Les veines qui reviennent des diverses parties du corps, au lieu de se réunir en un tronc unique qui ferait pendant à l'aorte, se réunissent en deux troncs principaux qui sont les deux veines caves.

La *veine cave supérieure* est formée par la réunion des deux *troncs brachio-céphaliques* droit et gauche, dont chacun résulte lui-même de l'union d'une *veine sous-clavière* (venant du membre supérieur) et d'une *veine jugulaire* (venant de la tête et du cou).

La *veine cave inférieure*, qui ramène au cœur le sang de la région sous-diaphragmatique, reçoit successivement les deux *veines iliaques primitives*, les *veines rénales*, la *veine sus-hépatique*, qui revient du foie, etc...

Les *veines coronaires*, qui re-

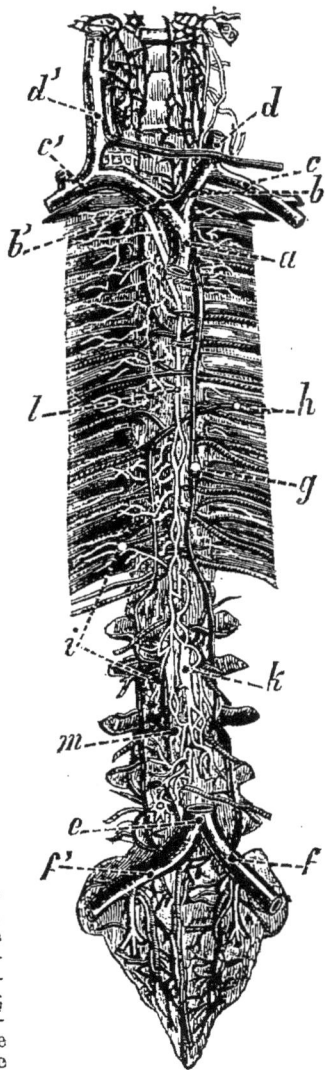

Fig. 243. — Veine azygos et canal thoracique, vus de face. — *a*, veine cave supérieure; *b,b'*, troncs veineux brachio-céphaliques; *c,c'*, veines sous-clavières; *d,d'*, veines jugulaires; *e*, veine cave inférieure; *f,f'*, veines iliaques primitives; *g*, veine azygos; *h*, veines intercostales; *i*, lymphatiques et chylifères; *k*, citerne de Pecquet; *l*, canal thoracique; *m*, colonne vertébrale. (Par suite d'une erreur du dessinateur, la veine azygos a été figurée à gauche au lieu de l'être à droite : toute la figure, d'ailleurs, pour être exacte, devrait être regardée par transparence à travers la feuille de papier.)

cueillent le sang ayant servi à nourrir les parois du cœur, se jettent directement dans l'oreillette droite.

On appelle *veine azygos*[1] (*fig.* 243) un long canal veineux qui recueille le sang des veines lombaires et intercostales droites et va se jeter dans la veine cave supérieure; comme, d'autre part, elle s'anastomose avec un rameau de la veine cave inférieure, elle fournit, dans certains cas d'occlusion de la veine cave inférieure au voisinage du cœur, un chemin détourné au sang qui revient des régions inférieures.

Sur divers points du système veineux général sont intercalées de vastes cavités produites par une sorte de dilatation de certaines veines, et qu'on appelle *sinus veineux;* on peut citer, par exemple, les *sinus veineux crâniens*, situés à la base du crâne.

Veine porte hépatique. — Il faut mentionner à part la *veine porte hépatique*, formée par la réunion de veines plus petites qui reviennent de l'estomac, de la rate, du pancréas, de l'intestin (*fig.* 244). Au lieu de se jeter directement dans la veine cave inférieure, elle se rend au foie, pénètre dans cet organe au niveau du hile, avec le canal hépatique et l'artère hépatique, puis s'y

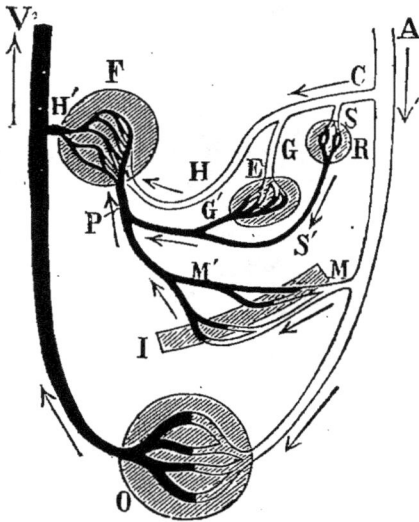

Fig. 244. — Schéma figurant la circulation du sang dans le foie. — A, aorte; O, un organe quelconque; V, veine cave inférieure; C, tronc cœliaque; M, artère mésentérique; R, rate; E, estomac; I, intestin; F, foie; S, artère splénique; S', veine splénique; G, artère coronaire stomachique; G', veine stomachique; H, artère hépatique; P, veine porte; H', veine sus-hépatique.

ramifie à la façon d'une artère et donne ainsi naissance à un système de capillaires qui se confond avec celui de l'artère hépatique. A ce système commun de capillaires succèdent des veinules qui se jettent les unes dans les autres et for-

---

1. Du grec : α privatif; — ζυγός, prononcez *dzugos*, pair; c'est effectivement un vaisseau impair.

ment, de proche en proche, une veine unique, la veine sus-hépatique, qui se jette dans la veine cave inférieure.

Ce qui distingue essentiellement la veine porte de toutes les autres veines de l'organisme, c'est le caractère qu'elle présente de se ramifier dans la direction suivie par le sang : il résulte de cette disposition que le sang qui passe par la veine porte traverse successivement deux systèmes de vaisseaux capillaires : 1° un système capillaire situé dans les parois de l'intestin ou de l'estomac, dans le pancréas ou dans la rate ; — 2° un système capillaire situé dans le foie.

Circulation du sang dans le foie. — L'existence du système porte hépatique montre aussi que le foie reçoit le sang de deux sources différentes : 1° par l'*artère hépatique*, issue de l'aorte ; — 2° par la *veine porte*. Au contraire, il renvoie le sang à la veine cave inférieure par une voie unique : la *veine sus-hépatique*.

Cette organisation compliquée du système vasculaire dans le foie se retrouve dans chacune des unités élémentaires qui le constituent, c'est-à-dire dans chaque

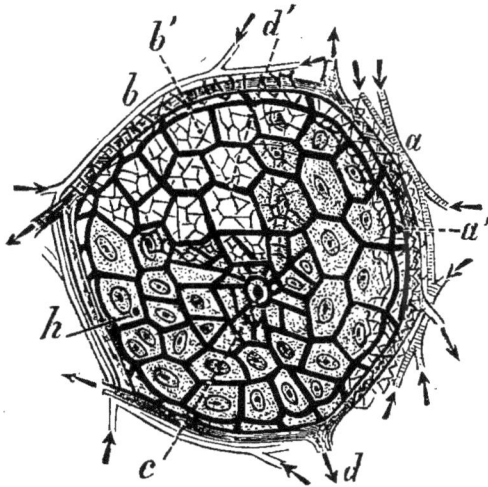

Fig. 245. — Structure d'un lobule hépatique (schéma). — *a*, branche de l'artère hépatique ; *a'*, capillaires qui en proviennent ; *b*, branche de la veine porte ; *b'*, capillaires qui en proviennent ; *c*, une racine de la veine sus-hépatique ; *d*, canalicule biliaire ; *d'*, ses racines entre les cellules hépatiques ; *h*, cellules hépatiques.

lobule (*fig.* 245). A la surface extérieure du lobule arrivent les *vaisseaux sanguins afférents*, dont les uns proviennent de ramifications de l'artère hépatique, et les autres de ramifications de la veine porte. Les rameaux issus de ces vaisseaux afférents pénètrent le lobule dans toutes les directions et se résolvent rapidement en un riche réseau de capillaires. Ces derniers vont se jeter dans une veinule commune, dont la racine occupe le centre du lobule et qui constitue le *vaisseau sanguin efférent*. Cette veinule s'unit aux veinules semblables venues des lobules voisins et tributaires, comme elle, de la veine sus-hépatique. Aux vaisseaux sanguins nombreux que renferme le lobule il faut ajouter les canalicules biliaires, dont les extrémités, terminées en doigts de gant, s'insinuent entre les cellules hépatiques; les canalicules d'un même lobule se jettent les uns dans les autres et forment, en définitive, un petit nombre de canaux qui débouchent à la surface extérieure du lobule.

Système vasculaire du poumon. — L'*artère pulmonaire*, sortie du ventricule droit, se divise immédiatement en deux branches dont chacune se rend à un des deux poumons; elle y pénètre au niveau du hile et se divise, de proche en proche, en une multitude de branches qui suivent exactement les ramifications de la bronche primaire. L'artériole qui accompagne chaque bronchiole se

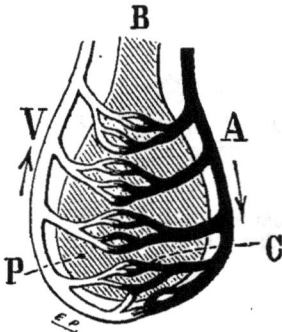

Fig. 246. — Circulation du sang dans le poumon. A, artère; C, capillaires; V, veine; P, vésicule pulmonaire; B, bronchiole.

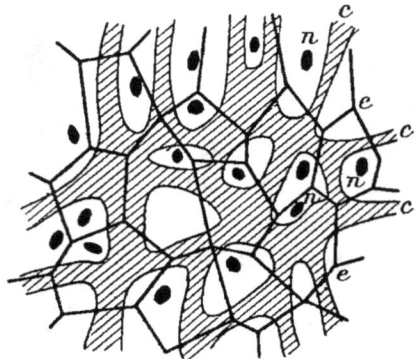

Fig. 247. — Epithélium d'un lobule pulmonaire, très grossi. — *e*, cellules épithéliales; *n*, leurs noyaux; *c*, vaisseaux capillaires, vus par transparence.

divise à la surface du lobule correspondant en vaisseaux capillaires qui forment autour de lui, et jusque dans les cloisons incomplètes qui le divisent intérieurement, un réseau à mailles serrées (*fig.* 246 et 247). Ce réseau communique, d'autre part, avec deux veinules qui remontent le long de la bronchiole, puis s'unissent à des veinules semblables, accompagnant les bronchioles voisines, et forment ainsi, de proche en proche, deux veines principales. Celles-ci accompagnent la bronche primaire, sortent du poumon au niveau du hile et vont se jeter dans l'oreillette gauche : ce sont les *veines pulmonaires.*

§ 3. — Physiologie de la circulation.

Trajet suivi par le sang[1]. — Voyons comment le sang chemine à travers l'appareil circulatoire, et suivons pour cela, par la pensée, le volume de sang que contient, à un moment donné, le ventricule gauche.

Il s'engage d'abord dans l'aorte, dont les ramifications le portent aux différents organes, dans lesquels il pénètre par les capillaires. En suivant ces derniers, il n'est plus séparé des tissus environnants que par l'épaisseur très faible de la tunique de Bichat. A travers cette tunique, il effectue des échanges complexes avec les éléments anatomiques; il leur transmet, en particulier, une partie de l'oxygène fixé sur son hémoglobine, et se charge, en échange, d'une forte proportion de gaz carbonique provenant du travail des organes. Le sang éprouve ainsi une modification profonde dans son aspect général : celui de l'aorte était d'un rouge vif; celui qui a passé dans les vaisseaux capillaires est rouge brun, quelquefois même violacé; le premier est du *sang rouge* ou *sang artériel,* ou encore *sang oxygéné,* le second est du *sang noir* ou *sang veineux,* ou encore *sang désoxygéné.*

Le sang qui a circulé dans les capillaires passe, de là,

---

1. C'est surtout à Harvey, médecin de Charles Ier d'Angleterre, dont les expériences durèrent de 1615 à 1628, que la science est redevable de la démonstration définitive de la circulation du sang : Harvey eut le mérite de coordonner les observations éparses de ses devanciers, d'éclaircir, en ajoutant l'expérience à l'observation, les points demeurés obscurs, et de présenter un tableau d'ensemble de cette importante fonction.

dans les vaisseaux veineux les plus fins, puis dans des veines plus volumineuses, et enfin dans les veines caves qui le ramènent à l'oreillette droite, d'où il passe dans le ventricule droit.

Du ventricule droit, le sang noir passe dans l'artère pulmonaire. Les ramifications de celle-ci le portent jusque dans les capillaires du poumon, à la surface des lobules pulmonaires, dans lesquels nous savons que pénètre l'air introduit par la respiration. Au contact de cet air, dont il n'est séparé que par les minces cloisons des capillaires et des lobules pulmonaires, le sang perd une partie du gaz carbonique qu'il renfermait, reprend à l'air de l'oxygène et redevient sang rouge : on donne à cette transformation le nom d'*hématose*[1].

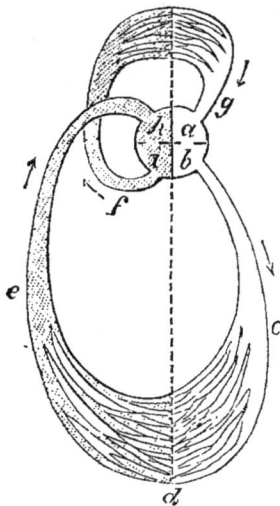

Fig. 248. — Figure théorique représentant la circulation du sang chez l'Homme. *a*, oreillette gauche; *b*, ventricule gauche; *c*, artères; *d*, capillaires; *e*, veines; *f*, artère pulmonaire; *g*, veine pulmonaire; *h*, oreillette droite; *i*, ventricule droit.

Le sang hématosé s'engage dans les ramifications des veines pulmonaires, puis dans ces vaisseaux eux-mêmes, qui le ramènent à l'oreillette gauche, d'où il passe dans le ventricule gauche et recommence son trajet.

La figure ci-contre (*fig.* 248) représente théoriquement

---

1. Quel est le mécanisme de l'hématose, c'est-à-dire de l'échange gazeux qui s'accomplit entre le sang et l'air extérieur? On dit généralement que l'excès de gaz carbonique contenu dans le sang *se diffuse* à travers la paroi de la vésicule pulmonaire en présence d'une atmosphère qui contient peu de ce gaz : l'oxygène se diffuserait en sens inverse pour remplacer le gaz carbonique disparu. Le phénomène ne doit pas être aussi simple. L'air de la vésicule pulmonaire contient en effet $\frac{8}{100}$ de gaz carbonique, proportion peu favorable au dégagement par simple diffusion du gaz dissous dans le sang. D'ailleurs une partie du gaz carbonique contenu dans le sang est, comme nous le savons, à l'état de combinaison et non de simple dissolution. On admet donc plutôt que la combinaison de l'oxygène, apporté par l'air, avec l'hémoglobine du sang des capillaires pulmonaires (oxyhémoglobine) joue un rôle comparable à celui d'un acide à l'égard des carbonates et phosphocarbonates formés par le gaz carbonique : elle chasse ce dernier de ses combinaisons.

l'ensemble de l'appareil circulatoire et le trajet du sang dans cet appareil. Elle montre clairement que les artères pulmonaires renferment du sang dit veineux et qu'on trouve, en revanche, du sang dit artériel dans les veines pulmonaires. Il faut donc rejeter, comme défectueuses, les expressions de « sang artériel » et « sang veineux », et leur préférer celles de sang oxygéné et de sang désoxygéné.

On peut remarquer aussi que l'oreillette et le ventricule gauches ne renferment jamais que du sang oxygéné, tandis que l'oreillette et le ventricule droits ne contiennent que du sang désoxygéné, ce qui justifie la distinction physiologique du *cœur gauche* et du *cœur droit*.

Cette figure montre encore, comme la description qui précède, qu'on peut décomposer la circulation tout entière en deux parties : 1° la *circulation générale* ou *grande circulation*, qui comprend le trajet sanguin du ventricule gauche à l'oreillette droite (c'est la partie inférieure de la figure théorique) ; — 2° la *circulation pulmonaire* ou *petite circulation*, qui comprend le trajet du ventricule droit à l'oreillette gauche et correspond à la partie supérieure de la figure.

Retenons enfin, de cette étude, que le sang doit être considéré comme un véhicule portant des tissus à l'extérieur les éléments de rebut qui résultent de leur activité même, et de l'extérieur aux tissus l'aliment gazeux nécessaire à leur entretien. On ne saurait trop répéter (voir page 293) que ce n'est pas dans le poumon, mais dans les tissus euxmêmes, que se passent les phénomènes intimes de la respiration.

Pulsations du cœur. — Le mouvement du sang dans l'appareil circulatoire est dû surtout aux battements ou *pulsations* du cœur.

Le cœur bat de 65 à 75 fois, en moyenne 70 fois, par minute chez l'Homme adulte.

Chaque battement comprend trois périodes successives :

1° Les deux oreillettes se contractent ensemble, de manière à faire passer le sang que renferme chacune d'elles dans le ventricule correspondant qui, en même temps, se dilate (*systole*[1] des ventricules et *diastole*[2] des oreillettes).

2° Les deux ventricules se contractent ensemble et plus longuement que les oreillettes, pendant que ces dernières reviennent à l'état de repos, c'est-à-dire se dilatent (systole des ventricules et diastole des oreillettes) : le sang contenu dans les ventricules est chassé dans l'aorte et dans l'artère pulmonaire, pendant que les oreillettes aspirent une partie du sang contenu dans les veines caves et pulmonaires.

3° Le cœur tout entier reste un instant à l'état de repos (diastole générale) ; ce repos est plus long que la contraction des oreillettes, moins long que celle des ventricules.

Études cardiographiques. — Pour étudier de plus près

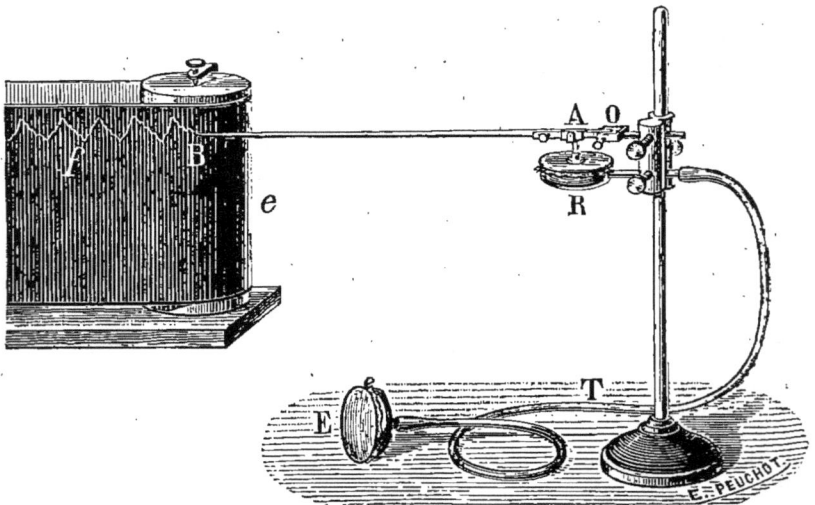

Fig. 249. — Cardiographe. — E, ampoule exploratrice ; T, tube de caoutchouc ; R, ampoule réceptrice ; OAB, levier ; O, point d'appui ; A, extrémité du petit bras, en rapport avec l'ampoule réceptrice ; B, extrémité du grand bras ; e, cylindre enregistreur ; f, feuille de papier enduite de noir de fumée.

les pulsations du cœur, on emploie des appareils appelés *cardiographes* (fig. 249). Le principe du cardiographe est le suivant

---

1. Du grec : συστέλλω, prononcez *sustellô*, je resserre.
2. Du grec : διαστέλλω, prononcez *diastellô*, je dilate, j'ouvre.

(*fig.* 250) : deux ampoules de caoutchouc sont reliées l'une à l'autre par un long tube de même substance ; l'une des ampoules est placée soit à la surface, soit à l'intérieur d'une des cavités du

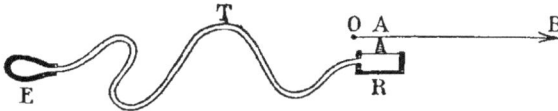

Fig. 250. — Principe du cardiographe (même légende qu'à la figure précédente).

cœur (*ampoule exploratrice*) ; l'autre (*ampoule réceptrice*) est en rapport avec le petit bras d'un levier. Toute pression exercée par le cœur sur la paroi de l'ampoule exploratrice est transmise par l'air contenu dans l'appareil à l'ampoule réceptrice qui la transmet à son tour au petit bras du levier ; les mouvements de ce dernier sont amplifiés par le grand bras du levier ; celui-ci vient inscrire ses déplacements sur une feuille de papier enduite

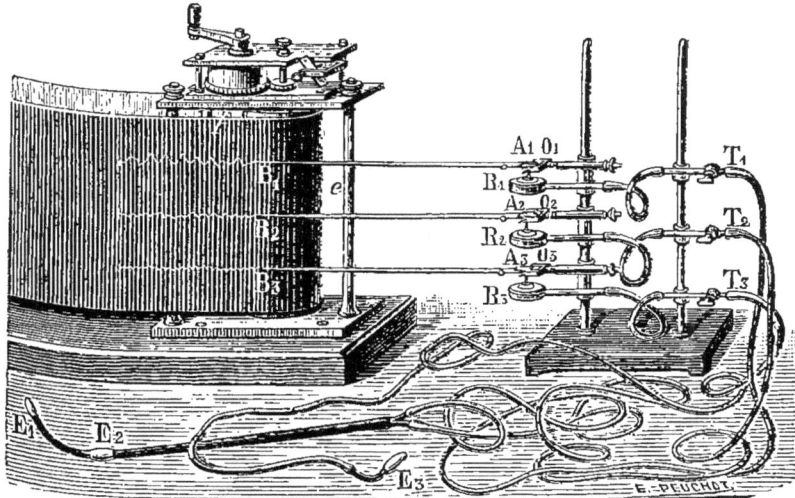

Fig. 251. — Trois cardiographes associés. — E_1, E_2, E_3, ampoules exploratrices ; T_1, T_2, T_3, tubes de caoutchouc ; R_1, R_2, R_3, ampoules réceptrices, O_1 A_1 B_1, O_2 A_2 B_2, O_3 A_3 B_3, leviers ; *e*, cylindre enregistreur ; *f*, feuille enduite de noir de fumée. (Deux ampoules exploratrices, E_1, E_2, sont portées par la même sonde.)

de noir de fumée, qui se meut d'un mouvement uniforme devant le stylet terminant ce bras de levier.

En mettant à nu le cœur d'un animal vivant, d'un chien par exemple, on peut introduire l'ampoule exploratrice d'un cardiographe soit dans une oreillette, soit dans un ventricule, et enregistrer ainsi les différentes modifications que subissent les parois de cette cavité au cours d'une pulsation cardiaque : elles se trouvent résumées par une courbe.

On peut faire mieux encore et enregistrer simultanément les modifications éprouvées par une oreillette et par le ventricule correspondant. On emploie pour cela (*fig.* 251) deux cardiographes accouplés, dont les ampoules exploratrices, placées à la suite l'une de l'autre, sont portées par une tige commune. On introduit cette tige dans la veine jugulaire de l'animal en expérience; en la poussant avec précaution, on la fait pénétrer dans la veine cave supérieure, et on amène les deux ampoules, l'une dans le ventricule droit, l'autre dans l'oreillette droite. On obtient alors

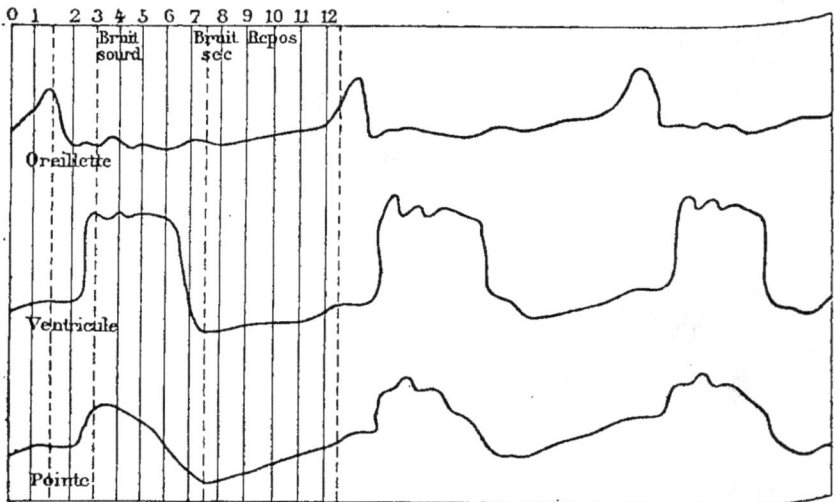

Fig. 252. — Tracés cardiographiques simultanés des pulsations d'une oreillette, d'un ventricule et de la pointe du cœur.

simultanément deux tracés, dont la comparaison permet de se rendre compte des rapports qui existent entre les pulsations des deux cavités (*fig.* 252).

Les résultats auxquels on est arrivé par cette méthode peuvent être consignés dans le tableau suivant :

Durée totale de la pulsation divisée en dix parties égales.

	1	2	3	4	5	6	7	8	9	10
Oreillettes....	Systole.		Diastole.							
									Diastole.	
Ventricules...	Diastole.		Systole.							

L'étude cardiographique des pulsations du cœur permet aussi de se rendre compte du rôle exact des valvules auriculo-ventriculaires dans ce phénomène. La contraction des muscles papillaires, au moment de la systole des ventricules, a pour effet d'exercer, par l'intermédiaire des filaments tendineux, une traction sur la valvule tout entière. La partie cylindrique de cette dernière s'enfonce alors dans le ventricule placé au-dessous d'elle, en même temps qu'elle rapproche ses bords libres, fonctionnant à peu près à la manière d'un piston dans un corps de pompe (*fig.* 253). La valvule contribue ainsi à refouler le sang contre les parois du ventricule et à le chasser dans l'aorte ou l'artère pulmonaire : on voit donc que le rôle de la valvule n'est pas purement passif, comme pourrait l'indiquer une

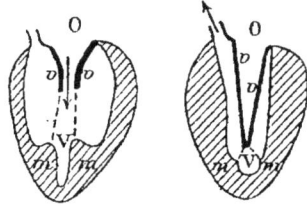

Fig. 253. — Schéma représentant le rôle des valvules auriculo-ventriculaires dans les pulsations cardiaques (à gauche, valvule au repos; à droite, la même en activité). — O, oreillette; V, ventricule; *v*, valvule; *m*, muscles papillaires.

étude simplement anatomique de cet organe; elle prend une part active à l'impulsion du sang dans l'appareil circulatoire.

Bruits du cœur. — Chaque pulsation cardiaque est accompagnée de deux *bruits* consécutifs. Le premier, sourd et prolongé, correspond à la systole des ventricules; on le considère généralement comme une manifestation sonore de la contraction des muscles papillaires. Le second correspond à la diastole générale du cœur et paraît produit par le claquement des valvules sigmoïdes, qui se tendent à ce moment, de manière à empêcher le reflux du sang dans les ventricules.

Quelquefois la pulsation cardiaque est accompagnée de bruits anormaux, par exemple d'un bruit de *souffle* qui correspond à une *insuffisance valvulaire* : le fonctionnement imparfait des valvules auriculo-ventriculaires permet alors au sang de refluer partiellement de chaque ventricule dans l'oreillette correspondante.

Choc du cœur. — Un autre phénomène accompagne aussi la systole ventriculaire; c'est le *choc* du cœur : il semble que cet organe vienne, à chaque pulsation, frapper la paroi de la cage thoracique. En réalité, il n'y a pas de choc du cœur, au sens propre du mot; car la pointe du

19.

cœur ne quitte pas la paroi thoracique. On a voulu expliquer
la sensation de choc par un phénomène analogue à celui du
recul dans les armes à feu : il y aurait, dans le cœur, une
sorte de « choc en retour » comparable à celui que le coup
de feu produit dans la direction opposée à celle du projec-
tile. Cette comparaison est évidemment défectueuse : le
choc du cœur ne se produit pas dans une direction unique,
mais dans toutes les directions à la fois, comme on peut
s'en assurer en saisissant à pleine main le cœur, mis à nu,
d'un animal vivant. Il vaut mieux considérer le choc du
cœur comme une manifestation du changement qui se produit, au moment de la contraction, dans la consistance des
muscles qui en forment les parois.

**Influence du système nerveux sur les pulsations car-
diaques.** — On peut se demander quelle est la cause des pulsations cardiaques.

Si, après avoir tué une grenouille, on détache le cœur de
l'animal et le dépose sur une soucoupe, on constate que l'organe isolé continue à battre, souvent
pendant des heures entières ; mais les battements
deviennent de plus en plus rares, jusqu'au moment où ils cessent complètement. Il faut donc
admettre que le cœur porte en lui-même la cause
de ses pulsations. On peut reconnaître, en effet,
qu'il existe dans les parois du cœur quelques
ganglions nerveux, situés vers la base de l'organe (ganglions de Ludwig, de Bidder et de Remak) (*fig.* 254). Si on partage le cœur transversalement en deux parties, l'une contenant ces
ganglions, l'autre ne les contenant pas et correspondant à la pointe de l'organe, la première partie
continue à battre, tandis que la seconde cesse
immédiatement. Ces ganglions seraient donc les
centres d'actes réflexes dont le dernier terme
serait la contraction des muscles cardiaques[1].

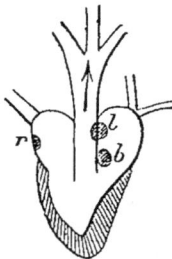

Fig. 254.
Ganglions ner-
veux du cœur de
la Grenouille :
— *r*, ganglion
de Remak ; *b*, g.
de Bidder ; *l*, g.
de Ludwig.

Si la cause directe des pulsations du cœur est l'action des
ganglions que contiennent ses parois, il n'en est pas moins vrai
que ces pulsations sont sous la dépendance du système nerveux
général. On sait que les nerfs pneumogastriques envoient des
ramifications jusque dans le cœur. En coupant un des pneumo-

---

1. On admet, toutefois, que le ganglion de Ludwig est modérateur des pulsations cardiaques.

gastriques, mis à nu chez un chien vivant, on constate une accélération des pulsations du cœur. Si on excite artificiellement, par l'électricité par exemple, le bout périphérique du nerf ainsi coupé, le cœur cesse de se contracter. De ces expériences on peut conclure que les pneumogastriques sont des nerfs modérateurs ou d'arrêt pour le cœur : l'influx centrifuge qu'ils distribuent aux parois musculaires de cet organe a pour effet d'en ralentir et d'en régler les battements. Ce sont, au contraire, des filets nerveux issus du grand sympathique qui jouent le rôle accélérateur à l'égard des pulsations cardiaques.

Circulation artérielle. — Le mouvement du sang dans les artères est la conséquence directe des pulsations cardiaques.

Chaque systole des ventricules envoie dans le système artériel une ondée sanguine; celle-ci transmet à la colonne de sang qui a déjà pénétré dans le système artériel l'accroissement de pression qui résulte de la pulsation. Transmis de proche en proche, cet accroissement de pression peut être perçu facilement si l'on appuie le doigt sur une artère superficielle qui repose sur un plan résistant, par exemple l'artère radiale, sensible sous la peau au niveau du poignet et reposant sur le radius : c'est le phénomène du *pouls*[1].

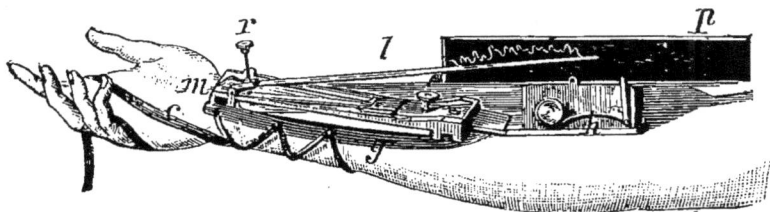

Fig. 255. — Sphygmographe en place. — *m*, manchon fixé à l'avant-bras; *c*, courroie d'attache; *g*, avant-bras; *r*, vis engagée dans le ressort qui repose sur l'artère; *l*, levier inscripteur; *p*, plaque noircie; *h*, mécanisme destiné à mettre cette plaque en mouvement.

On construit des appareils, appelés *sphygmographes*[2] (*fig.* 255

----

1. C'est bien uniquement l'accroissement de pression dû à la systole ventriculaire, et non pas l'ondée sanguine elle-même, qui produit le phénomène du pouls : il suit en effet de très près ($\frac{1}{10}$ de seconde pour l'artère radiale) la systole ventriculaire; or le sang met environ deux à trois secondes pour parcourir la distance qui sépare cette artère du cœur.

2. Du grec : σφυγμός, prononcez *sphugmos*, pouls; — γράφειν, prononcez *gra-*

et 256), qui permettent d'enregistrer, sous forme de courbe

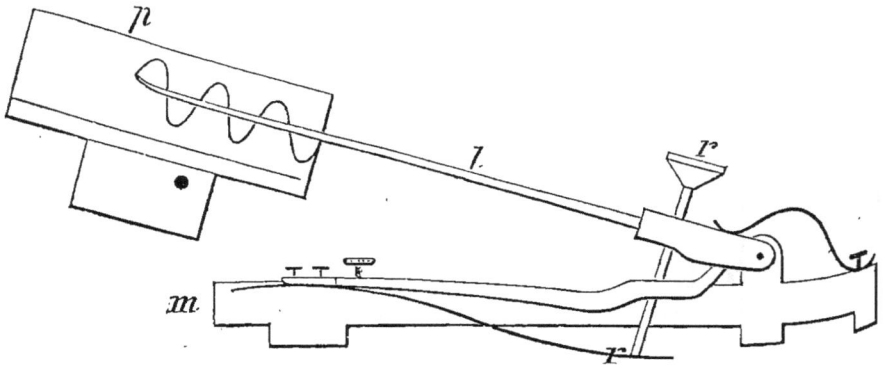

Fig. 256. — Principe du sphygmographe. — *m*, manchon fixé à l'avant-bras;
r, ressort destiné à reposer sur l'artère et vis dont la pointe est soulevée par
ce ressort; cette vis traverse, d'autre part, un levier dont la pointe amplifie les
soulèvements de l'artère et les inscrit sur une plaque mobile *p*.

(*fig.* 257), le rythme et l'amplitude du pouls, et par conséquent
de reconnaître l'état des pulsations cardiaques, dont le pouls
n'est, en quelque sorte, que l'écho affaibli.

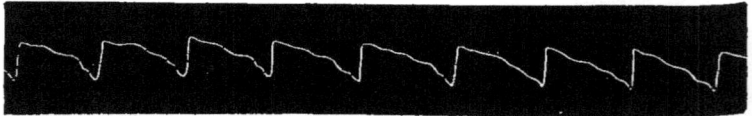

Fig. 257. — Un tracé sphygmographique.

Les artères, toujours distendues au delà de leur position
de repos par le sang qu'elles renferment, réagissent sur ce
dernier en vertu de leur élasticité : de cette réaction purement mécanique résulte une régularisation progressive
du cours du sang.

Une expérience simple, due à M. Marey, permet d'apprécier
la part prise dans ce phénomène par l'élasticité des artères

pheïn, écrire. — Le sphygmographe se compose essentiellement d'une aiguille
dont la pointe s'appuie sur un carton noirci et mû d'un mouvement uniforme
par l'action d'un ressort; au voisinage de son point de fixation, cette aiguille
porte une tige qui s'appuie sur l'artère à étudier par l'intermédiaire d'une
languette dont un ressort assure l'application exacte.

(*fig.* 258). Un flacon de Mariotte laisse écouler l'eau qu'il contient, par ondées successives, à travers un robinet qui est mis en relation avec deux tubes d'égale longueur, l'un en verre, l'autre en caoutchouc; on voit sortir par le tube de verre un jet discontinu, tandis que l'extrémité libre du tube de caoutchouc laisse sortir un courant continu : l'élasticité du caoutchouc a régularisé le cours de l'eau, comme celle des parois artérielles régularise le cours du sang.

Circulation veineuse. — On doit se demander aussi quelle est la cause ou quelles sont les causes qui produisent la circulation du sang dans le système veineux.

Il faut d'abord faire la part de la poussée qu'exerce le sang chassé sans cesse par le cœur sur celui qui le précède dans l'appareil circulatoire (*vis a tergo*[1]).

Remarquons, d'autre part, que les mouvements dont le corps est le siège, et qui sont obtenus par des contractions musculaires, ont pour effet de comprimer des veines et, par suite, de déplacer le sang qu'elles contiennent; or nous savons que la disposition des valvules veineuses imprime forcément à tous ces déplacements une direction unique, celle du cœur.

Fig. 258. Expérience de Marey, destinée à montrer l'influence de l'élasticité artérielle sur le cours du sang (schéma). — *s*, soupapes ; V, tube de verre; C, tube de caoutchouc ; *a,b,a',b'*, leurs extrémités.

De même, les pulsations des artères voisines d'une veine contribuent à la comprimer et à y assurer le déplacement du sang.

Il n'est pas jusqu'aux mouvements d'inspiration qui, en comprimant les viscères abdominaux et les veines qu'ils contiennent, ne contribuent à assurer l'ascension du sang dans les veines des parties inférieures du corps.

Une dernière cause de la circulation veineuse est l'aspiration exercée sur le contenu des veines caves ou des veines pulmonaires par la diastole des oreillettes.

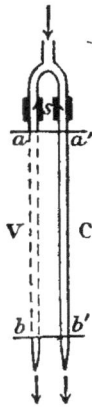

---

1. Mots latins : *vis*, force ; — *a*, par ; — *tergo*, le dos.

Pression du sang. — Connaissant les causes de la circulation du sang, on peut étudier les variations que présentent, au cours de cette circulation, la *pression* et la *vitesse* du sang.

Pour mesurer la *pression* du sang dans un gros vaisseau sanguin (*fig.* 259), on adapte à une ouverture, faite dans la paroi de ce vaisseau, un manomètre à air libre dans lequel la pression du sang a pour effet de soulever la colonne mercurielle; on prend la précaution d'intercaler entre le sang et le mercure une solution alcaline destinée à empêcher la coagulation du sang. En se servant de semblables appareils, on reconnaît que la pression du sang, égale à $\frac{25}{100}$ d'atmosphère, c'est-à-dire à 19^{cm} de mercure, à la sortie du ventricule, est devenue nulle lorsque le sang revient à l'oreillette; elle est égale environ à $\frac{12}{100}$ d'atmosphère, c'est-à-dire à peu près 9^{cm} de mercure, au niveau des capillaires.

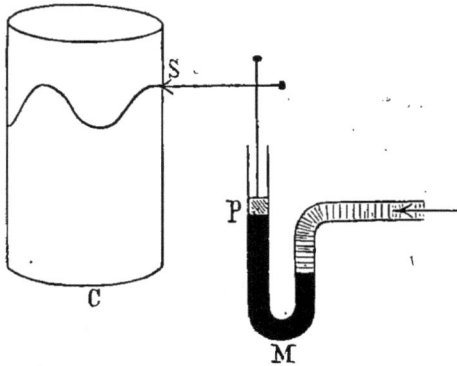

Fig. 259. — Kymographe, instrument destiné à mesurer la pression artérielle (schéma). — M, manomètre; P, piston mobile reposant sur le mercure; S, stylet inscripteur; C, cylindre enregistreur.

Vitesse du sang. — Pour mesurer la *vitesse* du sang dans les gros vaisseaux sanguins, on peut remplacer une partie du vaisseau par un tube de verre dans lequel on mesure la vitesse du déplacement; ou bien encore on détourne de son chemin normal le sang d'un gros vaisseau pour le faire passer dans une cage de verre renfermant un pendule et on mesure l'inclinaison, imprimée par le sang au pendule : cette inclinaison est d'autant plus forte que la vitesse du sang est plus grande.

Par ces divers procédés, on reconnaît que la vitesse du sang augmente avec le calibre des vaisseaux qu'il parcourt; c'est au voisinage du cœur qu'elle est maxima : la vitesse du sang est de 0^m,44 par seconde dans l'aorte, de 0^m,33 dans la carotide, de 0^m,05 aux extrémités des membres.

Les lois énoncées par le physicien Poiseuille pour la circulation des liquides dans les tubes capillaires permettent de se rendre compte du ralentissement de la circulation du sang dans le système capillaire. D'après ces lois, la quantité de liquide qui s'écoule, pendant l'unité de temps, par la tranche d'un tube capillaire, varie en raison directe de la quatrième puissance du diamètre et en raison inverse de la longueur du tube capillaire parcouru; ce qu'on peut exprimer par la formule suivante :

$$q = k \frac{d^4}{l}$$

dans laquelle q représente la quantité de liquide écoulé, d le diamètre et l la longueur du tube, k un coefficient constant. On estime que la vitesse du sang dans les capillaires varie entre $\frac{1}{2}$ millimètre et 1^{mm} par seconde : on peut d'ailleurs l'observer directement dans certains vaisseaux capillaires, par exemple ceux qui parcourent les fines membranes intercalées entre les doigts d'une patte de grenouille.

Un raisonnement simple permet de se rendre compte approximativement du temps nécessaire pour que le sang, parti du ventricule gauche, revienne à son point de départ.

Supposons que le volume total du sang soit de 5 litres, c'est-à-dire 5000 centimètres cubes. Le volume de sang que peut renfermer le ventricule gauche est à peu près égal à 180 centimètres cubes. Le quotient du premier nombre par le second donnera le nombre de pulsations nécessaires pour que tout le sang ait passé par le ventricule gauche et par conséquent pour qu'un globule, parti de ce point, y soit revenu. On trouve ainsi 28 pulsations, ce qui correspond à peu près à 30 secondes. On peut donc dire, avec une approximation suffisante, qu'un globule sanguin emploie environ 30 secondes à effectuer sa circulation complète.

Influence du système nerveux sur la circulation vasculaire. — Aux éléments musculaires des parois des vaisseaux sanguins aboutissent les extrémités de rameaux nerveux, issus du grand sympathique, qui accompagnent le réseau artériel et auxquels on a donné le nom de *nerfs vaso-moteurs* (*fig.* 260).

En coupant, chez un Lapin, le cordon sympathique cervical, Claude Bernard reconnut que la température s'élevait sensiblement dans l'oreille du côté correspondant; en même temps les petits vaisseaux, dilatés et injectés de sang, donnaient à l'organe une coloration rouge très marquée; le phénomène du pouls se manifestait jusque dans les veines, que le sang parcourait sans avoir perdu dans les capillaires sa couleur vermeille. L'excitation du bout périphérique contractait au contraire les petits vaisseaux et faisait pâlir l'organe. De cette expérience, il conclut que les vaso-moteurs émanés du cordon cervical ont la propriété de contracter les vaisseaux de l'oreille, et il donna le nom de *vaso-*

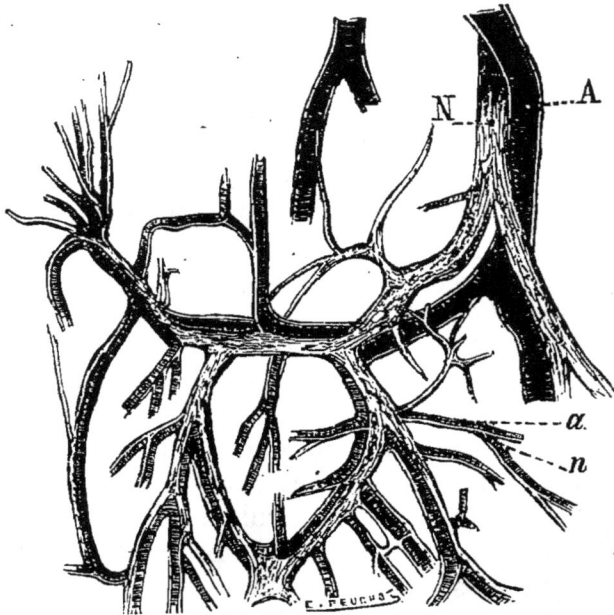

Fig. 260. — Nerfs vaso-moteurs, très grossis. — N, nerfs; A, artères; *n*, ramifications nerveuses; *a*, ramifications artérielles.

constricteurs, destiné à fixer leur rôle, à tous les nerfs, de même fonction, qui se détachent des divers ganglions sympathiques pour se répartir dans tous les vaisseaux sanguins.

Plus tard, coupant la corde du tympan et excitant le bout périphérique de ce nerf, qui innerve la glande sous-maxillaire, le même physiologiste reconnut que les vaisseaux de la glande se dilataient considérablement : la circulation y devenait plus active, le sang traversait encore les vaisseaux capillaires sans perdre sa couleur vermeille et la glande sécrétait abondamment. Il en conclut qu'à côté des vaso-constricteurs existent des *vaso-dilatateurs*, dont l'effet, opposé à celui des premiers, est de dilater les petits vaisseaux sanguins.

D'où vient l'action vasomotrice du grand sympathique ? Dans la première des deux expériences qui précèdent, l'ablation du premier ganglion cervical accentue les effets de la section du cordon cervical : c'est donc au moins de ce ganglion que part l'influx vaso-constricteur. Mais on peut remonter plus haut et montrer que c'est au système nerveux cérébro-spinal que le grand sympathique emprunte en réalité cette action : la section d'un rameau de communication entre le sympathique et la moelle épinière entraîne les mêmes conséquences que la section du sympathique lui-même au niveau correspondant; bien plus, la section d'une moitié de la moelle épinière entraîne la dilatation des vaisseaux et l'accroissement de la température dans le côté correspondant du corps.

C'est, de même, au système nerveux cérébro-spinal que les vaso-dilatateurs empruntent leur action sur les vaisseaux sanguins. Mais, comme l'avait pressenti Claude Bernard et comme l'ont démontré rigoureusement MM. Dastre et Morat, les nerfs vaso-dilatateurs ne portent pas directement cette action sur les vaisseaux : ils s'arrêtent, dans leur trajet, aux ganglions du système nerveux sympathique et, par l'intermédiaire de ces derniers, neutralisent plus ou moins complètement l'influence des vaso-constricteurs qui s'en détachent. C'est ainsi que les vaso-dilatateurs de la corde du tympan se terminent dans un ganglion nerveux très voisin de la glande sous-maxillaire (ganglion sous-maxillaire) et, par son intermédiaire, suspendent l'action des vaso-constricteurs.

On voit, par ce qui précède, que la circulation dans un organe quelconque est placée sous l'action plus ou moins directe du système nerveux qui, en augmentant ou diminuant le calibre des vaisseaux, accélère ou ralentit le cours du sang.

CHAPITRE IX

La nutrition.

Nous avons passé en revue, dans les chapitres qui précèdent, trois des plus essentielles parmi les fonctions de nutrition. Par la digestion et la respiration, des aliments solides, liquides ou gazeux sont introduits dans l'organisme. Nous devons nous demander maintenant comment la partie de l'aliment solide ou liquide, que la digestion a rendue assimilable, passe du milieu extérieur dans le milieu intérieur, le sang, qui, par la circulation, la distribue aux divers tissus. C'est par la fonction d'*absorption* que ce passage est assuré.

§ 1ᵉʳ. — Absorption.

Définitions. — L'*absorption* peut être définie, d'une manière générale, comme le passage d'une substance assimilable du milieu extérieur dans le milieu intérieur (le sang).

On peut distinguer plusieurs sortes d'absorption :

1° l'*absorption cutanée* ou par la peau (certaines substances peuvent pénétrer, à travers la peau, dans le sang des vaisseaux capillaires superficiels) ;

2° l'*absorption respiratoire*, qui constitue un des termes de l'échange gazeux dont le poumon est le siège (absorption d'oxygène par le sang des capillaires pulmonaires) ;

3° l'*absorption digestive*, par laquelle les substances rendues assimilables dans le tube digestif pénètrent dans le sang des capillaires de la muqueuse, sur certains points de ce tube. C'est de cette dernière absorption que nous nous occuperons uniquement ici.

Osmose. — Le phénomène physique auquel on peut le mieux ramener les phénomènes physiologiques de l'absorption est celui de l'*osmose* [1], que l'expérience de Dutrochet, faite au commencement de ce siècle, permet de mettre facilement en évidence (*fig*. 261).

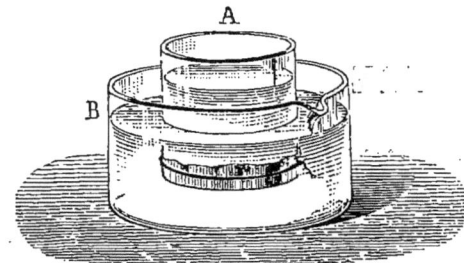

Fig. 261.

Dans un cristallisoir (B) contenant de l'eau pure, on fait plonger verticalement un large tube de verre (A), fermé à son extrémité inférieure par de la baudruche [2] bien tendue ; puis on verse

---

1. Du grec : ὠθισμός, prononcez *ôthismos*, impulsion.
2. La baudruche est une membrane provenant de l'intestin du bœuf ou du mouton et que les parcheminiers préparent en la dégraissant avec soin.

dans le tube vertical un liquide épais, tel qu'un sirop, c'est-à-dire une solution très riche en sucre, teinté par une matière colorante, rouge par exemple, de manière à rendre l'expérience plus nette. On fait en sorte que le liquide, contenu dans le tube vertical, s'élève au même niveau que l'eau du vase extérieur. Ceci fait, on abandonne l'appareil à lui-même et on constate, au bout de peu de temps, que le niveau du liquide coloré s'est élevé sensiblement dans le tube vertical ; en même temps, l'eau extérieure s'est légèrement teintée de rose. On peut conclure de là qu'une partie de l'eau pure a traversé la membrane de baudruche de l'extérieur vers l'intérieur (*endosmose*), tandis qu'une partie du liquide épais la traversait en sens inverse (*exosmose*). L'endosmose a été d'ailleurs supérieure à l'exosmose. Si le cristallisoir avait été rempli de sirop coloré et le tube intérieur d'eau pure, l'endosmose aurait été, au contraire, inférieure à l'exosmose. On réunit, sous le nom d'*osmose*, l'ensemble des deux phénomènes (endosmose et exosmose).

L'*osmose* peut être définie, d'après ce qui précède, comme la propriété que possèdent certains liquides de traverser les membranes fines[1].

Rôle de l'épithélium digestif. — Ceci posé, considérons une des cellules superficielles de la muqueuse digestive. Son contenu est une substance semi-fluide, le protoplasma, dont on peut comparer la consistance à celle d'un blanc d'œuf très épais, substance colloïde. Elle est, d'autre part, plongée, au moment de la digestion, dans un liquide formé de substances assimilables, beaucoup plus fluides que le protoplasma et généralement cristalloïdes. La fine membrane d'enveloppe de la cellule épithéliale est donc placée dans les conditions les plus favorables à la ma-

---

1. On appelle substances *cristalloïdes* les substances qui joignent à la propriété de revêtir des formes cristallines déterminées celle de se prêter plus ou moins facilement à l'osmose (sels minéraux, sucres, peptones, etc.) ; au contraire, les substances *colloïdes* (colle, albumine, etc.) sont à la fois incapables de cristalliser et de traverser les membranes osmotiques.

nifestation des phénomènes d'osmose. L'endosmose est de plus, dans ces conditions, supérieure à l'exosmose (si même cette dernière n'est pas nulle), et la substance assimilable pénètre de la cavité digestive dans la cellule qui la borde. C'est là le phénomène essentiel de l'absorption [1]. La substance assimilable passe ensuite, de protoplasma à protoplasma, jusque dans les vaisseaux dont le rôle est de l'entraîner loin de l'intestin et de l'incorporer au sang.

Absorption stomacale. — L'absorption se fait-elle par les parois de l'estomac ? On peut répondre négativement à cette question, tout en remarquant que certaines expériences semblent établir l'existence d'une faible absorption stomacale. On fait avaler, par exemple, à un cheval dont le pylore mis à nu a été solidement lié, un poison violent tel que de la strychnine. L'animal ne manifeste aucun symptôme d'empoisonnement, d'où il faut conclure que la strychnine n'a pas pénétré en quantité considérable dans le sang, ce qui eût amené une mort foudroyante. Mais si, après un temps prolongé, on délie le pylore de l'animal et qu'on laisse les aliments suivre leur cours dans l'intestin, on ne constate pas davantage d'empoisonnement; d'où il faut aussi conclure que la strychnine a été absorbée très lentement par les parois de l'estomac et éliminée au fur et à mesure par l'organisme, qui a pu échapper ainsi à ses effets toxiques.

Absorption intestinale. — L'absorption intestinale est beaucoup plus importante que l'absorption stomacale. On peut établir par l'expérience que l'absorption est très faible dans le gros intestin : un bouillon nutritif, introduit par l'anus, ne laisse passer dans le sang qu'une très faible partie des substances assimilables qu'il contient. On peut

---

1. En réalité, le phénomène initial de l'absorption n'est pas purement physique et est loin d'être aussi simple que nous venons de le décrire. Pour s'en convaincre, il suffit de porter spécialement son attention sur l'absorption des corps gras. Les gouttelettes qui résultent de l'émulsion faite dans le tube digestif franchissent la limite extérieure de la cellule épithéliale, à l'intérieur de laquelle on peut les retrouver, au delà du noyau de la cellule, dans sa partie profonde, mais jamais au voisinage de la surface. Il faut donc conclure que le corps gras a subi une destruction provisoire (peut-être un dédoublement en glycérine et acide gras), et ne se reconstitue qu'après cette pénétration. D'une manière plus générale, la cellule épithéliale, loin de rester passive dans le phénomène de l'absorption, modifie les substances assimilables avec lesquelles elle se trouve en contact et qu'elle absorbe.

donc dire, sans altérer sensiblement la vérité, que le siège de l'absorption est à peu près uniquement localisé dans l'intestin grêle.

Appareil de l'absorption. — Les organes de l'absorption par l'intestin grêle sont les *villosités intestinales*. Chaque villosité (*fig.* 262) représente une sorte de papille formée par le derme de la muqueuse intestinale et que tapisse extérieurement l'épithélium simple de cette muqueuse. L'axe de la villosité est occupé par un canal grêle que termine, vers le sommet de la villosité, une sorte de bouton creux : c'est le *vaisseau chylifère* ; dans l'intervalle de deux digestions, son contenu est transparent et à peu près incolore. La villosité renferme aussi un vaisseau artériel, qui lui apporte le sang rouge nécessaire à sa nutrition, et un ou plusieurs vaisseaux veineux qui emportent le sang noir. Les vaisseaux artériels et veineux sont reliés l'un à l'autre par un système de capillaires qui enveloppent de toutes parts le vaisseau chylifère.

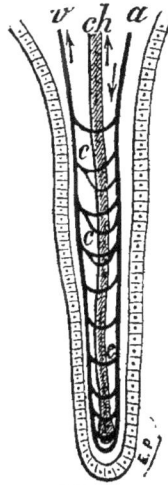

Fig. 262. — Une villosité intestinale.— *a*, artère ; *v.* veine ; *c*, capillaires ; *c h*, vaisseau chylifère.

Les vaisseaux chylifères, venus de différentes villosités intestinales, se jettent les uns dans les autres (*fig.* 263), et se réunissent de proche en proche en vaisseaux plus volumineux, de manière à former, derrière la masse des circonvolutions, un réseau très compliqué. Finalement, ce réseau aboutit à un réservoir commun appelé *citerne de Pecquet* (voir *fig.* 243). De la citerne de Pecquet part un canal, dit *canal thoracique*, qui remonte le long de la colonne vertébrale, traverse le diaphragme et débouche au-dessus du cœur, après avoir formé une sorte de petite crosse, dans la veine sous-clavière gauche. Cette dernière, revenant du bras gauche, se jette dans la veine cave supérieure.

Les petites veines venues des villosités se jettent aussi

les unes dans les autres et constituent de proche en proche des troncs plus volumineux qui contribuent à la formation de la veine porte.

Voies suivies par le chyle. — Lorsque le chyle formé dans l'intestin se trouve en contact avec la villosité intestinale, il en traverse la paroi en vertu du phénomène de l'endosmose et circule de proche en proche jusqu'à l'une des veinules de la villosité ou jusqu'au vaisseau chylifère. S'il suit la première de ces deux voies, le chyle est mélangé au sang des veines intestinales ; il passe ainsi dans la veine porte, puis dans les capillaires du foie, de là dans la veine sus-hépatique, puis dans la veine cave inférieure, qui le porte à l'oreillette droite du cœur. S'il suit la seconde voie, il est porté de proche en proche jusqu'à la veine sous-clavière gauche et de là dans la veine cave supérieure, qui le porte également à l'oreillette droite. Quelle que soit la voie suivie, le chyle absorbé par les villosités est donc incorporé au sang veineux.

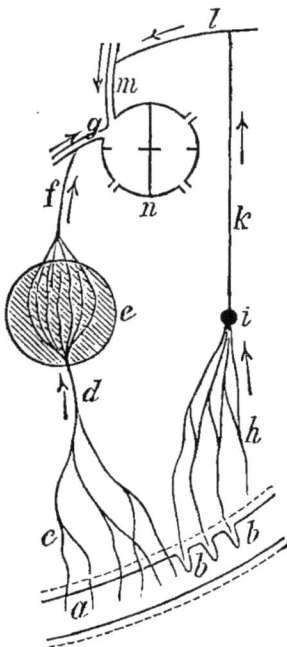

Fig. 263. — Figure théorique représentant les deux voies que suivent les matières absorbées. — *a*, intestin ; *b*, villosités ; *c*, vaisseaux veineux ; *d*, veine porte ; *e*, foie ; *f*, veine sus-hépatique ; *g*, veine cave inférieure ; *h*, vaisseaux chylifères ; *i*, citerne de Pecquet ; *k*, canal thoracique ; *l*, veine sous-clavière gauche ; *m*, veine cave supérieure.

On admet généralement que la partie du chyle absorbée par les capillaires des villosités est formée des éléments solubles, le plus facilement assimilables, tels que la majeure partie du sucre de glucose, les peptones, les sels minéraux. La partie la moins assimilable, formée surtout par les graisses émulsionnées et un peu de sucre de glucose, est absorbée par les vaisseaux chylifères. La présence des matières grasses dans le réseau chylifère de l'intestin, au moment de la digestion, lui communique une couleur tout à fait caractéristique. Incolore et, par suite, difficilement visible chez un animal à jeun, il devient alors très facile de le distinguer : c'est l'observation fortuite des circonvolutions intestinales d'un chien tué en pleine digestion qui a permis à Aselli (1622) de découvrir le réseau chylifère de l'intestin.

Desquamation intestinale. — Il semble que le travail de l'absorption digestive ait pour effet d'user l'épithélium intestinal : au cours de chaque digestion, il se détruit partiellement; les débris de ses cellules mortes sont entraînés avec les excréments, tandis qu'une nouvelle assise de cellules jeunes, prêtes à une nouvelle absorption, vient remplacer les cellules disparues (*desquamation intestinale*).

§ 2. — Assimilation.

Les éléments utiles, qui ont pénétré dans le sang par l'absorption, sont portés par lui aux différents tissus de l'organisme et contribuent à leur nutrition. On appelle *assimilation* le travail élémentaire par lequel chaque cellule prend dans le sang les corps dont elle a besoin pour son développement, opérant une sorte de sélection parmi les substances si diverses qui entrent dans la composition du milieu intérieur. L'assimilation est une fonction très complexe, qu'il est plus facile de définir d'une manière générale que d'analyser dans ses détails; sa définition même montre, d'ailleurs, que sa nature varie à l'infini d'un tissu à l'autre.

§ 3. — Désassimilation et appareil lymphatique.

Définition. — On appelle *désassimilation* le travail élémentaire par lequel chaque cellule restitue au sang les déchets qui proviennent des diverses réactions chimiques dont elle est le siège et qui, en s'accumulant, entraveraient son développement. Une partie de ces déchets est versée immédiatement dans le sang des vaisseaux capillaires et entraînée par la circulation veineuse; une autre partie, qui constitue la *lymphe*, est drainée par un système différent de vaisseaux qui la versent dans le sang en divers points du système veineux : l'ensemble de ces vaisseaux constitue l'*appareil lymphatique*, dont l'étude doit nous occuper maintenant.

Appareil lymphatique. — L'*appareil lymphatique* comprend trois sortes d'organes : 1° les *capillaires lymphatiques*; — 2° les *vaisseaux lymphatiques* proprement dits; — 3° les *ganglions lymphatiques*.

Capillaires lymphatiques. — Les *capillaires lymphatiques* sont, comme l'indique leur nom, des vaisseaux très fins, dont la structure est assez semblable à celle des capillaires sanguins. Leur calibre est de quinze à vingt fois plus grand que celui de ces derniers.

Une question obscure et imparfaitement résolue est celle de l'origine des capillaires lymphatiques. Suivant certaines observations, ils se termineraient en cul-de-sac au milieu des tissus environnants; suivant d'autres, leurs extrémités s'ouvriraient au contraire par des orifices en forme de boutonnières dans les cavités internes des séreuses (*fig.* 264), etc. Il est possible que ces diverses opinions doivent être acceptées et que, suivant les points où on les observe, les extrémités des capillaires lymphatiques se comportent de façons différentes (*fig.* 265).

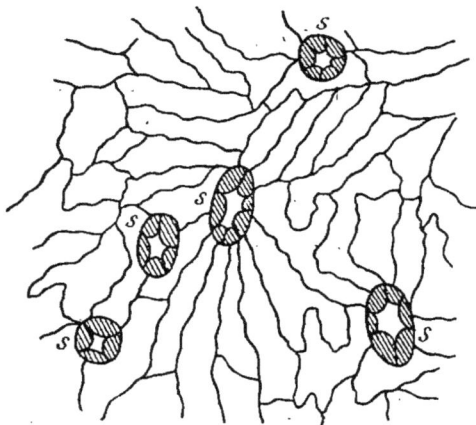

Fig. 264. — Endothélium du péritoine de la Grenouille, vu de face à un fort grossissement. — *s*, boutonnières donnant accès dans des capillaires lymphatiques.

Vaisseaux lymphatiques. — Les capillaires lymphatiques, en se réunissant de proche en proche, consti-

tuent les *vaisseaux lymphatiques* proprement dits, dont la
structure rappelle assez celle
des veines sanguines. Leur
trajet est irrégulier, leur
paroi transparente, leur aspect noueux : ils présentent,
en effet, de distance en distance, des valvules opposées
deux par deux et dirigées de
manière à donner une direction constante à la circulation de la lymphe (*fig*. 266).
On peut distinguer des vaisseaux lymphatiques superficiels, formant un réseau
assez voisin de la peau, et
des vaisseaux profonds.

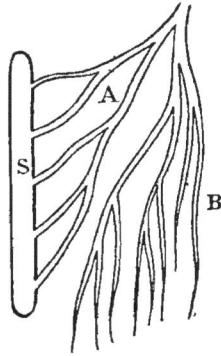

Fig. 265. — Schéma
représentant deux
modes d'origine dif-
férents pour les capil-
laires lymphatiques.
— B, capillaires fer-
més ; A, capillaires
ouverts dans la cavité
d'une séreuse S.

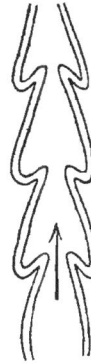

Fig. 266. —
Coupe longi-
tudinale sché-
matique d'une
veine lympha-
tique.

Les vaisseaux lymphati-
ques se réunissent à leur tour en canaux plus volumineux, qui aboutissent en défi-
nitive à deux troncs principaux : la *grande veine lymphatique* et le *canal thoracique*
(*fig*. 267). La *grande veine lymphatique*, dont la longueur ne dépasse pas un à deux centimètres,
réunit tous les vaisseaux lymphatiques du côté droit de la
tête, du cou et du thorax, et
du membre supérieur droit ; elle
se jette dans la veine sous-clavière droite, qui revient du bras
droit. Le *canal thoracique* réunit ceux de la moitié gauche de la tête, du cou, du
thorax, du membre supérieur

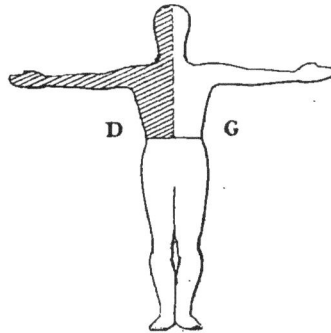

Fig. 267. — Schéma de la répartition des vaisseaux lymphatiques entre les deux troncs
principaux. — D, côté droit du
corps vu de face ; G, côté gauche (la partie couverte de hachures envoie ses vaisseaux
lymphatiques à la grande veine
lymphatique ; la partie laissée
en blanc envoie les siens au
canal thoracique).

gauche, des viscères abdominaux et des deux membres infé-

20

rieurs ; il reçoit, de plus, les vaisseaux chylifères de l'intestin, qui ne sont pas autre chose que des lymphatiques capables de charrier, suivant les circonstances, de la lymphe ou du chyle (de la lymphe dans les intervalles des repas, du chyle au moment de la digestion). Nous avons déjà vu, en étudiant l'appareil de l'absorption, que ce canal se jette dans la veine sous-clavière gauche.

On voit, en définitive, que toute la lymphe se trouve, par deux voies différentes, versée dans la circulation générale.

Ganglions lymphatiques. — Les *ganglions lymphatiques* sont de petites masses arrondies, mamelonnées, blanchâtres, disposées de distance en distance sur le trajet des vaisseaux lymphatiques et dont le volume varie entre celui d'une tête d'épingle et celui d'un haricot ; on en trouve dans toutes les parties de l'organisme, mais plus spécialement sur certains points, comme l'aisselle, le pli de l'aîne, le cou, etc., où on les sent rouler sous les doigts ; le vulgaire les désigne improprement du nom de « glandes ». L'hypertrophie des ganglions caractérise un état particulier, qu'on appelle *état lymphatique* ou *lymphatisme*, et qui est dû à une production exagérée de lymphe.

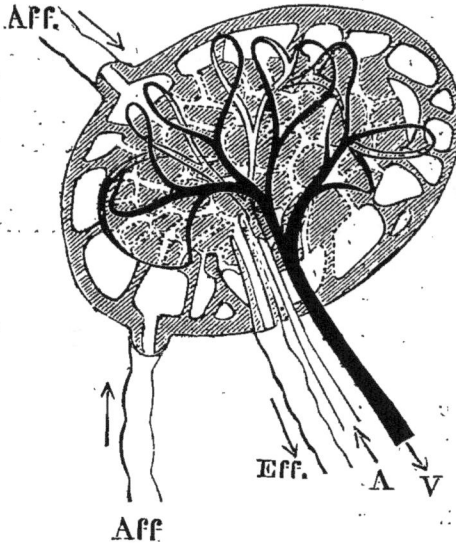

Fig. 268. — Coupe schématique d'un ganglion lymphatique. — Aff. vaisseaux lymphatiques afférents ; Eff. vaisseau lymphatique efférent ; A, artère ; V, veine.

Chaque ganglion (*fig.* 268) est enveloppé extérieurement par une sorte de capsule fibreuse à la surface de laquelle on remarque une région déprimée appelée le *hile*. En différents points de la surface arrivent des vaisseaux lymphatiques qui apportent de la lymphe aux ganglions (*vaisseaux afférents*). Du hile se détache le vaisseau, ordinairement unique, qui entraîne la lymphe loin du ganglion (*vaisseau efférent*). C'est aussi par le hile que pénètrent dans le ganglion l'artère, la veine et les filets nerveux qui desservent cet organe.

La capsule fibreuse qui enveloppe extérieurement le ganglion envoie vers l'intérieur des cloisons qui s'anastomosent au voisinage du centre et décomposent l'organe en un système compliqué de loges d'inégales dimensions : vers la périphérie sont les *alvéoles*, limitées par les cloisons initiales ; vers le centre sont les *cavernes*, limitées par leurs multiples anastomoses ; alvéoles et cavernes sont décomposées à leur tour par un fin réseau conjonctif. Les cavités internes du ganglion sont occupées par un tissu mou et massif (*tissu lymphatique*) qui forme dans les alvéoles des saillies arrondies et dilatées (*follicules*), dans les cavernes des cordons anastomosés (*cordons folliculaires*). Dans les espaces séparant le tissu lymphatique des parois qui l'enveloppent, les ramifications béantes des vaisseaux afférents versent la lymphe. Celle-ci, après avoir circulé lentement dans le ganglion, est reprise d'autre part par les racines béantes du vaisseau efférent.

Dans l'épaisseur de la muqueuse intestinale sont logés de petits ganglions lymphatiques, de forme arrondie, qu'on appelle *follicules clos* ; ils sont tantôt isolés, tantôt réunis, comme dans l'iléon, en amas elliptiques, visibles à l'œil nu, qu'on appelle *plaques de Peyer*, et qui sont le siège d'une inflammation spéciale dans la fièvre typhoïde.

Lymphe. — La *lymphe* est un liquide transparent, à peu près incolore ou faiblement teinté de jaune, qu'on peut définir brièvement en disant qu'il ne diffère guère du sang que par l'absence de globules rouges : c'est, en quelque sorte, du sang réduit au plasma et aux leucocytes ; mais le plasma de la lymphe est chargé des déchets qui résultent du travail de la désassimilation. Comme le sang, la lymphe, au sortir des vaisseaux, est soumise au phénomène de la *coagulation* : il se forme lentement une gelée incolore et transparente dans laquelle une petite quantité de fibrine solidifiée emprisonne les leucocytes. L'organisme renferme normalement plus de lymphe que de sang : le poids total de la lymphe est au moins égal au quart du poids du corps. La lymphe n'est pas autre chose, en réalité, qu'une partie du plasma sanguin qui filtre à travers les parois des capillaires sanguins et, après avoir recueilli les déchets des tissus, est reprise par les capillaires lymphatiques. On peut encore comparer la lymphe au chyle, dont elle diffère surtout par l'absence de globules graisseux.

Rôle des ganglions. — Si on prélève un peu de la lymphe qui circule dans les vaisseaux afférents d'un ganglion, puis un peu de celle qui circule dans le vaisseau efférent, on observe que la seconde diffère de la première par la présence d'un plus grand nombre de leucocytes. Cette différence constante permet de conclure que les ganglions lymphatiques sont des lieux de formation de leucocytes nouveaux. En circulant dans les mailles du réseau conjonctif qui forme, pour ainsi dire, le squelette du ganglion, la lymphe entraîne quelques-unes des cellules, en voie de multiplication incessante, qui constituent le tissu lymphatique ou qui forment le revêtement interne des loges du ganglion[1] : ces cellules détachées forment dans la lymphe du vaisseau efférent autant de leucocytes nouveaux.

§ 4. — Sécrétion.

Définition. — On appelle *sécrétion*[2] la fonction par laquelle certains organes, appelés *glandes*, extraient du sang des éléments tantôt inutiles ou même nuisibles à l'organisme, et destinés à être rejetés au dehors, tantôt utilisés pour d'autres fonctions (la digestion par exemple).

---

1. Tous les auteurs ne s'accordent pas sur le lieu exact de production des leucocytes nouveaux.
2. Du latin *secernere, secretum*, choisir.

Structure fondamentale d'une glande. — Une glande peut être considérée, d'une manière générale, comme formée par un repli d'un épithélium simple, soutenu extérieurement par une membrane conjonctive de faible épaisseur et dans laquelle il est souvent difficile de retrouver la trace des cellules qui ont contribué à la former (*fig. 269*); le repli épithélial est

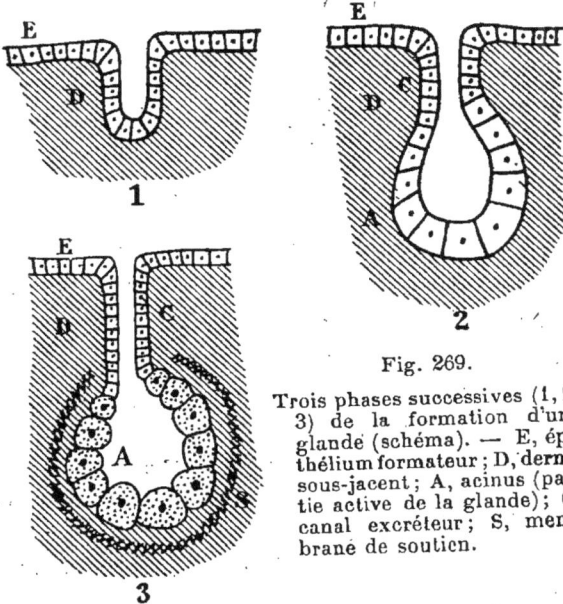

Fig. 269.

Trois phases successives (1, 2, 3) de la formation d'une glande (schéma). — E, épithélium formateur; D, derme sous-jacent; A, acinus (partie active de la glande); C, canal excréteur; S, membrane de soutien.

étroitement emprisonné par un réseau capillaire qui communique, d'une part, avec un vaisseau afférent apportant le sang nécessaire à la sécrétion (une artère) et, d'autre part, avec un ou plusieurs vaisseaux efférents emportant le sang qui a servi à la sécrétion (une ou plusieurs veines). Si on ajoute à ces éléments les filets nerveux vaso-moteurs qui se distribuent dans les vaisseaux sanguins, on aura une idée suffisante de la constitution théorique d'une glande (*fig. 270*). A travers les

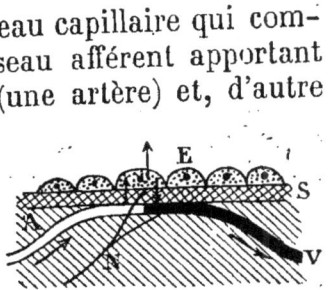

Fig. 270. — Constitution théorique d'une glande (schéma). — E, épithélium; S, membrane de soutien; A, artériole; V, veinule; N, filet nerveux.

fines membranes des vaisseaux capillaires, le sang abandonne aux cellules épithéliales de la glande les substances nécessaires à l'élaboration des produits de sécrétion.

Diverses sortes de glandes. — D'après leur

20.

forme, on distingue parmi les glandes différents groupes :
1° les *glandes en tube,* les unes simples comme les glandes
de Lieberkühn de l'intestin grêle, les autres ramifiées
comme certains follicules gastriques ; — 2° les *glandes en
grappe,* comme les glandes salivaires, le pancréas, etc.
Quelle que soit la disposition interne de la glande (en tube,
en grappe, etc.), chacun des éléments qui la constituent présente à peu près la structure fondamentale qui vient d'être
décrite.

Si on étudie les glandes au point de vue de leur distribution dans l'organisme humain, on peut distinguer :
1° celles qui sont annexées à la peau, comme les glandes
sudoripares, productrices de la sueur ; — 2° celles qui sont
annexées aux muqueuses, comme les glandes salivaires,
le pancréas, etc.

Divers types de sécrétion. — Quant au mécanisme
physiologique de la sécrétion, il peut être ramené à trois
types principaux.

Dans certaines glandes, le sang laisse simplement filtrer,
à travers les parois des capillaires sanguins et l'épithélium
glandulaire, des substances qu'il contient déjà toutes formées. Les cellules épithéliales ont alors un rôle purement
passif dans la sécrétion. C'est ce qui arrive, par exemple,
dans le *rein,* organe producteur de l'urine. Les substances
extraites du sang par ce mécanisme sont généralement des
substances de rebut, nuisibles à l'organisme ou, comme
on dit encore, *excrémentitielles.* Ce type de sécrétion est
souvent désigné du nom d'*excrétion.*

Dans d'autres glandes on voit, au moment de la sécrétion, les cellules épithéliales changer d'aspect : elles se
gonflent, prennent une forme arrondie ; il semble qu'elles
soient le siège d'un travail physiologique intense ; quand
la sécrétion a pris fin, elles reviennent à leur forme et à
leur aspect primitifs. Dans ce cas, l'épithélium glandulaire
n'est pas purement passif : il fait subir une élaboration
spéciale aux substances que le sang lui abandonne, et ce
sont des substances entièrement nouvelles que la glande

produit. C'est ce qui arrive dans les glandes gastriques, dans les glandes salivaires parotides, dans le pancréas, etc.

Dans un dernier type de glandes, les cellules épithéliales ne se contentent pas du rôle actif qui vient d'être signalé : après avoir pris part au travail chimique de la sécrétion, elles se détruisent et leurs débris sont entraînés avec le produit sécrété. Au fur et à mesure qu'elles se détruisent ainsi, elles sont remplacées par des cellules nouvelles, capables de reprendre le même rôle (*fig.* 271). Parmi les glandes qui sont le siège d'une semblable *fonte épithéliale*, on peut citer : les *glandes mammaires*, productrices du lait; les *glandes sébacées*, petites glandes de la peau; les glandes salivaires sous-maxillaires et sublinguales, etc.

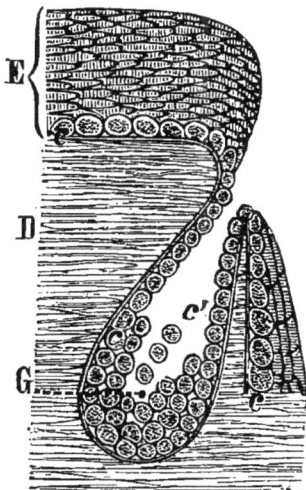

Fig. 271. — Schéma du fonctionnement d'une glande sébacée. — E, épiderme; D, derme; G, glande; c, cellules de l'assise épidermique la plus profonde, qui participe à la formation de la glande; c', cellules provenant de cette assise et tombées dans la cavité glandulaire.

Les glandes dont la sécrétion répond aux deux derniers types produisent généralement des substances utilisées pour d'autres fonctions ou, comme on dit encore, *récrémentitielles*.

Influence du système nerveux sur la sécrétion. — C'est par l'intermédiaire des nerfs vaso-moteurs que le système nerveux fait sentir son action sur les glandes. L'influx nerveux transporté par les nerfs vaso-constricteurs a pour effet de contracter les petites artères qui se rendent à la glande, de diminuer l'afflux sanguin et, par suite, de ralentir la sécrétion. L'action des nerfs vaso-dilatateurs est inverse; elle a pour effet de dilater les petites artères, d'augmenter l'afflux sanguin et, par conséquent, d'activer la sécrétion.

Urination. — Le principal exemple d'excrétion est l'*urination* ou production de l'urine.

Appareil urinaire. — *L'appareil urinaire* (*fig.* 272) comprend : les deux *reins*, appelés vulgairement *rognons* chez les animaux, et dans lesquels se forme l'urine ; — les deux *uretères*, par lesquelles s'écoule l'urine formée continuellement dans les reins ; — la *vessie*, réservoir dans lequel s'accumule cette urine ; — l'*urèthre*, canal unique par lequel s'écoule de temps en temps l'urine accumulée dans la vessie.

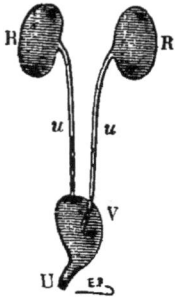

Fig. 272. — L'appareil urinaire. R, reins ; *u*, uretères ; V, vessie ; U, urèthre.

Rein. — Les *reins* sont situés dans l'abdomen, à quelque distance du diaphragme, derrière la masse de l'intestin et en dehors du péritoine. Ils sont disposés symétriquement de part et d'autre du plan général de symétrie du corps humain. Ils présentent à peu près la forme de deux haricots qui se regarderaient par leurs bords concaves. Le centre de la dépression qui correspond au bord concave de chaque rein est le *hile*. C'est du hile que se détache l'uretère. Le rein est surmonté et comme coiffé par un organe dont le rôle est problématique, la *capsule surrénale*.

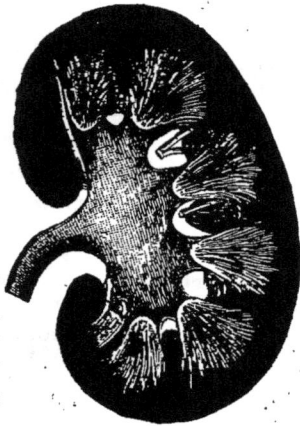

Fig. 273. — Un rein coupé suivant son plan de symétrie.

Le rein, dont le poids moyen est d'environ 160 grammes, est enveloppé extérieurement par une sorte de capsule fibreuse. Son tissu propre peut être décomposé en deux régions : à l'extérieur, la *région corticale*, dont la substance est granuleuse ; — à l'intérieur, la *région médullaire*, dont la substance est sillonnée de stries qui rayonnent à partir du hile. La partie de l'organe la plus voisine du hile est occupée par une cavité appelée *bassinet*, qui n'est pas autre chose que l'origine de l'uretère. Du côté du bassinet, la substance médullaire se termine par des prolongements de forme à

peu près conique, au nombre de dix à quinze, appelés *pyramides de Malpighi*. Le sommet ou *papille* de chaque pyramide est coiffé par une portion de l'enveloppe propre du
bassinet qui forme une sorte de coupe appelée *calice*
(*fig.* 273).

La papille, qui forme le sommet de chaque pyramide,
porte un certain nombre d'orifices (de dix à vingt) auxquels
correspondent autant d'orifices percés dans la paroi du bassinet. De chaque orifice se détache un canal, appelé *tube
urinifère,* qui pénètre à l'intérieur de la substance médullaire et ne tarde pas à s'y ramifier. Chacune de ces ramifications (*canal de Bellini*) se dirige en ligne droite vers la
substance corticale; arrivé à peu près à la limite de séparation entre la substance mé-
dullaire et la substance corticale, le canal de Bellini se
recourbe longuement et décrit
une sorte d'S dont la seconde
courbure porte le nom d'*anse
de Henle*, puis le tube reprend
sa direction rectiligne et, sous
le nom de *tube de Ferrein*,
vient se terminer à l'intérieur
de la substance corticale dans
un corpuscule microscopique
(200 μ environ de diamètre),
de couleur rouge, appelé *corpuscule de Malpighi* (*fig.* 274).
Dans presque toute son étendue, le tube urinifère est

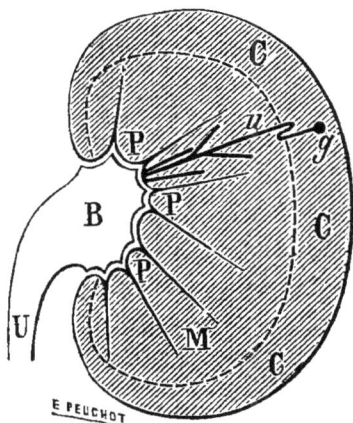

Fig. 274. — Coupe longitudinale du
rein. — C, substance corticale ;
M, substance médullaire ; P, pyramides ; B, bassinet ; U, uretère ;
u, tube urinifère ; g, corpuscule
de Malpighi.

tapissé intérieurement par un épithélium dont les cellules
sont aplaties, serrées les unes contre les autres et transparentes ; au niveau du tube de Ferrein et d'une partie de
l'anse de Henle, les cellules épithéliales prennent un aspect
différent : elles sont épaisses, arrondies et granuleuses. Une
coupe longitudinale d'un corpuscule de Malpighi (*fig.* 275)
montre qu'il est constitué, dans sa partie extérieure, par

deux feuillets emboîtés l'un dans l'autre, à la façon de deux sacs qui se souderaient l'un à l'autre au niveau de leur ouverture commune : chacun de ces feuillets est tapissé intérieurement par le prolongement de l'épithélium du tube de Ferrein ; entre eux est intercalé un espace qui est le prolongement de la cavité du tube. Cet ensemble a reçu le nom de *capsule de Bowmann*. On peut se rendre compte de la constitution de la capsule de Bowmann en la comparant à un ballon à parois flasques qui terminerait le tube urinifère et dont on aurait fait rentrer une des moitiés dans l'autre par une pression exercée à sa surface.

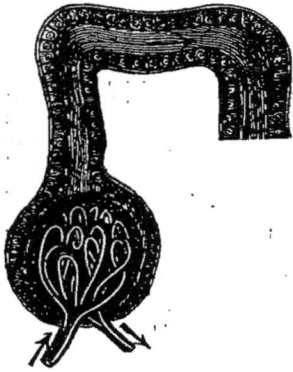

Fig. 275. — Coupe très grossie d'un corpuscule de Malpighi.

Le rein reçoit deux vaisseaux sanguins principaux : une artère venue de l'aorte, l'*artère rénale*, et une veine aboutissant à la veine cave inférieure, la *veine rénale* ; leurs ramifications sont mises en rapport par un système complexe de capillaires.

Après avoir pénétré dans le rein au niveau du hile, chacun de ces vaisseaux (l'artère et la veine rénales) s'y divise en quelques branches principales qui se dirigent vers la substance corticale. Après avoir contracté des anastomoses nombreuses et disposées suivant une loi très régulière, ces branches pénètrent dans la substance corticale et se divisent en rameaux nombreux. Si on suit chacune des dernières ramifications de l'artère rénale, on voit qu'elle aboutit à une capsule de Bowmann ; elle pénètre dans la concavité de la coupe et s'y divise en un certain nombre d'anses capillaires pelotonnées les unes sur les autres et dont l'ensemble a reçu le nom de *glomérule*. Les anses capillaires se réunissent de nouveau en une veinule qui sort du glomérule, au voisinage de l'artère. Cette veinule se dirige vers l'anse de Henle, puis se ramifie à la surface de cette dernière et y forme un second réseau capillaire auquel succède une nouvelle veinule. Cette dernière se réunit avec d'autres veinules d'origine semblable, et les veines ainsi formées, suivant à peu près le même trajet que les tubes urinifères, s'unissent de proche en proche en un tronc commun qui est la veine rénale. On voit donc que chaque anse de Henle reçoit une sorte de système porte microscopique qui reproduit en petit la disposition de la veine porte dans le foie (*fig.* 276).

Vessie. — La *vessie* est une poche en forme de poire, placée à la partie inférieure de l'abdomen, au-dessous de la masse intestinale, et dont la pointe, tournée en bas, porte l'ouverture de l'urèthre.

Les deux uretères viennent s'ouvrir dans la vessie, à la face postérieure de cette poche et en traversant obliquement ses parois (*fig. 277*). Grâce à cette disposition, la pression exercée par l'urine sur les parois de la vessie a pour effet d'appliquer l'une contre l'autre les deux faces opposées de chaque uretère et de fermer ainsi ce canal, ce qui empêche l'urine de refluer vers les reins.

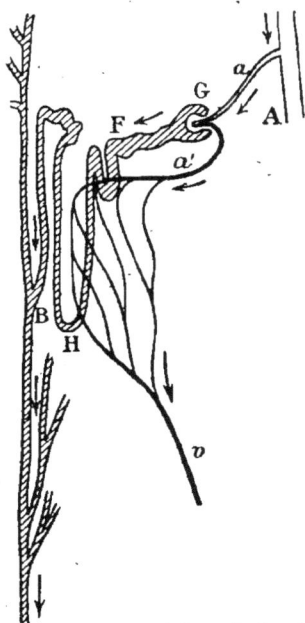

Fig. 276. — Schéma de la circulation du sang dans le rein. — G, capsule de Bowmann ; F, tube de Ferrein ; H, anse de Henle ; B, tube de Bellini ; A, artère afférente ; *a*, artériole qui va former le glomérule ; *a'*, veinule qui lui succède et va former le réseau capillaire de l'anse de Henle ; *v*, veine tributaire de la veine rénale.

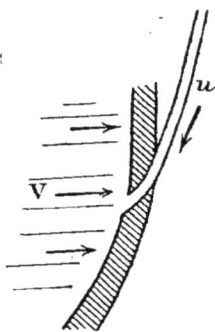

Fig. 277. — Coupe à travers la paroi de la vessie au niveau de la pénétration de l'uretère. — V, vessie ; *u*, uretère.

Les parois de la vessie contiennent des fibres musculaires lisses, dont la contraction est soustraite à l'action de la volonté. Un sphincter, formé de fibres lisses, entoure le *col de la vessie*, ouverture d'entrée de l'urèthre.

La vessie se remplit peu à peu de l'urine formée continuellement dans les reins ; quand elle est pleine, la sensation vague due à cet état est le point de départ d'un réflexe aboutissant au relâchement du sphincter uréthral et à la contraction des fibres lisses de la vessie, qui expulse son contenu.

Urine. — L'*urine* est un liquide ayant à peu près la consistance de l'eau, transparent, coloré plus ou moins fortement en jaune et de réaction acide. Les reins en produisent, à l'état normal, de 1200 à 1500 grammes par jour.

Elle est formée en majeure partie d'eau (environ $\frac{9}{10}$ en poids); on voit diminuer en été la proportion d'eau renfermée dans l'urine, qui présente alors une coloration plus foncée.

Les principaux produits que l'eau tient en dissolution dans l'urine sont des substances azotées provenant du travail des organes et qu'on peut qualifier de *déchets organiques*.

La plus importante de ces substances est l'*urée*. Sa formule chimique est CH^4OAz^2; on peut y retrouver les éléments de la formule du cyanate d'ammoniaque. On peut extraire l'urée de l'urine et la faire cristalliser en aiguilles soyeuses d'un blanc éclatant (*fig.* 278). L'urine, abandonnée à l'air et à une température modérée, entre en fermentation et dégage des vapeurs ammoniacales : la décomposition de l'urée

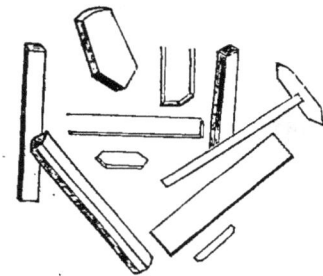

Fig. 278. — Cristaux d'urée.

par la bactérie qui est l'agent de cette fermentation fournit en effet du carbonate d'ammoniaque. L'organisme humain produit environ 25 grammes d'urée par 24 heures.

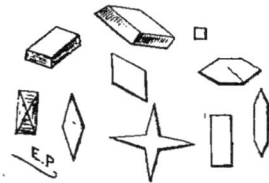

Fig. 279. — Cristaux d'acide urique.

L'urine renferme aussi de l'*acide urique* (*fig.* 279), soit libre, soit combiné à des bases de manière à former des *urates*. Quand l'acide urique ou ses combinaisons existent en proportion trop forte dans l'urine, ils forment des concrétions solides, appelées *calculs urinaires*, soit dans les tubes urinifères et les uretères, où leur présence provoque de vives douleurs (*coliques néphrétiques*), soit dans la vessie, où ils peuvent atteindre des dimensions beaucoup plus grandes et produisent la maladie connue vulgairement sous le nom de « pierre ». L'acide urique, comme toutes les substances contenues dans l'urine, existe tout formé dans le sang; quand l'organisme en contient un excès, il peut s'accumuler sous forme de concrétions sur les points les plus divers et en particulier dans les articulations; il provoque alors la *goutte*. L'acide urique est peu soluble dans l'eau; c'est une substance blanche et friable, très abondante dans l'urine des Oiseaux, qui lui doit son aspect particulier; l'urine des Serpents, qui est solide, est formée presque uniquement d'acide urique. Chez les Mammifères herbivores, le Cheval par exemple, l'acide urique est remplacé par un composé un peu différent, appelé *acide hippurique*; ce caractère tient uniquement à la différence de régime alimentaire : si, en effet, on soumet un mammifère herbivore à l'inanition, il se nourrit aux dépens de sa propre substance, c'est-à-dire qu'il devient, en quelque sorte, carnivore et l'acide hippurique est remplacé dans son urine par de l'acide urique.

L'urine renferme encore de la créatine, de la créatinine, substances azotées, et des sels minéraux, par exemple du chlorure de sodium, du sulfate et du phosphate acides de sodium et de magnésium, etc.

Parmi les produits que l'urine ne renferme pas normalement, mais qu'elle peut renfermer dans certains cas pathologiques, il faut citer surtout le sucre et l'albumine. Quand l'urine renferme du sucre (c'est toujours du sucre de glucose), on dit qu'il y a *glucosurie*. Cet état, qui caractérise souvent le diabète, peut être reconnu à l'aide de la liqueur de Fehling. Quand l'urine renferme de l'albumine, on dit qu'il y a *albuminurie* : on reconnaît cet état en soumettant l'urine à l'action de la chaleur, qui coagule l'albumine, et en constatant que le précipité ne se dissout pas dans l'acide acétique.

Tous les produits, normaux ou anormaux, que renferme l'urine, sont préformés dans le plasma sanguin, d'où on pourrait les extraire chimiquement.

Mécanisme intime de l'urination. — On distingue généralement deux phases dans le mécanisme intime de l'urination. Au niveau du glomérule, le sang laisse filtrer par exosmose une partie de l'eau qu'il contient. L'urine incomplète, ainsi formée, s'écoule par le tube de Ferrein et l'anse de Henle ; elle subit de la part de l'épithélium granuleux de ces régions une nouvelle élaboration dont le résultat est de lui fournir de l'urée, de l'acide urique, des sels minéraux, etc.

D'après quelques auteurs, les deux phases seraient bien différentes : le sang laisserait filtrer au niveau du glomérule, non seulement tout ce qui est nécessaire à la formation de l'urine, mais aussi de l'albumine ; cette albumine serait ensuite reprise ou, comme on dit, résorbée par l'épithélium transparent du tube urinifère ; il y aurait albuminurie toutes les fois que l'anse de Henle cesserait de résorber l'albumine.

Qu'on accepte l'une ou l'autre de ces deux théories, la décomposition de la sécrétion urinaire en deux phases successives est rendue vraisemblable par l'existence de deux systèmes capillaires distincts, affectés l'un au glomérule, l'autre à l'anse de Henle.

Sudorification. — La *sudorification* doit être rattachée à l'urination.

Les *glandes sudoripares* (voir *fig.* 130, p. 162) sont répandues dans toute l'étendue de la peau et plus spécialement sur certains points. Ce sont des glandes en tube contourné. Le canal excréteur de chacune d'elles, commençant à la surface de la peau, traverse en droite ligne toute l'épaisseur de l'épiderme, puis pénètre dans le derme, s'y pelotonne sur lui-même de manière à former une sorte de boule microscopique appelée *glomérule*, et se termine par une extrémité fermée en doigt de gant. La partie profonde de la glande sudoripare est enveloppée par un riche réseau de vaisseaux capillaires qui lui apportent le sang nécessaire à l'élaboration de la *sueur*.

La *sueur* est un liquide très riche en eau, renfermant des sels minéraux (par exemple du chlorure de sodium), des acides organiques (par exemple de l'acide formique), enfin (ce qui doit surtout nous frapper) un peu d'urée. En un mot, la composition de la sueur est très analogue à celle de l'urine ; c'est une sorte d'urine très diluée. On peut donc considérer la sudorification comme le complément de l'urination ; cela est si vrai que les intensités de ces deux fonctions varient en raison inverse l'une de l'autre : en été l'urination diminue pendant que la sudorification augmente.

Autres sécrétions de la peau. — Il faut citer, à côté des glandes sudoripares, les *glandes sébacées* (*fig.* 280). On en observe deux à la base de chaque poil : ce sont des glandes en grappe microscopiques, qui sécrètent un liquide épais et gras (*sebum*) dont la présence a pour effet de lubréfier le poil et de l'empêcher de se mouiller ; cette matière forme, en même temps, pour la peau, une sorte de vernis protecteur qui l'empêche de se durcir et de se gercer.

Les *glandes cérumineuses,* qui produisent le *cérumen* du conduit auditif externe, peuvent être rapprochées des glandes sébacées.

Les *glandes mammaires* sont encore des glandes en grappe, mais beaucoup plus volumineuses que les glandes sébacées, dont le mécanisme de leur sécrétion les rapproche tout à fait. Le produit de leur activité, le *lait*, est, comme nous l'avons vu, une sorte d'émulsion naturelle qui constitue un aliment complet.

Fig. 280. — Coupe de la peau du Chien. — *a*, épiderme ; *b*, derme ; *c*, poil ; *d*, sa racine ; *e*, petits vaisseaux qui nourrissent la base du poil ; *f*, glandes sébacées ; *g*, glande sudoripare.

Bilan nutritif de l'organisme. — Par la digestion et par la respiration, l'organisme répare les pertes qu'il éprouve sans cesse. C'est le sang, *milieu intérieur*, qui porte jusqu'aux éléments anatomiques des tissus les produits utiles de la digestion et de la respiration ; c'est lui aussi qui enlève aux tissus leurs déchets, inutiles ou nuisibles, pour les porter jusqu'aux organes d'excrétion, chargés de les expulser au dehors. Le tableau suivant fera mieux comprendre ce rôle d'intermédiaire que joue

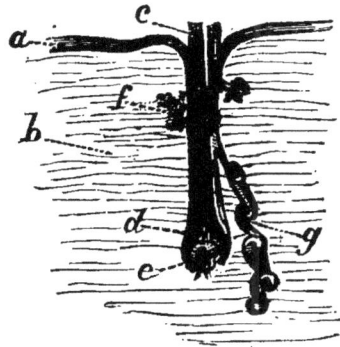

le sang entre le milieu extérieur et les éléments anatomiques.

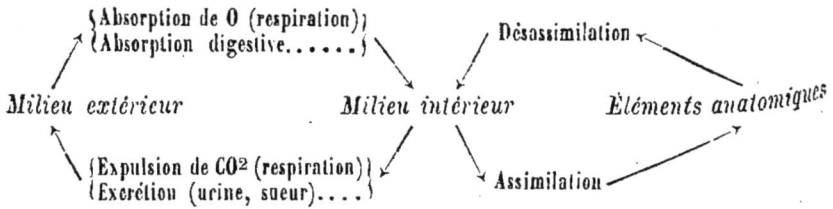

Il permettra, en même temps, d'embrasser d'un seul
coup d'œil les gains et les pertes dont l'ensemble forme le
bilan nutritif de l'organisme.

§ 5. — Glandes vasculaires sanguines.

La rate. — La *rate* est un organe peu volumineux
(200 grammes environ), de couleur rouge lie de vin, placé
à gauche de l'estomac; il présente une surface convexe
vers la gauche, concave du côté de l'estomac : c'est de ce
côté que se trouve une dépression profonde, appelée le *hile*,
au centre de laquelle pénètrent dans la rate les vaisseaux
sanguins et lymphatiques et les nerfs qui desservent cet
organe. L'*artère splénique*, qui apporte le sang rouge à la
rate, est une branche du tronc cœliaque; la *veine splénique*,
qui emporte le sang ayant circulé dans la rate, contribue
à la formation de la veine porte. L'artère et la veine splé-
niques ont un calibre énorme si on les compare au petit
volume de la rate.

La rate est enveloppée extérieurement par une membrane
résistante, de nature conjonctive, qu'on appelle la *capsule
de Malpighi*. Cette membrane envoie vers l'intérieur de l'organe des cloisons ou *travées*, irrégulièrement ramifiées, qui
forment ce qu'on pourrait appeler la charpente de la rate et
la décomposent intérieurement en un système de loges ou
aréoles. Ces loges sont remplies par une sorte de bouillie
rougeâtre qu'on appelle la *pulpe* ou *boue splénique* et dans
laquelle on distingue au microscope un grand nombre de

cellules arrondies qui rappellent, par leurs formes, les cellules lymphatiques jeunes. Sur le trajet des artérioles on aperçoit, de distance en distance, des corpuscules arrondis,

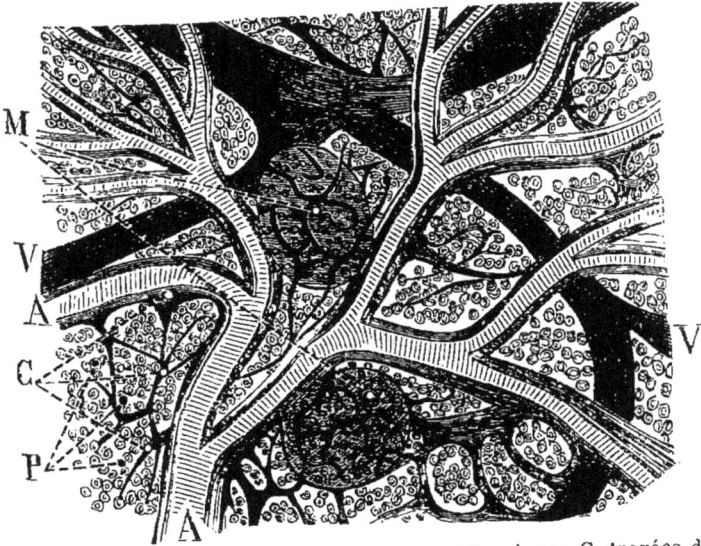

Fig. 281. — Structure de la rate. — A, artères; V, veines; C, travées de tissu conjonctif; P, pulpe splénique; M, corpuscules de Malpighi.

de 1 à 2 dixièmes de millimètre de diamètre, dits *corpuscules de Malpighi*, que l'étude microscopique permet d'assimiler aux follicules clos de l'intestin, c'est-à-dire à une variété spéciale de ganglions lymphatiques. Les terminaisons des artérioles s'ouvrent dans des cavités tortueuses et irrégulières qui occupent la position des capillaires et dans lesquelles des cellules arrondies de la pulpe splénique se détachent sans cesse et sont entraînées par le courant sanguin.

Quelles sont les fonctions de la rate? C'est une question à laquelle il est difficile, même actuellement, de fournir une réponse complète.

L'ablation totale de la rate n'entraîne pas de désordres graves, ce qui ne veut pas dire que la rate n'ait aucun rôle, mais qu'elle peut être suppléée, dans ses fonctions, par d'autres organes.

D'après de nombreux auteurs, qui ont relevé dans la veine splénique une proportion plus forte d'hématies que dans l'artère splénique et qui ont observé, dans la pulpe, des globules rouges imparfaitement développés, la rate serait le lieu de formation des globules rouges : ce serait un organe *hématopoïétique*.

Quelques observateurs ont vu dans la pulpe splénique des leucocytes légèrement teintés de rouge par de l'hémoglobine qui en imprégnerait le protoplasme ; ils en ont conclu que la formation des globules rouges nouveaux serait due à une transformation des leucocytes qui aurait son siège dans la rate. Mais leur observation, exacte en soi, réclame une tout autre interprétation : les globules blancs, grâce à leurs mouvements amiboïdes, incorporent parfois des globules rouges et les digèrent, d'où les traces d'hémoglobine qu'ils peuvent contenir.

Ce sont, selon toute vraisemblance, les cellules arrondies de la pulpe splénique qui, entraînées par le sang, se chargent d'hémoglobine et évoluent en globules rouges.

Comme on observe, de plus, dans la pulpe splénique des débris de globules rouges en voie de destruction, on s'accorde généralement aussi pour admettre que la rate est l'organe dans lequel se décomposent les globules rouges usés par une longue existence : les produits de décomposition de l'hémoglobine seraient portés par la veine splénique et la veine porte au foie, dans lequel ils sont éliminés, comme on le sait, sous la forme de bilirubine et de biliverdine.

La moelle rouge des os, très riche en vaisseaux sanguins, est essentiellement constituée par des cellules arrondies, dont l'aspect rappelle celui des cellules lymphatiques jeunes ou encore des cellules arrondies de la pulpe splénique. Les cellules de la moelle rouge se multiplient abondamment ; puis certaines d'entre elles élaborent de l'hémoglobine : toute la cellule ou des fragments seulement de la cellule deviennent libres et évoluent en globules rouges. La moelle rouge des os semble donc partager la fonction hématopoïétique de la rate.

On voit, en résumé, que les leucocytes se forment dans les ganglions lymphatiques et gardent, une fois formés, la faculté de se diviser et de se multiplier ; quant aux globules rouges, ils se formeraient dans la rate et la moelle rouge des os ; mais, une fois entraînés par les vaisseaux sanguins, ils deviennent incapables de se multiplier : ce sont des éléments adultes, même vieux.

Les glandes vasculaires sanguines. — La rate appartient à une catégorie plus générale d'organes qui, par leur aspect extérieur, ressemblent aux glandes, mais qui ne possèdent pas de canaux excréteurs pour entraîner au dehors d'eux les liquides qu'ils peuvent élaborer : ce sont des *glandes closes*. Comme ces organes sont toujours parcourus par un riche réseau de vaisseaux sanguins, on les réunit aussi sous le terme général de *glandes vasculaires sanguines*. A cette catégorie appartiennent : les *amygdales*, le *corps pituitaire*, le *corps thyroïde*, le *thymus*, les *capsules surrénales*.

Les amygdales. — Le rôle spécial des *amygdales* est peu connu. On peut les supprimer, en totalité ou en partie, sans que l'organisme paraisse en souffrir. Leur développement exagéré peut être, au contraire, une cause de gêne et, dans la diphtérie, elles peuvent être le siège de la formation de ces fausses membranes qui s'étendent de proche en proche aux voies respiratoires et jusqu'à la trachée-artère.

Le corps pituitaire. — Le *corps pituitaire*, ou *hypophyse*, a été signalé à la face inférieure de l'encéphale, à propos de la description du système nerveux (voir p. 183); on ignore ses fonctions spéciales.

Le corps thyroïde. — Le *corps thyroïde* (*fig.* 282) est placé comme l'indique son nom, au devant du cartilage thyroïde. Sa forme est à peu près celle d'un croissant qui embrasse, par sa concavité, le larynx et les premiers anneaux de la trachée. Il est généralement peu volumineux (30 gr. environ); c'est un développement exagéré du corps thyroïde qui produit l'infirmité connue sous le nom de *goître*. Le corps thyroïde est composé d'une série de grains, qui peuvent se creuser d'une cavité remplie de liquide; il provient de bourgeons épithéliaux, qui dérivent du pharynx, se ramifient à la manière d'une glande en grappe et finissent par se séparer complètement de leur région d'origine.

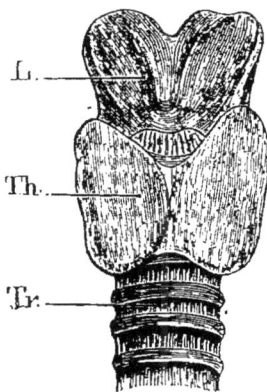

Fig. 282. — L, larynx ; Tr, trachée-artère; Th, corps thyroïde.

L'atrophie du corps thyroïde amène un dépérissement qui indique une altération profonde de la nutrition : le derme s'engorge d'une sérosité épaisse comme du mucus. L'ablation du goître entraîne de même de graves désordres, consistant en troubles de la nutrition, arrêt de la croissance quand elle n'est pas terminée, et affaiblissement des facultés cérébrales ; la mort survient enfin, au milieu de vertiges et de convulsions. De ces observations on peut conclure que le corps thyroïde joue un rôle important dans les actes de la nutrition générale : il est probable que, par l'effet d'une sorte de *sécrétion interne*, il modifie ou détruit certaines substances qui résultent du fonctionnement des organes, ou bien qu'il élabore des principes qui passent dans le sang et lui impriment des transformations importantes ; que cette fonction soit supprimée, et l'organisme subit une sorte d'empoisonnement.

Le thymus. — Le *thymus* est placé au-dessus de la trachée-artère chez l'enfant ; il est encore très volumineux au moment de la naissance, puis se réduit progressivement et finit par disparaître complètement. C'est le thymus qui constitue chez le bœuf jeune le corps connu sous le nom de *riz de veau*, qui lui vient de son aspect granuleux.

Les capsules surrénales. — Les *capsules surrénales* (*fig.* 283) sont placées, comme l'indique leur nom, sur les deux reins, qu'elles semblent coiffer. Leur structure est à peu près la même que celle des organes précédents ; leur partie extérieure est ferme et jaunâtre, leur partie interne molle et brun marron. Leur ablation amène des troubles nerveux graves, dus à l'accumulation d'un poison qui produit des effets comparables à ceux du curare ; on peut donc admettre que les capsules surrénales, comme le corps thyroïde, ont pour rôle de détruire un poison produit, durant la vie, par le fonctionnement des organes.

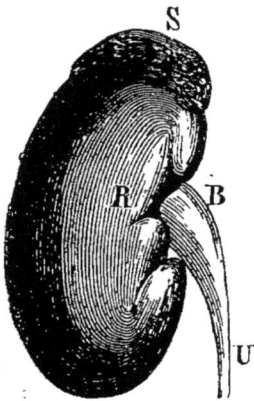

Fig. 283. — R, rein ; B, bassinet ; U, uretère ; S, capsule surrénale.

Sécrétion interne du pancréas. — De ces exemples de sécrétion interne on peut rapprocher la fonction supplémentaire que le pancréas paraît posséder, d'après des recherches récentes. Quand on a enlevé complètement le pancréas d'un chien, on constate, d'une manière constante, la présence de sucre dans ses urines ; bien que son appétit augmente, l'animal maigrit et ne tarde pas à périr dans le marasme. Si on n'enlève qu'une partie de la glande, avec le canal de Wirsung, le sucre n'apparaît pas dans l'urine. Il semble donc que la portion restante du pancréas continue à sécréter certaines substances qui, par les vaisseaux, passent dans le sang et empêchent l'altération de la nutrition.

§ 6. — Les réserves nutritives.

La mise en réserve. — Nous avons supposé jusqu'ici que l'organisme reçoit à chaque instant la quantité exacte de chaque substance alimentaire qui est nécessaire à son entretien et, par conséquent, qu'il consomme immédiatement tout l'aliment qui lui est fourni. En réalité, les choses ne se passent pas ainsi; à chaque instant, l'alimentation est trop riche en certaines substances, trop pauvre en d'autres. Quand l'organisme reçoit une quantité trop forte d'une substance alimentaire, il l'emmagasine sur certains points ou, comme on dit, la *met en réserve*; puis, quand cette substance lui est fournie en quantité insuffisante par l'alimentation, il détruit les réserves ainsi formées et s'en nourrit par une sorte de digestion interne. On peut citer deux exemples principaux de cette fonction de réserve : 1° la mise en réserve de la graisse; — 2° la mise en réserve du sucre.

Les réserves de graisse. — Quand l'organisme reçoit, par l'aliment externe, une quantité de matière grasse supérieure à ses besoins, cette matière, digérée dans le tube digestif, est portée par le sang en divers points où les cellules du tissu conjonctif l'arrêtent au passage et l'emmagasinent. On voit (*fig.* 284) le protoplasma d'une cellule conjonctive, d'abord plein et homogène, se creuser, sur quelques points, de

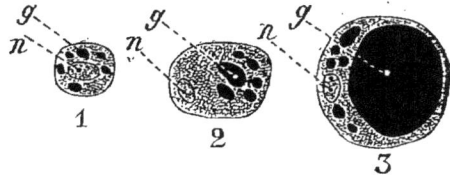

Fig. 284. — Formation d'une cellule adipeuse. *n*, noyau; *g*, matière grasse.

petites cavités ou *vacuoles*, dont chacune se remplit peu à peu d'une gouttelette de matière grasse. Plus tard ces gouttelettes, se développant, s'unissent les unes aux autres et finissent par former une goutte unique, qui envahit progressivement tout le protoplasma. Celui-ci, refoulé contre la membrane, se détruit progressivement et finit par

21.

disparaître complètement ; la cellule se réduit alors à une membrane enveloppant une goutte de matière grasse ; c'est une cellule morte ; on dit qu'elle a subi la *dégénérescence graisseuse*. Un groupe de cellules qui ont subi cette évolution forme du *tissu adipeux* (*fig.* 285). C'est ce tissu adipeux qui constitue, en différents points de l'organisme, les paquets de graisse logés entre certains viscères, entre les faisceaux musculaires ou sous la peau. Il existe, en particulier, sous la peau, une couche presque continue de graisse, qu'on appelle le *pannicule graisseux sous-cutané* : c'est lui qui se développe d'une façon exagérée chez certains Mammifères pour former le *lard*.

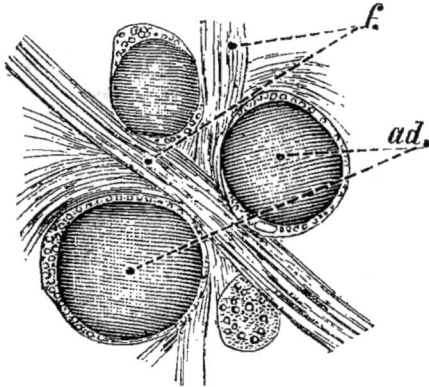

Fig. 285. — Tissu adipeux. — *ad.*, cellules adipeuses ; *f.*, faisceaux conjonctifs.

Quand l'organisme reçoit de l'extérieur une quantité insuffisante d'aliments gras, il se nourrit aux dépens des réserves ainsi accumulées, qui peuvent d'ailleurs, d'une manière plus générale, suppléer au défaut d'aliment, abstraction faite de sa nature chimique. C'est ce qui explique que, quand un animal est soumis à l'inanition, il commence par maigrir : la réserve accumulée dans le tissu adipeux s'épuise progressivement.

Si on étudie les transformations chimiques que subissent les matières grasses au cours de cette digestion interne, on constate qu'il se trouve dans le tissu adipeux une diastase particulière qui jouit des mêmes propriétés que le ferment émulsif du suc pancréatique, c'est-à-dire qu'elle saponifie les graisses et les émulsionne à la faveur de cette saponification ; les gouttelettes de matière grasse ainsi émulsionnée passent de cellule en cellule, de tissu en tissu, et, après avoir subi une foule de modifications chimiques, sont employées à réparer les pertes qu'éprouve l'organisme. On voit, en résumé, que la digestion des graisses contenues dans l'organisme se fait exactement comme la digestion des graisses introduites dans le tube digestif. La digestion interne est identique à la digestion externe.

La fonction glycogénique du foie. — Claude Bernard a établi que c'est le foie qui a pour fonction de mettre en réserve le sucre que l'organisme peut contenir en excès (*fonction glycogénique du foie*).

On peut d'abord montrer que le tissu du foie renferme constamment du sucre. Il suffit, pour cela, de prendre le foie frais d'un mammifère qui vient d'être tué, de le couper en morceaux et de les épuiser par l'eau bouillante ; le liquide qu'on obtient ainsi donne un précipité rouge brique de sous-oxyde de cuivre quand on le traite par le tartrate cupropotassique (liqueur de Fehling) : on sait que c'est la réaction caractéristique du sucre de glucose.

Si le foie renferme normalement du sucre, il renferme surtout une matière susceptible de se transformer en sucre dans ses cellules vivantes et que Claude Bernard a nommée *glycogène*. Soumettons, en effet, le tissu du foie d'un animal qui vient d'être sacrifié à un lavage profond dans le but d'enlever tout le sucre qu'il contient, et, pour cela, faisons passer par les veines un courant d'eau continu jusqu'à ce que les eaux de lavage ne donnent plus avec la liqueur de Fehling la réaction du glucose. Abandonnons ensuite ce foie lavé à une température de 37° à 40° et reprenons le lavage au bout de quelque temps ; nous constaterons de nouveau l'apparition du glucose dans les eaux de lavage. Il faut conclure de là que le tissu du foie, tant qu'il est encore vivant, contient une matière capable de reconstituer du glucose.

Si on examine au microscope quelques cellules hépatiques bien vivantes, on y aperçoit le glycogène sous forme de corpuscules arrondis, se colorant en jaune foncé sous l'action de la teinture d'iode.

Pour préparer une quantité notable de glycogène, on

traite la substance fraîche du foie, découpée en menus morceaux, par de l'eau bouillante et acidulée à l'aide d'acide acétique; puis on filtre le liquide et on le précipite par cinq à six fois son volume d'alcool; le précipité ainsi obtenu est redissous dans l'eau, puis précipité de nouveau et, après quelques lavages successifs, on obtient le glycogène à l'état de pureté. C'est une substance dont la composition chimique est très analogue à celle de l'amidon, mais qui se distingue de celui-ci parce qu'elle ne bleuit pas sous l'action de l'iode. Pour rappeler cette analogie, on donne souvent au glycogène le nom d'*amidon animal*.

Quand on analyse le sang de la veine porte, on trouve que la proportion de glucose qu'il renferme est essentiellement variable: elle dépend de la quantité et de la nature des aliments fournis à l'animal sur lequel porte l'expérience; on sait, en effet, que le glucose est la forme assimilable que revêtent certaines catégories de substances alimentaires, par exemple les substances féculentes et sucrées, sous l'action des sucs digestifs, tandis que d'autres catégories (les substances azotées et grasses) ne fournissent pas de glucose. Quand, au contraire, on analyse le sang de la veine sus-hépatique, qui sort du foie, on trouve que la proportion de glucose qu'il contient est très sensiblement constante: si le sang de la veine porte était exceptionnellement riche en glucose, celui de la veine sus-hépatique est plus pauvre que lui; si le sang de la veine porte était très pauvre en glucose ou même n'en contenait pas de trace, celui de la veine sus-hépatique est sensiblement plus riche que lui. De ces observations il faut bien tirer deux conclusions: 1° Le foie emmagasine le sucre quand il le reçoit de l'extérieur en quantité trop considérable. — 2° Il fournit du sucre à l'organisme quand celui-ci cesse d'en recevoir de l'extérieur.

Deux questions se posent maintenant à propos de la fonction glycogénique du foie. D'où provient le glycogène accumulé dans le foie? Comment ce glycogène, à un moment donné, se transforme-t-il en glucose?

Il est assez facile de comprendre comment le glucose apporté par la veine porte se transforme en glycogène dans le foie; c'est un simple phénomène de déshydratation, que peut exprimer grossièrement la formule suivante :

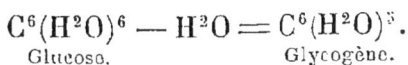

$$C^6(H^2O)^6 - H^2O = C^6(H^2O)^5.$$

Glucose.   Glycogène.

Mais il y a aussi d'autres substances que le glucose qui peuvent fournir du glycogène : les peptones, par exemple, peuvent prendre une part accessoire à sa formation. Quant aux substances grasses, elles paraissent incapables d'y participer aucunement.

Pour la transformation inverse du glycogène en glucose, elle consiste, au contraire, en un phénomène d'hydratation, qui peut être exprimé par la formule :

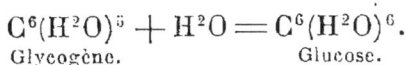

$$C^6(H^2O)^5 + H^2O = C^6(H^2O)^6.$$

Glycogène.   Glucose.

C'est sous l'action d'une diastase, qu'on a pu isoler et que fabriquent les cellules hépatiques, que se produit cette transformation, très analogue à celle que subissent les substances féculentes dans le tube digestif sous l'influence de la salive ou du suc pancréatique : ici encore la digestion interne est identique à la digestion externe.

La fonction glycogénique du foie est sujette à certaines variations physiologiques : elle devient plus active au moment de la digestion, diminue avec le froid, augmente avec la chaleur, etc.

Quand les cellules hépatiques ont subi une atrophie ou une destruction partielle, le foie devient incapable d'arrêter et d'emmagasiner le glucose. Après un repas riche en substances amylacées, le sucre qui est versé en excès dans le sang s'élimine par l'urine, qui se charge de glucose : il y a *glycosurie*, état qui contribue à caractériser le *diabète*.

La fonction glycogénique du foie est, comme toute autre fonction, sous la dépendance du système nerveux : le centre du réflexe glycogénique paraît être une région déterminée du plancher du quatrième ventricule, voisine du nœud vital, qu'il suffit de piquer, chez un animal vivant, pour obtenir artificiellement de la glycosurie.

Constitution élémentaire du foie. — On voit, en résumé, que le foie possède au moins deux fonctions principales : 1° la fonction biliaire ; 2° la fonction glyco-génique[1]. De cette dualité dans les fonctions du foie, éta-blie d'une manière incontestable par les recherches de Claude Bernard, certains histologistes avaient voulu con-clure que le foie serait formé de deux organes différents, étroitement enchevêtrés l'un dans l'autre, et dont chacun correspondrait à une des deux fonctions. Une étude minu-tieuse de la structure du foie (*fig.* 286) a conduit à rejeter

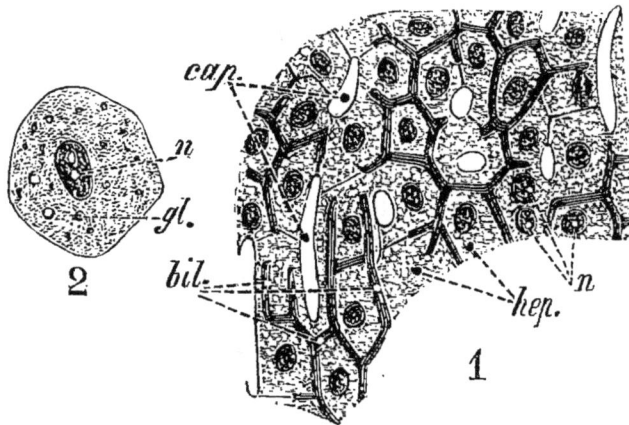

Fig. 286. — 1, coupe dans le tissu du foie : *hep.*, cellules hépatiques ; *n*, leurs noyaux ; *cap.*, capillaires sanguins ; *bil.*, canalicules biliaires ; — 2, une cellule hépatique isolée : *n*, son noyau ; *gl.*, glycogène.

cette théorie : chaque cellule hépatique possède, en réalité, les deux fonctions caractéristiques de l'organe tout entier ; elle est capable d'extraire du sang qui circule dans les capillaires hépatiques les matériaux constitutifs de la bile ;

---

1. Le foie paraît jouer aussi un rôle important dans la protection de l'orga-nisme contre les empoisonnements : placé sur le trajet des substances absor-bées, le foie en détruit un grand nombre et en particulier certaines substances toxiques provenant soit des aliments ingérés, soit des fermentations qui se pro-duisent à l'intérieur du tube digestif.

elle peut, en même temps, faire subir aux éléments nutritifs apportés par ce sang les modifications nécessaires à la formation du glycogène, puis à l'élaboration du sucre (voir, p. 325, la structure du lobule hépatique).

§ 7. — La chaleur animale.

La calorification. — Parmi les réactions chimiques, multiples et variées, dont l'ensemble constitue les phénomènes de nutrition, un grand nombre doivent avoir pour conséquence un dégagement de chaleur (réactions exothermiques). Un raisonnement simple permet d'arriver à cette conclusion : l'organisme humain conserve, pendant toute son existence, une température interne à peu près constante et voisine de 37°,5 ; or il perd sans cesse de la chaleur par rayonnement sur toute sa surface externe ; il faut donc bien admettre qu'il produit, en même temps, la quantité de chaleur nécessaire pour compenser ces pertes.

L'étude de la *calorification* peut être décomposée en trois parties : 1° étude de la *température* interne du corps et de ses variations ; — 2° étude des *quantités de chaleur* produites dans l'organisme et des sources de cette production ; — 3° étude de l'*appareil régulateur* qui assure la constance de la température.

Température interne du corps. — Pour étudier la température interne du corps, on s'est d'abord contenté de thermomètres ordinaires, mais de petite taille, qu'on introduisait dans les cavités naturelles (bouche, rectum, etc.) : on a constaté, en effet, que la température de ces cavités reste à peu près constante et sensiblement égale à la moyenne des températures internes. On s'est ensuite servi de thermomètres à maxima et à minima. Mais le procédé qui donne les résultats les plus précis consiste à employer les aiguilles et les sondes thermo-électriques.

On sait qu'une aiguille thermo-électrique (*fig.* 287) consiste essentiellement en un assemblage de deux fils métalliques de nature différente (par exemple l'un en fer, l'autre en maillechort), soudés par leurs extrémités. Si deux aiguilles sem-

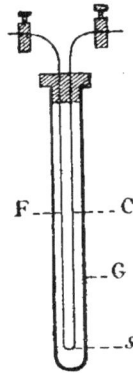

Fig. 287. — Aiguille thermoélectrique. — F, fil de fer ; C, fil de cuivre ; s, leur soudure ; G, gaine protectrice.

blables (*fig.* 288) sont reliées l'une à l'autre par deux fils conducteurs réunissant entre eux les deux éléments de maillechort (M et M') et les deux éléments de fer (F et F'), de manière à constituer un circuit fermé, et si les deux soudures (S et S') sont portées à des températures différentes, — par exemple S étant plongé dans un bain (B) d'un alliage en fusion — un courant électrique s'établit de la soudure la plus chaude à la soudure la plus froide en passant par le maillechort : l'existence de ce courant électrique, de faible intensité, peut être mise en évidence si on intercale dans le circuit un galvanomètre à fil gros et court (G). L'intensité du courant, mesurée par la valeur de la déviation qu'il imprime à l'aiguille du galvanomètre, augmente avec la différence de température qui existe entre les deux soudures. Si l'une des aiguilles est placée dans un bain à température constante et bien connue, on comprend qu'il suffira de porter l'autre aiguille en différents points d'un organisme vivant pour étudier les variations de température qui se manifestent entre ces points. Pour cela, on doit enfoncer l'aiguille thermo-électrique dans les tissus ; afin d'éviter les oxydations qui proviendraient du contact des tissus et qui amèneraient la formation de courants électriques secondaires, capables de troubler l'expérience, on protège la soudure avec une gaine de gutta-percha.

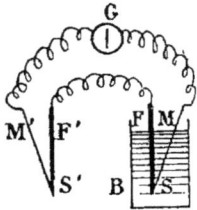

Fig. 288.

A l'aide de ces différentes méthodes, on reconnaît que la température moyenne du corps humain est, en tout temps, voisine de 37°,5. Mais on constate aussi que cette température oscille autour de la moyenne, suivant les régions de l'organisme où on l'étudie. La température est très sensiblement constante et égale à la moyenne à l'intérieur des gros vaisseaux artériels, par exemple dans toute l'étendue de l'aorte. Au voisinage de la peau, le rayonnement a pour effet d'abaisser légèrement la température, ce qu'on reconnaît en plongeant la sonde thermo-électrique dans des veines voisines de la peau, ou bien en plaçant un thermomètre sous l'aisselle, où la température est en moyenne de 36°,9. Il résulte de là que le sang contenu dans la partie inférieure de la veine cave inférieure est à une température inférieure à la moyenne. Si on fait remonter la sonde le long de la veine cave inférieure, en se rapprochant du cœur, on constate une élévation progressive de la température. Elle redevient égale à la moyenne à peu près au niveau où les deux veines rénales débouchent dans la veine cave inférieure. Puis la température s'élève au-dessus de la moyenne; elle devient égale à 38° au niveau où la veine cave inférieure reçoit la veine sus-hépatique et elle atteint environ 38°,8 dans l'oreillette droite du cœur. La température de l'oreillette gauche est sensiblement inférieure à la précédente : le sang, en traversant les poumons, s'est refroidi par rayonnement au contact de l'air.

On peut résumer ces variations de la température du sang dans les diverses régions de l'appareil circulatoire à l'aide du dia-

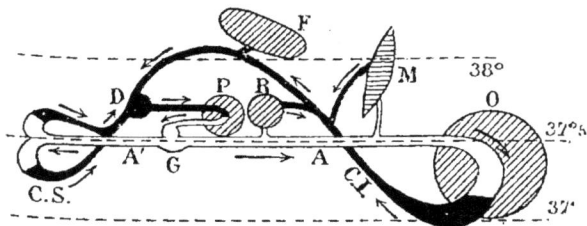

Fig. 289. — Schéma de la topographie calorifique de l'organisme. — G, cœur gauche; A,A', grosses artères; O, un organe quelconque; C.S., veine cave supérieure; C.I., veine cave inférieure; M, un muscle; R, un rein; F, le foie; D, cœur droit; P, poumon.

gramme ci-joint (fig. 289), dans lequel les différentes parties de l'appareil circulatoire sont représentées au-dessus ou au-dessous du trait horizontal médian suivant que leur température est supérieure ou inférieure à la moyenne de 37°,5. Ainsi se trouve figurée sommairement la *topographie calorifique* de l'organisme.

Quantités de chaleur produite. — Pour étudier la quantité de chaleur produite par l'organisme, on peut employer les appareils usités en physique pour les mesures calorimétriques (calorimètre à glace de Lavoisier et Laplace, calorimètre de d'Arsonval, etc.). En rapprochant les résultats que fournissent les expériences faites à l'aide de ces appareils, de ceux que fournit le calcul approximatif des quantités de chaleur produites par les réactions chimiques qu'on suppose se passer dans l'organisme, on arrive à cette conclusion que le corps humain produit environ de 1 calorie,5 à 2 calories par kilogramme et par heure.

Sources de la chaleur organique. — Quelles sont les sources de la chaleur organique? En d'autres termes, quels sont les organes qui la produisent?

Les anciens physiologistes attribuaient la chaleur animale au frottement du sang contre les parois des vaisseaux. C'est Lavoisier qui, en montrant la nature chimique du phénomène respiratoire et en l'assimilant à une combustion, eut le premier l'idée d'attribuer à des réactions chimiques la part principale dans la calorification; mais il réduisait le phénomène respiratoire à une réaction très simple (combustion du carbone par l'oxygène de l'air avec formation de gaz carbonique) et il plaçait le siège de cette combustion dans le poumon; conception à laquelle il a fallu renoncer (voir p. 293) : la chaleur dégagée par l'organisme vivant provient de réactions très complexes dont l'expulsion de gaz carbonique n'est que le dernier terme et qui ont leur siège dans les régions les plus diverses. D'une manière générale on peut nommer tous les organes actifs, qui sont, par suite, le siège d'une abondante nutrition.

En première ligne il faut citer les muscles. On sait en effet que ces organes respirent, même à l'état de repos, et la formation du gaz carbonique, qui est le dernier terme des échanges respiratoires, a pour conséquence un certain dégagement de chaleur. A l'état d'activité, l'intensité de la respiration musculaire augmente, et avec elle s'accroît la quantité de chaleur produite. On sait, d'ailleurs, que certains muscles sont constamment à l'état d'activité (les muscles du cœur, les muscles respiratoires, les muscles de la vie organique).

Après les muscles, les sources calorifiques les plus riches sont les glandes, dont le travail sécrétoire est accompagné d'un dégagement abondant de chaleur, ainsi que l'indique l'élévation progressive de température interne de la veine cave inférieure à mesure qu'elle reçoit l'apport du sang qui a traversé les viscères abdominaux (voir plus haut la topographie calorifique).

Puis vient le système nerveux : l'activité cérébrale, en particulier, dégage une quantité notable de chaleur.

Enfin le sang doit être considéré comme une faible source de chaleur animale.

Résistance de l'organisme aux températures extrêmes. — Dans quelles limites l'organisme humain peut-il résister aux variations de la température extérieure ?

L'organisme résiste assez bien aux basses températures : on a vu des lapins rasés séjourner pendant un temps assez prolongé dans l'eau refroidie à — 20° sans que mort s'ensuivit.

L'organisme résiste moins bien aux températures élevées. Cependant Blagden a constaté qu'on peut séjourner, sans inconvénient grave, de 8 à 15 minutes dans un four de boulanger porté à une température de 115° à 117°. La résistance aux températures élevées est plus facile dans une atmosphère sèche que dans une atmosphère humide. Sous l'influence de l'élévation de la température extérieure, la température interne du corps s'élève aussi très sensiblement au-dessus de la moyenne; on a constaté qu'elle ne peut dépasser la limite de 45° sans que la mort survienne: on voit d'abord se manifester une accélération des pulsations cardiaques; puis les muscles du cœur entrent en tétanos et la mort se produit brusquement.

Appareil de la régulation thermique. — Quel est le mécanisme qui permet à l'organisme humain de résister, dans les limites compatibles avec la vie, aux variations de la température extérieure?

La lutte de l'organisme contre le froid peut être *consciente* ou *inconsciente*. — L'homme, en se couvrant de vêtements, mauvais conducteurs de la chaleur, diminue les pertes par rayonnement. Des exercices violents et une alimentation plus riche, en activant la respiration des tissus, augmentent d'autre part la quantité de chaleur produite. C'est la lutte consciente. — L'action d'un froid intense et prolongé fait pâlir la peau; cette modification tient à ce que les petits vaisseaux sanguins qui parcourent la peau se contractent sous l'influence du système nerveux (nerfs vaso-constricteurs). Comme le sang, en circulant dans les petits vaisseaux de la peau, perd une certaine quantité de chaleur, cette réduction de leur calibre a pour effet de diminuer la perte de chaleur, évidemment proportionnelle à la quantité de sang qui circule. En même temps, les inspirations deviennent plus profondes et plus fréquentes, donnant plus d'intensité aux échanges respiratoires; ainsi se trouve accrue la production de chaleur. C'est la lutte inconsciente.

On voit qu'en théorie, si on suppose l'organisme suffisamment armé pour la lutte consciente contre le froid, cette lutte doit se terminer généralement à l'avantage de l'organisme.

Pour lutter contre les températures élevées, que l'augmentation de chaleur vienne de l'extérieur ou de l'intérieur, l'organisme doit, à la fois, augmenter les pertes et diminuer la production de chaleur. C'est l'action des nerfs vaso-dilatateurs sur les vaisseaux sanguins cutanés qui a pour effet de dilater ces derniers, d'activer la circulation dans la peau et d'augmenter, par suite, la déperdition de chaleur par la surface du corps. En même temps, l'accroissement de la circulation cutanée active la sécrétion des glandes sudoripares, et on sait que l'évaporation de la sueur à la surface de la peau a pour conséquence une absorption de chaleur, par conséquent. un refroidissement : 1 gramme d'eau, en s'évaporant à la surface de la peau, absorbe 1 calorie,580. On s'explique ainsi que la lutte soit plus facile dans une atmosphère sèche, où la transpiration est facile, que dans une atmosphère saturée, où elle est impossible. Pour diminuer, d'autre part, la production de chaleur, l'organisme donne une moindre intensité aux échanges gazeux respiratoires.

Il est évident que, dans la lutte de l'organisme contre la chaleur, deux cas sont à distinguer. Si la température extérieure, tout en étant fort élevée, reste inférieure à la température interne du corps, c'est-à-dire à 37°,5 en moyenne, les échanges calorifiques entre l'organisme et l'extérieur auront pour effet de refroidir le premier et la lutte pourra aisément s'établir à l'avantage de l'organisme. Si, au contraire, la température extérieure dépasse la température interne du corps, tout échange thermique entre l'organisme et l'extérieur aura pour conséquence un échauffement du premier et la lutte sera beaucoup plus pénible.

On voit, en résumé, que le corps humain est bien mieux organisé pour la lutte contre le froid que pour la lutte contre le chaud.

Chaleur et travail. — On sait que les découvertes de la physique moderne ont établi l'équivalence du travail mécanique et de la chaleur : la chaleur produite par une source calorifique peut être transformée en travail et, inversement, tout travail effectué absorbe une certaine quantité de chaleur. Une calorie correspond à 425 kilogrammètres ; on sait qu'un kilogrammètre est le travail effectué pour élever de 1 mètre un poids d'un kilogramme. On doit donc supposer qu'une partie de la chaleur produite par l'organisme, au lieu de se dégager au dehors, est utilisée par lui pour les divers travaux dont il est le siège : le travail effectué par la contraction musculaire, en particulier, doit absorber une partie de la chaleur produite par les réactions chimiques dont le muscle est le siège, au moment de sa contraction. Cette présomption a été vérifiée par une expérience due à Béclard. Si on contracte artificiellement un muscle, détaché de ses extrémités de manière qu'il puisse réaliser parfaitement le changement de forme correspondant à la contraction complète, et si on mesure sa température au moment de la contraction, on constate une élévation de température t par rapport à la tempéra-

ture initiale. Si le même muscle est contracté artificiellement, ses deux extrémités restant fixes, de manière que le
passage du repos à l'activité ne soit pas accompagné d'un
travail effectué réellement, on constate encore une élévation de température T; mais elle est toujours supérieure
à t. Dans le premier cas, une partie de la chaleur produite
par le muscle a été transformée en travail; dans le second
cas, toute la chaleur produite s'est dégagée.

Ainsi, quand l'organisme travaille, une partie de la chaleur qu'il produit est employée à fournir le travail. On
admet que l'organisme utilise ainsi environ $\frac{1}{5}$ de la chaleur
produite : c'est un rendement bien supérieur à celui des
meilleures machines thermiques, dont le rendement ne dépasse pas $\frac{1}{12}$.

DEUXIÈME PARTIE

NOTIONS D'ANATOMIE COMPARÉE

CHAPITRE PREMIER

Notions de classification animale.

Caractères individuels. — Chacun des individus animaux qui vivent à la surface du globe diffère de tous les autres par des caractères qui lui appartiennent en propre et qu'on peut appeler ses *caractères individuels*.

Caractères spécifiques. — Toute *classification* serait impossible si chaque individu ne possédait pas aussi des caractères communs avec un grand nombre d'autres individus qu'on désigne couramment du même nom et qu'on rattache instinctivement à la même *espèce* (*caractères spécifiques*).

La notion d'espèce. — Quels sont les principaux caractères auxquels on reconnaît que deux ou plusieurs animaux appartiennent à la même espèce?

Le seul caractère certain est celui de la filiation : on réunit dans une même espèce tous les animaux qui descendent les uns des autres ou de parents communs.

Mais il est évident que ce critérium serait bien insuffisant; car il est rarement possible de remonter assez haut dans la généalogie des animaux qu'on présume appartenir à la même espèce pour pouvoir affirmer leur parenté. On rattachera donc à l'espèce établie d'après le critérium précédent, tous les animaux qui ressemblent à ceux qu'on y a déjà placés à peu près autant que ceux-ci se ressemblent entre eux.

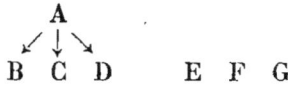

$$A \quad \swarrow \downarrow \searrow$$

B C D   E F G

Soient B, C, D, des animaux descendus d'un parent commun A, et que, d'après le premier critérium, on réunit dans une même espèce. Si d'autres animaux, E, F, G, présentent avec B, C, D, à peu près les mêmes caractères de ressemblance que ceux-ci présentent entre eux, on admettra qu'ils appartiennent à la même espèce. Ainsi se trouve justifiée la définition de l'espèce que Cuvier formulait en 1829 et que nous adopterons provisoirement pour donner une base stable à l'étude de la classification : *l'espèce est la réunion des individus descendus les uns des autres ou de parents communs et de ceux qui leur ressemblent autant qu'ils se ressemblent entre eux.*

Classifications artificielles et naturelles. — Il existe, dans les sciences naturelles, deux sortes de classifications.

Dans une *classification artificielle* ou *système*, on utilise, pour grouper les espèces en unités de plus en plus importantes, un petit nombre de caractères, plus ou moins arbitrairement choisis, par exemple le nombre des pattes. Avec une pareille classification, les animaux qui se trouvent réunis dans un même groupe peuvent ne présenter entre eux qu'un très petit nombre de ressemblances, tout à fait accessoires, et offrir, au contraire, des différences nombreuses et importantes.

Dans une *classification naturelle* ou *méthode*, on utilise, au contraire, pour rapprocher ou éloigner les espèces, le plus grand nombre possible de caractères, en choisissant, pour établir les groupes les plus importants, ceux qui paraissent avoir une importance de premier ordre, et en réservant ceux de deuxième et troisième ordre à l'établissement des groupes d'importance successivement décroissante. Avec une semblable classification, les animaux qui se trouvent rapprochés dans un même groupe présentent forcément entre eux un grand nombre de ressemblances.

Le genre. — On appelle *genre* la réunion de quelques espèces présentant entre elles un grand nombre de caractères communs : par exemple le Loup, le Renard, le Chacal, le Chien, sont quatre espèces différentes d'un seul genre, le genre Chien.

Nomenclature binaire. — On est convenu, depuis Linné, pour s'entendre entre peuples parlant des langues différentes, de désigner chaque espèce à l'aide de deux mots latins : le premier, un substantif, indique le genre ; le second, un adjectif ou un substantif au génitif, indique l'espèce. Le Chien, le Loup, le Renard, le Chacal sont appelés *Canis familiaris, C. lupus, C. vulpes, C. aureus.* C'est la *nomenclature binaire.*

Famille, ordre, classe, embranchement. — La réunion de plusieurs genres assez voisins forme une *famille* ; plusieurs familles forment un *ordre* ; les ordres sont rassemblés en *classes*, et enfin les classes en *embranchements* ou *types*. Le Chien, par exemple, appartient à la famille des Canidés, à l'ordre des Carnivores, à la classe des Mammifères, à l'embranchement des Vertébrés. Il est clair que chacune de ces divisions comprend un nombre d'espèces de plus en plus grand et qu'inversement le nombre des divisions de même valeur diminue à mesure qu'on se rapproche de l'embranchement.

Les principaux embranchements. — Le nombre des embranchements ou types du règne animal est assez restreint dans la plupart des classifications actuelles. On en distingue huit principaux : les *Vertébrés*, les *Vers*, les *Arthropodes*, les *Mollusques*, les *Echinodermes*, les *Cœlentérés*, les *Spongiaires* et les *Protozoaires.*

Les Vertébrés. — Le corps d'un *Vertébré* présente la symétrie bilatérale. Sous la peau et les muscles, on trouve un squelette osseux, dont la partie fondamentale est une colonne vertébrale. Exemples : Chat, Coq, Lézard, Grenouille, Carpe.

22

La présence d'une colonne vertébrale est assez caractéristique de l'embranchement des Vertébrés pour qu'on ait réuni, dans les anciennes classifications, tous les autres groupes animaux sous le terme commun d'*Invertébrés* ; on emploie encore ce terme dans la pratique pour désigner tous les animaux qui n'appartiennent pas au premier embranchement.

Les Vers. — Les *Vers* possèdent, comme les Vertébrés, la symétrie bilatérale. Mais ils sont entièrement dépourvus de squelette osseux interne : leur corps est mou. Il est divisé, dans le sens de la longueur, en une série d'anneaux placés à la suite les uns des autres : il est *an-*

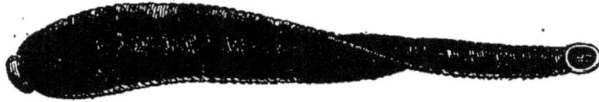

Fig. 290. — Sangsue.

nelé, en un mot. Exemples : Lombric ou « Ver de terre », Sangsue (*fig.* 290), Ténia ou « Ver solitaire ».

Les Arthropodes. — Les *Arthropodes* présentent la symétrie bilatérale, comme les Vertébrés et les Vers. Leur corps est annelé, comme celui des Vers ; mais il s'en distingue par la présence : 1° d'une carapace protectrice qui recouvre extérieurement les organes ; — 2° de plusieurs paires de pattes, formées de pièces articulées bout à bout. Exemples : Hanneton (*fig.* 291), Araignée, Iule, Ecrevisse.

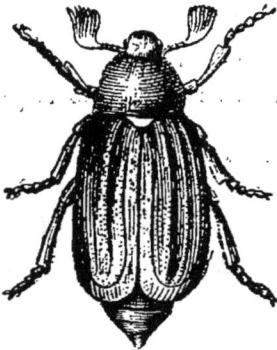

Fig. 291. — Hanneton.

Les deux embranchements des Vers et des Arthropodes ont été longtemps réunis sous le nom d'*Annelés*.

Les Mollusques. — Le corps d'un *Mollusque* présente une symétrie bilatérale plus ou moins nette ; il est dépourvu à la fois de squelette osseux interne et de carapace externe : il est entièrement mou, comme celui d'un Ver. Mais il se distingue de ce dernier par ce qu'il n'est pas divisé en anneaux successifs. S'il est quelquefois complètement nu, il est, le

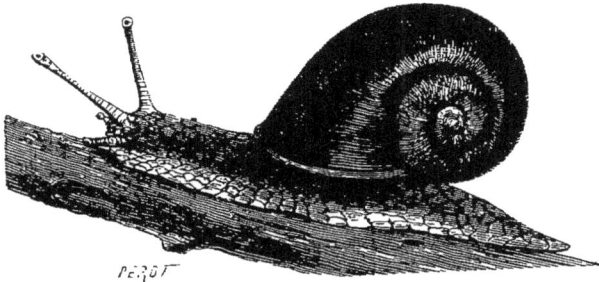

Fig. 292. — Escargot.

plus souvent, protégé par une coquille extérieure. Exemples : Huître, Escargot (*fig.* 292), Seiche.

Les Echinodermes. — Chez les *Echinodermes*, le corps se compose d'un certain nombre de parties disposées autour d'un axe comme les branches d'une étoile : ces parties sont au nombre de cinq ou d'un multiple de cinq et tout plan qui divise l'une d'elles en deux parties symétriques est, en même temps, un plan de symétrie pour le corps tout entier. Ce n'est donc plus un plan, mais cinq plans de symétrie que possède le corps d'un Echinoderme : la symétrie n'est plus bilatérale; elle est radiaire. Le tégument qui recouvre le corps des Echinodermes est toujours incrusté de matières calcaires; souvent celles-ci forment une enveloppe

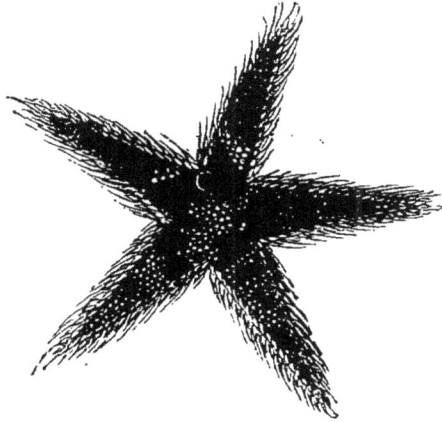

Fig. 293. — Astérie.

continue (*test*) à laquelle sont parfois adaptés des *piquants*. Exemples : Astérie ou « Etoile de mer » (*fig.* 293), Oursin ou « Châtaigne de mer ».

Les Cœlentérés. — La symétrie radiaire se retrouve

encore chez les *Cœlentérés* : ce caractère, commun aux Echinodermes et aux Cœlentérés, les a fait long-temps réunir en un seul embran-chement, celui des *Rayonnés*. Mais ce qui sépare nette-ment les Cœlen-térés des Echino-dermes, c'est que chez ces derniers les parois du tube digestif sont tou-jours bien dis-tinctes de celles du corps, tandis que chez un Cœlenté-ré les unes et les autres se confon-

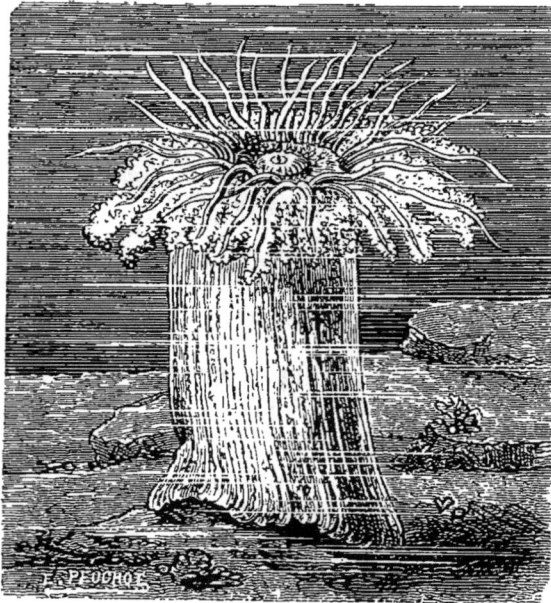

Fig. 294. — Actinie.

dent en un sac pourvu d'une seule ouverture, dans lequel les aliments sont ballottés avant que la partie utile en soit absorbée. De plus, les tissus des Cœlentérés renferment des éléments micros-copiques, appelés *nématocystes*, qui, sous l'influence d'une excitation, projettent à l'exté-

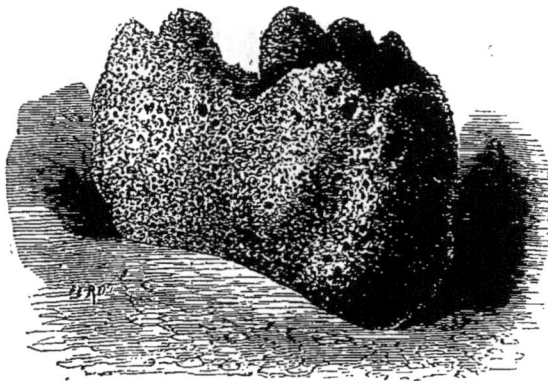

Fig. 295. — Éponge.

rieur une sorte de filament susceptible de produire une piqûre douloureuse, analogue à celle d'un poil d'Ortie.

Exemples : Hydre d'eau douce, Actinie ou « Anémone de mer » (*fig.* 294), Corail, Méduses, etc.

Les Spongiaires. — Le corps des *Spongiaires*, de forme souvent irrégulière et toujours fixé à un support, est percé d'une infinité de canaux que traverse un courant d'eau continu, lui apportant les particules alimentaires dont il a besoin. Quand on étudie une éponge très jeune au sortir de l'œuf qui lui a donné naissance, on observe qu'elle est toujours douée d'une symétrie bilatérale, altérée plus tard par les phénomènes de bourgeonnement qui accompagnent sa croissance. Exemples : Eponge usuelle (*fig.* 295), Spongille d'eau douce, etc.

Les Spongiaires ont été rattachés tantôt aux Cœlentérés, dont ils diffèrent notamment par l'absence de nématocystes, tantôt aux Protozoaires, avant d'être érigés en un embranchement indépendant.

Les Echinodermes, les Cœlentérés et les Spongiaires ont été jadis réunis sous le terme commun de *Zoophytes* (animaux-plantes) : il indique la ressemblance que beaucoup d'organismes appartenant à ces divers embranchements présentent, au premier abord, avec des végétaux.

Les Protozoaires. — Les *Protozoaires* sont des êtres d'organisation très simple, de dimensions ordinairement microscopiques, dont chacun peut être considéré comme réduit à une seule cellule (êtres unicellulaires), à moins qu'on ne préfère regarder le corps entier comme dépourvu de toute organisation cellulaire. Exemple : Infusoires (*fig.* 296).

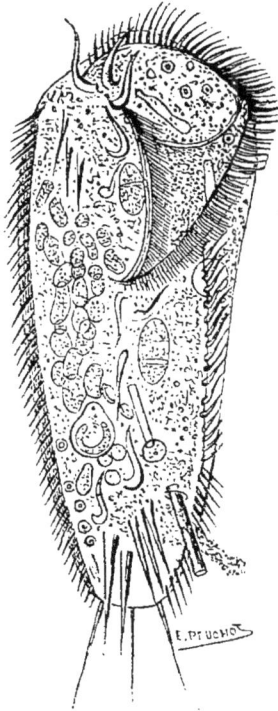

Fig. 296. — Stylonychie (Infusoire).

Résumé de la classification animale. — On

22.

peut opposer aux Protozoaires, sous le nom de *Métazoaires*, l'ensemble formé par tous les autres embranchements, chez lesquels l'organisation est pluricellulaire. Parmi les Métazoaires on peut grouper, sous le nom d'*Artiozoaires*, tous ceux dont l'organisation révèle, plus ou moins nettement, une segmentation longitudinale, et réserver le nom de *Phytozoaires* à ceux dont la symétrie rayonnée rappelle l'organisation d'une fleur.

Le tableau suivant résume, sous une forme synoptique, les caractères essentiels des principaux embranchements du règne animal.

ANIMAUX	pluricellulaires (*Métazoaires*)	à symétrie bilatérale. (*Artiozoaires*)	pourvus d'un squelette osseux............	*Vertébrés.*	Chat.
			non { Corps nettement annelé. { pattes articulées..	*Arthropodes.*	Hanneton.
			{ non......	*Vers.*	Lombric.
			non............	*Mollusques.*	Moule.
		à symétrie rayonnée. (*Phytozoaires*)	tube digestif distinct.....	*Echinodermes.*	Astérie.
			non { des nématocystes...	*Cœlentérés.*	Actinie.
			{ pas de nématocystes.	*Spongiaires.*	Éponges.
	unicellulaires			*Protozoaires.*	Infusoires.

Classification des Vertébrés. — On distingue aujourd'hui, dans l'embranchement des Vertébrés, cinq classes différentes : les *Mammifères*, les *Oiseaux*, les *Reptiles*, les *Batraciens* ou *Amphibiens* et les *Poissons*.

Les *Mammifères* sont des Vertébrés ordinairement terrestres, couverts plus ou moins complètement de poils (*pilifères*), qui donnent naissance à des jeunes tout formés (*vivipares*) et les nourrissent, pendant la période consécutive à la naissance, du lait fourni par les mamelles, d'où le nom de Mammifères. Ils sont pourvus dès leur naissance de poumons qui leur permettent de respirer aux dépens de l'air atmosphérique. Leur température interne est constante. Exemple : Chat.

Les *Oiseaux* sont des Vertébrés aériens, couverts plus ou

moins complètement de plumes (*pennifères*) et qui pondent des œufs (*ovipares*). Comme les Mammifères, ils possèdent, dès leur naissance, des poumons propres à la respiration aérienne. Leur température interne est constante. Leurs membres antérieurs sont transformés en *ailes*, qui leur permettent de voler. Exemple : Coq.

Les *Reptiles* sont des Vertébrés ordinairement terrestres, dont le corps est protégé extérieurement par des écailles d'origine épidermique (*scutifères*), ovipares ; leur respiration est, dès leur naissance, aérienne et pulmonaire, comme celle des Mammifères et des Oiseaux ; mais leur température interne est variable. Ils sont ordinairement pourvus de deux paires de pattes, organisées pour la locomotion terrestre ; dans tous les cas, leur corps, pendant qu'il se déplace, est en contact avec le sol et leur permet de ramper (d'où leur nom de Reptiles). Exemple : Lézard.

Les *Batraciens* ou *Amphibiens* ont été longtemps confondus avec les Reptiles. Ils s'en distinguent par l'aspect de leur peau, qui est absolument nue (*nudipellifères*). Ils sont ovipares comme eux. Mais d'un œuf de Batracien sort, à l'éclosion, un être ordinairement très différent de ce que sera l'adulte : c'est ce qu'on appelle un *têtard*. Le têtard de la Grenouille, par exemple, dépourvu de membres et pourvu d'une queue, est un être aquatique qui a d'abord une respiration purement cutanée aux dépens de l'air dissous dans l'eau ; puis il acquiert des branchies, d'abord externes, plus tard internes, auxquelles se substitue enfin un appareil pulmonaire ; en même temps la queue se résorbe et deux paires de membres se développent. En un mot, le jeune Batracien subit, au sortir de l'œuf, une série plus ou moins complète de *métamorphoses*.

Les *Poissons* sont des Vertébrés aquatiques et ovipares dont le corps est protégé extérieurement par des écailles d'origine dermique (*squammifères*) ; leur respiration est aquatique et branchiale pendant toute leur existence et leur température interne est variable. Ils sont ordinairement pourvus de deux paires de nageoires latérales, qui ne sont pas autre chose que des pattes adaptées à la locomotion aquatique. Exemple : Perche.

Cette distribution des Vertébrés en classes peut être résumée par le tableau suivant :

VERTÉBRÉS	à respiration aérienne et pulmonaire (*pulmonés*)	ovipares	vivipares et pilifères; pattes	*Mammifères*.	Chat.
			à température constante et pennifères; ailes	*Oiseaux*.	Coq.
			à température variable et soutifères; pattes	*Reptiles*.	Lézard.
	à respiration aquatique et branchiale, au moins dans le jeune âge (*branchifères*)		subissant des métamorphoses et nudipellifères; pattes	*Batraciens*.	Grenouille.
			ne subissant pas de métamorphoses et squammifères; nageoires....	*Poissons*.	Perche.

Classification des Arthropodes. — L'embranchement des *Arthropodes* comprend quatre classes. Dans les trois premières (*Myriapodes, Insectes, Arachnides*) la respiration est aérienne et se fait par l'intermédiaire d'organes spéciaux, tout à fait différents des poumons des Vertébrés, qu'on appelle des *trachées*. Dans la dernière (*Crustacés*) la respiration est aquatique et se fait par l'intermédiaire de branchies.

Chez les Myriapodes et les Insectes, la tête est nettement distincte à l'extrémité antérieure du corps; les segments qui lui font suite, très semblables entre eux chez les Myriapodes (*fig.* 298), sont groupés chez les Insectes en deux régions : le *thorax*, formé constamment de trois segments, et l'*abdomen*, qui en compte une dizaine. D'ailleurs, les Myriapodes possèdent un grand nombre de pattes, distribuées par paires tout

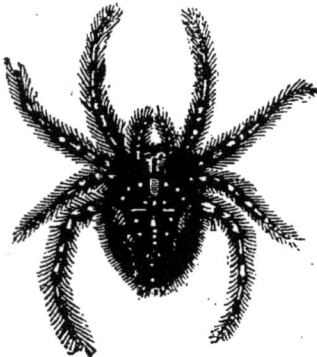

Fig. 297. — Araignée Épeire.

le long du corps (d'où leur nom), tandis que les Insectes n'en ont que trois paires, correspondant aux trois segments du thorax. Enfin la plupart des Insectes ont deux paires d'ailes annexées aux deux derniers segments thoraciques.

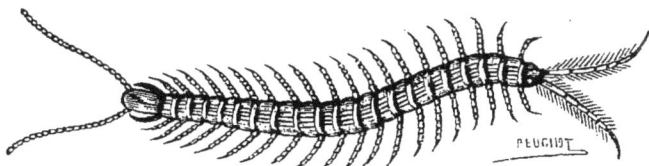

Fig. 298. — Scolopendre.

Chez les Arachnides (*fig.* 297), la tête se confond avec le thorax en une masse commune, qu'on appelle le *céphalothorax* et qui porte quatre paires de pattes. La coalescence

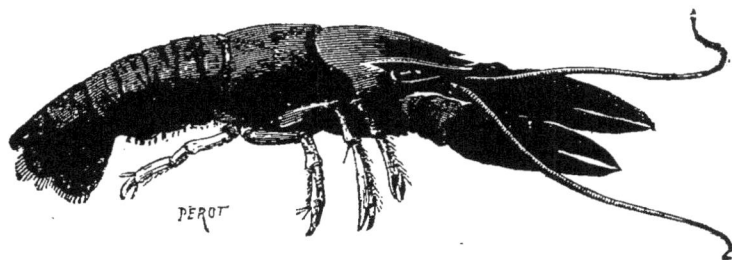

Fig. 299. — Écrevisse des ruisseaux.

de la tête et du thorax s'observe aussi chez les Crustacés (*fig.* 299).

Le tableau suivant résume la distribution des Arthropodes en classes :

ARTHROPODES	à respiration aérienne et trachéenne	tête et thorax distincts	nombreuses paires de pattes.............	*Myriapodes.*	Iule.
			trois paires de pattes.	*Insectes.*	Hanneton.
		céphalothorax; quatre paires de pattes.		*Arachnides.*	Araignée.
	à respiration aquatique et branchiale; céphalothorax.................................			*Crustacés.*	Ecrevisse.

Classification des Mollusques. — Parmi les Mollusques, on distingue trois classes principales, celles des *Pélécypodes*, des *Gastéropodes* et des *Céphalopodes*, dont la Moule, l'Escargot et la Seiche pourront nous servir de types.

Le corps de la Moule est protégé par une *coquille* composée de deux moitiés symétriques, ou *valves*, articulées entre elles le long d'une *charnière* (*fig.* 300) : la disposition des deux valves pourrait être comparée à celle des deux moitiés de la couverture d'un livre. En raison de la constitution de leur coquille, on donne souvent le nom de *Bivalves* aux mollusques de cette classe. Un *ligament*, passant d'une

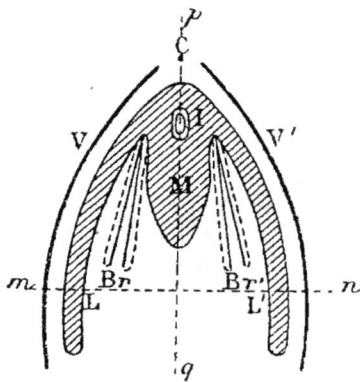

Fig. 300.
Coupe schématique du corps d'un Pélécypode, perpendiculairement à la charnière. — C, charnière ; *pq*, plan de symétrie du corps ; V, V', les deux valves de la coquille ; L, L'. les deux lobes du manteau ; M, masse viscérale ; I, intestin ; Br, Br', branchies.

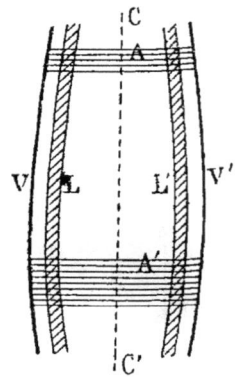

Fig. 301. — Coupe d'une coquille de Pélécypode par un plan perpendiculaire au plan de symétrie et parallèle à la charnière (schéma). — V, V', les deux valves ; L, L', les deux lobes du manteau ; A, A', les deux muscles adducteurs ; CC', direction de la charnière.

valve à l'autre sur le dos de la charnière, tend à maintenir les deux valves écartées et, par suite, à ouvrir la coquille. Celle-ci est tapissée intérieurement par une lame charnue, qui se moule exactement sur elle et qu'on nomme le *manteau* ; il comprend deux moitiés, ou *lobes*, dont les bords sont libres comme ceux des valves correspondantes de la coquille. Deux muscles puissants (*fig.* 301), étendus d'une valve à l'autre vers les deux extrémités de la coquille, ont pour effet, quand ils se contractent, de rapprocher les deux valves et de fermer la coquille ; leur action est donc antagoniste de celle du ligament. On les appelle *muscles adducteurs* des valves : l'un est l'*adducteur antérieur* (il est assez peu développé) ; l'autre, beaucoup plus gros, est l'*adducteur postérieur*. Quand l'animal est vivant, il oppose, à l'aide de ses muscles adducteurs, une résistance énergique aux tentatives que l'on fait pour ouvrir la coquille ; quand il est mort, les muscles adducteurs se relâchent, l'élasticité du ligament écarte les valves et la coquille bâille. Entre les deux lobes du manteau s'étend une masse proéminente que sa forme a fait comparer à la bosse de devant de Polichinelle et qui renferme les viscères : c'est la *masse viscérale* (*fig.* 302). A son extrémité voisine du muscle adducteur antérieur on remarque une sorte de languette, de couleur brune, que l'animal rétracte quand il est inquiété et qu'il peut, au contraire, développer jusqu'à la faire saillir entre les valves de la coquille : c'est le *pied*; comme, chez un certain nombre de Mollusques de la même classe que la Moule, le pied est aplati sur les côtés, de manière à rappeler grossièrement la forme d'un fer de hache, on donne à tous les animaux de

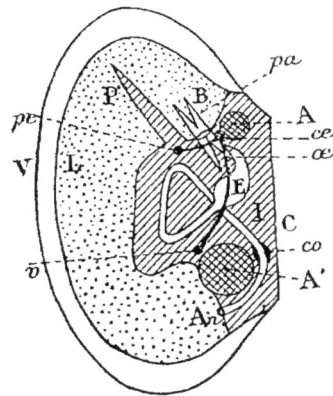

Fig. 302. — Coupe du corps d'un Pélécypode suivant son plan de symétrie (figure théorique). — V, valve droite ; L, lobe droit du manteau ; A, A', muscles adducteurs des valves (coupés transversalement) ; B, bouche ; *pa*, palpes labiaux ; *œ*, œsophage ; E, estomac ; I, intestin ; A*n*, anus ; *co*, cœur ; C, charnière des valves ; P, pied ; *ce*, ganglions cérébroïdes ; *pe*, ganglions pédieux ; *v*, ganglions viscéraux.

cette classe le nom de *Pélécypodes*. La disposition lamelleuse des branchies, sur laquelle on reviendra plus loin, leur a mérité aussi le nom de *Lamellibranches*. Enfin l'absence de tête justifie le terme d'*Acéphales*, qui sert encore à les désigner.

Chez les *Gastéropodes* (*fig.* 292) on voit se dessiner, à l'extrémité antérieure du corps, une tête sur laquelle sont loca lisés les organes des sens, par exemple deux yeux, portés aux extrémités de tentacules mobiles. La symétrie bilatérale du corps, caractéristique de l'embranchement des Mollusques, est sensiblement troublée : il est contourné sur lui-même, suivant une spirale à tours plus ou moins nombreux ; la coquille partage cette dissymétrie et se réduit à une valve plus ou moins spiralée. Le pied, au lieu d'être aplati sur ses flancs comme celui des Pélécypodes, offre l'aspect d'une large sole qui occupe la face ventrale du corps (ce qu'indique le mot de « Gastéropode ») et qui permet à l'animal de se déplacer par reptation.

Chez les *Céphalopodes* (*fig.* 303 et 304), la symétrie bilatérale reparaît avec beaucoup plus de netteté que dans la

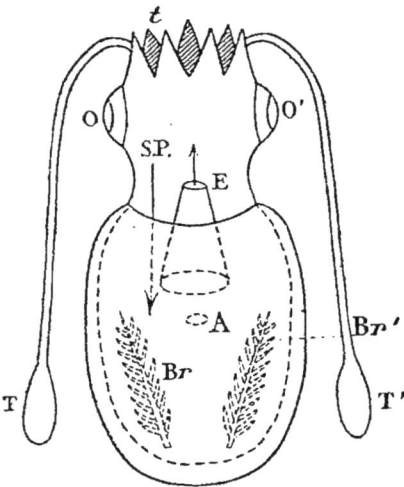

Fig. 303. — Le corps de la Seiche vu par sa face ventrale (schéma). (Le manteau est supposé transparent.) — O,O', les yeux ; T,T', longs tentacules ; *t*, courts tentacules ; S.P., sac palléal ; E, entonnoir ; A, anus ; Br, Br', branchies.

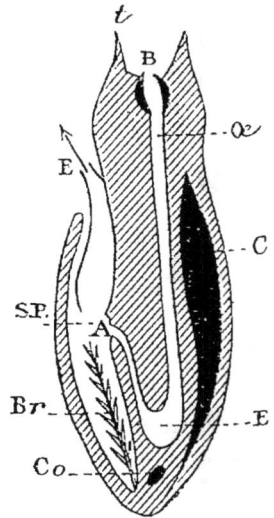

Fig. 304. — Coupe schématique du corps de la Seiche par son plan de symétrie. — *t*, tentacule ; B, bouche ; œ, œsophage ; E (en bas), estomac ; A, anus ; S.P., sac palléal ; E (en haut), entonnoir ; Br, branchie ; Co, cœur ; C, osselet.

classe précédente. La tête, très distincte et rattachée au reste du corps par un étranglement qu'on peut comparer à un cou, se termine en avant par une couronne de *tenta-*

cules ou bras, ordinairement au nombre de dix (Seiche) ou de huit (Poulpe), au centre de laquelle s'ouvre la bouche : chez la Seiche, huit tentacules sont courts et garnis de ventouses sur toute leur longueur; deux sont beaucoup plus longs que les autres et ne portent de ventouses qu'à leurs extrémités, renflées en forme de massues; ces tentacules sont comme autant de lignes à pêcher dont l'animal se sert soit pour se fixer aux objets immobiles, soit pour saisir et attirer à lui ceux dont il fait sa pâture. L'ensemble des tentacules représente le pied et la situation de cet organe autour de la tête justifie le nom de « Céphalopodes ». La face ventrale du corps porte une sorte de sac formé par le manteau (*sac palléal*), largement ouvert du côté de la tête, et dont on ne saurait mieux comparer la disposition qu'à celle de la poche que porte le devant d'un tablier de travail. A l'intérieur du sac palléal se trouve l'*entonnoir*, sorte de tube accolé à la masse viscérale et ouvert aux deux bouts, largement à son extrémité postérieure, qui s'enfonce un peu dans la cavité du sac palléal, plus étroitement à l'extrémité opposée, qui fait saillie au dehors. L'entonnoir est l'organe principal de la locomotion : lorsque le Mollusque a laissé pénétrer une certaine quantité d'eau dans son sac palléal par la fente qui en constitue l'ouverture, il contracte brusquement les parois de l'entonnoir et chasse cette eau, qui s'échappe violemment en repoussant le corps tout entier en sens inverse; l'animal se déplace ainsi à reculons et par saccades. — Une pièce calcaire, partageant la forme générale du corps de la Seiche, en occupe la partie dorsale : c'est ce qu'on appelle communément *l'os de Seiche*; elle représente, en réalité, la coquille devenue interne. D'autres Céphalopodes, comme le Poulpe, sont entièrement dépourvus de coquille. D'autres encore, comme le Nautile (*fig.* 305), possèdent une coquille externe, enroulée en spirale et divisée par des cloisons internes en une série de loges dont l'animal n'occupe que la dernière, la plus voisine de l'ouverture ; cette coquille ne diffère pas seulement de celle des Gastéropodes par son

cloisonnement interne, mais aussi par sa symétrie bilatérale : elle est enroulée dans un plan.

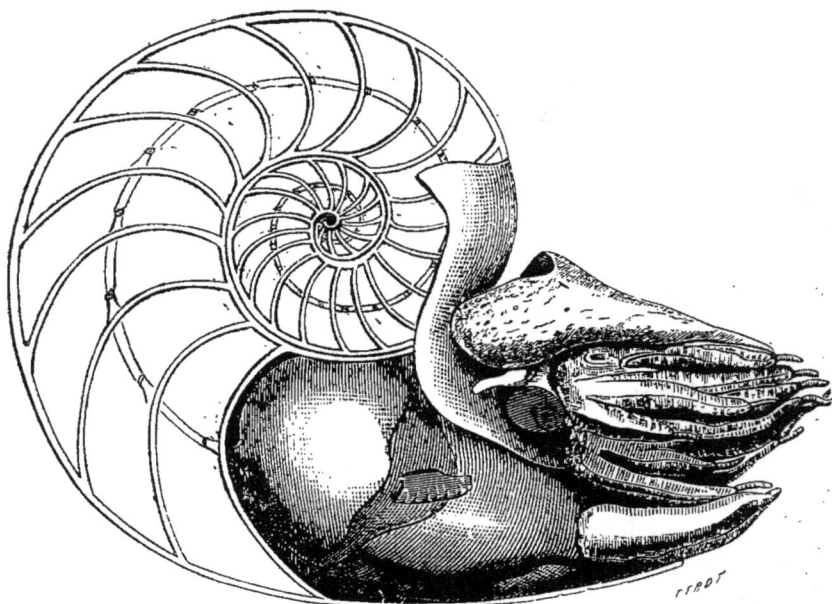

Fig. 305. — Coquille du Nautile, coupée suivant son plan de symétrie.

La classification des Mollusques peut être résumée par le
tableau suivant :

MOLLUSQUES	à tête indistincte, à coquille bivalve, à branchies lamelleuses, à pied aplati latéralement........ *Pélécypodes*.	Moule.
à tête distincte	à symétrie bilatérale parfaite, à pied disposé autour de la tête................ *Céphalopodes*.	Seiche.
	à symétrie bilatérale troublée par l'enroulement, à pied formant une sole ventrale. *Gastéropodes*.	Escargot.

Classification des Vers. — L'embranchement des
Vers est beaucoup moins bien limité que les précédents : c'est,
à vrai dire, une sorte de groupe de débarras qui comprend,
avec des types bien caractérisés, dont le corps est franchement annelé, des formes moins nettement définies qu'il est
impossible de placer dans aucun autre embranchement.

En se bornant à l'étude des formes les mieux définies de

cet embranchement, on peut distinguer des Vers libres (ce

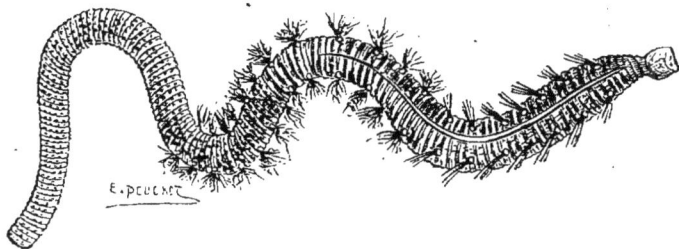

Fig. 306. — Arénicole des pêcheurs.

sont les *Annélides*) et des Vers parasites (les *Helminthes*).

Certains *Annélides*, appelés *Chétopodes*, portent sur leurs anneaux des sortes de moignons, rudiments de pattes, dans lesquels sont implantées des soies raides qui servent à la locomotion ; tantôt les soies que porte chaque anneau sont nombreuses, comme on l'observe chez l'Arénicole des pêcheurs (*fig.* 306)

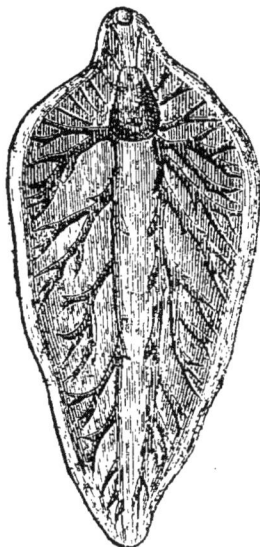

Fig. 307. — Douve du foie.

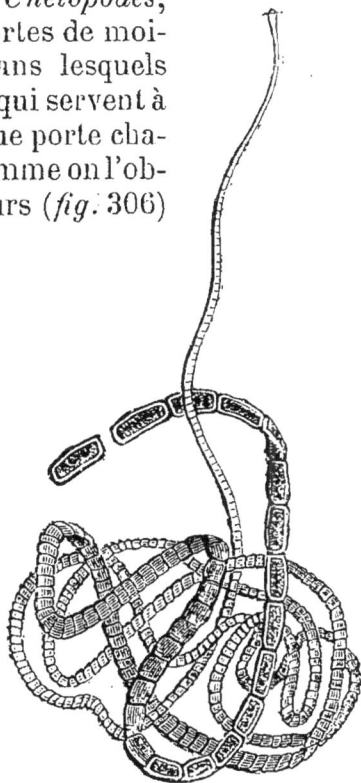

Fig. 308. — Ténia.

et chez beaucoup d'Annélides marines (*Polychètes*); tantôt chaque anneau ne porte qu'un petit nombre de soies, comme on peut le voir chez les Vers de terre ou Lombrics (*Oligochètes*). — Les *Hirudinées*, telles que les Sangsues, sont des Annélides entièrement dépourvus de soies locomotrices : chez eux la locomotion est assurée par le jeu de deux ventouses, l'une antérieure et l'autre postérieure.

Chez les *Helminthes*, qui habitent l'intérieur de l'organisme d'autres espèces, le corps peut être plat et cylindrique. Le corps de la Douve du foie (*fig.* 307), qui habite les conduits biliaires du Mouton, offre l'aspect d'une feuille et porte sur sa face inférieure deux ventouses de taille inégale ; il ne présente aucune trace de segmentation transversale : la Douve est le type des *Trématodes*. Le corps d'un Ténia (*fig.* 308), par exemple le « Ver solitaire » qui habite l'intestin de l'Homme, est aplati aussi et offre l'aspect d'un long ruban ; mais il est nettement divisé en anneaux successifs ; le premier, ou *scolex*, se termine par un renflement sphérique qui porte une couronne équatoriale de quatre ventouses et se fixe par des crochets à la muqueuse intestinale de l'hôte : le Ténia est le type des *Cestodes*. D'autres Helminthes, tels que l'Ascaride, qui habite fréquemment l'intestin des enfants, ont le corps cylindrique et terminé en pointe à chaque extrémité, « fusiforme » en un mot : ce sont des *Nématodes*.

Le tableau suivant résume les caractères des groupes de Vers qui viennent d'être passés sommairement en revue :

VERS	libres (*Annélides*)	pourvus de soies locomotrices (*Chétopodes*)	nombreuses à chaque anneau.....	*Polychètes.*
			peu nombreuses à chaque anneau.	*Oligochètes.*
		dépourvus de soies locomotrices et ayant des ventouses..............................		*Hirudinées.*
	parasites (*Helminthes*)	au corps plat	non segmenté....................	*Trématodes.*
			segmenté en anneaux.............	*Cestodes.*
		au corps cylindrique...........................		*Nématodes.*

Classification des Mammifères. — La classe des Mammifères peut être décomposée en seize ordres principaux. — Les quatorze premiers constituent une première série de Mammifères, les *Monodelphes* ou *Euthériens*, dont l'organisation répond exactement à la définition que nous avons donnée de la classe tout entière et dont les jeunes, en particulier, naissent parfaitement formés. — Une seconde série, celle des *Didelphes* ou *Métathériens*, comprend des formes moins bien organisées, chez lesquelles les jeunes naissent imparfaitement formés et sont provisoirement abrités dans une poche, dite *poche marsupiale*, que porte la face ventrale du corps de la mère et qui contient les mamelles; après être restés quelque temps fixés aux mamelles, dans la situation où la mère les a placés aussitôt après leur naissance, les jeunes s'en détachent et deviennent alors capables de quitter la poche marsupiale, qu'ils regagnent en cas de danger et qu'ils abandonnent plus tard définitivement. Cette série ne renferme qu'un ordre, celui des *Marsupiaux*, avec une grande variété de types : herbivores comme les Kanguroos, rongeurs comme les Phascolomes, insectivores comme les Myrmécobies et les Sarigues, carnivores comme les Thylacines. — La série des *Ornithodelphes* ou *Protothériens* comprend encore un ordre unique, celui des *Monotrèmes* (Ornithorhynque et Echidné). Ce sont des Mammifères ovipares dont l'oviducte (canal qui expulse les œufs) débouche, avec le rectum et les conduits urinaires, dans une sorte de vestibule commun, dit *cloaque*, caractère qui les rapproche des Oiseaux et des Reptiles.

La distribution des Monodelphes en quatorze ordres principaux est surtout fondée sur l'adaptation de l'appareil masticateur aux divers régimes alimentaires et sur celle des membres aux divers modes de locomotion.

La classification des Mammifères peut être résumée dans le tableau suivant :

MAMMIFÈRES

dépourvus de cloaque (Monodelphes) — à quatre membres — onguiculés (ongles ou griffes) — hétérodontes (dents différenciées) :

- pourvus de mains :
  - ongles partout. . . . . *Primates.* — Singe.
  - une griffe au membre postérieur. . . . . *Lémuriens.* — Maki.
- non { trois sortes de dents; régime :
  - carnassier; vie :
    - terrestre. *Carnivores.* — Chat.
    - aquatique. *Pinnipèdes.* — Phoque.
  - insectivore; vie :
    - terrestre. *Insectivores.* — Taupe.
    - aérienne.. *Cheiroptères.* — Chauve-souris.
  - deux sortes de dents. . . . . *Rongeurs.* — Rat.

ongulés (sabots) :
- pourvus de cinq doigts. . . . . *Proboscidiens.* — Éléphant.
- pourvus de moins de cinq doigts :
  - artiodactyles (nombre pair de doigts) :
    - estomac simple. . . . . . *Porcins.* — Sanglier.
    - estomac composé. . . . . . *Ruminants.* — Bœuf.
  - périssodactyles (nombre impair de doigts). . . . . *Jumentés.* — Cheval.

- homodontes (dents semblables entre elles ou nulles). . . . . *Édentés.* — Fourmilier.
- à deux membres et aquatiques :
  - hétérodontes. *Siréniens.* — Lamantin.
  - homodontes. *Cétacés.* — Baleine.
- ayant une poche marsupiale (*Didelphes*). . . . . . . *Marsupiaux.* — Kanguroo.
- ayant un cloaque (*Ornithodelphes*). . . . . *Monotrèmes.* — Échidné.

Classification des Reptiles. — La division de la classe des *Oiseaux* en ordres offre un caractère assez artificiel et peut être ici passée sous silence.

Dans la classe des *Reptiles* on distingue quatre ordres principaux, dont les caractères sont résumés sommairement dans le tableau suivant :

REPTILES :
- pourvus de quatre membres :
  - ayant une carapace et pas de dents. . . . . *Chéloniens.* — Tortue.
  - dépourvus de carapace :
    - *Crocodiliens.* — Crocodile.
    - *Sauriens.* — Lézard.
- dépourvus de membres. . . . . *Ophidiens.* — Vipère.

Classification des Amphibiens. — La classe des *Amphibiens* comprend trois ordres :

1° l'ordre des *Anoures*, qui, à l'état adulte, possèdent deux paires de membres et sont dépourvus de queue;

2° l'ordre des *Urodèles*, qui, à l'état adulte, possèdent deux paires de membres et une queue ;

3° l'ordre des *Apodes*, dont le corps est toujours dépourvu de membres et rappelle par son aspect celui des Serpents.

C'est ce que résume le tableau suivant :

AMPHIBIENS ayant à l'état adulte	deux paires de membres et pas de queue. *Anoures*. Grenouille.		
	une queue	et deux paires de membres. *Urodèles*. Salamandre.	
		et pas de membres .... *Apodes*. Cécilie.	

Classification des Poissons. — On divisait autrefois la classe des *Poissons* en deux groupes : celui des *Poissons osseux*, chez lesquels le squelette subit une ossification complète, et celui des *Poissons cartilagineux*, dont le squelette, imparfaitement développé, reste à l'état cartilagineux. Cette division, assez médiocre, a dû faire place à une distribution en cinq ordres principaux :

1° les *Téléostéens*, poissons à squelette osseux, dont la bouche forme une fente transversale à l'extrémité antérieure de la tête ; ce sont la plupart des poissons de nos mers et de nos eaux douces, comme la Carpe, le Saumon, la Morue, la Sole, la Perche, etc. ;

2° les *Dipneustes*, qui possèdent, outre leurs branchies, un ou deux poumons (Cératodus, Lépidosiren) ;

3° les *Ganoïdes*, dont le squelette est souvent cartilagineux et chez qui la peau est couverte d'écailles émaillées, comme l'Esturgeon ;

4° les *Sélaciens* ou *Plagiostomes*, dont le squelette est toujours cartilagineux et dont la bouche forme une fente transversale à la face inférieure de la tête, comme les Squales (Requins) et les Raies ;

5° les *Cyclostomes* (Lamproie), dépourvus de nageoires paires et dont la bouche s'ouvre à l'extrémité antérieure du corps, au fond d'une sorte de ventouse circulaire.

Cette classification peut être résumée par le tableau suivant :

POISSONS	bouche en forme de fente transversale.	ayant un appareil pulmonaire................... *Dipneustes.*		Ceratodus.
		à l'extrémité antérieure de la tête.	écailles non émaillées... *Téléostéens.*	Carpe.
			écailles émaillées... *Ganoïdes.*	Esturgeon.
		sous la tête................ *Plagiostomes.*		Requin.
	bouche de forme circulaire, en avant de la tête. *Cyclostomes.*			Lamproie.

CHAPITRE II

Anatomie comparée du squelette chez les Vertébrés.

La présence d'un squelette osseux interne, dont la partie principale est une colonne vertébrale, caractérise le premier embranchement du règne animal, celui des Vertébrés ; mais la comparaison du squelette des Vertébrés à celui de l'Homme montre une série de variations dont il faut signaler les plus essentielles.

Mammifères. — Tête et tronc. — Le tronc et la tête des Mammifères présentent une composition assez constante et très analogue à celle des mêmes parties chez l'Homme. Les Mammifères ont toujours deux condyles occipitaux et sept vertèbres cervicales, plus ou moins longues suivant les dimensions du cou (très allongées chez la Girafe, très raccourcies chez la Baleine, par exemple) ; l'Aï, qui a jusqu'à huit ou neuf vertèbres cervicales, et le Lamantin, qui n'en a que six, font exception à la règle.

La région coccygienne de la colonne vertébrale est bien plus développée chez beaucoup de Mammifères que chez l'Homme : elle est formée de nombreuses vertèbres (jusqu'à trente chez certains Singes) qui constituent le squelette de la queue.

Le nombre des côtes varie ordinairement entre douze et quatorze paires ; il y en a vingt paires chez l'Eléphant.

Membres. — Les principales modifications du squelette des Mammifères portent sur les membres et peuvent s'expliquer soit par une adaptation du squelette aux conditions spéciales de milieu auxquelles est soumise chaque espèce, soit par une ossification plus ou moins avancée.

Épaule. — L'épaule manque souvent de clavicule ; c'est ce qu'on peut observer dans tout le groupe des Ongulés ou Mammifères à sabots, chez les Carnivores, chez certains Rongeurs : la clavicule est très réduite chez le Lapin, tandis qu'elle est très développée chez l'Ecureuil. Ces exemples nous montrent quelle est la condition qui détermine le développement de la clavicule : celle-ci fait défaut chez les Mammifères dont les membres antérieurs, aptes surtout à la course, exécutent toujours les mêmes mouvements sans s'écarter sensiblement du plan de symétrie ; elle est bien développée, au contraire, chez ceux dont les membres antérieurs, exécutant des mouvemedts variés, s'écartent fréquemment et largement du plan de symétrie.

Bassin. — Le bassin forme, chez la plupart des Mammifères, une ceinture fermée, semblable à celle du bassin humain. Remarquons seulement qu'il est tout à fait rudimentaire chez les Siréniens et Cétacés — ce qu'explique suffisamment l'absence de membres postérieurs chez ces animaux (voir plus loin) — et que, chez les Marsupiaux, les deux pubis portent d'arrière en avant deux prolongements osseux assez grêles, appelés *os marsupiaux*, qui soutiennent, chez ces animaux, les parois de la poche marsupiale.

Extrémités des membres. — C'est surtout sur les extrémités des membres que portent les modifications. Ces extrémités peuvent être adaptées aux fonctions les plus diverses : la *préhension*, le *fouissage*, le *vol*, la *natation*, la *course*.

Préhension. — Chez les Singes, le pouce est opposable aux autres doigts dans les deux paires de membres ; les membres postérieurs, comme les membres antérieurs, se terminent par des *mains*, capables de saisir les objets ; les Singes sont, comme on dit, des *quadrumanes*, tandis que l'Homme est simplement *bimane*.

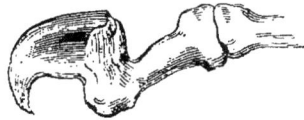

Fig. 309. — Griffe rétractile du Lion.

Les doigts de certains Carnivores, comme le Chat, le Tigre, le Lion, se terminent par des griffes que des muscles spéciaux peuvent redresser ou abaisser : c'est ce qu'on appelle des *griffes rétractiles* (*fig.* 309) ; l'animal s'en sert pour saisir sa proie.

Fouissage. — Chez les Mammifères qui ont l'habitude de se creuser des galeries profondes à l'intérieur du sol, de *fouir*, en un mot, les extrémités des membres antérieurs sont très fortes et constituent comme deux pelles dont l'animal se sert pour déblayer le terrain devant lui (*fig.* 310) ; il suffit d'examiner le squelette de la Taupe pour observer une disproportion marquée entre le développement des membres antérieurs et celui des

23.

membres postérieurs; de plus, les clavicules sont fortement développées.

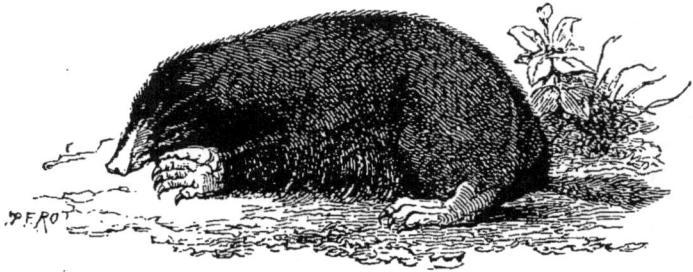

Fig. 310. — Taupe.

Vol. — Chez les Cheiroptères (Chauves-souris), qui passent
une partie de leur vie dans l'air, les extrémités des membres antérieurs, soutenus par de solides clavicules, sont adaptées au vol
(*fig.* 311) : tous les doigts, sauf le premier, qui correspond au
pouce, allongent considérablement leurs phalanges, de manière
à former, à l'extrémité de l'avant-bras, quatre longues tiges articulées; entre ces quatre doigts s'étend une fine membrane, atta-

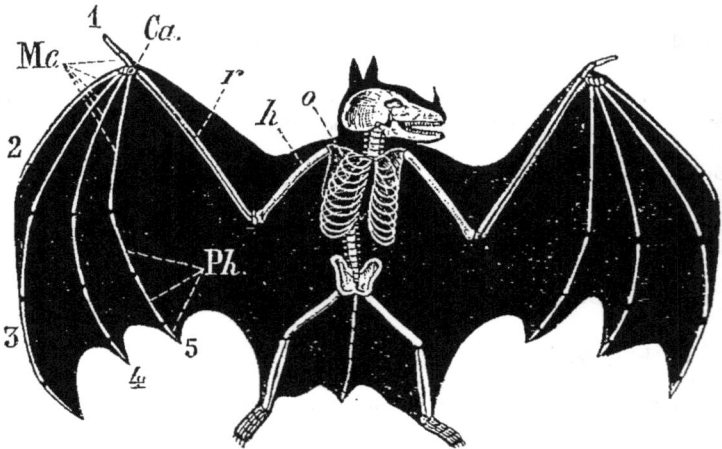

Fig. 311. — Squelette de Chauve-Souris. — o, omoplate; *h,* humérus;
r, radius ; *Ca,* carpe; Mc, métacarpe; P*h,* phalanges; 1, 2, 3, 4, 5, les doigts.

chée d'autre part aux parois du corps et jusqu'à la queue,
courte et grêle, (*membrane aliforme*). Le reste du squelette,
formé de pièces très ténues, assure au corps tout entier une
extrême légèreté, et sur le sternum s'élève une crête saillante,
fournissant une surface d'attache aux muscles moteurs du bras et
de l'avant-bras. Bien que répondant aux mêmes besoins que l'aile

de l'Oiseau, le membre antérieur du Cheiroptère a, comme on le verra plus loin, une structure très différente de celle de l'aile.

Natation. — Chez les Amphibies ou Pinnipèdes (Phoque, Otarie, etc.), les extrémités des deux paires de membres sont adaptées à la natation (*fig.* 312) : le bras et l'avant-bras, dans le membre supérieur, la cuisse et la jambe, dans le membre inférieur,

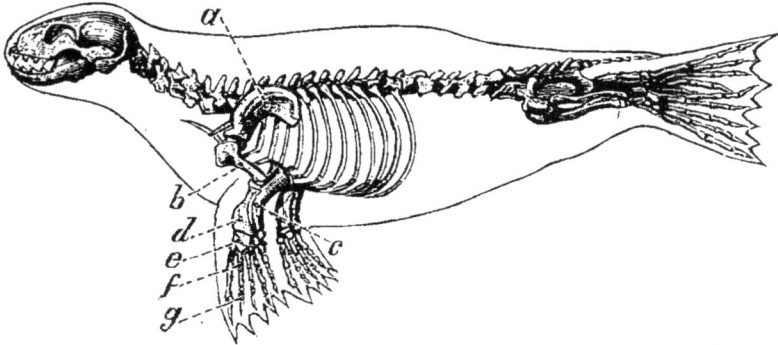

Fig. 312. — Squelette de Phoque. — *a*, omoplate ; *b*, humérus ; *c*, *d*, os de l'avant-bras ; *e*, carpe ; *f*, métacarpe ; *g*, phalanges.

sont assez courts ; les cinq doigts, bien développés et terminés par des griffes, sont réunis par les tissus mous avoisinants en une sorte de palette, qui remplit le rôle d'une nageoire ; il faut remarquer, de plus, que les deux membres postérieurs, rejetés en arrière, forment au corps une sorte de gouvernail.

Chez les Siréniens et les Cétacés, l'adaptation au régime aquatique est plus parfaite. Le corps prend plus complètement que

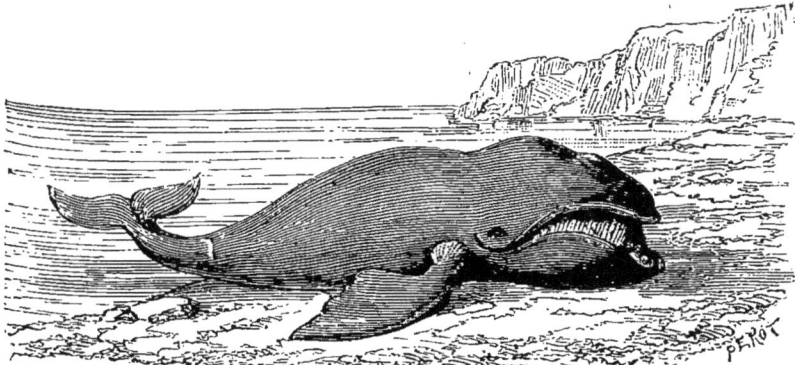

Fig. 313. — Baleine franche.

chez les Pinnipèdes la forme de fuseau qui est la plus favorable à la natation (*fig*. 313). Le membre antérieur comprend (*fig*. 314) un humérus, un radius et un cubitus très courts, de forme

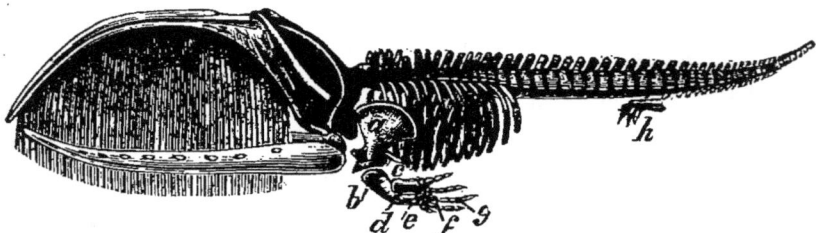

Fig. 314. — Squelette de Baleine. — *a*, omoplate ; *b*, humérus ; *c, d*, os de l'avant-bras ; *e*, carpe ; *f*, métacarpe ; *g*, phalanges ; *h*, rudiments de bassin.

presque cubique ; la main seule est bien développée ; dans les cinq doigts qui en forment le squelette (*fig*. 315), le nombre des phalanges augmente sensiblement et elles supportent une sorte de palette natatoire, qui offre, au premier abord, la plus grande ressemblance avec la nageoire de certains Poissons, du Requin par exemple. Quant à la seconde paire de membres, on n'en trouve aucune trace extérieure et l'étude comparative du squelette chez les différents types de Cétacés en montre la disparition progressive. Chez les mieux partagés d'entre eux, les Siréniens (Dugong et Lamantin), le squelette des membres postérieurs est réduit à une ceinture osseuse (fermée chez le premier, ouverte chez le second) qui représente le bassin. Chez les Cétacés, au contraire, le squelette du bassin n'est figuré que par deux stylets très petits, situés au voisinage de la colonne vertébrale.

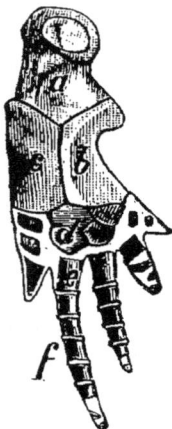

Fig. 315. — Squelette de la patte du Dauphin. — *a*, humérus ; *b, c*, os de l'avant-bras ; *d*, carpe ; *e*, métacarpe ; *f*, phalanges.

Course. — L'adaptation la plus intéressante des extrémités des membres chez les Mammifères est l'adaptation à la course.

On sait que l'étude de la terminaison des doigts chez les Mammifères monodelphes, terrestres et hétérodontes permet de les répartir en deux séries : celle des *Onguiculés*, dont les doigts se terminent par des ongles ou des griffes, et celle des *Ongulés*, dont les doigts se terminent par des sabots ; le sabot diffère essentiellement de l'ongle ou de la griffe parce qu'il enveloppe complètement l'extrémité du doigt.

Dans la série des Onguiculés, certains types sont *plantigrades*, c'est-à-dire que leur corps repose sur le sol par le métacarpe ou le métatarse : de ce nombre sont les Singes, l'Ours, etc.

D'autres sont *digitigrades*, c'est-à-dire que leur corps repose
sur les extrémités des doigts (*fig.* 316). Les plus aptes à la course

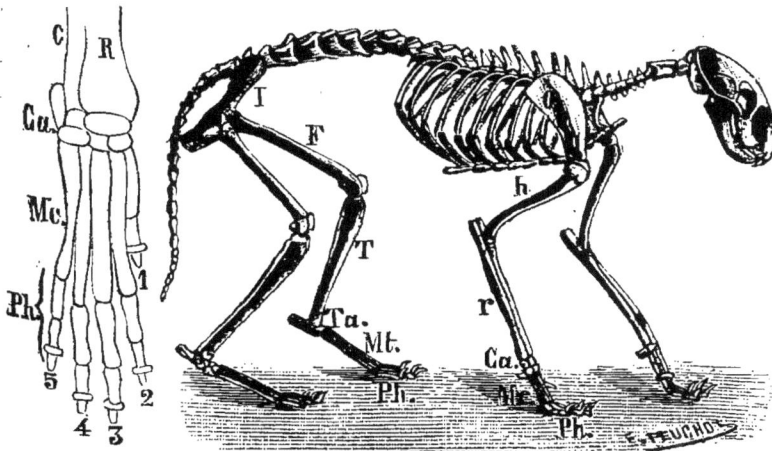

Fig. 316.

A droite, squelette du Chat. — O, omoplate ; *h*, humérus ; r, radius ; Ca, carpe ;
Mc, métacarpe ; Ph., phalanges ; I, os iliaque ; F, fémur ; T, tibia ; Ta, tarse ;
Mt., métatarse.

A gauche, l'extrémité de la patte antérieure, isolée et plus grossie. — C, cubitus ; R, radius ; Ca, carpe ; Mc, métacarpe ; Ph, phalanges.

sont les digitigrades, chez lesquels le nombre des doigts peut être
inférieur à cinq. Chez le Chat et le Chien, par exemple, le membre
postérieur ne porte que quatre doigts, un de moins qu'au membre
antérieur. Il est facile de comprendre que la diminution du
nombre des doigts est favorable à la course : moins nombreux
sont les points d'appui du corps à la surface du sol, plus la
démarche devient agile.

La même loi se trouve vérifiée par l'étude des Ongulés : les
uns sont pourvus de cinq doigts, ce sont les moins aptes à la
course ; les autres ont moins de cinq doigts, ce sont les plus
agiles ; il va sans dire que ce que les sabots perdent en nombre,
ils le gagnent en volume, et que ceux qui persistent atteignent
des dimensions souvent considérables.

C'est en étudiant les lois qui président à la réduction du
nombre des doigts chez les Ongulés qu'on peut établir parmi eux
des ordres naturels.

Un premier groupe comprend ceux dont les doigts ont conservé
leur nombre primitif de cinq (Proboscidiens : Eléphants) (*fig.* 317) ;
ce sont les moins ongulés de tous ; leurs doigts sont terminés
plutôt par des ongles très forts que par de véritables sabots.

Que le premier doigt, celui qui correspond au pouce, dispa--

raisse seul, et qu'en même temps le troisième et le quatrième doigt prennent un développement supérieur à celui des deux autres, la patte sera terminée par quatre doigts, dont les deux moyens, longs et reposant sur le sol, seront encadrés par les deux extrêmes, courts et éloignés de la terre; c'est la disposition de la patte des Porcins (ex. : le Porc)-; les quatre doigts du Porc sont surmontés de quatre métatarsiens distincts, que surmonté à

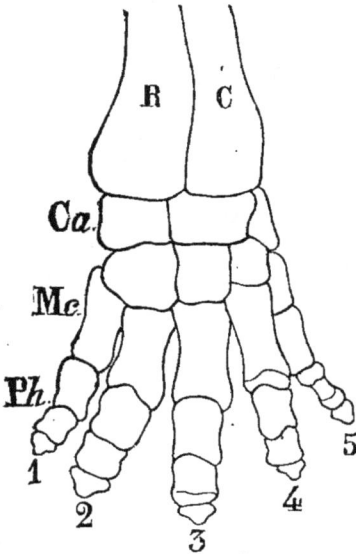

Fig. 317. — Squelette d'une patte d'Eléphant. — R, C, radius et cubitus; Ca, carpe; Mc, métacarpe; Ph, phalanges; 1, 2, 3, 4, 5, les cinq doigts.

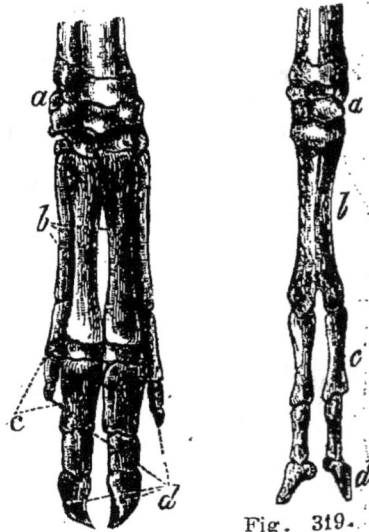

Fig. 318. — Patte de Porc. — a, carpe; b, métacarpe; c, premières phalanges; d, phalangettes.

Fig. 319. — Patte de la Chèvre. —a, carpe; b, métacarpe; c, premières phalanges; d, phalangettes.

son tour un tarse formé de six os (fig. 318). Si les deux doigts extrêmes se réduisent peu à peu ou même finissent par disparaître, et que les métacarpiens ou métatarsiens correspondant aux deux doigts persistants se soudent en un os unique, qu'on appelle le canon, la patte ne portera plus que deux doigts, à l'extrémité d'un métacarpe ou d'un métatarse simple; c'est ce qui arrive chez les Ruminants (Chèvre, Bœuf, etc.) (fig. 319). Le Chevreuil, quoique appartenant à l'ordre des Ruminants, possède encore quatre doigts; mais les deux latéraux sont extrêmement réduits, et les deux doigts principaux sont surmontés d'un canon, qu'on n'observerait pas sur une patte de Porcin; derrière le canon, on observe deux petites aiguilles osseuses, correspondant aux doigts latéraux. Chez les Porcins et les Ruminants, le nombre des doigts est resté pair, et le plan de symétrie de la patte passe entre le troisième et le quatrième doigts ; on réunit ces deux ordres sous le nom de *paridigités* ou *artiodactyles*.

Chez le Rhinocéros, le Cheval, la disparition du premier doigt est accompagnée de celle du cinquième, ce qui réduit le nombre des doigts à un maximum de trois, parmi lesquels le troisième est beaucoup plus développé que le second et le quatrième qui l'encadrent : le Rhinocéros possède trois doigts (*fig.* 320) ; chez le Cheval, le troisième doigt persiste seul (*fig.* 321). L'ordre des

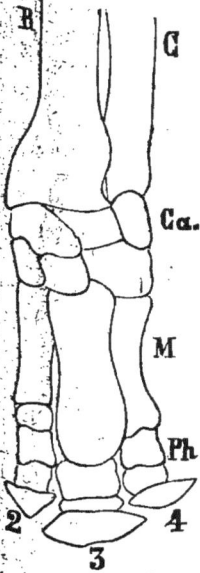

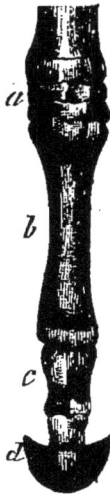

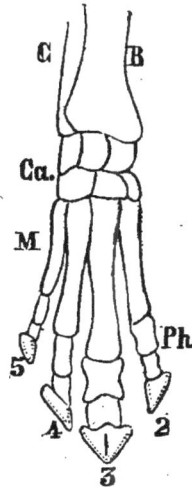

Fig. 320. — Squelette d'une patte de Rhinocéros. — R, C, radius et cubitus ; Ca, carpe ; M, métacarpe ; Ph, phalanges : 2, 3, 4, les trois doigts.

Fig. 321. — Patte de Cheval. — *a*, carpe ; *b*, métacarpe ; *c*, première phalange ; *d*, phalangette.

Fig. 322. — Patte antérieure du Tapir. — B, C, radius et cubitus ; Ca, carpe ; M, métacarpe ; Ph, phalanges 2, 3, 4, 5, doigts.

Jumentés comprend donc des Ongulés *imparidigités* ou *périssodactyles*, chez lesquels le plan de symétrie de la patte passe par le troisième doigt. Le Tapir (*fig.* 322) est un type curieux de périssodactyle, chez lequel le membre antérieur a quatre doigts, tandis que le membre postérieur n'en a que trois.

On voit ainsi le nombre des doigts diminuer chez les Ongulés en raison directe du degré d'adaptation à la course, et se réduire soit à deux, dans la série des paridigités, soit à un seul, dans la série des imparidigités.

Saut. — Chez les Mammifères adaptés au *saut*, comme l'Ecureuil, le Kanguroo (*fig. 323*), etc., les membres postérieurs sont très développés et fournissent au corps un solide point d'appui.

Oiseaux. — Le trait le plus essentiel du squelette des Oiseaux est d'être adapté à l'existence aérienne, qui caractérise cette classe de Vertébrés. Les os des Oiseaux sont creux, renferment peu de moelle et se laissent pénétrer par l'air qui vient des organes respiratoires; ils sont, comme on dit, *pneumatiques*, disposition qui a évidemment pour effet de rendre le squelette plus léger.

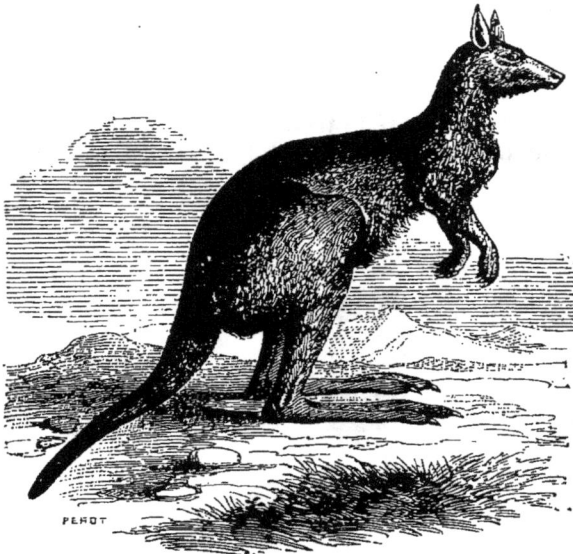

Fig. 323. — Kanguroo.

Tête et tronc. — Il est très difficile de retrouver dans le crâne, ordinairement petit, les os que nous avons distingués dans celui des Mammifères : ces os, distincts à l'origine, se sont soudés et confondus de manière à former une boîte dont toutes les parties sont solidement unies entre elles.

Le crâne repose sur l'atlas par un seul condyle occipital, ce qui permet à la tête de l'Oiseau de pivoter beaucoup plus librement que celle du Mammifère au sommet de la colonne vertébrale.

On sait que les maxillaires supérieur et inférieur de l'Oiseau sont dépourvus de dents; celles-ci sont remplacées par deux étuis cornés (*mandibules*) qui recouvrent les maxillaires et dont l'ensemble forme le *bec*. On observe, en revanche, entre le condyle du maxillaire inférieur et l'os temporal, un organe nouveau : c'est une pièce osseuse, dite *os carré*, qui sert à l'articulation de la mâchoire et lui permet de s'ouvrir beaucoup plus largement que chez les Mammifères.

La colonne vertébrale des Oiseaux est, dans son ensemble, beaucoup moins mobile que celle des Mammifères. Il faut cependant faire exception pour la région du cou, qui peut se replier et se dérouler au gré de l'animal, lui permettant de promener de tous côtés son bec en quête d'aliments. Le nombre des vertèbres cervicales est, d'ailleurs, variable suivant les espèces; il est ordinairement compris entre 12 et 15, mais peut dépasser 20. Les régions dorsale, lombaire et sacrée ont leurs vertèbres généralement soudées de manière à fournir, dans le plan de symétrie du corps, un solide appui aux muscles qui règlent les mouvements des ailes. La région caudale, très réduite, forme le squelette du croupion.

Chaque côte est formée de deux parties articulées : celle qui est en rapport avec la colonne vertébrale porte en arrière un prolongement osseux, dit *apophyse uncinée* ou *récurrente*, qui vient s'appuyer contre la côte suivante ; celle qui est en rapport avec le sternum n'est pas autre chose que l'homologue du cartilage qui, chez les Mammifères, occupe cette position. Remarquons, en passant, que les côtes des Monotrèmes (Ornithorhynque, Echidné) offrent les mêmes caractères que

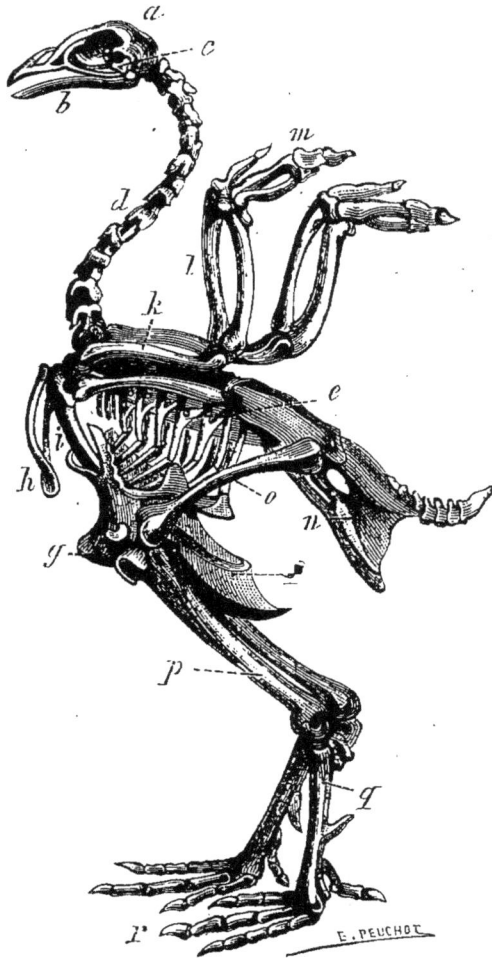

Fig. 324. — Squelette du Coq. — *a*, crâne ; *b*, maxillaire inférieur; *c*, os carré ; *d*, vertèbres cervicales ; *e*, côtes ; *f*, sternum ; *g*, brechet; *h*, fourchette ; *i*, os coracoïdien ; *k*, humérus ; *l*, avant-bras ; *m*, doigt le plus développé de la main; *n*, bassin; *o*, fémur ; *p*, tibia ; *q*, métatarse; *r*, doigts du pied.

les côtes des Oiseaux : c'est une des ressemblances nombreuses que ce dernier ordre de Mammifères présente avec la classe des Oiseaux.

Le sternum est bombé sur sa face antérieure et présente une crête saillante (*bréchet*) semblable à la quille d'un navire, sur laquelle s'attachent, de part et d'autre, les muscles de la poitrine; ceux-ci, très développés, jouent un rôle considérable dans le mouvement des ailes. On ne doit point s'étonner de ne pas trouver de bréchet chez les Oiseaux qui ne volent pas, comme l'Autruche et le Casoar : ces derniers sont désignés du nom de *Ratites*, par opposition aux *Carinates*, qui sont les Oiseaux pourvus d'un bréchet. On ne doit pas non plus s'étonner de rencontrer quelque chose d'analogue à un bréchet chez les Mammifères dont les membres antérieurs sont adaptés au vol, c'est-à-dire chez les Chéiroptères.

Membres. — C'est surtout l'étude des membres qui permet de bien caractériser le squelette des Oiseaux. Tandis que chez les Mammifères les quatre membres reposent généralement sur le sol et servent à la course, les membres postérieurs seuls de l'Oiseau sont consacrés à cet usage; les membres antérieurs sont transformés en une paire d'ailes, qui sont les organes du vol. A cette transformation fondamentale correspond toute une série de modifications dans la structure du squelette de ces membres.

L'omoplate est un os allongé et grêle, en forme de lame de sabre, qui s'appuie sur les côtes et va presque atteindre le bassin.

Les deux clavicules, au lieu de s'attacher séparément au sternum, se réunissent à la partie supérieure de la poitrine en une pièce de la forme d'un V (*fourchette*), qui s'unit au bréchet par l'intermédiaire d'un ligament. De chaque épaule part un troisième os (*os coracoïdien*), qui s'articule directement avec le sternum. C'est cet os, homologue du pubis, qui est représenté dans l'omoplate de l'Homme et des Mammifères par l'apophyse coracoïde. Les Monotrèmes possèdent, comme les Oiseaux, un os coracoïdien indépendant.

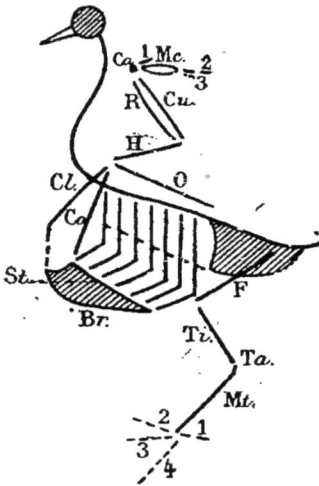

Fig. 325. — Squelette d'un Oiseau (schéma). — O, omoplate; Cl, clavicule; Co, os coracoïdien; H, humérus; R, radius; Cu., cubitus; Ca, carpe; Mc., métacarpe; St, sternum; Br., bréchet; F, fémur; Ti., tibia; Ta., tarse; Mt., métatarse.

Le bras renferme un humérus; l'avant-bras est soutenu par un radius et un cubitus; mais au carpe, réduit à deux petits os, succède un métacarpe formé généralement de deux os soudés par leurs extrémités. Sur le métacarpe s'attachent trois doigts rudimentaires : le premier, qui correspond au pouce, est formé d'une phalange unique, qui part de la base du métacarpe; le doigt moyen, le plus volumineux, comprend deux phalanges; le troisième est réduit à une phalange rudimentaire; ces deux derniers sont placés à l'extrémité du métacarpe. Lorsque l'aile est au repos, les trois parties principales qui la constituent (bras, avant-bras et main) sont repliées sur le côté du tronc : le bras et la main sont alors dirigés d'avant en arrière, et l'avant-bras en sens inverse. De grandes plumes, appelées *rémiges*, sont fixées au bras, à l'avant-bras et à la main; elles sont recouvertes à leur base par une série de plumes plus courtes qui leur forment une sorte d'étui protecteur (*tectrices*); les *rémiges primaires* s'attachent aux phalanges, les *secondaires* à l'avant-bras, les *scapulaires* au bras; on donne le nom de *bâtardes* à celles du pouce. Les rémiges sont très développées et l'aile tout entière se termine en pointe chez les Oiseaux au vol puissant ou *bons voiliers*; au contraire, les rémiges sont courtes et l'aile a un contour arrondi chez les Oiseaux *mauvais voiliers*.

Le *vol* est produit par une série de mouvements alternatifs d'élévation et d'abaissement des membres antérieurs, mouvements qui ont lieu avec choc de l'aile contre l'air, dont la résistance joue le rôle de support et de point d'appui. Les grandes plumes de la queue, ou *rectrices*, jouent, par leurs mouvements, le rôle de gouvernail qu'indique leur nom.

En comparant la structure de l'aile de l'Oiseau à celle du membre supérieur de l'Homme, on comprend combien la réduction ou la transformation de certaines parties peuvent modifier un organe : le membre supérieur de l'Homme, organe de préhension, est devenu l'aile de l'Oiseau, organe du vol.

Les membres postérieurs sont beaucoup moins modifiés chez les Oiseaux que les membres antérieurs. Les os iliaques sont très allongés d'arrière en avant et viennent presque rejoindre les omoplates. A la region du bassin, qui, au lieu de former une ceinture complète, est ouvert à sa partie antérieure, succède de chaque côté un fémur court, auquel s'attache le tibia; le péroné, très réduit, forme une sorte de stylet soudé au tibia dans presque toute son étendue. Le tarse, peu volumineux, se divise, au cours de son développement, en deux parties : l'astragale se soude et se confond avec le tibia, dont elle paraît former l'extrémité inférieure; les autres pièces se soudent, au contraire, à celles du métatarse, de telle sorte que l'articulation de la jambe et du pied est remplacée en réalité par une articulation entre l'astragale et le reste du tarse, une articulation intratarsienne, en un mot. Le métatarse, joint à la seconde partie du tarse, forme un os unique, long et cylindrique, appelé le *canon*, ou improprement le *tarse*.

La disposition des doigts est importante à étudier : elle varie, en effet, beaucoup avec le mode d'existence de l'animal. Chez la plupart des Oiseaux on trouve un doigt dirigé en arrière (c'est l'homologue du pouce) et trois doigts dirigés en avant, dont la longueur augmente du plus interne au plus externe. Ajoutons que le nombre des phalanges croît en proportion de la longueur des doigts : le doigt postérieur en a deux, le suivant trois, le troisième quatre, et le dernier cinq. Telle est la disposition typique à laquelle on doit chercher à ramener toutes les autres. Considérons, par exemple, un Oiseau dont le mode de locomotion le plus ordinaire est la course, comme l'Autruche : le nombre des doigts diminue chez lui sensiblement ; le doigt postérieur disparaît et les doigts antérieurs eux-mêmes se réduisent à deux. Chez le Canard, l'Oie, le Cygne, qui vivent le plus souvent dans l'eau, le doigt postérieur est très réduit et on voit apparaître entre les doigts antérieurs des membranes qui transforment la patte en une véritable rame ; on dit alors que la patte est *palmée*. Chez l'Aigle, le Vautour, la Chouette, les doigts gardent leur disposition régulière, mais ils sont fortement courbés et se terminent par des griffes rétractiles que l'animal peut enfoncer dans la proie qu'il veut enlever (*serres*). Enfin, chez le Perroquet, dont la patte devient un véritable organe de préhension, le doigt antérieur le plus externe est rejeté en arrière, comme le pouce, et s'oppose avec lui aux deux autres doigts, de manière à saisir plus fortement les objets.

Reptiles. — Le squelette des Reptiles présente des ressemblances importantes avec celui des Oiseaux. Le crâne, dont les os sont plus distincts que chez les Oiseaux, ne possède qu'un seul condyle occipital. Le maxillaire inférieur s'articule indirectement avec chaque temporal, par l'intermédiaire d'un os carré, auquel s'ajoute, chez les Serpents, un second os intercalaire, ce qui a pour effet de permettre à la bouche de s'ouvrir très largement. L'épaule contient un os coracoïdien indépendant.

Quelques caractères sont spéciaux à la classe des Reptiles et peuvent servir à la définir. Par exemple, les vertèbres sont *procœliques*, c'est-à-dire que le corps de chaque vertèbre présente une face concave du côté de la vertèbre qui la précède immédiatement. Le sacrum est réduit à deux vertèbres.

Les autres caractères du squelette des Reptiles sont trop peu constants pour servir à définir la classe ; pour les étudier, il est nécessaire de distinguer les ordres dans lesquels se décompose cette classe.

Ophidiens. — Chez les Ophidiens (*fig.* 326), les vertèbres sont nombreuses (les Pythons en ont jusqu'à 400) et très mobiles les unes par rapport aux autres. Il est difficile d'établir dans la colonne vertébrale des régions aussi distinctes que dans celle des

Mammifères et des Oiseaux : tout au plus peut-on distinguer une région caudale, ou de la queue, et une région précaudale. Toutes les vertèbres de la région précaudale portent des côtes, sauf les deux premières. Il n'y a pas de sternum, ce qui assure au tronc tout entier une très grande mobilité.

Le caractère essentiel du squelette des Ophidiens est l'absence

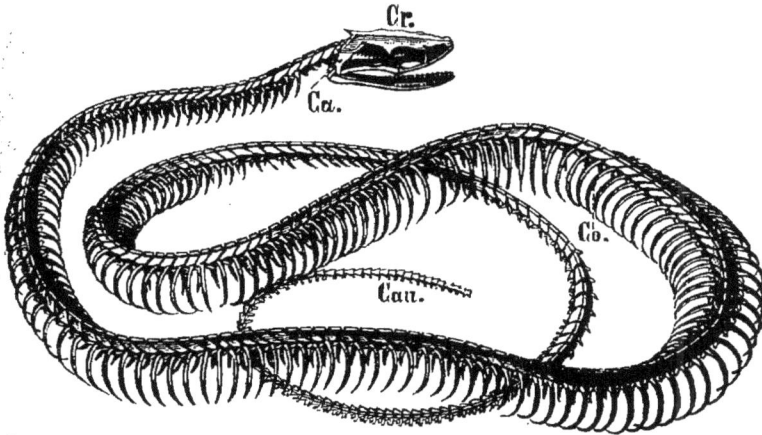

Fig. 326. — Squelette de Serpent. — Cr., crâne ; Ca., os carré ; Co., côtes ; Cau., région caudale de la colonne vertébrale.

totale de membres, soit antérieurs, soit postérieurs. On observe cependant chez quelques Serpents (Boas, Pythons) des rudiments de bassin ; cette ébauche squelettique correspond à l'existence de deux moignons symétriques, placés au voisinage de l'anus et représentant des membres postérieurs très réduits.

Sauriens. — Tous les Reptiles pourvus de membres, c'est-à-dire les Sauriens, les Crocodiliens et les Chéloniens, ont un os coracoïdien indépendant, comme les Oiseaux.

Chez les Sauriens, les diverses régions de la colonne vertébrale se distinguent plus nettement que chez les Ophidiens : les côtes sont localisées dans une région moyenne, qu'on peut appeler la région thoracique, et sont unies par un sternum sur la face ventrale. Les Sauriens possèdent deux paires de membres généralement bien développés, et terminés tous par cinq doigts. Ces membres sont toutefois rudimentaires chez les Séps. D'autres Sauriens, moins favorisés encore, ne possèdent que deux membres : les Pseudopes, par exemple, n'ont que des membres postérieurs. Enfin, chez l'Amphisbène, ainsi que chez l'Orvet, improprement appelé Serpent de verre et commun dans nos bois, on n'observe même pas de traces extérieures des membres, qui sont uniquement représentés sur le squelette. On voit par ces exemples qu'il n'est pas possible, du moins en se bornant à l'étude du squelette des membres, d'établir une distinction absolue entre les Sauriens et les Ophidiens. De là vient qu'on réunit souvent ces deux ordres sous le terme commun de *Saurophidiens*.

Crocodiliens. — Le squelette des Crocodiliens se distingue de celui des Sauriens par deux caractères principaux : au sternum thoracique, qu'on trouve dans l'un et l'autre groupe, s'ajoute, chez les Crocodiliens, un sternum abdominal, indépendant de la colonne vertébrale, mais portant latéralement des rudiments de côtes. Le nombre des doigts n'est pas le même aux deux paires de membres : il est de cinq aux membres antérieurs et de quatre aux membres postérieurs.

Chéloniens. — Dans la colonne vertébrale des Chéloniens, on distingue nettement la région cervicale, formée de 8 vertèbres mobiles, de la région dorsale, formée de 8 vertèbres fixes. Les 8 vertèbres dorsales portent autant de paires de côtes.

Le caractère essentiel des Chéloniens est l'existence d'une *carapace*, aplatie sur sa face ventrale (*plastron*), plus ou moins bombée sur sa face dorsale (*bouclier dorsal*), et protégeant extérieurement les parties molles du corps (*fig*. 327). Elle est percée, comme on le

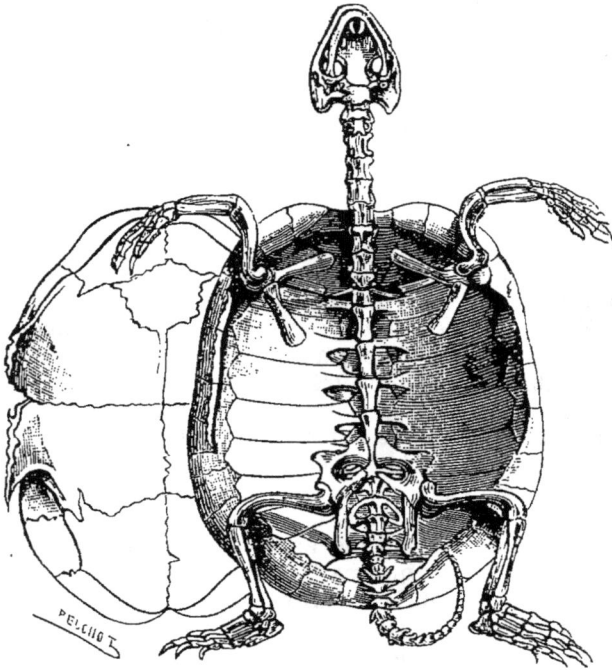

Fig. 327. — Squelette de Tortue.

sait, d'ouvertures qui laissent passer la tête, la queue et les pattes de l'animal. Cette carapace est formée extérieurement par une série d'écailles emboîtées les unes dans les autres à la façon des pièces d'une marqueterie et produites par un épaississement de l'épiderme. Dans sa partie profonde, elle est constituée par des pièces osseuses, d'origine dermique, qui ne correspondent nullement aux écailles épidermiques. Parmi les plaques dermiques du bouclier dorsal, les unes sont impaires et placées dans le plan de symétrie, exactement au-dessus de la colonne vertébrale (*plaques neurales*) ; d'autres forment, de chaque côté des précédentes, deux rangées superposées aux côtes (*plaques costales*) ; enfin, les *plaques marginales* occupent le bord de la carapace. Le sternum fait absolument défaut ; le plastron est entièrement formé par des os dermiques (une pièce médiane et huit latérales). Le bouclier dorsal est fixé à la colonne vertébrale par les 8 paires de côtes, étalées latéralement et soudées avec les plaques costales.

Les membres des Chéloniens sont au nombre de quatre ; comme chez les Crocodiliens, les membres antérieurs se terminent par cinq doigts et les membres postérieurs par quatre seulement.

Batraciens. — Le squelette des Batraciens, bien que présentant, dans son ensemble, certaines ressemblances avec celui des Reptiles, s'en distingue par quelques caractères essentiels. C'est ainsi que le crâne, formé de pièces nombreuses qui rappellent celui des Poissons, repose sur la colonne vertébrale par deux condyles occipitaux. Le sacrum, qui comprenait deux vertèbres chez les Reptiles, se réduit chez les Batraciens à une vertèbre unique. Les Batraciens sont pourvus, comme les Reptiles, d'os carrés participant à l'articulation du maxillaire inférieur avec le crâne.

Chez les Anoures (*fig.* 328), la région caudale de la colonne vertébrale se réduit à un coccyx formé de deux vertèbres : la région thoracique, composée de huit vertèbres, ne porte pas de côtes, mais le sternum existe. Il y a deux paires de membres, les antérieurs, terminés par quatre doigts, et les pos-

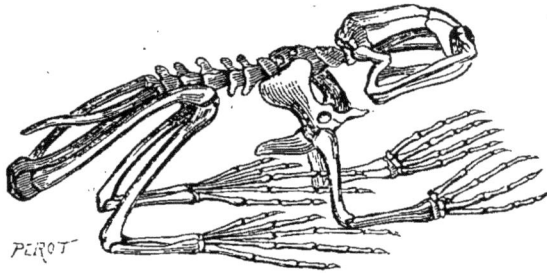

Fig. 328. — Squelette de Grenouille.

térieurs par cinq doigts : on voit que c'est la disposition inverse de celle qu'on observe chez les Crocodiliens et chez les Chéloniens ; dans le membre antérieur, le radius est soudé au cubitus ; dans le membre postérieur, le péroné est soudé au tibia.

Les Urodèles ont une région caudale bien développée ; ils sont pourvus de côtes et dépourvus de sternum, à l'inverse de ce qu'on observe chez les Anoures. Leurs membres sont ordinairement au nombre de quatre. Chez les Salamandres, le membre antérieur se termine par quatre doigts et le membre postérieur par cinq doigts ; chez le Protée, la patte antérieure est tridactyle et la postérieure didactyle. Quelques Urodèles, comme la Sirène lacertine, ne possèdent qu'une paire de membres, les membres antérieurs, terminés, d'ailleurs, par trois ou quatre doigts, ce qui établit un passage vers le groupe suivant.

Les Apodes, comme l'indique leur nom, sont entièrement dépourvus de membres.

Les vertèbres ont une forme assez variable chez les Batraciens : chez le Protée, elles sont *amphicœliques*, c'est-à-dire concaves à la fois sur leur face antérieure et leur face postérieure ; chez les Anoures, elles sont *procœliques*, c'est-à-dire concaves sur leur face antérieure et convexes sur leur face postérieure ; chez les Salamandres elles sont *opisthocœliques*, c'est-à-dire concaves sur leur face postérieure et convexes sur leur face antérieure.

Poissons. — Chez certains Poissons, le squelette, après avoir passé par l'état cartilagineux, s'ossifie plus ou moins complètement ; on les qualifie, pour ce motif, de *Poissons osseux*. Ce sont tous les Poissons de l'ordre des *Téléostéens*, et quelques représentants de l'ordre des *Ganoïdes*.

Le squelette du crâne des Poissons osseux offre une grande complication : il est formé d'os très nombreux, qui restent assez distincts les uns des autres, même à l'état adulte. Chaque branche du maxillaire inférieur est rattachée au crâne par une chaîne osseuse compliquée, dite *arcade palato-temporale*.

Les vertèbres sont *amphicœliques*, c'est-à-dire qu'elles ont la forme de disques biconcaves.

Les côtes, libres entre elles, ne sont pas réunies par un sternum.

Les deux paires de membres des Vertébrés supérieurs sont représentées ici par deux paires de *nageoires*. La partie essentielle de chaque nageoire est un faisceau très riche de rayons osseux dont chacun se décompose en une multitude d'osselets alignés à la suite les uns des autres ; ce faisceau est extérieurement recouvert par un repli continu de la peau, qui fait de la nageoire une sorte de palette pleine. Une des deux paires de nageoires se rattache au crâne par une chaîne osseuse plus ou moins complexe : ce sont les *nageoires thoraciques*. Les nageoires de la seconde paire, ordinairement placées derrière les nageoires thoraciques (Carpe, Hareng, Saumon, etc.), sont dites *nageoires abdominales*. Chez certains Poissons, comme la Perche (*fig.* 329), le Maquereau, le Thon, etc., elles sont reportées au-dessous des nageoires thoraciques ; quelquefois même (Vive, Baudroie), elles sont placées en avant de celles-ci, position qui pourrait tromper l'observateur sur le nom qu'il convient de leur donner; mais on distinguera toujours une nageoire abdominale d'une nageoire

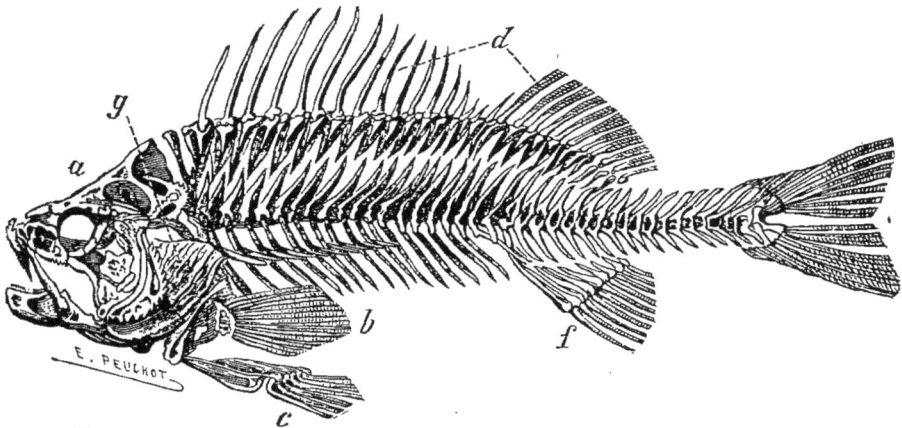

Fig. 329. — Squelette de la Perche. — *a*. crâne; *b*, nageoire thoracique; *c*, n. abdominale; *d*, n. dorsale; *e*, n. caudale; *f*, n. anale; *g*, opercule.

thoracique parce qu'elle n'a pas de relations osseuses avec le crâne.

Les nageoires abdominales font défaut chez l'Anguille (*fig.* 330), qui n'en possède qu'une paire, la paire thoracique.

Outre leurs nageoires paires, qui représentent les membres, les Poissons possèdent aussi des *nageoires impaires*, ordinaire-

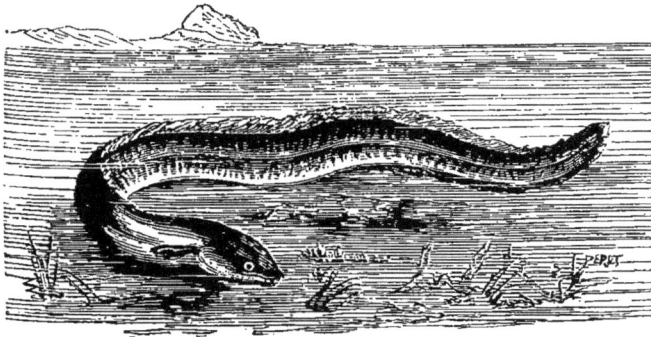

Fig. 330. — Anguille.

ment au nombre de trois : la *nageoire dorsale*, qui occupe le milieu de la face dorsale; — la *nageoire caudale*, qui est placée

24

dans le prolongement de la colonne vertébrale et forme ce qu'on appelle communément la « queue » du Poisson; — la *nageoire anale*, placée derrière l'anus, à la face ventrale du corps. La nageoire dorsale, comme la nageoire anale, peut être décomposée en plusieurs parties distinctes. Chez certains Poissons, l'Anguille par exemple, ces trois nageoires se confondent en une crête continue qui parcourt d'un bout à l'autre le dos de l'animal, se replie de manière à former la queue et vient, sur la face ventrale, se terminer à l'anus, ce qui permet de considérer les nageoires impaires comme résultant de la décomposition d'une nageoire unique, primitivement simple, en trois parties qui peuvent à leur tour se subdiviser, ainsi qu'on l'a vu plus haut.

Chez certains Poissons, dits *homocerques* (les Téléostéens), la nageoire caudale est divisée en deux parties égales, l'une supérieure, l'autre inférieure; chez les Poissons *hétérocerques* (Ganoïdes et Plagiostomes), la partie supérieure est sensiblement plus développée que la partie inférieure (*fig.* 331).

Les rayons que renferment les nageoires des Poissons sont tantôt des stylets en forme d'épines (*rayons épineux*), tantôt des pièces articulées et ramifiées à l'extrémité (*rayons mous*). Les nageoires dorsale et anale sont rattachées à la colonne vertébrale soit par une membrane partant des apophyses épineuses, soit, en outre, par des os spéciaux, inclus dans cette membrane (*os interépineux*).

La progression du corps des Poissons en avant est due essentiellement aux mouvements latéraux de la région postérieure du corps : la nageoire caudale s'incurve dans l'eau et agit à la façon d'une hélice de bateau; les nageoires latérales servent surtout au maintien de l'équilibre. Le corps de la plupart des Poissons affecte la forme d'un fuseau, qui est le plus favorable à l'exercice de la natation.

Il est des Poissons chez lesquels, même adultes, le squelette reste à l'état cartilagineux; il ne s'y manifeste nulle trace d'ossification. De ce nombre sont l'Esturgeon, de l'ordre des *Ganoïdes*, et l'ordre entier des *Plagiostomes*. Chez eux, les diverses parties du squelette sont généralement plus

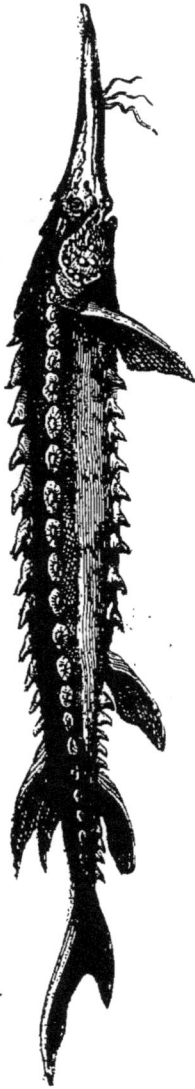

Fig. 331. — Esturgeon.

simples que chez les Poissons osseux : ainsi le crâne d'un Poisson cartilagineux se réduit généralement à une boîte d'une seule pièce.

Descendons encore un degré ; nous arrivons aux *Cyclostomes*, comme la Lamproie (*fig. 332*) et la Myxine. Chez eux, les nageoires paires font entièrement défaut et les nageoires impaires sont réunies en une crête continue qui s'étend du milieu de la face dorsale

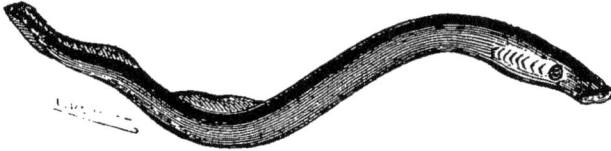

Fig. 332. — Lamproie.

jusqu'à l'anus, en contournant l'extrémité postérieure du corps. Le squelette se réduit essentiellement à une sorte de tige continue, flexible et peu résistante, formée de tissu conjonctif, qui occupe la position ordinaire du rachis dans la colonne vertébrale des Poissons supérieurs ; on a donné à ce cordon le nom de *corde dorsale*. La corde dorsale ne s'étend pas jusqu'à l'extrémité de la tête, qui est occupée par une sorte de capsule, dite *capsule crânienne*, servant d'enveloppe à l'encéphale.

Chez l'Amphioxus, qu'on classe quelquefois comme le dernier des Vertébrés, mais qu'il vaut mieux regarder comme le type unique du groupe des *Acraniens* et placer avec les Tuniciers dans un embranchement spécial, celui des *Protochordes*, la corde dorsale s'étend d'un bout à l'autre du corps, au lieu de s'arrêter, comme chez les Vertébrés, à une certaine distance de l'extrémité antérieure ; elle est entourée d'une gaine formant au-dessus d'elle un tube (canal neural), qui ne s'élargit pas dans la région céphalique pour limiter une cavité crânienne comme chez les Vertébrés.

Quand on suit chez un Vertébré supérieur (l'Homme, par exemple) le premier développement de la colonne vertébrale, on voit d'abord paraître, dans la région qu'elle doit occuper, un cordon élastique qui s'étend entre le tube digestif et le névraxe : c'est une corde dorsale ; la corde dorsale est entourée d'une gaine conjonctive qui forme un manchon complet autour du névraxe, sauf aux points qui correspondent aux origines des nerfs. Bientôt, dans cette masse conjonctive, au-dessous du névraxe, apparaît une série d'îlots clairs, formés de tissu cartilagineux ; chacun de ces îlots ne tarde pas à pousser, sur sa face dorsale, des prolongements cartilagineux qui forment un anneau complet autour du névraxe. Sous cette forme, qui rappelle son état définitif chez les Poissons cartilagineux, la colonne vertébrale est composée d'une série d'anneaux cartilagineux noyés au milieu du tissu conjonctif, devenu fibreux. Plus tard, le tissu osseux vient se substituer au tissu cartilagineux dans la plus grande partie des anneaux cartilagineux et la colonne vertébrale devient osseuse. — En résumé, la colonne vertébrale des Vertébrés supérieurs revêt successivement, au cours de son développement, une série de formes reproduites par les états définitifs qu'on observe dans les groupes inférieurs du même embranchement, quand on s'élève des types les plus simples à ceux d'organisation plus parfaite.

CHAPITRE III

Les organes des sens dans la série animale.

Appareil visuel. — **Mammifères.** — L'appareil visuel des Mammifères offre, à peu de chose' près, la même organisation que celui de l'Homme. Chez certaines espèces, comme le Chat, le Chien, le Bœuf, etc., un repli de la conjonctive, en forme de croissant, le *repli semilunaire*, qui occupe l'angle interne de l'œil humain, en dehors de la caroncule lacrymale, prend un développement exagéré et forme l'ébauche d'une troisième paupière.

Oiseaux. — Chez tous les Oiseaux la différenciation de la troisième paupière est poussée plus loin : elle constitue une *membrane nictitante*, qui, partant de l'angle interne de l'œil, peut, à chaque clignement, recouvrir entièrement la surface du globe oculaire.

Du fond de la chambre postérieure de l'œil part un prolongement de la choroïde, qui, à travers une fente de la rétine, pénètre dans le corps vitré et le traverse d'arrière en avant en formant une sorte de lame qu'on appelle le *peigne*. Chez certains Oiseaux, le peigne atteint en avant la capsule du cristallin ; chez d'autres il ne s'étend pas jusque-là.

Reptiles. — On voit chez les Reptiles des modifications importantes affecter l'appareil palpébral. Chez les Crocodiliens, sa disposition est sensiblement la même que chez les Oiseaux : il comprend une paupière supérieure, une paupière inférieure et une membrane nictitante. Chez les Sauriens, les paupières supérieure et inférieure perdent leur mobilité et elles ménagent entre elles une simple fente transversale, d'ouverture constante. Chez les Ophidiens, les paupières supérieure et inférieure se soudent l'une à l'autre, de manière à former au-devant du globe oculaire une lame transparente, derrière laquelle le *sac conjonctival* ne communique avec l'extérieur que par l'intermédiaire du canal nasal.

Chez les Reptiles, comme chez les Oiseaux, l'appareil lacrymal est assez rudimentaire.

Poissons. — Le globe oculaire des Poissons contient, comme celui des Oiseaux, un peigne, dérivé de la choroïde. L'appareil lacrymal fait entièrement défaut et les paupières sont remplacées par un simple *bourrelet circumorbitaire*.

Chez les Poissons, comme chez les Oiseaux et les Reptiles, le bord de la cornée est entouré d'une sorte d'anneau osseux, dit *cercle péricornéal*.

C'est dans l'ordre des Cyclostomes qu'on assiste en quelque sorte à la dégradation progressive de la structure du globe oculaire des Vertébrés. — Chez la Lamproie, l'œil comprend une sorte de cupule nerveuse, qui provient de l'étalement du nerf optique et qui n'est autre que la rétine; au-devant est un cristallin, précédé lui-même d'une chambre antérieure qui résulte d'une sorte de délamination des tissus transparents qui enveloppent l'œil. — Chez l'Ammocète, qu'on décrivait autrefois comme un genre distinct, et qui représente simplement un état larvaire du genre Lamproie, la chambre antérieure disparaît : l'œil ne comprend qu'un cristallin et une cupule rétinienne. — Chez la Myxine enfin, le cristallin disparaît à son tour et l'œil se réduit à la cupule rétinienne. — Remarquons d'ailleurs que dans cette cupule, qui se manifeste ainsi comme la partie essentielle du globe oculaire, l'orientation des éléments anatomiques est la même que dans la rétine humaine : les bâtonnets et les cônes occupent le voisinage de la face convexe de la rétine, et les fibres du nerf optique, après s'être étalées au voisinage de la face concave, traversent toute l'épaisseur de la membrane pour aboutir aux bâtonnets et aux cônes.

Le troisième œil des Vertébrés. — Les notions que nous possédons sur l'appareil visuel des Vertébrés ont été complétées, il y a peu d'années, par une découverte singulière et assez inattendue dans l'organisation des Lézards (*fig.* 333). Le crâne de ces animaux présente, au milieu de sa région pariétale, une zone de moindre résistance, une sorte de trou. Au niveau de ce trou un observateur heureux a découvert sous la peau un organe impair, offrant la constitution d'un œil rudimentaire; il est pourvu d'un cristallin et d'une rétine, dont les fibres, au lieu de se réfléchir à la façon de celles des rétines appartenant aux yeux pairs, traversent directement toute l'épaisseur de la cupule rétinienne et viennent se terminer par des bâtonnets ou des cônes au voisinage de sa face concave ; l'orientation des éléments anatomiques est donc ici inverse de ce qu'on observe dans les rétines paires. Aucun doute ne saurait s'élever sur la nature morphologique de cet organe, dont le rôle physiologique est d'ailleurs nul : tous les éléments sensoriels et nerveux en sont atrophiés au point d'en supprimer le fonctionnement. De la cupule rétinienne de cet œil impair se détache un cordon formé de tissu conjonctif et de fibres nerveuses, sorte de nerf dégénéré, qu'on peut suivre jusqu'à l'intérieur de la boîte crânienne ; il vient y aboutir, sur la face supérieure de l'encéphale, à un organe connu depuis longtemps sous le

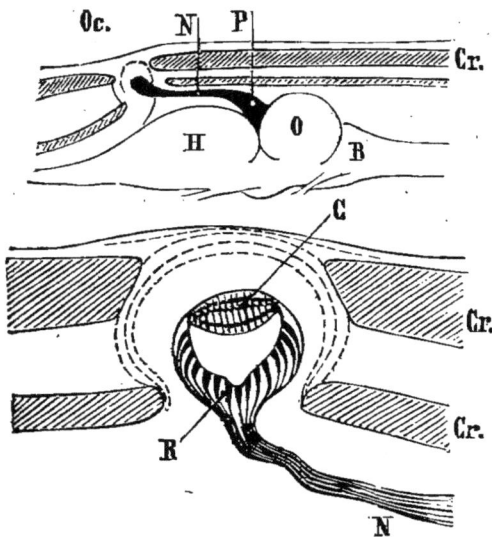

Fig. 333. — Appareil visuel impair d'un Lézard. (En haut, l'ensemble de cet appareil ; au-dessous, l'œil impair, plus grossi). — Cr., paroi osseuse du crâne ; B, bulbe ; O, lobes optiques ; H, hémisphères cérébraux ; P, glande pinéale ; N, cordon nerveux ; Oc., appareil oculaire ; R, rétine ; C, cristallin.

nom d'épiphyse ou glande pinéale. De là le nom d'*œil pinéal* qu'on a proposé de donner à cet appareil. De là aussi une interprétation assez vraisemblable de l'épiphyse, dont la signification était restée si longtemps problématique ; ce serait le dernier vestige, dans l'encéphale des Vertébrés, de l'origine d'un nerf desservant l'œil impair, qui a disparu chez la plupart d'entre eux et n'existe plus qu'à l'état rudimentaire chez les Lézards.

Mollusques. — C'est de l'œil impair des Vertébrés que se rapprochent, par leur structure générale, les yeux, souvent fort compliqués, qu'on observe chez les Mollusques. L'œil du Nautile, Céphalopode tétrabranchial à coquille externe, cloisonnée et enroulée, se réduit à une sorte de dépression de la surface externe de la tête, qui communique avec l'extérieur par un orifice étroit (*fig.* 334, 1) ; à la face interne de cette dépression viennent s'épanouir les fibres d'un nerf optique ; dans la rétine ainsi constituée, les éléments anatomiques sont orientés comme dans celle de l'œil pinéal d'un Lézard. — Chez les Gastéropodes, l'orifice qui fait communiquer la dépression de l'œil du Nautile avec l'extérieur s'oblitère entièrement, et dans la cavité ainsi déterminée se développe un cristallin, tandis que le reste de la cavité est occupé par un tissu gélatineux et transparent que l'on peut comparer au corps vitré (*fig. 334*, 2).

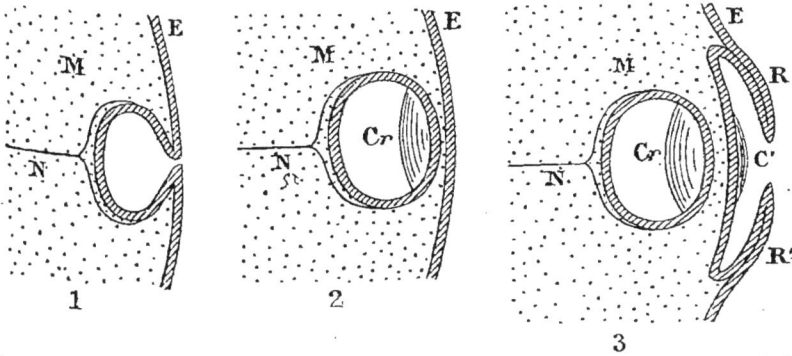

Fig. 334. — Différents types d'yeux chez les Mollusques (schéma). — 1, œil du Nautile; 2, œil d'un Gastéropode; 3, œil d'un Céphalopode supérieur. — E, ectoderme; M, mésoderme; N, nerf optique; Cr, cristallin; C', second cristallin des Céphalopodes; R,R', replis palpébraux.

Chez le plus grand nombre des Céphalopodes (Poulpe, Seiche, etc.) (*fig. 334*, 3 et 335), en avant d'un œil constitué comme celui des Gastéropodes se développe un appareil palpébral dont les deux paupières opposées se soudent presque complètement, de manière à déterminer une sorte de chambre antérieure qui ne communique avec l'extérieur que par un étroit orifice; dans cette chambre antérieure se forme un second cristallin, qui n'est plus séparé du premier que par une mince membrane et semble faire corps avec lui. Ainsi constitué, l'œil des Céphalopodes supérieurs semble, au premier abord, se rapprocher beaucoup de celui des Vertébrés : en réalité il en diffère profondément, ne serait-ce que par l'orientation des éléments de sa rétine. Quand on étudie, chez un Poulpe ou chez une Seiche, le développement de l'appareil visuel (*fig. 334*, 1, 2 et 3),

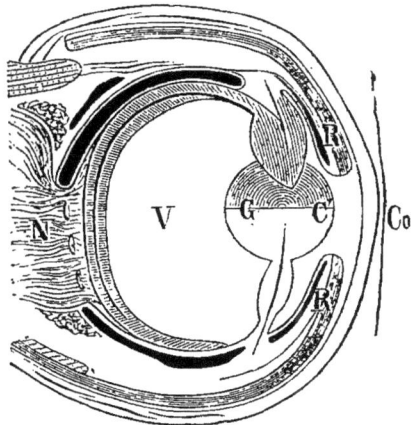

Fig. 335.—Structure de l'œil de la Seiche. —Co, cornée; R,R', replis palpébraux; C,C', cristallin; V, corps vitré; N, nerf optique.

on le voit passer successivement par les états qui se trouvent réalisés chez le Nautile ou chez les Gastéropodes adultes.

Arthropodes. — On observe chez les Arthropodes deux types principaux d'appareils oculaires : l'*œil lentifère*, qu'on peut étudier chez les Araignées, et l'*œil rétinien*, très commun chez les Insectes. L'un et l'autre type peuvent d'ailleurs se trouver réunis chez la même espèce : c'est ainsi que la tête de l'Abeille (*fig.* 336) porte latéralement deux gros yeux rétiniens et dans sa région frontale, entre les deux antennes, un groupe de trois petits yeux lentifères.

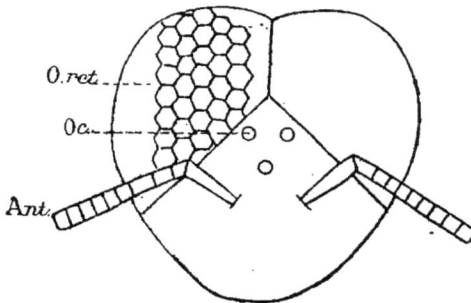

Fig. 336. — Tête d'Abeille, vue par sa face antérieure (schéma). — *Ant.*, antennes; Oc., yeux lentifères; O.*ret.*, yeux rétiniens.

L'*œil lentifère* (*fig.* 337) est essentiellement caractérisé, comme l'indique son nom, par l'existence d'une lentille cristallinienne qui soulève le tégument, transparent à son niveau. Au-dessous de ce cristallin, le nerf optique se termine par un ganglion duquel se détache un faisceau de filets nerveux dont chacun vient aboutir, au voisinage du cristallin, à une sorte de bâtonnet ou de cône. Les filets nerveux, avec leurs terminaisons sensorielles, sont isolés les uns des autres par un tissu pigmenté qui forme à chacun d'eux une sorte de calice protecteur. Enfin, l'œil tout entier est enveloppé par une gaine de tissu résistant, ébauche d'une sorte de sclérotique.

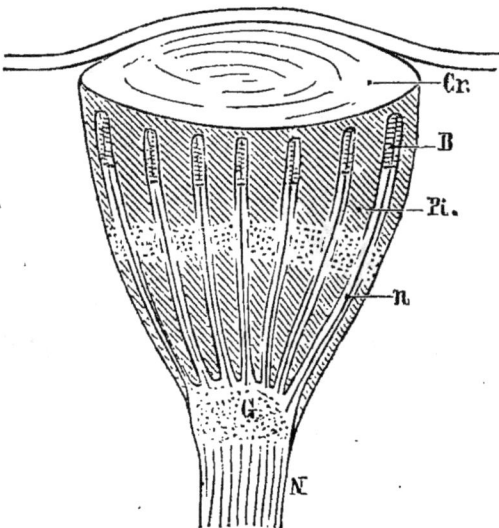

Fig. 337. — Structure d'un œil lentifère (schéma). — Cr., cristallin; B, bâtonnet; Pi., tissu pigmentaire; n, filet nerveux; G, ganglion optique; N, nerf optique.

Dans l'*œil rétinien (fig.* 338), le cristallin manque et, comme il arrive souvent que le tégument se dispose, au niveau de l'œil, en une série de facettes planes dont chacune correspond à une terminaison nerveuse, l'œil rétinien est qualifié souvent d'*œil à facettes* ou *composé*. De là une distinction entre les *yeux simples*, dont la surface est lisse, et les *yeux composés*, dont la surface est divisée en facettes multiples et polygonales. Cette distinction est mauvaise : elle semble indiquer que chaque facette correspond à un œil distinct; or, en réalité, l'œil simple, abstraction faite de son cristallin, quand il en possède un, a une constitution aussi complexe que l'œil à facettes. Bien plus essentielle est la distinction établie d'après la présence ou l'absence d'un cristallin.

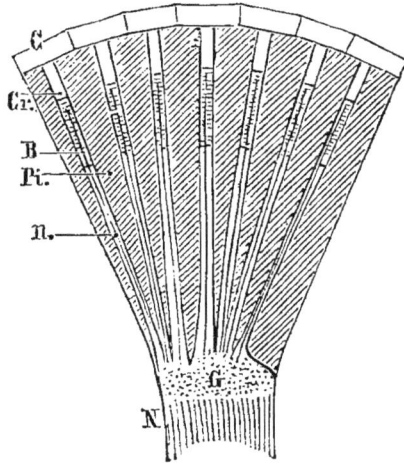

Fig. 338. — Structure d'un œil rétinien (schéma). — C, cornée ; Cr., matière cristalline ; B, bâtonnet ; n., filet nerveux ; Pi. tissu pigmentaire ; G, ganglion optique ; N, nerf optique.

Groupes inférieurs. — Chez les Vers et dans les groupes inférieurs on peut observer encore des yeux répondant au type de l'œil lentifère (*fig.* 339) ou de l'œil rétinien ; mais plus souvent l'appareil visuel se réduit à une tache pigmentaire, au voisinage de laquelle un filet nerveux aboutit à une terminaison sensorielle.

Appareil auditif. — Mammifères. — Les trois parties essentielles de l'oreille humaine (oreille externe, oreille moyenne, oreille interne)

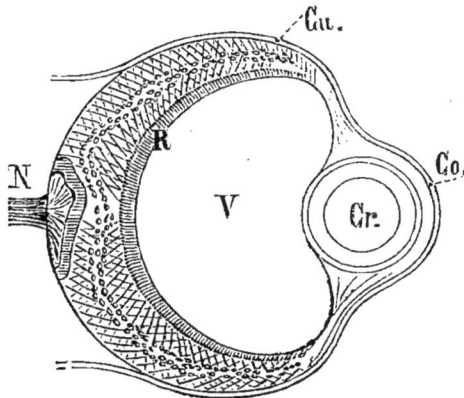

Fig. 339. — Structure d'un œil d'Annélide (Alciope). — Co, cornée ; Cr., cristallin ; V, corps vitré ; R, rétine ; Cu., cupule rétinienne ; N, nerf optique.

se rencontrent chez presque tous les Mammifères. Toutefois,

l'oreille externe fait défaut chez la Taupe, chez les Cétacés, chez l'Ornithorhynque; dans ce cas, la membrane du tympan est à fleur de peau. Chez les Monotrèmes, la structure de la chaîne des osselets se simplifie : elle se réduit à deux pièces. Quant à l'oreille interne, le limaçon revêt un aspect d'autant plus simple qu'on s'éloigne davantage de l'Homme dans la série des Mammifères; le nombre de ses tours de spire diminue progressivement.

Oiseaux. — L'appareil auditif des Oiseaux se distingue essentiellement de celui des Mammifères par l'absence constante d'oreille externe; toutefois, chez les Rapaces, les plumes voisines du tympan, plus longues que les plumes voisines, se groupent autour de cette membrane pour former comme un rudiment de conque auditive. La membrane du tympan est généralement bombée vers l'extérieur. Les deux caisses du tympan, très développées, communiquent souvent entre elles. La chaîne des osselets, au lieu d'être formée de pièces distinctes, se réduit à une tige continue, dite *columelle*, qui s'étend de la membrane du tympan à celle de la fenêtre ovale et se bifurque parfois en atteignant cette dernière. Le limaçon des Oiseaux se distingue de celui des Mammifères par l'absence de l'organe de Corti; il n'est partagé intérieurement qu'en deux rampes; enfin, il est entièrement déroulé et de forme conique.

Reptiles. — Chez les Reptiles, comme chez les Oiseaux, l'oreille externe manque et le tympan se présente au niveau de la peau. L'oreille moyenne est traversée par une columelle simple, qui peut d'ailleurs faire défaut; le limaçon est rudimentaire et de forme conique.

Batraciens. — La Grenouille possède une caisse du tympan dont la columelle est formée de pièces articulées; mais cette cavité peut manquer chez d'autres Batraciens, tels que la Salamandre, le Protée, etc., et l'appareil de l'audition se réduit alors à l'oreille interne. Celle-ci subit elle-même chez les Batraciens une simplification importante : elle est dépourvue de limaçon et se réduit au vestibule et aux canaux semi-circulaires.

Poissons. — C'est encore à ces deux éléments que se réduit l'appareil auditif des Poissons, toujours dépourvus d'oreille externe, de caisse du tympan et de limaçon. Les canaux semi-circulaires sont au nombre de trois chez les Téléostéens; leur nombre se réduit à deux chez la Lamproie et à un chez la Myxine.

On voit, en résumé, la structure de l'appareil auditif se simplifier progressivement depuis les Mammifères les plus élevés jusqu'aux Poissons les plus inférieurs : l'oreille externe disparaît chez les Oiseaux et les Reptiles, l'oreille moyenne chez les Batraciens et les Poissons; dans l'oreille interne, complète chez les Mammifères, le limaçon, déroulé chez les Reptiles et les Oiseaux;

disparaît chez les Batraciens. L'oreille des Vertébrés les plus inférieurs se réduit, pour ainsi dire, à une cavité close et remplie d'un liquide dans lequel baignent des otolithes, susceptibles d'entrer en contact avec les terminaisons sensorielles du nerf auditif.

Invertébrés. — C'est aussi à cela, et sous une forme plus simple encore, que se réduit l'appareil auditif d'un grand nombre d'Invertébrés. C'est ainsi que l'oreille des Mollusques (*fig.* 340) est une sorte de petite vésicule sphérique, appelée *otocyste*, dont la surface interne est tapissée par une membrane ciliée et dont la cavité est remplie d'un liquide tenant en suspension un ou plusieurs *otolithes* : les ondes sonores, produites à l'extérieur du corps de l'animal, entraînent la vibration du liquide de l'otocyste ; cette vibration se transmet aux otolithes et de là aux cils de la membrane voisine ; l'impression que reçoivent ces derniers est l'origine d'une sensation auditive. Chez les Crustacés,

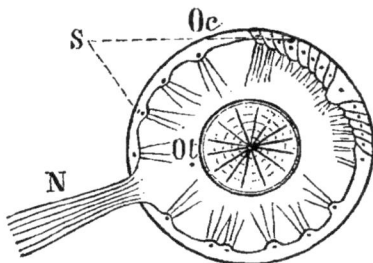

Fig. 340. — Structure d'un otocyste (Oc) de Mollusque. — N, nerf auditif ; S, cellules sensorielles ; Ot., otolithe.

l'organe de l'audition se simplifie encore davantage : il se compose de petites poches s'ouvrant à l'extérieur et baignées intérieurement par le liquide ambiant ; la face interne de ces poches est tapissée par des cellules ciliées, communiquant d'autre part avec des filets nerveux.

CHAPITRE IV

Anatomie comparée du système nerveux.

Système nerveux des Vertébrés. — Tous les Vertébrés possèdent un système nerveux cérébro-spinal construit d'après le même type que celui de l'Homme : il est symétrique par rapport au plan de symétrie générale de l'organisme ; d'autre part, il est entièrement situé entre le tube digestif et la face dorsale du corps ; on peut résumer ce double caractère en disant qu'il réalise le *type bilatéral dorsal* (*fig.* 341 et 342).

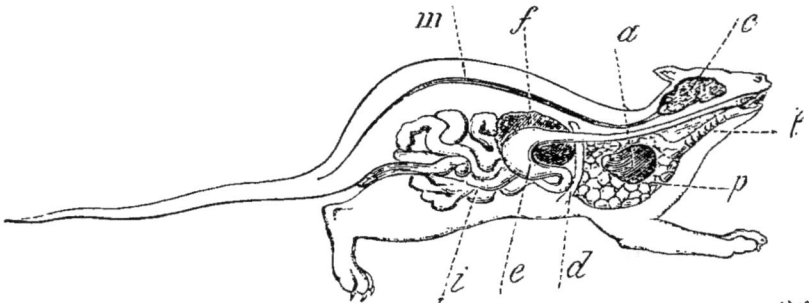

Fig. 341. — Organisation d'un Vertébré. — *c*, cerveau; *m*, moelle épinière; *d*, diaphragme; *e*, estomac; *i*, intestin; *f*, foie; *a*, cœur; *t*, trachée-artère; *p*, poumon.

Les différences secondaires que peut présenter le système nerveux d'un Vertébré donné, quand on le compare à celui de

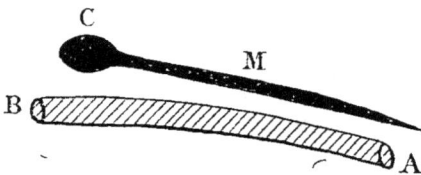

Fig. 342. — Schéma du système nerveux d'un Vertébré. — C, encéphale; M, moelle épinière; B, bouche; A, anus.

l'Homme, sont aisées à comprendre si l'on prend pour guide cette idée générale que les diverses parties de l'encéphale, au fur et à mesure qu'on descend l'échelle des Vertébrés, tendent à simplifier leur organisation, à égaliser leurs volumes et à se disposer en série linéaire.

Mammifères. — Chez tous les Mammifères, le développement des

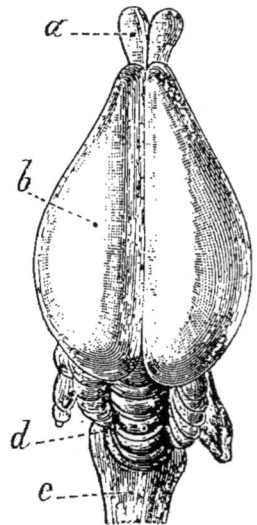

Fig. 343. — Encéphale du Lapin. — *a*, lobes olfactifs; *b*, hémisphères cérébraux; *d*, vermis; *e*, bulbe.

diverses parties de l'encéphale est sensiblement le même que chez l'Homme. Cependant on peut remarquer (*fig.* 343) que les lobes olfactifs, qui chez l'Homme ne dépassent pas l'extrémité antérieure des hémisphères cérébraux, deviennent souvent visibles, indice d'un développement plus considérable; de même le volume du cervelet, et surtout celui du vermis, augmente à mesure qu'on descend l'échelle des Mammifères.

Oiseaux. — Chez les Oiseaux (*fig.* 344), les hémis-

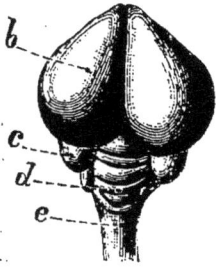

Fig. 344.
Encéphale d'un Oiseau.
b, hémisphères cérébraux; *c*, lobes optiques; *d*, vermis; *e*, bulbe.

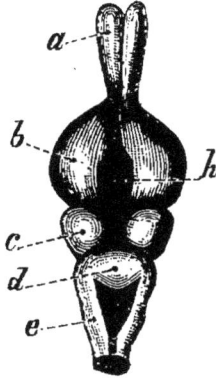

Fig. 345. — Encéphale d'un Reptile. — *a*, lobes olfactifs; *b*, hémisphères cérébraux; *c*, lobes optiques; *d*, cervelet; *e*, bulbe; *h*, glande pinéale.

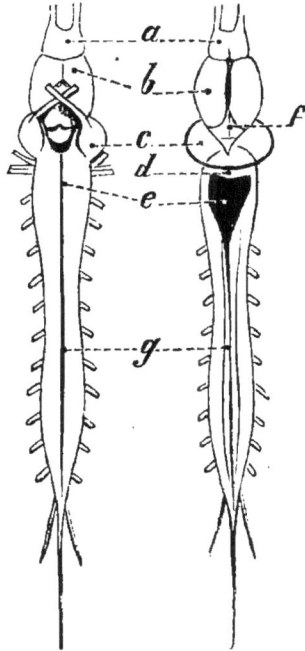

Fig. 346. — Centres nerveux cérébro-spinaux de la Grenouille (vus à gauche par la face inférieure et à droite par la face supérieure). — *a*, lobes olfactifs; *b*, hémisphères cérébraux; *c*, lobes optiques; *d*, cervelet; *e*, bulbe; *f*, couches optiques; *g*, moelle épinière.

phères cérébraux se font remarquer par l'absence du corps calleux, simplification qui s'observait déjà, parmi les Mammifères, chez les Marsupiaux et les Monotrèmes, que tant d'autres caractères rapprochent des Vertébrés inférieurs. Le nombre des tubercules quadrijumeaux se réduit à deux : on les appelle plutôt ici « lobes optiques ». Le pont de Varole disparaît; le cervelet se réduit presque au vermis, par réduction du volume des hémisphères latéraux. Le volume du bulbe devient considérable; on n'y remarque pas d'olives.

Reptiles et Batraciens. — Avec les Reptiles (*fig.* 345) et les Batraciens (*fig.* 346), nous voyons les lobes olfactifs se développer de plus en plus : soudés plus ou moins intimement l'un à l'autre dans le plan de symétrie, ils forment au-devant des hémisphères une masse volumineuse. Par contre, les couches optiques sont très peu développées. Le cervelet est fréquemment réduit (comme on peut l'observer, par exemple, chez la Grenouille) à une simple bandelette transversale. Le quatrième ventricule est, par suite, largement ouvert à sa face supérieure, où il présente une vaste échancrure, de forme triangulaire.

Poissons. — Chez les Poissons d'organisation élevée (*fig.* 347), l'encéphale présente d'avant en arrière : deux lobes olfactifs en forme de massues, reliés aux hémisphères cérébraux par deux longs processus olfactifs, — deux hémisphères assez réduits, — deux lobes optiques volumineux et creux, — un cervelet fréquemment réduit, comme chez les Batraciens, à une bandelette transversale.

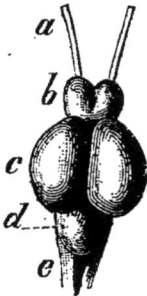

Fig. 347. — Encéphale d'un Téléostéen. *a*, lobes olfactifs ; *b*, hémisphères cérébraux ; *c*, lobes optiques ; *d*, cervelet ; *e*, bulbe.

C'est chez les Poissons tout à fait inférieurs du groupe des Cyclostomes que l'étude de l'encéphale présente le plus grand intérêt ; chez eux, en effet, en étudiant des types de plus en plus dégradés (Lamproie, Myxine), on voit successivement l'encéphale adulte revêtir les formes les moins avancées du développement de celui de l'Homme et des Vertébrés supérieurs.

Le développement des centres nerveux et l'intelligence. — En raison du rôle que jouent incontestablement les hémisphères cérébraux dans les phénomènes intellectuels, on s'est demandé s'il n'était pas possible d'établir quelque relation entre le développement de l'encéphale et celui de l'intelligence chez les diverses espèces de Vertébrés.

L'étude du poids absolu du cerveau ne donne aucun renseignement utile : il dépend évidemment, en grande partie, de la taille de l'espèce, qui ne peut servir de mesure à son intelligence.

Il semble qu'il serait préférable de considérer le rapport qui existe entre le poids du cerveau et le poids total du corps ; mais l'étude de ce rapport montre qu'il varie, d'une manière générale, en raison inverse de la taille ; ce qui conduirait, si on prenait cette étude pour guide, à cette conclusion, simple, mais fort inexacte, qu'une espèce est d'autant plus intelligente qu'elle est plus petite.

Un criterium meilleur est fourni par l'étude du rapport qui existe entre le poids de l'encéphale et le poids de la moelle épinière; ce rapport augmente à peu près en raison directe de la valeur de l'intelligence.

Chez les Mammifères, en particulier, on peut dire encore que le développement de l'intelligence est en rapport avec les dimensions relatives du crâne et de la face : plus la face s'allonge et plus le crâne diminue, plus l'intelligence s'efface. Comme mesure du développement du crâne, on peut prendre l'*angle facial* (*fig.* 348) : on donne ce nom à l'angle formé

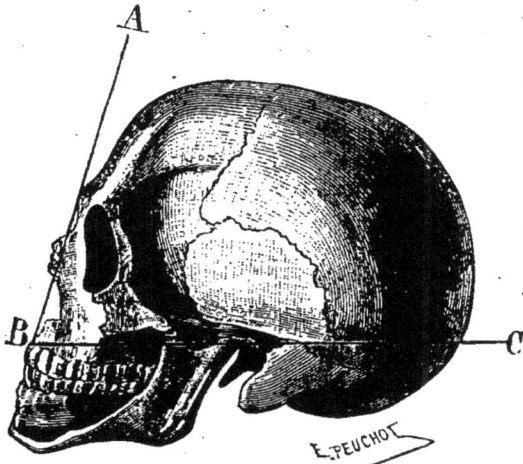

Fig. 348. — Angle facial (ABC). — AB, la ligne faciale.

par deux droites dont l'une part des incisives supérieures pour aboutir au conduit auditif externe et l'autre (*ligne faciale*), partant du même point, est tangente à la saillie de la bosse nasale. Cet angle varie d'une race à l'autre de l'espèce humaine : il est de 80° à 85° chez l'Européen, de 75° chez le Mongol, de 70° chez le Nègre.

Il semble que les circonvolutions cérébrales, dont la présence a pour effet d'augmenter la surface totale de la substance corticale, devraient suivre un développement parallèle à celui de l'intelligence; une étude attentive montre qu'il n'en est rien; ainsi le Chien a des circonvolutions bien moins marquées que celles du Mouton, et chacun sait que le premier l'emporte de beaucoup sur le second en intelligence.

Système nerveux des Invertébrés. — Annelés. — Le système nerveux des Arthropodes et des Vers est adapté à leur organisation générale. Ce sont des animaux annelés : la segmentation extérieure du corps se retrouve plus ou moins complètement dans le système nerveux (*fig.* 349).

Au-dessus du tube digestif, dans la région de la tête, on observe une paire de ganglions qui envoient des nerfs à divers organes des sens, et qu'on peut assimiler au cerveau des Vertébrés : ce sont les *ganglions cérébroïdes*.

Au-dessous du tube digestif, sous la face ventrale du corps, on remarque une longue chaîne de ganglions disposés par paires sur deux cordons parallèles ; c'est la *chaîne ventrale*. Les deux premiers ganglions de cette chaîne, ou *ganglions sous-œsophagiens*, sont unis aux ganglions cérébroïdes par une sorte d'anneau nerveux qui entoure l'œsophage et qu'on appelle *collier œsophagien*.

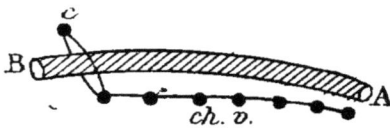

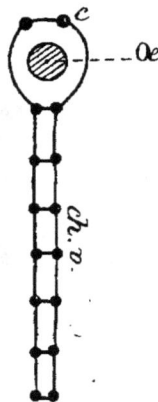

Fig. 349. — Schéma du système nerveux d'un Annelé (en haut, vu de profil; en bas, vu de face). — B, bouche; A, anus; Oe, coupe transversale de l'œsophage; c, ganglions cérébroïdes; ch.v., chaîne ventrale.

En somme, le système nerveux comprend ici deux parties, l'une supérieure et l'autre inférieure au tube digestif, qui le traverse vers son extrémité antérieure. Comme le système nerveux possède encore une symétrie bilatérale et que la plus grande partie en est située au-dessous du tube digestif, on peut dire qu'il réalise un *type bilatéral ventral*.

Ce type est modifié de diverses façons suivant les groupes dans lesquels on l'étudie ; ces modifications trouvent leur explication dans l'organisation générale du corps, en particulier dans le mode de groupement et le degré plus ou moins avancé de coalescence des anneaux qui le constituent.

Insectes. — Chez les Insectes (*fig.* 350), les deux cordons de la chaîne ventrale sont étroitement accolés. Le corps étant divisé en trois parties (tête, thorax, abdomen), la chaîne ventrale comprend souvent : deux *ganglions sous-œsophagiens*, correspondant à la tête ; — trois paires de *ganglions thoraciques*, correspondant aux trois anneaux du thorax ; — une dizaine de paires de *ganglions abdominaux*, correspondant aux anneaux de l'abdomen. Des ganglions sous-œsophagiens partent les nerfs qui se rendent aux pièces de l'armature buccale ; des ganglions thoraciques ceux qui se rendent aux muscles moteurs des pattes et des ailes ; enfin, des ganglions abdominaux ceux qui se distribuent aux viscères (intestin, tubes de Malpighi, etc.) contenus dans la cavité générale.

Il peut arriver que certains ganglions s'unissent en une masse commune, réduisant ainsi le nombre des éléments de la chaîne ventrale : ainsi chez le Hanneton tous les ganglions abdominaux sont fusionnés en un centre nerveux unique, duquel rayonnent tous les nerfs correspondant aux divers ganglions qu'il représente.

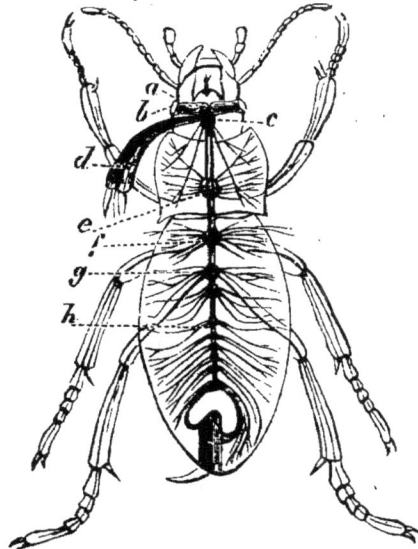

Fig. 350. — Système nerveux du Carabe. — *a*, ganglions cérébroïdes ; *b*, yeux ; *c*, g. sous-œsophagiens ; *d*, tube digestif ; *e, f, g*, g. thoraciques ; *h*, ganglions abdominaux.

A l'état larvaire, l'Insecte possède un grand nombre de ganglions distincts ; au cours des métamorphoses qu'il subit, le nombre de ces ganglions diminue par coalescence, en même temps que celui des anneaux.

A ce système nerveux, qu'on pourrait assimiler au système cérébro-spinal des Vertébrés, s'ajoute chez les Insectes un second système nerveux, comparable au grand sympathique des Vertébrés, et qualifié de *stomato-gastrique*. Un ganglion impair (*g. frontal*) placé dans la tête, au-devant des ganglions cérébroïdes, est uni à ces derniers par deux connectifs et envoie des nerfs à l'arrière-bouche (*n. pharyngiens*) ; il envoie aussi en arrière un *nerf récurrent* qui passe sous les ganglions cérébroïdes et va se distribuer aux parois de l'estomac.

Arachnides. — Chez les Arachnides, dont la tête est unie au thorax sous le nom de céphalothorax, et dont les anneaux abdominaux sont souvent confondus en une masse indistincte, le système nerveux est, en général, beaucoup plus concentré que chez les Insectes. Celui des Araignées, en particulier, ne comprend, au-dessous du tube digestif, que deux masses ganglionnaires ventrales ; la première correspond au céphalothorax, la seconde à l'abdomen.

Myriapodes. — Chez les Myriapodes, au contraire, dont les anneaux sont nombreux et distincts, la chaîne ventrale déroule une longue suite de ganglions, dont l'aspect est assez uniforme.

Crustacés. — Les Crustacés présentent, dans l'organisation

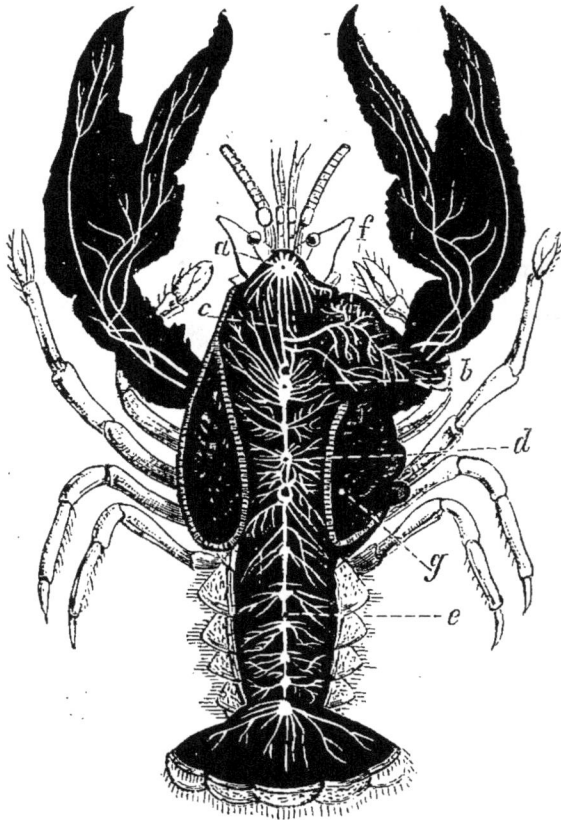

Fig. 351. — Système nerveux de l'Ecrevisse. — *a*, cerveau ; *b*, masse sous-œsophagienne ; *c*, collier sous-œsophagien ; *d*, ganglions thoraciques ; *e*, *g*. abdominaux ; *f*, foie ; *g*, branchies.

de leur système nerveux, des variations semblables à celles que nous avons remarquées chez les Insectes. Chez l'Ecrevisse, par exemple (*fig.* 351), le cerveau volumineux est relié aux ganglions sous-œsophagiens par un collier dont les deux parties sont unies par une sorte de traverse nerveuse. Puis vient une chaîne ventrale, composée d'une partie thoracique (cinq paires de ganglions) que traverse l'artère sternale, et d'une partie abdominale que termine un ganglion anal volumineux.

Vers. — Le système nerveux des Vers est conforme au même type général; mais il est, en général, peu condensé et on y distingue assez nettement les éléments correspondant aux anneaux successifs. Chez la Sangsue, par exemple (*fig.* 352), le système nerveux comprend un cerveau, un collier œsophagien, une masse sous-œsophagienne volumineuse, enfin une longue chaîne nerveuse, appliquée contre la face ventrale. Chose curieuse, la chaîne nerveuse est contenue tout entière, avec l'anneau œsophagien, dans une sorte de vaisseau sanguin ventral. Ici, les deux moitiés symétriques du système nerveux sont assez étroitement unies l'une à l'autre pour qu'il soit difficile de les distinguer; on reconnaît toutefois, tout le long de la chaîne ventrale, un sillon longitudinal, indice de la séparation des deux connectifs qui la constituent. Chez d'autres Vers, au contraire, tels que la Serpule, les deux moitiés symétriques de la chaîne sont largement écartées, et les commissures transversales qui réunissent les ganglions symétriques donnent à la partie ventrale du système nerveux l'aspect d'une minuscule échelle de corde.

Mollusques. — C'est à un type tout différent que répond l'organisation du système nerveux des Mollusques. Le système nerveux d'un Pélécypode (*fig.* 353), de la Moule par exemple, comprend d'abord deux *ganglions cérébroïdes*, plus ou moins rapprochés l'un de l'autre au-dessous de la bouche et réunis par une commissure transversale; de ces

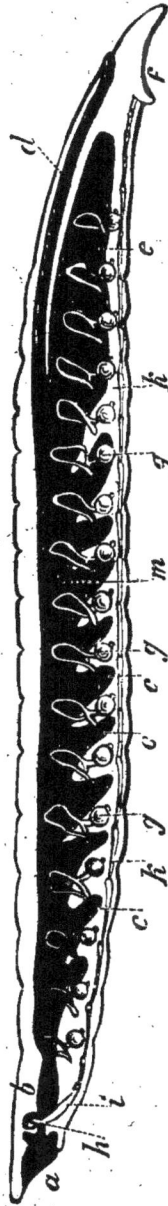

Fig. 352. — Organisation de la Sangsue (coupe longitudinale du corps suivant son plan de symétrie). — *a*, bouche; *b*, pharynx; *c*, cœcums intestinaux; *d*, rectum; *e*, dernière paire de cœcums; *f*, ventouse anale; *g*, organes excréteurs; *h*, cerveau; *i*, collier œsophagien; *k*, chaîne nerveuse ventrale; *m*, intestin.

ganglions se détachent les nerfs qui se rendent aux organes des sens, par exemple aux yeux et aux otocystes. Les ganglions cérébroïdes communiquent avec deux *ganglions pédieux*, situés, comme l'indique leur nom, à la base du

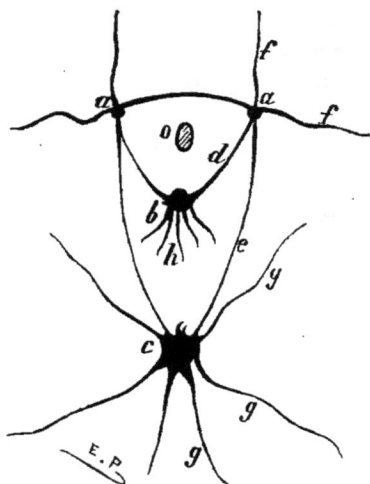

Fig. 353. — Système nerveux d'un Mollusque Pélécypode.— *a*, ganglions cérébroïdes; *b*, g. pédieux; *c*, g. viscéraux; *d*, collier œsophagien; *e*, grand collier; *f*, *g*, *h*, nerfs émanés des trois paires de ganglions; *o*, œsophage.

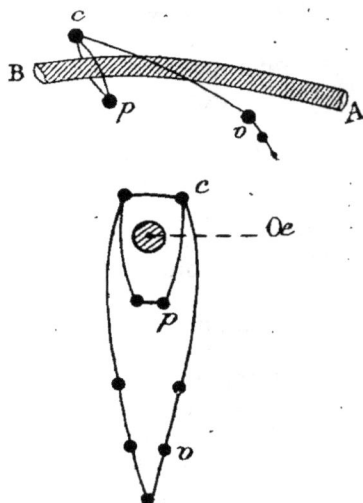

Fig. 354. — Schéma du système nerveux d'un Mollusque Gastéropode (en haut, vu de profil; en bas, de face). — B, bouche; A, anus; Oe, coupe transversale de l'œsophage; *c*, ganglions cérébroïdes; *p*, g. pédieux; *v*. g. viscéraux.

pied et innervant cet organe, par deux connectifs, généralement courts, dont la réunion forme un premier collier autour du tube digestif. Un second collier, plus long que le précédent, unit les ganglions cérébroïdes à une troisième paire de ganglions, dits *ganglions branchiaux* ou *viscéraux* et placés sur le muscle adducteur postérieur, au voisinage des branchies.

Le système nerveux des Gastéropodes (*fig.* 354), de la Lymnée par exemple, est sensiblement plus compliqué que celui des Lamellibranches. Les deux ganglions viscéraux de ces derniers sont remplacés chez les Gastéropodes par deux chaînes ganglionnaires qui convergent vers un ganglion commun; chacune des moitiés de cet ensemble est formé de trois ganglions, en comprenant le ganglion commun. De plus, les ganglions pédieux sont rattachés aux premiers ganglions de ces deux chaînes par des connectifs spéciaux et ainsi se trouvent constitués, de part et d'autre du tube digestif, deux triangles nerveux dont les côtés sont formés par des connectifs et dont les sommets sont occupés par des ganglions : c'est ce qu'on appelle parfois les *triangles latéraux*. Enfin, il est bon de remarquer que la dissymétrie générale du corps des Gastéropodes, qui se traduit extérieurement par l'enroulement de la coquille, retentit sur la constitution du système nerveux, dont la partie viscérale subit souvent une torsion très marquée.

Chez certains Gastéropodes, tels que l'Escargot, les centres nerveux subissent une condensation importante : les ganglions pédieux et l'ensemble des ganglions viscéraux s'unissent en une masse unique, opposée aux ganglions cérébroïdes, à la face inférieure de l'œsophage.

Une condensation analogue s'observe chez les Céphalopodes (*fig.* 355 et 356), où l'œsophage traverse une masse nerveuse considérable

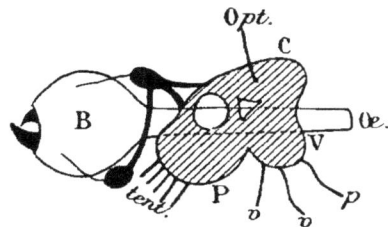

Fig. 355. — Centres nerveux principaux de la Seiche, vus de profil. — B, bulbe pharyngien ; O*e*, œsophage ; C, ganglions cérébroïdes ; P, g. pédieux ; V, g. viscéraux ; O*pt.*, nerf optique ; *tent.*, nerfs se rendant aux tentacules ; *v*, nerfs viscéraux ; *p*, nerfs palléaux.

dont la partie dorsale correspond aux ganglions cérébroïdes et la partie ventrale à l'ensemble des ganglions pédieux et des ganglions viscéraux. Des ganglions supplémentaires existent en différents points du corps, notamment à la base des tentacules et dans l'épaisseur du manteau (*ganglions palléaux*).

Le système nerveux des Mollusques se distingue à la fois de celui des Vertébrés et de celui des Annelés par la dissémination ordinaire des centres nerveux : il réalise ce qu'on peut appeler le *type disséminé.*

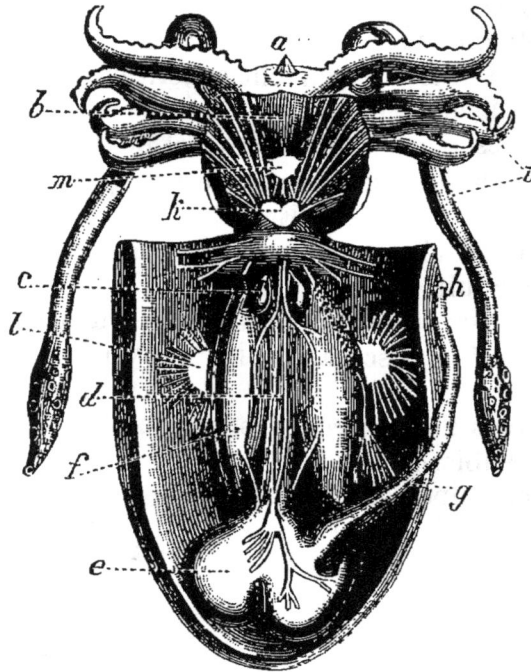

Fig. 356. — Organisation de la Seiche (l'animal est ouvert par la face ventrale). — *a*, bec ; *b*, pharynx ; *c*, glandes salivaires ; *d*, œsophage ; *e*, estomac ; *f*, foie ; *g*, intestin ; *h*, anus ; *i*, bras ; *k*, ganglions pédieux ; *l*, g. palléaux ; *m*, g. appartenant au système stomato-gastrique.

Echinodermes. — Chez les Echinodermes (*fig.* 357 et 358), chez les Oursins et les Etoiles de mer par exemple, un anneau nerveux entoure complètement le tube digestif au voisinage de la bouche. Sur cet anneau, qui a plutôt la forme d'une ligne brisée régulière à cinq côtés, d'un pentagone régulier, en un mot, sont distribués régulièrement cinq ganglions qui en occupent les sommets. De chacun de ces ganglions se détache un tronc nerveux qui suit d'un bout à l'autre la région correspondante du corps (zone ambulacraire ou bras) ; chez les Oursins, ces cinq troncs nerveux convergent vers le pôle anal. Un tel système nerveux réalise un quatrième type, qu'on peut qualifier de *type* *rayonné.* On l'observe aussi chez un certain nombre de

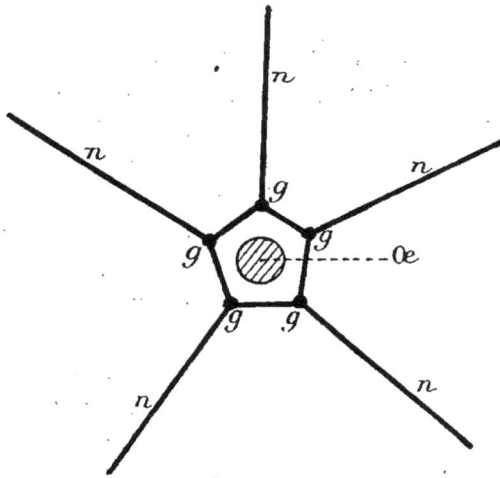

Fig. 357. — Schéma du système nerveux d'un Echinoderme. — Oe, coupe transversale de l'œsophage; *g*, ganglions; *n*, troncs nerveux principaux.

Cœlentérés, notamment chez certaines Méduses, dont le

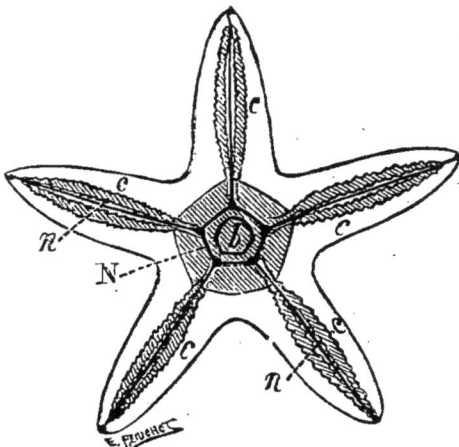

Fig. 358. — Organisation d'une Astérie, vue par sa face inférieure et supposée transparente. — *b*, bouche; *c*, prolongement de l'estomac; N, collier nerveux; *n*, nerf.

bord de l'ombrelle est parcouru par un anneau nerveux marginal.

Cœlentérés. — Chez beaucoup de Cœlentérés, au contraire, il devient impossible de révéler par la dissection simple l'existence d'un système nerveux dont les éléments soient condensés en organes distincts. Cela ne veut pas dire que les éléments nerveux fassent entièrement défaut : ils sont simplement diffus et intercalés entre les éléments anatomiques qui constituent les autres tissus. C'est ainsi que chez les Actinies ou Anémones de mer on observe, à quelque profondeur au-dessous du tégument, des cellules nerveuses qui se mettent en rapport, d'une part, avec les éléments sensoriels inclus dans le tégument, d'autre part avec les cellules musculaires et contractiles (*fig.* 359). Ainsi se trouve réalisé, bien que réduit à sa plus simple expression, l'appareil nécessaire et suffisant à l'accomplissement d'un acte réflexe, c'est-à-dire l'élément essentiel du système nerveux.

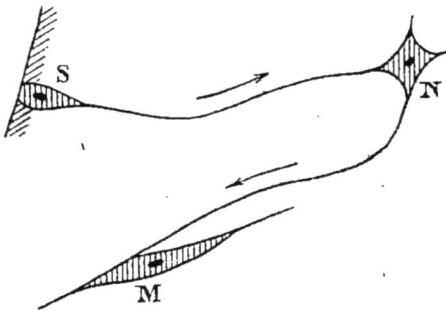

Fig. 359. — Schéma du système nerveux d'un Cœlentéré (Actinie par exemple). — S, cellule sensorielle ; N, cellule nerveuse ; M, élément contractile.

Résumé. — On voit, pour résumer ces notions sommaires sur l'anatomie comparée du système nerveux, que la disposition générale de ce système correspond à l'organisation générale du corps tout entier. On peut reconnaître cinq types fondamentaux de système nerveux : 1° le *type bilatéral dorsal*, caractéristique des Vertébrés ; — 2° le *type bilatéral ventral*, qui appartient aux Arthropodes et aux Vers ; — 3° le *type disséminé*, qui est celui des Mollusques ; — 4° le *type rayonné*, qu'on rencontre chez les Echinodermes et chez certains Cœlentérés ; — 5° le *type diffus*, qui est le plus inférieur.

Cuvier avait déjà reconnu fort nettement l'existence des quatre premiers types, et c'est sur la distinction de ces types qu'était fondée sa division du règne animal en quatre embranchements principaux : les Vertébrés, les Articulés (comprenant les Arthropodes et les Vers des classifications actuelles), les Mollusques et les Rayonnés (comprenant les Echinodermes, les Cœlentérés, les Spongiaires et les Protozoaires).

CHAPITRE V

Anatomie comparée de l'appareil digestif.

Mammifères. — L'appareil digestif des Mammifères ressemble beaucoup à celui de l'Homme.

Tube digestif. — La longueur du tube digestif varie en fonction du régime alimentaire : très court chez les Carnivores (4 à 5 fois la longueur du corps), il est beaucoup plus long chez les Herbivores (10, 14 ou même 28 fois la longueur du corps) ; c'est chez les Mammifères omnivores que le rapport de la longueur du tube digestif à celle du corps se rapproche le plus de la valeur qu'il atteint chez l'Homme (7 fois la longueur du corps).

L'estomac est généralement simple. On observe cependant une ébauche de division de l'estomac chez quelques Singes (Semnopithèque), chez quelques Rongeurs (Rat d'eau), chez l'Hippopotame, le Pécari, quelques Cétacés. Cette tendance de plus en plus accentuée à la division conduit, par gradations insensibles, à l'estomac des Ruminants, décomposé en plusieurs poches distinctes (*fig.* 360 et 361).

Rappelons-nous la forme de l'estomac humain : c'est à peu près celle d'une poire dont le gros bout (grosse tubérosité) est tourné vers la gauche, et le petit bout (petite tubérosité) vers la droite. Supposons que l'étranglement peu marqué, qui sépare les deux tubérosités, s'accentue davantage et finisse par partager l'estomac en deux régions distinctes; puis, que chacune de celles-ci se partage à son tour en deux cavités : l'estomac unique de l'Homme sera dès lors remplacé par une série de quatre poches, de grandeur et d'aspect divers. C'est précisément ce qui arrive chez les Ruminants. Au cardia succède une première cavité, la plus vaste de toutes (*panse*), dans laquelle viennent s'accumuler les bols alimentaires formés par l'animal après la mastication de l'herbe qu'il a broutée. Une seconde cavité, rattachée à la première, mais plus petite, est le *bonnet*, dont la surface interne présente une sorte de gaufrure ayant l'aspect d'un réseau hexagonal et dans lequel s'emmagasinent plutôt les aliments liquides. La seconde partie de l'estomac est aussi formée de deux cavités, le *feuillet* et la *caillette*, dont la première est, comme les deux précédentes, voisine du cardia, tandis que la dernière se termine au pylore. Le *feuillet* est tapissé intérieurement de replis longitudinaux, juxtaposés comme les feuillets d'un livre, ce qui justifie son nom; la *caillette* est le véritable estomac, dont les parois sécrètent le suc gastrique.

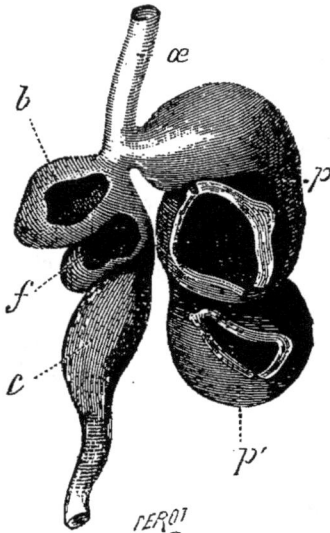

Fig. 360. — Estomac de Ruminant. — *p,p'*, panse; *b*, bonnet; *f*, feuillet; *c*, caillette; *œ*, œsophage.

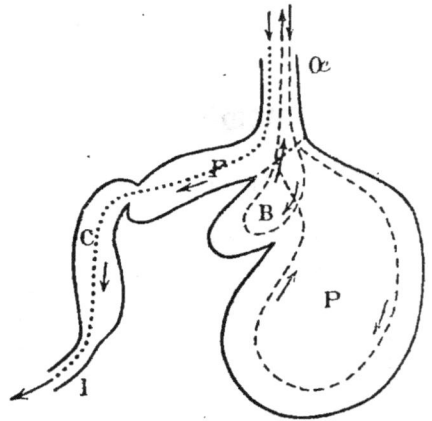

Fig. 361. — Coupe schématique de l'estomac d'un Ruminant. — Oe, œsophage; P, panse; B, bonnet; F, feuillet; C, caillette; I, intestin. (Le trait discontinu indique le trajet des aliments après la première mastication; le trait pointillé indique leur trajet après la rumination.)

Lorsque l'animal a introduit, par déglutitions successives, la quantité d'aliments solides et liquides correspondant à un repas, il se couche ordinairement sur le flanc; les parois de la panse se contractent et chassent les aliments dans l'œsophage, qui, à son tour, les fait remonter, par des *mouvements antipéristaltiques* [1], jusque dans la bouche, où ils subissent une seconde mastication ou *rumination*. Au fur et à mesure que s'accomplit cette seconde mastication, les aliments ruminés redescendent par bols le long de l'œsophage, passent dans le feuillet, puis dans la caillette,

---

1. Inverses des mouvements péristaltiques.

où ils subissent l'influence du suc gastrique, et continuent enfin leur trajet dans l'intestin grêle. Entre la petite courbure de l'estomac et la panse s'étendent, à la surface interne de l'estomac, deux replis parallèles et opposés dont les bords libres sont écartés l'un de l'autre au moment du premier passage des aliments dans l'estomac, ce qui permet la chute directe des bols alimentaires dans la panse, tandis qu'ils sont rapprochés pendant la rumination de manière à établir entre le cardia et le feuillet un passage direct.

Dentition. — Le nombre et la forme des dents varient considérablement chez les Mammifères avec leur régime alimentaire.

Prenons par exemple un Mammifère carnivore, qui se nourrit généralement de viande, le Chat ou la Panthère (*fig.* 362). Nous trouverons chez lui, sur une demi-mâchoire supérieure, à partir du plan de symétrie : trois incisives peu développées, — une canine forte et pointue (croc), — quatre

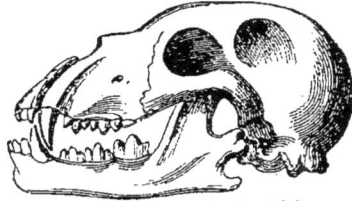

Fig. 362. — Tête de Panthère.

molaires dont la troisième est très puissante (dent *carnassière*), tandis que la quatrième est très réduite; mais elles ont toutes une couronne tranchante dont le bord libre porte trois pointes principales. La demi-mâchoire inférieure porte les mêmes dents, avec cette différence que la dernière molaire fait défaut. Cette dentition peut être représentée par la formule suivante : $2\left(\dfrac{3}{3}i + \dfrac{1}{1}c + \dfrac{4}{3}m\right)$. Elle nous montre que, chez un animal habitué à déchirer sa proie, les incisives se réduisent au profit des canines, qui deviennent très aiguës et très tranchantes en même temps que les molaires.

Examinons, d'autre part, de quelle façon se termine la branche montante du maxillaire inférieur. Le condyle a ici la forme d'un barreau allongé transversalement et s'articulant dans une cavité glénoïde de forme inverse, qui le moule exactement, de manière à ne permettre au maxillaire inférieur que des mouvements de haut en bas et de bas en haut. Le mode d'articulation du maxillaire inférieur avec les os temporaux est donc dans un rapport étroit avec le mode d'alimentation de l'animal.

Les muscles releveurs du maxillaire inférieur, les temporaux en particulier, sont très développés, d'où il résulte que l'arcade zygomatique, très écartée de la fosse temporale, forme vers l'extérieur une saillie considérable.

Tous les Carnivores ne sont pas également carnassiers. Le Chien l'est beaucoup moins que le Chat. Les mâchoires du premier sont plus longues que celles du second; mais si on compare leurs mouvements à ceux d'une paire de ciseaux, il est facile de comprendre que leur puissance n'est pas pour cela plus forte que chez le Chat : quand on veut couper un objet résistant avec une paire de ciseaux, ce n'est pas vers la pointe, mais au voisinage de l'articulation des deux branches, qu'on place l'objet à couper. Etant plus longues que celles du Chat, les mâchoires du Chien portent des molaires plus nombreuses, mais plus faibles : la dentition du Chat est de 30 dents; celle du Chien est de 42,

conformément à la formule suivante : $2 \left(\dfrac{3}{3} i + \dfrac{1}{1} c + \dfrac{6}{7} m \right)$.

L'Hyène, moins carnassière que le Chien, a 34 dents, d'après la formule : $2 \left(\dfrac{3}{3} i + \dfrac{1}{1} c + \dfrac{5}{4} m \right)$.

L'Ours est moins carnassier encore : on peut même dire de son régime qu'il est franchement omnivore. Sa formule dentaire est cependant la même que celle du Chien ; mais ses molaires, au lieu d'être tranchantes, entrent en contact, d'une mâchoire à l'autre, par des surfaces mamelonnées, très analogues à celles des molaires humaines.

La dentition des Amphibies est la même que celle des Carnivores; une tête osseuse de Phoque rappelle à s'y méprendre une tête osseuse de Chien.

Chez les Insectivores (fig. 363), qui, au lieu de s'attaquer à des Vertébrés pourvus d'os et de muscles, prennent pour base de leur alimentation les Insectes, dont le corps est extérieurement recouvert d'une carapace dure, les molaires se modifient en vue de ce changement de régime : au lieu de rester tranchantes, elles

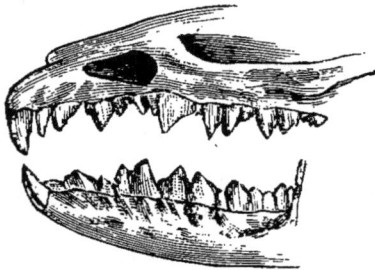

Fig. 363. — Dentition d'Insectivore.

deviennent broyeuses; au lieu d'avoir la couronne aplatie et coupante, elles l'ont tuberculeuse et déchiquetée, de manière à briser facilement les parties dures du corps des Insectes. La formule dentaire du Hérisson est : $2 \left(\dfrac{2}{2} i + \dfrac{1}{1} c + \dfrac{7}{5} m \right)$.

La dentition des Cheiroptères ressemble tout à fait à celle des Insectivores : ce sont des Insectivores volants.

Considérons un Mammifère habitué à se nourrir de substances végétales un peu fermes, comme des fruits ou des graines, c'est-à-dire un Rongeur, le Rat par exemple. Son maxillaire supérieur présente, à partir du plan de symétrie : une incisive longue, usée en biseau à son extrémité; pas de canine; trois molaires très rapprochées les unes des autres, dont chacune porte des plissements transversaux de l'émail sur sa face de contact avec la molaire opposée, de manière que l'ensemble des molaires offre l'aspect d'une sorte de lime. La dentition est la même au maxillaire inférieur. La formule dentaire est donc : $2 \left(\frac{1}{1} i + \frac{0}{0} c + \frac{3}{3} m \right)$.

Chez d'autres Rongeurs, on trouverait une dentition tout à fait analogue. La formule de l'Ecureuil serait : $2 \left(\frac{1}{1} i + \frac{0}{0} c + \frac{5}{4} m \right)$.

Chez le Lapin (fig. 364) et le Lièvre, elle serait : $2 \left(\frac{1}{1} i + \frac{0}{0} c + \frac{5}{5} m \right)^{1}$.

On voit donc que le nombre des molaires est variable chez les Rongeurs, bien qu'il soit en moyenne de quatre à chaque demi-mâchoire.

Fig. 364. — Tête de Lapin.

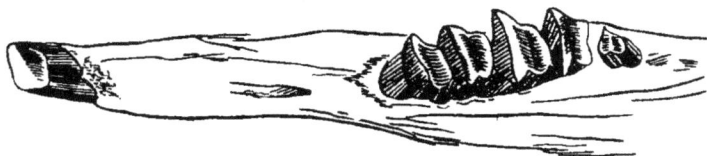

Les caractères essentiels de leur dentition sont l'absence totale des canines, qui correspondent au régime carnassier, et le grand

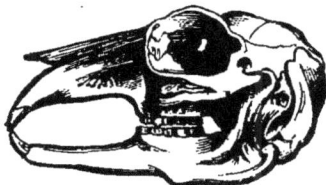

Fig. 365. — Dentition de Rongeur.
(En haut, maxillaire inférieur ; en bas, maxillaire supérieur.)

développement des incisives, signe distinctif du régime frugivore.

1. Chez le Lapin et le Lièvre on remarque, de plus, derrière les deux incisives principales du maxillaire supérieur, deux petites incisives de remplacement.

La forme particulière des incisives chez les Rongeurs mérite quelques observations. Leur croissance est continue, au lieu d'être limitée comme celle de la plupart des dents de Mammifères ; de sorte que le Rongeur est condamné à ronger non pas tant pour subvenir à son alimentation que pour empêcher ses incisives d'atteindre des dimensions exagérées. Comme l'émail fait défaut à la face postérieure des incisives, l'usure y est plus rapide qu'à la face antérieure, ce qui détermine la forme en biseau du bord libre de ces dents.

La branche montante du maxillaire inférieur se termine ici par un condyle allongé d'avant en arrière en forme de barreau ; celui-ci est moulé par une cavité glénoïde de forme inverse et de même orientation à la base du crâne, disposition qui ne permet à la mâchoire que des mouvements d'arrière en avant et d'avant en arrière, tout à fait analogues à ceux d'une lime. Parmi les muscles moteurs du maxillaire inférieur, le plus grand développement appartient aux muscles ptérygoïdiens, qui ont précisément pour effet d'effectuer cette catégorie de mouvements.

Considérons maintenant un Mammifère herbivore, comme le Cheval (*fig.* 366). Nous trouvons au demi-maxillaire supérieur de cet animal, à

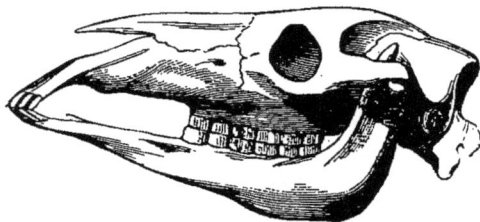

Fig. 366. — Tête de Cheval.

partir du plan de symétrie : trois incisives assez longues ; — une canine très petite, suivie d'un long espace dépourvu de dents (*barre*), qu'on utilise pour y placer le mors ; — six molaires dont les couronnes présentent sur leurs faces inférieures des saillies contournées et allongées d'avant en arrière (*collines*). La dentition du maxillaire inférieur est identique ; d'où la formule suivante :

$$2 \left(\frac{3}{3}\,i + \frac{1}{1}\,c + \frac{6}{6}\,m \right).$$

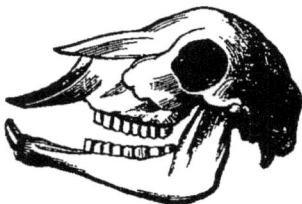

Fig. 367. — Tête de Mouton.

Chez un Mammifère appartenant à l'ordre des Ruminants, le Mouton par exemple, l'adaptation au régime herbivore est plus complète (*fig.* 367 et 368). Le maxillaire supérieur est dépourvu d'incisives aussi bien que de canines ; les incisives y sont remplacées par une sorte de bord corné, que forme un épaississement de la gencive ; on ne trouve que six molaires, présentant les caractères généraux des molaires d'herbivores, que nous venons d'observer chez le Cheval. Le maxillaire inférieur ne diffère du supérieur que par la présence d'incisives, au nombre de quatre de chaque côté du plan de symétrie [1]. C'est ce qu'exprime la formule dentaire : $2\left(\dfrac{0}{4}\,i+\dfrac{0}{0}\,c+\dfrac{6}{6}\,m\right)$.

Les Ruminants dépourvus de cornes, tels que le Chameau et le Lama, diffèrent des autres parce qu'ils possèdent des incisives au maxillaire supérieur, et aux deux mâchoires des canines, peu développées, il est vrai ; leur dentition se rapproche de celle du Cheval.

Le condyle du maxillaire inférieur des Ruminants, au lieu d'avoir, comme chez les Carnivores et les Rongeurs, la forme convexe d'un barreau, est plutôt concave et porté par une partie légèrement saillante de la base du crâne, de manière à permettre à la mâchoire inférieure les mouvements variés que nécessite la rumination. — On doit aussi remarquer chez les Ruminants le grand développement des muscles ptérygoïdiens.

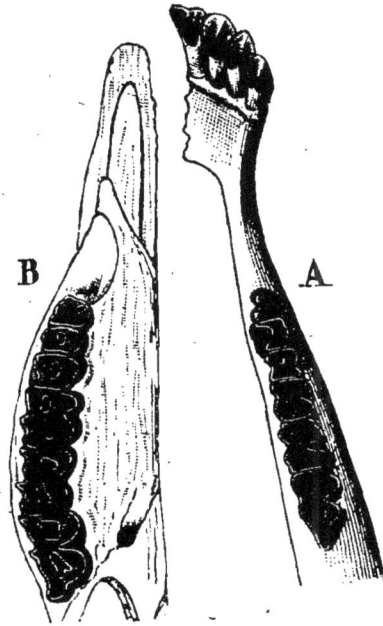

Fig. 368. — Dentition de Ruminant. A, maxillaire inférieur ; B, maxillaire supérieur.

Nous voyons ainsi, à mesure que le régime du Mammifère devient plus herbivore, s'aplatir la couronne des molaires et disparaître les canines, quelquefois même une partie des incisives. Ainsi devient évident le rôle spécial de chaque sorte de dents : l'incisive est frugivore ; la canine, carnivore ; la molaire, herbivore.

Il faut encore signaler, chez les Mammifères, quelques types tout à fait spéciaux de dentition.

La dentition des Porcins (*fig.* 369) est une dentition d'omnivores. La formule dentaire du Porc est : $2\left(\dfrac{3}{3}\,i+\dfrac{1}{1}\,c+\dfrac{6}{6}\,m\right)$. Les canines, bien développées, font saillie à l'extérieur de la bouche

---

1. La formule dentaire du Bœuf serait : $2\left(\dfrac{0}{3}\,i+\dfrac{0}{1}\,c+\dfrac{6}{6}\,m\right)$, avec des canines très réduites au maxillaire inférieur.

et constituent les *défenses* : leur rôle carnassier est assez réduit.

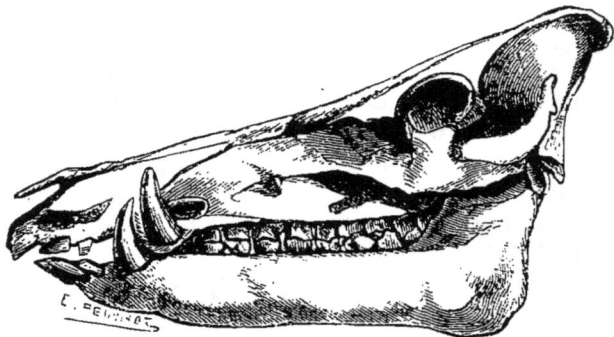

Fig. 369. — Tête de Porc.

La dentition des Proboscidiens (Eléphants) offre une certaine res-

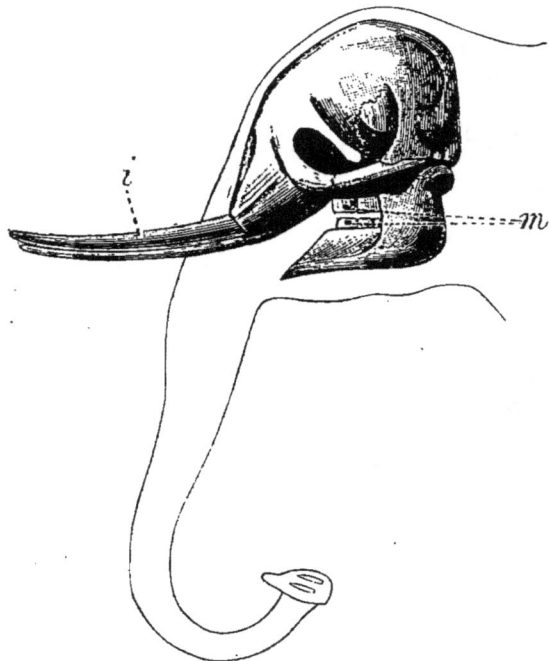

Fig. 370. — Dentition de l'Eléphant. — *i*, incisives ; *m*, molaires.

semblance avec celle des Rongeurs (*fig.* 370). La formule dentaire
de l'Eléphant est : $2 \left(\dfrac{1}{0} i + \dfrac{0}{0} c + \dfrac{1}{1} m \right)$. Ce sont les deux incisives

du maxillaire supérieur qui, douées d'une croissance continue et fortement recourbées en dehors de la cavité buccale, constituent les *défenses* de l'Eléphant. Les quatre molaires qui occupent le fond de la bouche sont très volumineuses et portent sur leurs faces de contact avec les molaires opposées des replis saillants en forme de longues ellipses transversales.

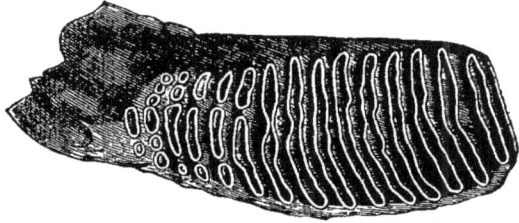

Fig. 371. — Une molaire d'Eléphant, vue par sa face de contact avec la molaire opposée.

Tous les Mammifères dont il vient d'être question possèdent au moins deux formes différentes de dents, ce qu'on résume d'un mot en disant qu'ils sont *hétérodontes*. Leurs dents se développent, de plus, en deux séries successives; ils ont, comme l'Homme, deux dentitions, ce qu'on résume encore d'un mot en disant qu'ils sont *diphyodontes*.

D'autres Mammifères possèdent une dentition absolument homogène : toutes leurs dents sont semblables entre elles et il est impossible de distinguer parmi elles des

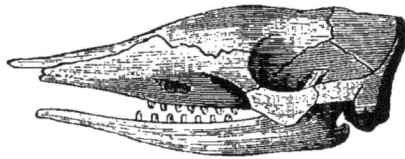

Fig. 372. — Tête osseuse de Tatou.

incisives, des canines et des molaires. Ce sont, en un mot, des Mammifères *homodontes*. Exemples : le Tatou (*fig.* 372), l'Aï ou Paresseux, de l'ordre des Edentés, le Dauphin, de l'ordre des Cétacés, etc. Les Mammifères homodontes n'ont, en général, qu'une dentition, ce qu'on exprime en disant qu'ils sont *monophyodontes*.

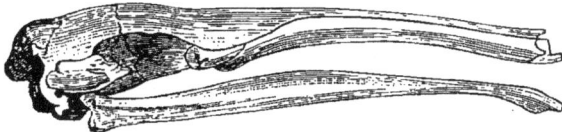

Fig. 373. — Tête osseuse de Fourmilier.

Enfin il existe quelques Mammifères qui sont entièrement dépourvus de dents et justifient ainsi le nom d' « Edentés » qu'on donne à certains d'entre eux. On peut citer : le Pangolin, le Fourmilier (*fig.* 373), de l'ordre des Edentés; — la Baleine, chez laquelle les dents sont remplacées par des productions cornées et flexibles, appelées *fanons*; — l'Ornithorynque, l'Echidné, de l'ordre des Monotrèmes, chez lesquels les dents sont remplacées par un bec.

Oiseaux. — L'appareil digestif des Oiseaux diffère sensiblement de celui des Mammifères.

La première différence qui doive nous arrêter est l'absence de dents : elles sont remplacées, nous le savons déjà, par deux étuis cornés, recouvrant les maxillaires (*mandibules*), et dont la réunion forme le *bec*. La forme du bec est très variable : elle se modifie avec le genre d'existence et d'alimentation de l'animal. Chez les Oiseaux de proie, par exemple, qui se nourrissent de chair, la mandibule supérieure, plus longue que l'inférieure, est recourbée vers elle en forme de crochet; elle peut même présenter des échancrures et des saillies qui s'engrènent avec des accidents semblables de la mandibule inférieure. Chez ceux qui, comme les Colibris, les Oiseaux-Mouches, les Grimpereaux, etc., se nourrissent d'Insectes qu'ils vont chercher jusque dans leur retraite, ou, comme la Cigogne et le Héron, se livrent à la pêche des animalcules renfermés dans la vase au fond de l'eau, le bec est long et mince, les mandibules sont à peu près égales. Chez certains oiseaux aquatiques (Canard, Oie, Cygne, etc.), le bec, large et recouvert d'une peau molle, est garni sur ses bords de lamelles transversales qui lui permettent de laisser couler l'eau contenue dans la bouche, en arrêtant les particules solides, produits de la pêche. Les Moineaux, les Bouvreuils, les Pinsons, et en général les Oiseaux granivores, ont un bec court et conique.

L'existence d'un os carré permet une large ouverture du bec pour l'introduction des aliments.

La langue, généralement sèche et dure, est plutôt un organe de préhension que de gustation. Souvent des muscles spéciaux permettent à l'Oiseau de la projeter très vivement en avant, à la poursuite des Insectes : c'est ce qui arrive, par exemple, chez le Pic.

Les glandes salivaires sont peu développées : il résulte de ce fait et de l'absence des dents que les aliments arrivent à peine modifiés dans l'estomac, où la digestion tout entière est encore à faire. Il ne faut donc pas s'étonner que l'estomac ne garde pas la simplicité qu'il a chez l'Homme et chez la plupart des Mammifères. Il se décompose, chez tous les Oiseaux, en trois poches successives :

1° le *jabot*, sorte de réservoir occupant la base du cou et s'ouvrant dans l'œsophage, à sa face antérieure; il est surtout développé chez les Oiseaux granivores;

2° le *ventricule succenturié*, simple renflement de la partie inférieure de l'œsophage, dont les parois sécrètent le suc gastrique; on doit, par conséquent, le considérer comme l'estomac proprement dit;

3° le *gésier*, poche volumineuse dont les parois, épaisses et charnues (surtout chez les Oiseaux granivores), peuvent se contracter de manière à broyer les matières alimentaires trop dures qu'elles renferment.

A l'intestin grêle, qui forme quelques circonvolutions et reçoit les sécrétions du foie et du pancréas, succède un gros intestin assez court, terminé lui-même par un rectum. Au point où l'intestin grêle fait place au gros intestin, on y voit déboucher de chaque côté un cœcum volumineux; le cœcum unique des Mammifères est ici remplacé par deux cœcums symétriques. Enfin, à sa partie inférieure, le rectum, au lieu de s'ouvrir directement à l'extérieur, communique avec une sorte de vestibule commun, appelé *cloaque*, où s'ouvrent également les deux uretères, portant l'urine au dehors, et l'oviducte, par lequel s'échappent les œufs.

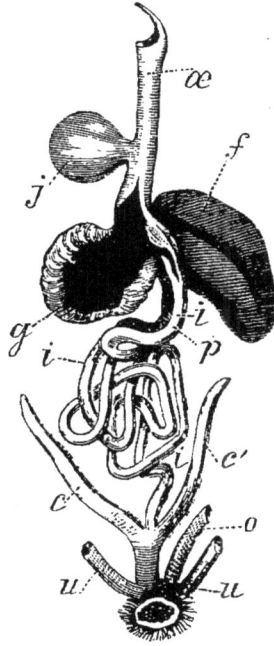

Fig. 374. — Tube digestif d'un Oiseau. — *œ*, œsophage; *j*, jabot; *g*, gésier; *f*, foie; *i*, intestin grêle; *p*, pancréas; *c,c'*, cœcums; *u*, uretères; *o*, oviducte.

Reptiles. — Chez les Reptiles, surtout chez les Serpents, la bouche est susceptible de s'ouvrir très largement. La mastication joue un faible rôle dans la digestion, bien que la plupart des Reptiles soient pourvus de dents : généralement coniques, ces dents, toutes semblables entre elles, sont ordinairement soudées au maxillaire sans s'y enfoncer dans des alvéoles; les dents des Crocodiliens sont cependant alvéolées. Chez les Chéloniens, les dents font défaut et sont remplacées par un bec corné, assez analogue à celui des Oiseaux.

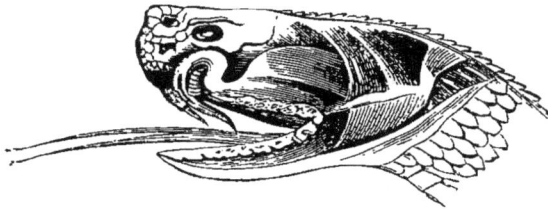

Fig. 375. — Tête de Vipère.

Aux dents normales, dont la direction oblique favorise la déglutition, s'ajoutent chez certains Ophidiens des dents plus longues, plus aiguës, portées par le maxillaire supérieur ; à leur base, des glandes spéciales produisent un liquide venimeux ; elles constituent des armes souvent terribles d'attaque et de défense (*crochets*) (*fig.* 375). Quelquefois ce sont des dents fixes, comme toutes les autres, et creusées simplement sur une de leurs faces d'un sillon servant à l'écoulement du venin ; elles peuvent alors occuper soit la partie postérieure (Couleuvre de Montpellier), soit la partie antérieure (Serpent à lunettes) du maxillaire supérieur. Dans d'autres cas, les crochets sont mobiles autour de leur base et creusés d'un canal interne, correspondant à la glande du venin ; le mouvement qui produit l'ouverture des mâchoires entraîne en même temps le redressement des crochets, qui portent leurs pointes en avant, et la sécrétion du liquide venimeux ; c'est ce qu'on observe chez la Vipère de nos pays et le Crotale (Serpent à sonnettes). Enfin les crochets sont complètement pleins et dépourvus de glandes à venin chez la Couleuvre ordinaire, ainsi que chez le Boa et le Python, qui rachètent cette infériorité par leur force musculaire : ayant souvent plus de 10 mètres de long, ils peuvent s'attaquer à des animaux de la taille du Bœuf, les entourer de leurs replis, les étouffer et leur briser les os avant de les introduire dans leur tube digestif ; on doit ajouter, il est vrai, que la digestion est ensuite assez longue et assez pénible pour que le Boa tombe dans un état de prostration qui lui ôte tout moyen de défense.

L'estomac est peu distinct de l'intestin chez la plupart des Reptiles : le renflement stomacal est plus accentué chez les Tortues et les Crocodiles.

L'intestin, peu contourné chez les Serpents, où il a une direction presque rectiligne, présente au contraire quelques circonvolutions chez les Tortues et les Crocodiles. Chez tous les Reptiles, il se termine dans un cloaque. Le foie et le pancréas sont, comme chez les Oiseaux, des annexes compacts de l'intestin.

Batraciens. — L'appareil digestif des Batraciens ressemble beaucoup à celui des Reptiles.

Poissons (*fig.* 376 et 377). — Chez les Poissons, les dents sont nombreuses : on n'en trouve pas seulement sur les maxillaires, comme chez les autres Vertébrés, mais aussi sur la langue, sur le palais, sur le vomer, dans l'arrière-bouche et jusque sur les arcs branchiaux. Jamais elles ne sont fixées dans des alvéoles ; elles sont simplement soudées à l'os qui les supporte.

Les glandes salivaires font absolument défaut.

L'estomac, peu distinct de l'œsophage, porte, au voisinage du pylore, des prolongements creux, terminés en doigts de gant, qu'on appelle *cœcums pyloriques*.

L'intestin grêle, presque droit chez le Brochet et, d'une manière générale, chez les Poissons carnassiers, est beaucoup plus

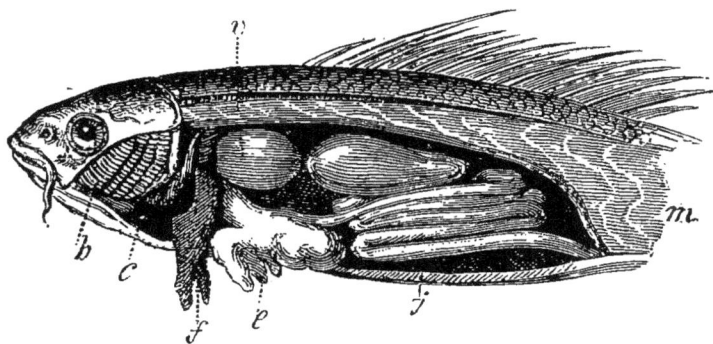

Fig. 376. — Organisation d'un Poisson. — *b*, branchies ; *c*, cœur ; *e*, estomac ; *f*, foie ; *j*, intestin ; *m*, muscles ; *v*, vessie natatoire.

sinueux chez les Cyprins (poissons rouges des aquariums) et chez tous les Poissons herbivores. Chez les Séla-ciens (Requin, Raie) et chez les Ganoïdes (Esturgeon), sa surface interne porte un long repli contourné en spirale (*valvule spirale*), dont la présence a pour effet d'augmenter la surface totale d'absorption.

Le foie est un organe compact ; le pancréas, au contraire, est remplacé par des tubes diffus, intercalés entre les viscères abdominaux (*canaux de Weber*).

Chez certains Poissons, le tube digestif s'ouvre au dehors par un orifice indépendant (anus) ; chez d'autres, il se termine dans un cloaque.

Insectes. — La partie essentielle de l'appareil digestif des Insectes est un tube ouvert aux deux bouts. L'ouverture d'entrée, la bouche, située à la face ventrale de la tête, est entourée d'appendices (*pièces de la bouche*), dont le rôle principal est l'introduction des matières alimentaires dans la bouche ou la mastication.

La disposition des pièces de la bouche varie à l'infini, suivant le régime alimentaire de l'Insecte. C'est chez les Insectes broyeurs, se nourrissant de matières solides, que ces pièces atteignent leur maximum de complication, en même temps qu'il est le plus facile d'en distinguer les diverses parties (*fig.* 378). Décrivons-les chez le Carabe, par exemple. Au-dessus de la bouche est une pièce transversale, dite *lèvre supé-*

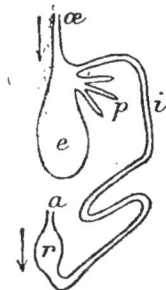

Fig. 377. — Schéma du tube digestif d'un Poisson. — *œ*, œsophage ; *e*, estomac ; *p*, cœcums pyloriques ; *i*, intestin ; *r*, rectum ; *a*, anus.

26

rieure, qu'une crête médiane semble partager en deux parties. Puis vient de chaque côté un appendice simple, crochu, souvent dentelé sur son bord libre, la *mandibule* ; se déplaçant de gauche à droite ou de droite à gauche, et saisissant les objets comme feraient les mors d'une pince, les mandibules constituent un premier appareil de mastication. Un second appareil, disposé de même, est formé par les *mâchoires*. Moins simple que la mandibule, la mâchoire se compose d'une série de pièces articulées : un *article basilaire*, suivi d'une *tige* ou *pièce intermaxillaire*, qui supporte elle-même un *lobe interne*, un *lobe externe* ou *galéa*, et un *palpe maxillaire*, dont l'aspect rappelle celui de l'antenne ; c'est le rapprochement des lobes internes dans le plan de symétrie qui permet la mastication. Enfin le dernier appendice de la bouche est la *lèvre inférieure*, dans laquelle il est facile de retrouver deux parties symétriques, imparfaitement soudées et homologues des deux mâchoires qui les précèdent ; on y observe de bas en haut : un *menton*, formé par la réunion de deux *pièces basilaires*, et une *languette*, formée par la réunion de deux *pièces intermaxillaires* ; à droite et à gauche sont deux *palpes labiaux*, qui représentent les palpes maxillaires.

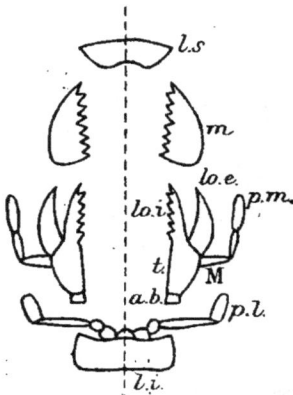

Fig. 378. — Pièces buccales d'un Insecte broyeur. — *l.s*, lèvre supérieure ; *m*, mandibule ; M, mâchoire ; *lo.i*, lobe interne ; *lo.e.*, lobe externe ; *plm.*, palpe maxillaire ; *t.*, tige ; *a.b.*, article basilaire : *l.i.*, lèvre inférieure ; *p.l.*, palpe labial.

Chez les Insectes qui se nourrissent du sang de leurs victimes ou du nectar des fleurs, et n'ont, par conséquent, qu'à lécher ou sucer leurs aliments, les appendices de la bouche se modifient de manière à déterminer au-devant d'elle une sorte de *trompe* ou de *languette*. Chez l'Abeille, la Guêpe, etc., organisées pour lécher, la lèvre inférieure, très allongée, forme une languette sur laquelle reposent les autres pièces de la bouche, grêles et effilées. La trompe de la

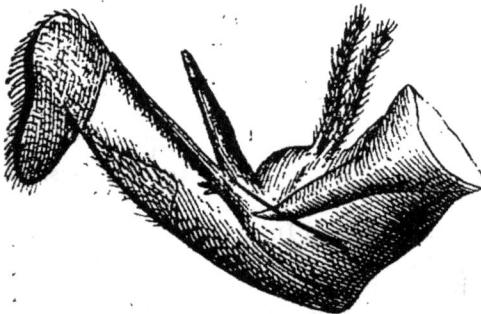

Fig. 379. — Trompe de la Mouche.

Mouche (*fig.* 379) est constituée par la lèvre inférieure, repliée sur elle-même en forme de canal, tandis que les mandibules et les mâchoires s'allongent à l'intérieur de la trompe en stylets propres à percer la peau. Chez les Papillons (*fig.* 380), les deux lobes internes des mâchoires, très développés, se recourbent de façon à former deux gouttières dont la juxtaposition donne naissance à un long cylindre creux, que l'animal recourbe en spirale à l'état de repos ou développe quand il veut chercher des aliments dans les corolles des fleurs.

Chez certains Insectes piqueurs, la bouche se termine par une sorte de bec ou *rostre* : celui du Pou est formé par les deux lèvres, rapprochées en un tube qui contient quatre stylets protractiles dans lesquels on peut reconnaître les deux mandibules et les deux mâchoires.

Fig. 380.
Trompe de Papillon.

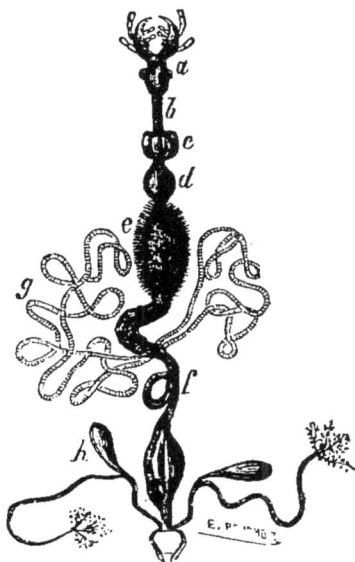

Cette étude rapide des appendices de la bouche chez les Insectes nous fournit un exemple nouveau de la faculté que possèdent les organes de s'adapter aux fonctions qu'ils exercent.

A la bouche succède un œsophage étroit qui se jette dans l'estomac. Celui-ci présente de nombreuses variations. Chez les Insectes carnassiers, comme le Carabe, où il atteint sa plus grande complication (*fig.* 381), il se compose de trois poches successives : le *jabot*, simple réservoir où les aliments attendent leur digestion ; — le *gésier*, cavité à parois musculaires très puissantes, qui achève la trituration des aliments ; — le *ventricule chylifique*, où des glandes spéciales sécrètent un suc qui rend solubles et assimilables les substances alimentaires ; c'est le véritable estomac ; sa surface extérieure présente un aspect velouté,

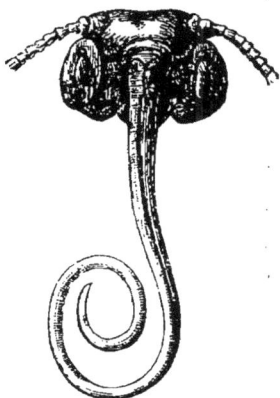

Fig. 381. — Appareil digestif du Carabe, — *a*, bouche ; *b*, œsophage ; *c*, jabot ; *d*, gésier ; *e*, ventricule chylifique ; *f*, intestin ; *g*, tubes de Malpighi ; *h*, glandes anales.

dû à l'existence de nombreuses glandes en tube qui, terminées eu doigt de gant à l'extérieur, s'ouvrent à la surface interne du ventricule chylifique. — Chez les Insectes suceurs, le gésier disparaît, l'estomac se réduit à un jabot très développé et au ventricule chylifique.

A l'estomac succède l'intestin, dans lequel on distingue quelquefois un intestin grêle, un gros intestin et un rectum, qui se termine par l'anus.

Parmi les annexes du tube digestif, viennent en premier lieu les appendices de la bouche, déjà étudiés ; puis des glandes salivaires, placées au voisinage de la partie antérieure du tube digestif et versant leur produit dans l'œsophage. Au point où le ventricule chylifique fait place à l'intestin, on voit déboucher un certain nombre de canaux, de couleur jaune, repliés sur euxmêmes, souvent enchevêtrés les uns dans les autres et terminés généralement en cul-de-sac : ce sont les *tubes de Malpighi*; l'étude du contenu de ces tubes a permis de les assimiler soit au foie, soit aux reins des Vertébrés. Les parois du rectum contiennent souvent des glandes spéciales, formant à sa surface interne des bandelettes longitudinales, et qu'on appelle *glandes rectales*. Enfin, des *glandes anales* sont quelquefois annexées à la dernière partie de l'intestin.

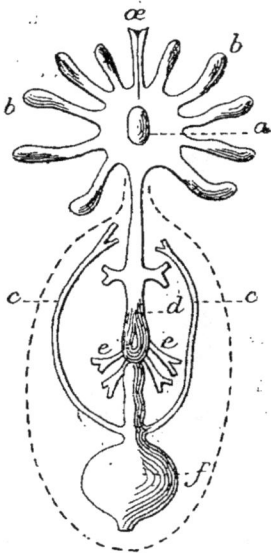

Fig. 382. — Tube digestif d'une Araignée. — *œ*, œsophage ; *a*, estomac ; *b*, ses prolongements dans les bases des pattes ; *c*, tubes de Malpighi ; *d*, intestin ; *e*, canaux excréteurs du foie ; *f*, rectum.

Arachnides. — L'appareil digestif des Arachnides (*fig.* 382) rappelle dans son ensemble l'appareil digestif des Insectes. Celui des Araignées s'en distingue surtout par la forme de l'estomac, qui envoie des prolongements tubuleux jusque dans les pattes et les mâchoires, et par l'existence d'un foie volumineux et compact, enveloppant l'estomac. Il existe des glandes salivaires, et deux tubes de Malpighi s'ouvrent dans l'intestin.

La disposition des annexes de la bouche diffère aussi très sensiblement de celle que nous avons vue chez les Insectes. Les antennes, au lieu d'être formées d'une longue série d'articles courts, ne comprennent que deux segments : celui qui est fixé au céphalothorax, court et puissant, renferme une glande à venin avec son réservoir ; le second, aigu et grêle, renferme le canal excréteur de cette glande, qui s'ouvre vers sa pointe.

Ainsi transformées, les antennes constituent pour l'animal une arme puissante; on leur donne le nom de *chélicères* (*fig.* 383). Ensuite vient une paire unique de mâchoires; chacune est formée de cinq articles, dont le premier seul sert à la mastication : il est situé au voisinage de la bouche; les quatre autres constituent un palpe maxillaire.

Chez les Faucheurs, les chélicères, au lieu de se terminer par un simple crochet, portent à leur extrémité une sorte de pince.

Les Scorpions possèdent des chélicères semblables à celles des Faucheurs et leurs pattes-mâchoires se terminent aussi par des pinces qui atteignent des dimensions énormes.

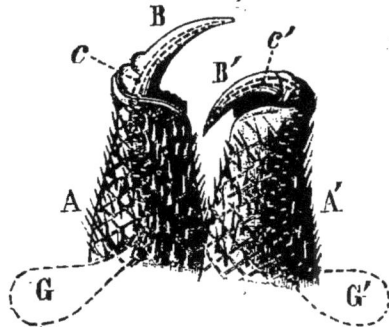

Fig. 383. — Chélicères d'une Araignée. A,A', articles basilaires; B,B', articles terminaux; G,G', glandes venimeuses; c,c', canaux excréteurs des glandes.

Myriapodes. — L'appareil digestif des Myriapodes ressemble aussi à celui des Insectes. Les différences principales résident encore dans les appendices de la bouche. Ce sont : une lèvre supérieure, une paire de mandibules, deux paires de mâchoires, enfin une lèvre inférieure. Chez les Iules, dont le régime alimentaire est herbivore, la lèvre inférieure est formée aux dépens de la seconde paire de mâchoires. Chez les Scolopendres, dont le régime est carnassier, chaque patte de la première paire, courte et puissante, comprend une partie plate qui, soudée à celle du côté opposé, forme la lèvre inférieure, et une griffe terminale venimeuse.

Crustacés. — La plupart des Crustacés possèdent un tube digestif ouvert aux deux bouts.

Chez l'Ecrevisse, que nous prendrons pour exemple, la bouche, située à la face inférieure du céphalothorax, est entourée d'un grand nombre d'appendices : 1° une paire de *mandibules*, courtes et puissantes; — 2° deux paires de *mâchoires*, plus déchiquetées ; — 3° trois paires de *pattes-mâchoires*, plus divisées encore, et rappelant, par certaines de leurs parties, des organes de locomotion (*fig.* 384). Si différent que soit au premier abord l'aspect de ces pièces, de celui des pattes locomotrices, elles peuvent, comme ces dernières, être rattachées à une forme fondamentale, celle des pattes que porte l'abdomen et qui servent à la natation (pattes natatoires) : chacune de celles-ci est composée d'une pièce basilaire, qui supporte deux tiges plus ou moins segmentées et pourvues de soies; suivant le développement et la forme que

26.

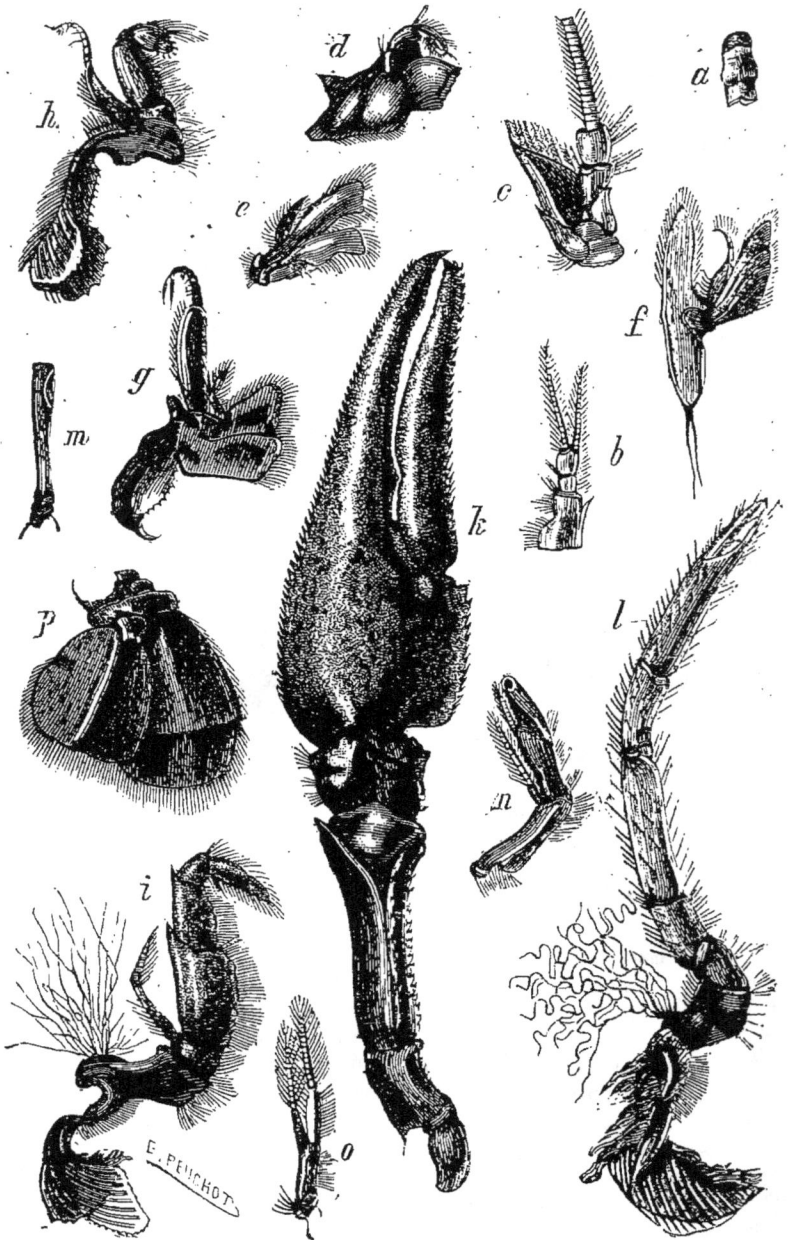

Fig. 384. — Appendices du corps de l'Ecrevisse. — *a*, œil; *b*, antennule; *c*, antenne; *d*, mandibule; *e*, *f*, mâchoires; *g*, *h*, *i*, pattes-mâchoires; *k*, pince; *l*, patte ambulatoire; *m*, *n*, *o*, pattes abdominales; *p*, nageoire caudale.

prennent l'une ou l'autre de ces deux tiges, et tel ou tel des segments qui les composent, l'appendice devient une patte locomotrice, une patte-mâchoire, une mâchoire, une mandibule, voire
même une antenne ou un œil. Il est facile de se convaincre, par
la comparaison des figures *a* et *b*, *c*, *d*, qu'il n'y a pas un abîme
entre la patte locomotrice (*a*) et la patte-mâchoire (*b*, *c*, *d*), qui,
par sa base, lui ressemble beaucoup : dans la première, la tige
interne seule est développée ; la seconde possède à la fois l'une
et l'autre tiges, mais courtes toutes deux.

À la bouche succède un œsophage court, qui débouche presque
immédiatement dans un vaste estomac que renferme le céphalothorax (*fig.* 385). Ses
parois sont soutenues,
vers leurs parties posté-
rieures, par des pièces
dures qui mettent en
mouvement de vérita-
bles dents, complétant
l'action des appendices
de la bouche : cet appa-
reil a reçu le nom de
moulinet gastrique. Il
ne faut pas confondre

Fig. 385. — Appareil digestif et système nerveux
de l'Ecrevisse (schéma). — *b*, bouche ; *a*, anus ;
c, estomac ; *f*, foie ; *d*, *d'*, pièces du moulinet
gastrique ; *i*, intestin.

les pièces du moulinet gastrique avec deux masses calcaires,
également contenues dans les parois de l'estomac et auxquelles
on donne vulgairement le nom d'*yeux d'écrevisse* : celles-ci
se développent au printemps et au début de l'été ; au moment
de la mue, qui, avec la carapace externe, renouvelle aussi
la muqueuse digestive, elles tombent dans l'estomac, qui les
digère ; peut-être la matière calcaire, mise alors en circulation dans l'organisme, va-t-elle contribuer à former la nouvelle
carapace ; par ce mécanisme, l'Ecrevisse se formerait, dans la
période de prospérité, une réserve destinée à être mise à profit
quand la perte de sa carapace la laisse sans défense.

L'intestin, long et droit, parcourt l'abdomen dans toute sa
longueur et se termine par l'anus.

Pas de glandes salivaires ; un foie volumineux, compact, de
couleur jaune, composé de deux parties symétriques, s'ouvre par
deux orifices dans la région terminale de l'estomac.

Vers. — L'étude de l'appareil digestif chez les Vers nous
montre une dégradation progressive de cet appareil, dont la cause
évidente se trouve dans le parasitisme. Prenons quelques
exemples.

Chez la Sangsue, le tube digestif est ouvert aux deux bouts.
À l'extrémité antérieure du corps, on remarque une ventouse,
au centre de laquelle s'ouvre la bouche ; une seconde ventouse,

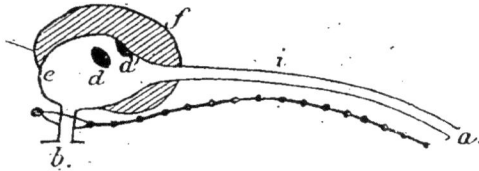

plus large, occupe l'extrémité postérieure, immédiatement au-dessous de l'anus. A la bouche succède un pharynx à parois musculeuses et puissantes, dont l'entrée est pourvue de trois mâchoires, disposées autour de la bouche comme les rayons d'une roue et dentelées sur leurs bords (*fig.* 386). Lorsque la Sangsue s'est fixée par

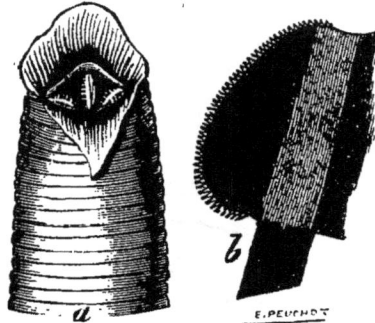

Fig. 386. — Bouche et mâchoire de la Sangsue.
a, extrémité antérieure du corps; *b*, une mâchoire isolée.

sa ventouse buccale en un point de la peau dont elle veut extraire le sang, ses mâchoires l'entament à la façon d'une scie et ne s'arrêtent qu'après l'avoir traversée; c'est alors que la ventouse aspire le liquide : de là vient la forme triangulaire des cicatrices que les Sangsues laissent sur la peau. De chaque côté du tube digestif (*fig.* 387), onze poches, dont les dimensions croissent jusqu'à la dernière, et qui se correspondent par paires d'un côté à l'autre, augmentent la capacité de l'intestin; après la dernière paire, la plus vaste de toutes, vient un rectum court qui aboutit à l'anus.

Dans la Douve, qui habite, lorsqu'elle est adulte, les conduits biliaires du foie chez le Mouton, le tube digestif ne présente qu'une ouverture : il est terminé en cul-de-sac (voir *fig.* 307). Le corps de la Douve présente un peu la forme d'une feuille; vers l'extrémité la plus large de la face ventrale se trouve une petite ventouse, au centre de laquelle s'ouvre la bouche; une ventouse plus large occupe le milieu de la même face. Dans l'intérieur du corps, aucune trace

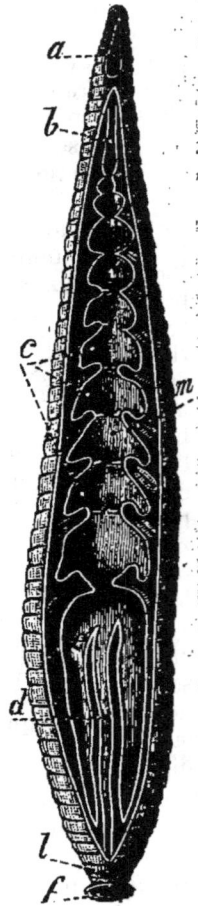

Fig. 387.
Tube digestif de la Sangsue, vu de face. (L'animal est supposé ouvert).— *a*, pharynx; *b*, œsophage; *c*, cœcums latéraux; *m*, intestin moyen; *d*, intestin terminal; *e*, dernière paire de cœcums; *l*, anus; *f*, ventouse postérieure.

de cavité générale; c'est dans un tissu compact qu'est creusé le tube digestif. A la bouche succède un pharynx épais, que suit un court œsophage, bientôt bifurqué; les deux branches parcourent le corps dans le sens de la longueur et envoient vers les bords de nombreuses ramifications fermées en doigt de gant à leurs extrémités. L'animal introduit par la bouche les matières alimentaires; les parois du tube digestif en absorbent les éléments utiles; les éléments inassimilables sont rejetés par la même voie.

Chez les Ténias, par exemple le Ver solitaire, aucun anneau du corps ne possède de trace d'appareil digestif: le parasitisme est, en effet, poussé à sa dernière limite chez ces animaux, qui absorbent directement, par leur surface extérieure, dans le tube digestif de leur hôte, les substances rendues assimilables par les sucs digestifs de ce dernier.

Mollusques. — Le tube digestif des Mollusques est ouvert aux deux bouts. Etudions, par exemple, celui de la Moule, type des Pélécypodes ou Lamellibranches (voir *fig.* 302).

De la bouche à l'anus, le tube digestif ne conserve pas une direction absolument rectiligne. La bouche est toujours située après le muscle adducteur voisin du pied (muscle adducteur antérieur); elle est entourée, de part et d'autre, par deux prolongements lamelleux (*palpes labiaux*), que leur aspect pourrait, au premier abord, faire confondre avec des branchies; les mouvements de ces palpes labiaux ont pour effet de provoquer, dans l'eau où vit l'animal, des courants qui apportent à la bouche les particules alimentaires. A l'œsophage, qui fait suite à la bouche, succède un estomac muni d'une sorte de cœcum qui renferme une tige gélatineuse, transparente, périodiquement renouvelée et servant peut-être à la trituration des aliments (*tige hyaline*). L'intestin, au sortir de l'estomac, commence par décrire des circonvolutions dans l'intérieur de la masse viscérale; puis il se dirige vers la charnière de la coquille, passe derrière le muscle adducteur postérieur et forme ainsi le rectum, que termine l'anus. Un organe glandulaire, que l'on compare à un foie, entoure complètement l'estomac, dans lequel il verse le produit de sa sécrétion.

Chez les Gastéropodes, par exemple l'Escargot, le tube digestif se recourbe très sensiblement en forme d'U, de sorte que l'anus, rapproché de la bouche, est voisin de l'orifice de la chambre respiratoire. Le pharynx renferme deux organes de mastication : à sa voûte supérieure, une mâchoire; sur son plancher inférieur, une sorte de râpe garnie de plusieurs rangées longitudinales de dents microscopiques, excessivement nombreuses (*radula*). Des glandes salivaires viennent verser dans la bouche le produit de leur sécrétion. Un foie volumineux est annexé au tube digestif;

il occupe une grande partie du tortillon (c'est la partie du corps qui s'engage dans l'extrémité enroulée de la coquille).

Chez les Céphalopodes, par exemple la Seiche, la bouche s'ouvre au centre de la couronne des tentacules; ces tentacules, surtout les deux plus longs, sont comme autant de harpons par lesquels l'animal se fixe aux objets immobiles ou attire à lui ceux qu'il peut déplacer, comme les animaux dont il fait sa pâture.

Le tube digestif, recourbé en U comme celui des Gastéropodes, comprend, après la bouche, un œsophage rectiligne et long, un estomac rejeté à la partie postérieure du corps et un intestin qui revient en avant s'ouvrir dans le sac palléal. Des glandes salivaires débouchent dans le pharynx; un foie, composé de deux lobes volumineux, déverse le produit de sa sécrétion à l'entrée de l'estomac. A la bouche est annexé un appareil de mastication important : deux pièces cornées, opposées l'une à l'autre et saillantes au dehors, forment un bec assez analogue à celui d'un Perroquet, avec cette différence que, chez la Seiche, c'est la mandibule inférieure qui dépasse la supérieure; le pharynx renferme, en outre, une radula assez semblable à celles que possèdent les Gastéropodes.

Echinodermes. — Les Echinodermes possèdent encore un tube digestif ouvert aux deux bouts et dont les parois sont indé-

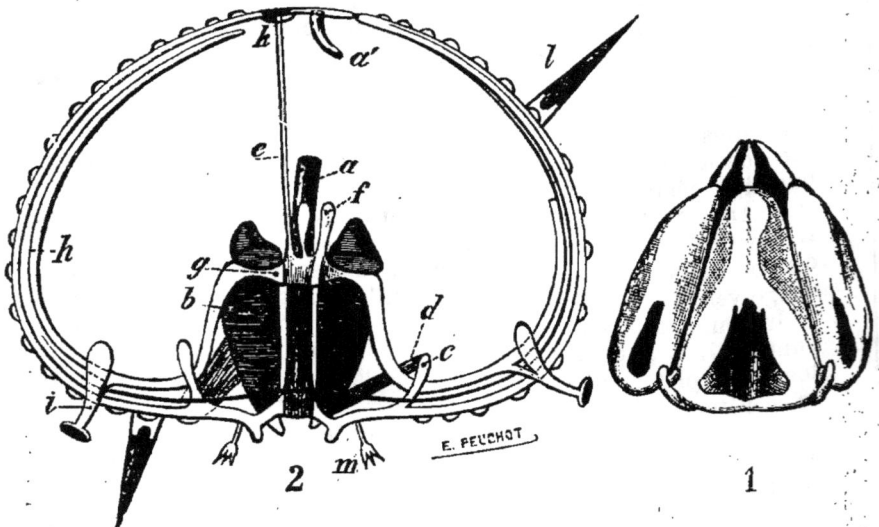

Fig. 388. — Organisation interne d'un Oursin (figure théorique). — 1. Lanterne d'Aristote. — 2. Coupe de l'Oursin suivant son axe. — *a,a'*, tube digestif (dont toute la partie moyenne a été détachée); *b*, lanterne d'Aristote.

pendantes de celles du corps, de manière à ménager entre ces dernières et elles-mêmes une cavité générale. Chez un Oursin régulier (*fig.* 388), que nous prendrons comme type, et dont le corps présente à peu près la forme d'une sphère légèrement aplatie aux pôles, la bouche occupe le pôle par lequel l'animal repose toujours sur son support (*pôle buccal*) ; l'autre pôle, toujours opposé au support, est occupé par l'anus (*pôle anal*). L'ouverture buccale laisse passer cinq prolongements durs et blancs qu'on appelle les *dents* ; chacune des dents est formée par l'extrémité d'une sorte de tige, de consistance cartilagineuse, placée dans une pyramide triangulaire, creuse, à base supérieure ; la réunion de ces cinq pyramides dures et blanches, groupées autour de l'axe de symétrie du corps, et de quelques autres pièces moins importantes, constitue l'appareil dit *lanterne d'Aristote* : c'est un appareil de mastication. L'œsophage, qui succède à la bouche, traverse l'anneau formé par les cinq pièces de la lanterne d'Aristote ; puis le tube digestif décrit, dans la cavité générale, une double série de sinuosités ; il reprend enfin sa direction primitive et aboutit à l'anus.

Chez les Stellérides (Etoiles de mer), le tube digestif, quelquefois pourvu d'une seule ouverture, pousse des prolongements tubuleux dans l'intérieur des bras (*fig.* 389).

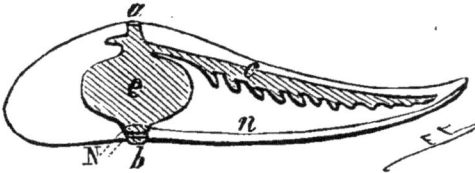

Fig. 389. — Organisation d'une Astérie (figure théorique). Le corps a été supposé coupé par un de ses plans de symétrie. — *b*, bouche ; *e*, estomac ; *e*, un de ses prolongements ; *a*, anus ; N, collier nerveux ; *n*, nerf.

Cœlentérés. — Chez les Cœlentérés, les parois du tube digestif se confondent avec celles de la cavité générale ; pour mieux dire, l'animal tout entier n'est qu'une sorte de sac dont l'enveloppe sert par sa face extérieure de tégument protecteur, par sa face intérieure, de muqueuse digestive.

Le corps d'une Actinie ou Anémone de mer (*fig.* 390), par exemple, est formé d'une sorte de cylindre creux dont une base est fixée au roc, tandis que l'autre, parfaitement libre, porte sur ses bords une série, souvent très riche, de bras ou tentacules mobiles ; au centre de l'étoile qu'ils constituent s'ouvre un orifice légèrement allongé en forme de fente, la bouche. La cavité générale (*fig.* 391) dans laquelle s'ouvre la bouche, et qui se continue sur toute la longueur de l'animal, est divisée en loges par des lames, molles comme les parois du corps ; le nombre de ces lames et, par suite, celui des loges qu'elles déterminent, est le même que le nombre des tentacules, à l'intérieur desquels se prolongent les loges. Les particules alimentaires introduites par la bouche

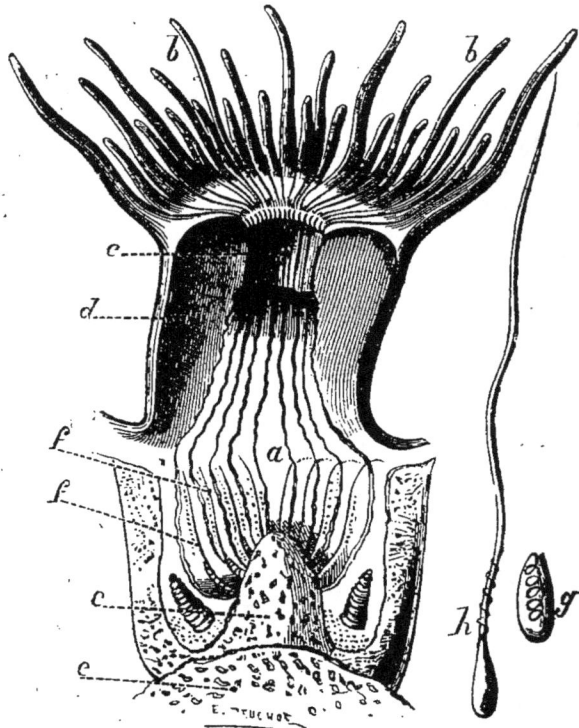

Fig. 390. — Organisation interne d'un Polype actiniaire (Astroïde). — *a*, cavité générale ; *b*, tentacules ; *c*, tube digestif ; *d*, lame molle interne ; *e*, squelette ; *f*, cloison calcaire ; *g*, un nématocyste au repos ; *h*, un nématocyste déroulé.

tombent immédiatement dans la cavité générale ; elles y sont rapidement digérées : la partie utile est absorbée par les parois mêmes de cette cavité, et la partie inutile est rejetée par la bouche. Vers l'extrémité inférieure du corps, les lames, qui séparent les loges, ont chacune un bord libre qui vient aboutir au centre de la base, où toutes les lames se réunissent. Dans la région supérieure, au contraire, plus de bords vraiment libres : un manchon, de même nature que les lames, suspendu au-dessous de la bouche qu'il continue, et ouvert par son extrémité opposée au milieu de la cavité générale, réunit toutes les lames.

Spongiaires. — Avec les Spongiaires, nous descendons encore un degré de l'échelle animale. La surface irrégulière du corps d'une Eponge est criblée d'orifices, de nombre et de situation variables. Un examen un peu attentif nous permet de distinguer parmi ces orifices deux catégories. Dans la première se rangent des ouvertures très nombreuses et de très petite dimension, par lesquelles on voit pénétrer dans l'intérieur de l'animal l'eau chargée de particules alimentaires : ce sont les *pores inhalants*. Les ouvertures de la seconde catégorie, moins nombreuses, mais plus larges, et disséminées parmi les premières, servent de passage à l'eau qui sort du corps : ce sont

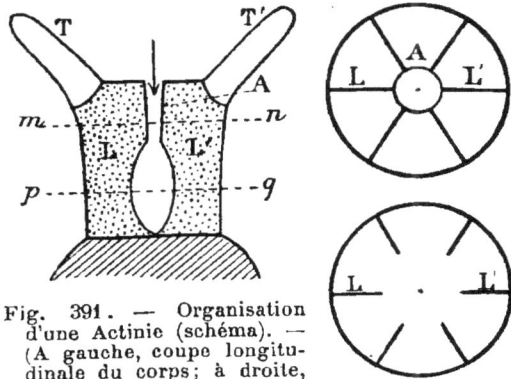

Fig. 391. — Organisation d'une Actinie (schéma). — (A gauche, coupe longitudinale du corps ; à droite, coupes transversales, faites, l'une vers la partie supérieure, l'autre vers la partie inférieure). — T,T', tentacules ; L,L', lames de séparation des loges de la cavité générale ; A, tube réunissant ces lames ; mn, direction suivant laquelle est faite la coupe transversale supérieure ; pq, direction suivant laquelle est faite la coupe transversale inférieure. — Les hachures représentent la coupe du support auquel est fixé l'animal.

les *oscules*. Les oscules sont unis aux pores inhalants par tout un système de fins canaux, enchevêtrés les uns dans les autres (*fig.* 392) ; sur leur trajet sont disséminées, de distance en dis-

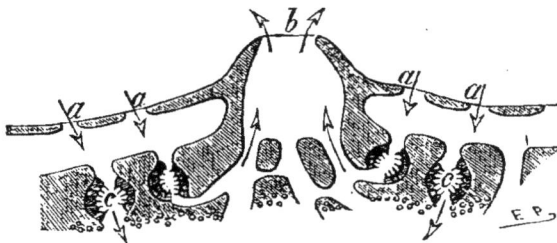

Fig. 392. — Structure d'une Eponge. — *a*, pores inhalants ; *b*, oscule ; *c*, corbeilles vibratiles.

tance, des cavités plus vastes, tapissées de cellules vibratiles : ce sont les *corbeilles vibratiles*, dont la fonction est d'imprimer aux courants liquides qui parcourent le corps de l'Eponge une direction déterminée.

ANATOMIE ET PHYSIOL. ANIM. 27

Protozoaires. — Chez les Protozoaires, enfin, qui occupent le dernier degré de l'échelle animale, l'appareil digestif se réduit à sa plus simple expression.

Chez quelques Infusoires (*fig.* 393), une bouche, ouverture pla-

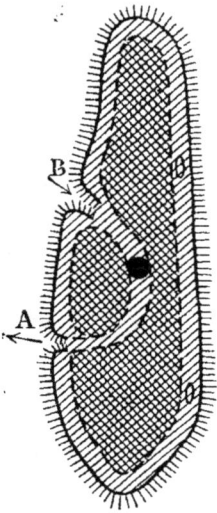

Fig. 393. — Coupe schématique d'un Infusoire cilié, pourvu d'une bouche (B) et d'un anus (A).

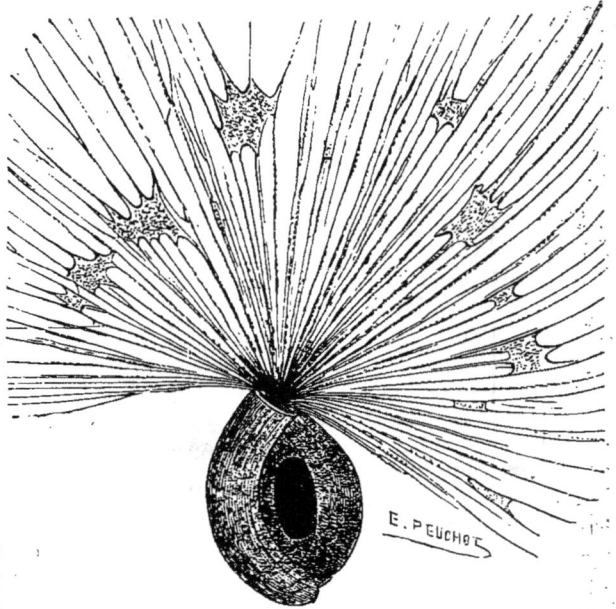

Fig. 394. — Foraminifère.

cée en un point quelconque de la surface du corps, se continue par un tube digestif incomplet qui se termine dans le protoplasme comme les branches d'un fleuve se perdent quelquefois dans les alluvions de son embouchure ; une particule alimentaire, introduite par la bouche, suit dans le protoplasme un trajet quelconque et, après lui avoir cédé ses éléments nutritifs, est expulsée par une ouverture que l'on peut comparer à un anus. Chez d'autres Infusoires, on ne distingue ni bouche ni anus : la pénétration et la sortie des particules alimentaires se font par des points quelconques de la surface du corps, et leur trajet dans le protoplasme est absolument indéterminé.

Certains Infusoires sont recouverts, en totalité ou en partie, de cils vibratiles qui, outre le rôle qu'ils jouent dans la locomotion, peuvent amener les particules alimentaires au voisinage de la bouche (Infusoires ciliés) ; d'autres, comme les Acinétiens, possèdent, au lieu de cils vibratiles, de longs prolongements, moins nombreux, mais plus épais, dont les extrémités renflées se terminent par des ventouses : ce sont de véritables suçoirs à l'aide desquels l'animal peut aspirer les substances nutritives qu'il extrait du corps de ses victimes. Enfin, chez les Infusoires flagellés, — comme le Noctiluques, qui contribuent pour une grande part au curieux phénomène de la phosphorescence de la mer, — les cils sont remplacés par un petit nombre de filaments ou fouets qui peuvent constituer des organes de préhension.

Chez les Rhizopodes, totalement dépourvus de tube digestif, de cils vibratiles et de fouets, le corps, réduit à une petite masse protoplasmique, se prolonge par un grand nombre de filaments protoplasmiques déliés, qui s'étendent au loin à la recherche des particules alimentaires (*fig.* 394).

Ces filaments disparaissent eux-mêmes chez les Amibes et les Monères. On connaît les mouvements amiboïdes, caractéristiques de ces organismes simples ; les prolongements sans cesse renouvelés de la surface du corps sont utilisés pour la préhension : qu'une particule alimentaire se trouve à proximité de l'animal, on voit aussitôt deux de ces prolongements ou pseudopodes l'entourer, se rapprocher jusqu'à confondre leurs extrémités, et la particule, incorporée au protoplasme, ne tarde pas à être digérée par lui (*fig.* 395).

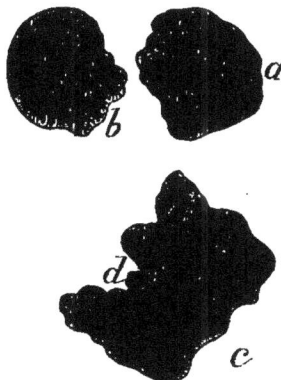

Fig. 395. — Digestion élémentaire chez un Amibe. — *a,b,c*, trois formes successives du corps de l'Amibe ; *d,d',d''*, particules alimentaires plus ou moins profondément enfoncées dans son protoplasma.

CHAPITRE VI

Anatomie comparée de l'appareil respiratoire.

Vertébrés. — **Mammifères.** — L'appareil respiratoire des Mammifères rappelle beaucoup celui de l'Homme. La division des bronches à l'intérieur des poumons se fait par bifurcations successives ou, comme on dit, par *dicho-*

tomie, et les ramifications des bronches conservent assez loin leurs arceaux cartilagineux.

Chez les Cétacés (comme la Baleine, le Dauphin, etc.), qui sont essentiellement adaptés à une existence aquatique, une disposition particulière de l'arrière-bouche permet à l'air de pénétrer dans le larynx, même lorsque l'eau s'écoule vers l'œsophage : l'épiglotte, très allongée, forme une sorte de tube qui remonte jusque dans les fosses nasales et relie cette cavité au larynx à travers l'arrière-bouche. Le pharynx des Jumentés (Cheval), qui respirent uniquement par les fosses nasales, à l'exclusion de la bouche, présente une disposition analogue.

Oiseaux. — L'appareil respiratoire des Oiseaux (*fig.* 396) diffère assez sensiblement de celui des Mammifères.

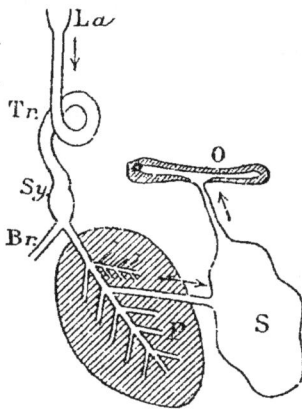

Fig. 396. — Appareil respiratoire d'un Oiseau (figure théorique). — L*a*, larynx ; T*r*., trachée-artère ; S*y*., syrinx ; B*r*., bronche primaire ; P, poumon ; S, sac aérien ; O, os.

La trachée-artère, souvent très longue, forme parfois à son extrémité inférieure, vers la base du cou, une véritable boucle qui contribue encore à en augmenter la longueur (Cygne). Au point où la trachée se bifurque pour donner naissance aux deux bronches primaires, se trouve un second appareil assez analogue au larynx, capable comme lui de produire des sons, et qu'on appelle le *syrinx* ; il présente son plus grand développement chez les Oiseaux chanteurs.

Les poumons des Oiseaux sont adhérents aux parois de la cage thoracique, sur lesquelles leur surface se moule de manière à porter l'empreinte des côtes. Le diaphragme ne forme entre le thorax et l'abdomen qu'une cloison incomplète.

La ramification des bronches se fait suivant le mode *penné*, c'est-à-dire que les divisions secondaires sont insérées sur chaque tronc principal le long de deux génératrices opposées, à la façon des barbes d'une plume. D'ailleurs les divisions des bronches primaires perdent rapidement leurs anneaux cartilagineux et deviennent uniquement membraneuses.

Certaines bronches secondaires, au lieu de se résoudre entièrement en ramifications plus déliées dans l'épaisseur du poumon, le traversent simplement et vont s'ouvrir dans des sacs à parois fines et transparentes, intercalés entre les viscères, et désignés du nom de *sacs aériens* (*fig.* 397). Ces sacs sont au nombre de neuf. L'un, impair, situé à la base du cou (*sac claviculaire*), communique avec les deux poumons. Les huit autres sont disposés par paires : deux au-dessus du diaphragme (*sacs diaphragmatiques supérieurs*), quatre au-dessous de lui (*sacs diaphragmatiques inférieurs et sacs abdominaux*), deux de part et

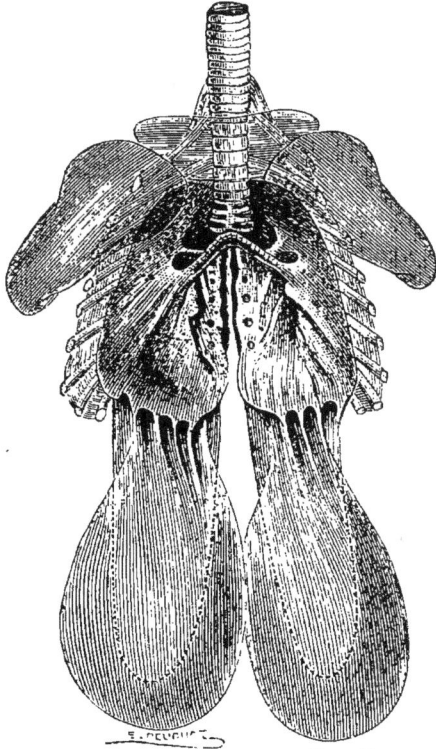

Fig. 397. — Sacs aériens d'un Oiseau.

d'autre du cou (*sacs cervicaux*). Chacun de ces sacs pairs communique avec un seul poumon.

On a cherché souvent à déterminer le rôle des sacs aériens. On les a considérés quelquefois comme des appareils destinés à alléger le corps de l'Oiseau et à favoriser ainsi son vol ; mais le raisonnement montre que la modification apportée dans ce sens par le gonflement des sacs aériens est à peu près insignifiante, et, d'ailleurs, on observe des sacs aériens très développés chez des espèces dont le vol est très imparfait. Il faut plutôt considérer les sacs aériens comme permettant à l'Oiseau de former une sorte de réserve respiratoire, dans laquelle il accumule à un moment donné l'air provenant d'inspirations antérieures. Considérons, par exemple, un sac aérien placé immédiatement au-dessous du diaphragme. Au moment de l'inspiration, ce sac aérien, comprimé par le diaphragme, expulse une partie de l'air qu'il contient et qui se rend au poumon voisin; celui-ci reçoit donc l'air de deux sources différentes, de l'atmosphère externe par la trachée-artère et de l'atmosphère interne (si on peut ainsi parler) par le sac aérien. Au moment de l'expiration, au contraire, l'air expulsé par le poumon s'échappe, d'une part, à l'intérieur, et de l'autre, dans les sacs extra-thoraciques. De la présence des sacs aériens résulte donc pour l'Oiseau une respiration beaucoup plus active que celle du Mammifère, une *respiration double*, comme on dit en un mot. On sait d'ailleurs que les sacs aériens envoient des prolongements multiples jusqu'au voisinage de la peau et dans l'intérieur des os : si on coupe l'aile d'un Oiseau sous l'eau, on voit, à chaque mouvement respiratoire, s'échapper des bulles d'air par la section de l'os. Cette *pneumaticité* du corps de l'Oiseau est en rapport direct avec son existence essentiellement aérienne.

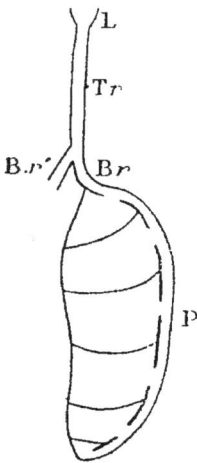

Fig. 398. — Appareil respiratoire d'un Chélonien (figure théorique).— L, larynx ; Tr, trachée ; Br, Br', bronches primaires; P, poumon.

Reptiles. — Comme les Mammifères et comme les Oiseaux, les Reptiles, dont l'existence est généralement terrestre, respirent l'air atmosphérique à l'aide de poumons; mais chez eux la structure de ces organes se simplifie beaucoup. Chez les Chéloniens (Tortues) la structure du poumon (*fig.* 398) rappelle un peu celle du poumon des Oiseaux : la bronche primaire suit, à l'intérieur de l'organe, un trajet

à peu près rectiligne et elle porte deux rangées d'ouvertures latérales qui donnent accès dans deux séries de loges,
décomposant intérieurement le poumon suivant le mode
penné. Chez les Sauriens (Lézards), le poumon est une
sorte de sac dont la surface interne est en quelque sorte
gaufrée (*fig.* 399 et 400) : elle porte des cloisons incomplètes et irrégulièrement disposées, qui ont simplement pour effet de multiplier les points de contact entre le sang des
capillaires pulmonaires et l'air atmosphérique ; la bronche primaire s'ouvre largement
dans le sac pulmonaire. Chez les Ophidiens
(Serpents), la structure du poumon se sim-

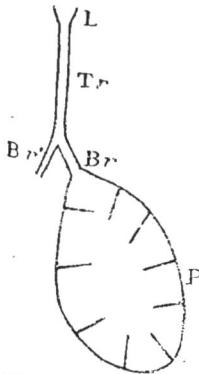

Fig. 401. — Ap-
pareil respira-
toire d'un Ser-
pent(figure théo-
rique). — L,
larynx ; Tr, tra-
chée ; Br, Br',
bronches primai-
res ; P, P', pou-
mons

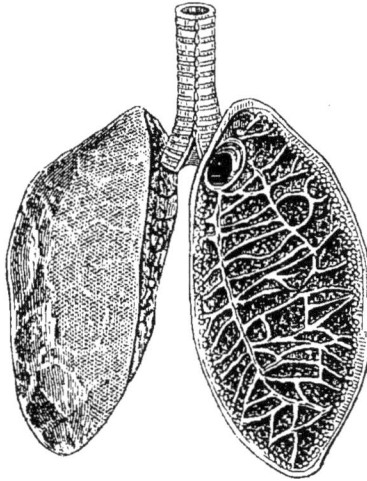

Fig. 399. — Appareil
respiratoire d'un Lé-
zard (figure théo-
rique).— L, larynx;
Tr, trachée ; Br, Br',
bronches primaires;
P, poumon.

Fig. 400. — Poumon d'un Lézard.

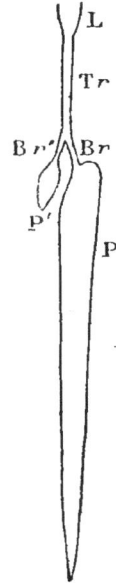

plifie plus encore (*fig.* 401) : il se réduit à un simple sac de
forme allongée ; il faut remarquer, d'ailleurs, que, en raison
de la forme grêle du corps, un des deux poumons est, en
général, extrêmement réduit. Le mécanisme de l'inspiration chez les Reptiles consiste toujours en un agrandissement de la cage thoracique, même chez les Chéloniens où
sa paroi semble absolument rigide.

Poissons. — A l'encontre des Mammifères, des Oi-

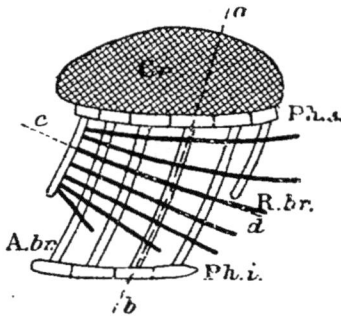

Fig. 402. — Appareil branchial d'un Poisson osseux, vu du côté gauche (figure théorique). — Cr, crâne; Ph.s., os pharyngiens supérieurs; Ph.i., os pharyngiens inférieurs; A.br., arcs branchiaux; R.br., rayons branchiostèges; ab et cd, directions suivant lesquelles sont faites les deux coupes suivantes.

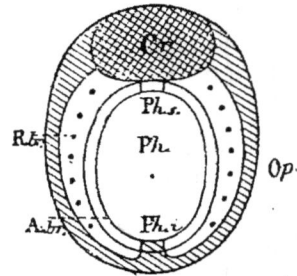

Fig. 403. — Coupe transversale de la cavité pharyngienne d'un Poisson osseux, faite suivant la direction ab de la figure 402 (figure théorique). — Cr, crâne; Ph.s., os pharyngiens supérieurs; Ph.i., os pharyngiens inférieurs; A.br., arcs branchiaux; R.br., rayons branchiostèges; Ph., pharynx; Op., opercule.

seaux et des Reptiles, les Poissons ont une existence essentiellement aquatique. Leur organisation tout entière, et en particulier celle de l'appareil respiratoire (*fig.* 402, 403 et 404), est en harmonie avec ce mode d'existence.

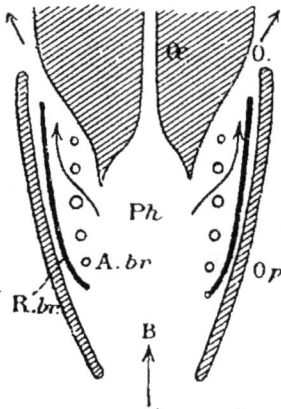

Fig. 404. — Coupe longitudinale de la cavité pharyngienne d'un Poisson osseux par un plan perpendiculaire au plan de symétrie, suivant la direction cd de la figure 402. — A.br., arcs branchiaux; R.br., rayons branchiostèges; Ph., pharynx; Op., opercule; B, bouche; O, ouïe; Oe, œsophage.

Chez les Téléostéens, comme la Perche, la Carpe, la Sole, l'Anguille, on observe, de part et d'autre de la tête, deux plaques ou *opercules* qui se soulèvent et s'abaissent alternativement, de manière à ouvrir et à fermer deux fentes latérales qu'on appelle les *ouïes*. Si l'eau dans laquelle nage le poisson tient en suspension des particules solides et colorées, on peut s'assurer qu'il s'établit à travers l'arrière-bouche de l'animal un courant continu : l'eau pénètre

par la bouche et s'échappe par les ouïes. A chaque soulè-
vement des opercules, la bouche s'ouvre, le pharynx se
dilate ; une membrane adaptée au bord libre de l'opercule ferme l'ouverture de l'ouïe ; de l'eau pénètre dans
l'arrière-bouche. A chaque abaissement de l'opercule, la
bouche se ferme ; l'eau contenue dans l'arrière-bouche,
comprimée par les opercules, tend à s'échapper ; elle soulève les membranes operculaires et s'écoule par les ouïes.

Si on détache les opercules, on trouve au-dessous de
chacun d'eux une masse de lamelles d'une
belle couleur rouge, dont l'ensemble constitue les *branchies*. Chaque lamelle reçoit,
par un petit vaisseau artériel, le sang qui
doit respirer, et renvoie par une petite
veine le sang qui a repris, au contact de
l'air dissous dans l'eau, ses propriétés
nutritives (*fig.* 405). Les lamelles sont disposées, comme des dents de peigne, sur
des arcs osseux dits *arcs branchiaux*, séparés par des fentes, dites *fentes branchiales*.
Les arcs branchiaux forment quatre paires
principales. Chaque paire constitue, autour de la cavité pharyngienne, une sorte
de cerceau fixé en deux points diamétrale-
ment opposés, d'une part à la voûte du
pharynx, d'autre part à son plancher : les
os qui ferment la circonférence aux deux
extrémités du diamètre sont dits *os pha-
ringiens supérieurs* et *inférieurs*. L'arc de
chaque côté porte deux rangées de lamelles : chaque rangée est une branchie.

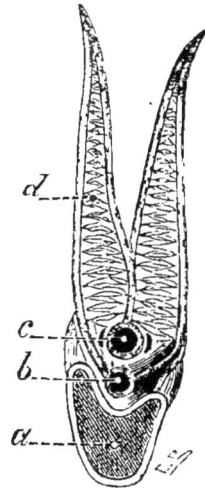

Fig. 405. — Coupe
transversale d'un
arc branchial, avec
deux lamelles
branchiales. — *a*,
arc branchial ; *b*,
vaisseau efférent ;
d, réseau capil-
laire.

Une paire d'arcs branchiaux, placée en avant des quatre
principales, est dépourvue de branchies ; mais chacun des
arcs de cette paire (*arcs hyoïdes*) porte un faisceau de
longues épines osseuses, qui divergent d'avant en arrière à
la manière des rayons d'un éventail, perpendiculairement à
la direction des arcs branchiaux ; ces épines, qui forment

27.

pour les arcs branchiaux, au-dessous de l'opercule, un second appareil protecteur, sont appelées *rayons branchiostèges*. Une sixième paire, dont les arcs sont assez réduits pour ne pas s'unir à leurs extrémités inférieures en un cerceau complet, est également dépourvue de branchies.

Certains Poissons sont capables de rester hors de l'eau pendant un temps assez prolongé sans périr. Tels sont : les Anguilles, qui peuvent se glisser d'un fossé à un autre à travers l'herbe d'une prairie ; — les Anabas, qui ont la curieuse faculté de grimper et de séjourner à la surface des troncs d'arbres voisins de l'eau qu'ils habitent. Chez l'Anguille, cette propriété tient à ce que les orifices des ouïes, étant très étroits, permettent aux branchies de se maintenir longtemps humides et de conserver ainsi l'eau nécessaire à la respiration. Chez les Anabas, les os pharyngiens, qui servent d'attache aux arcs branchiaux, forment des replis nombreux et contournés qui produisent le même effet.

Il est des Poissons chez lesquels l'appareil respiratoire présente une disposition sensiblement différente.

Chez les Sélaciens (*fig.* 406) on aperçoit, de chaque côté de la tête (sur la face inférieure chez les Raies, dont le corps

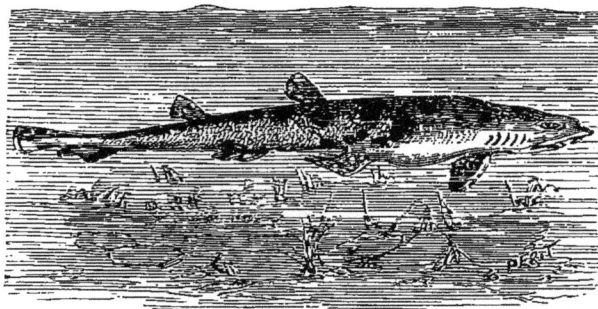

Fig. 406. — Chien de mer.

est aplati de haut en bas), cinq ouvertures par lesquelles s'échappe, après avoir servi à la respiration, l'eau qui a pénétré dans la bouche. Chacune de ces ouvertures correspond à une cavité distincte, dont l'extrémité opposée communique avec le pharynx et qui contient deux branchies (*fig.* 407). On voit que les branchies, au lieu d'être enfer-

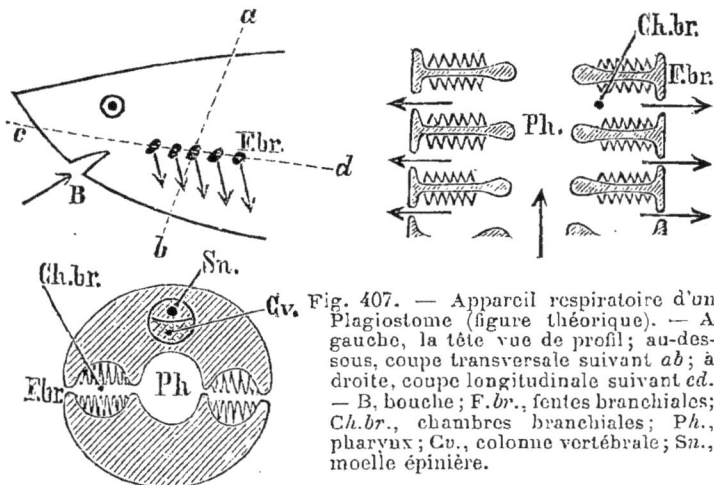

Fig. 407. — Appareil respiratoire d'un Plagiostome (figure théorique). — A gauche, la tête vue de profil; au-dessous, coupe transversale suivant *ab*; à droite, coupe longitudinale suivant *cd*. — B, bouche; F.*br.*, fentes branchiales; C*h.br.*, chambres branchiales; P*h.*, pharynx; C*v.*, colonne vertébrale; S*n.*, moelle épinière.

mées de chaque côté de la tête dans une cavité commune que protège un opercule, sont groupées deux à deux dans cinq chambres branchiales distinctes.

Chez les Cyclostomes (*fig.* 408), la disposition de l'appa-

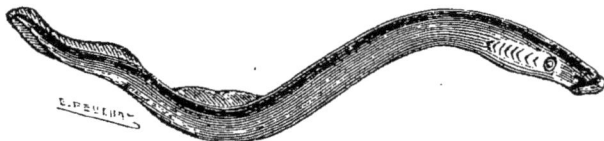

Fig. 408. — Lamproie.

reil respiratoire est à peu près la même que chez les Sélaciens : il est formé de sept paires de poches distinctes, dont chacune contient deux branchies et s'ouvre d'une part dans le pharynx, de l'autre à l'extérieur (*fig.* 409). Chez le Bdellostome, les orifices de ces chambres branchiales sont distincts à la fois du côté de l'œsophage et vers l'extérieur : on peut alors compter de chaque côté de la tête sept fentes branchiales. Chez la Lamproie, les orifices externes des

chambres branchiales sont encore distincts ; mais, à leurs
extrémités internes, les chambres branchiales de chaque

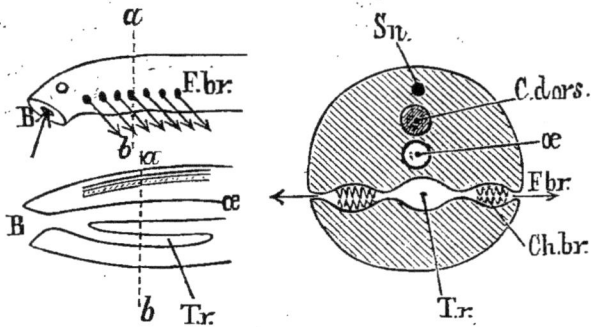

Fig. 409. — Appareil respiratoire d'un Cyclostome (figures théoriques). — A
gauche, la tête vue de profil ; au-dessous, coupe longitudinale ; à droite, coupe
transversale suivant *ab*. — B, bouche ; F.*br*., fentes branchiales ; *œ*, œsophage ; T.*r*., tube respiratoire ; S*n*., moelle épinière ; C.*dors*., corde dorsale ;
C*h.br*., chambres branchiales.

côté se jettent dans un canal commun qui vient, à son tour,
déboucher dans le pharynx. Chez la Myxine, les orifices
internes des chambres branchiales restent distincts et c'est,
au contraire, vers l'extérieur que les chambres d'un même
côté se réunissent de manière à aboutir à un orifice commun.

De même que chez l'Oiseau, fait pour la vie aérienne,
l'appareil pulmonaire se complique de sacs aériens qui pénètrent entre les différents viscères et auxquels on est tenté
d'attribuer un certain rôle dans la locomotion, ainsi la vie
aquatique entraîne, chez beaucoup de Poissons, la présence
d'un organe supplémentaire, qu'on rattache généralement
à l'appareil respiratoire et qui intervient peut-être dans les
phénomènes de la natation : la *vessie natatoire*. C'est une
poche, souvent volumineuse, placée au-dessus du tube
digestif, avec lequel elle communique chez certaines espèces de Poissons, comme la Carpe, tandis qu'elle en est
entièrement séparée chez d'autres, comme la Perche. On
l'a comparée quelquefois à une sorte de poumon rudimentaire ; mais il faut remarquer que les vaisseaux qui parcourent ses parois lui apportent du sang nutritif, qui a

déjà reçu dans les branchies l'action régénératrice de l'oxygène. Toutefois chez le Saccobranche la vessie natatoire reçoit un rameau dérivé d'une artère branchiale, ce qui donne plus de valeur à la comparaison précédente. Peut-être vaut-il mieux considérer la vessie natatoire comme une sorte de flotteur qui, plus ou moins distendu par les gaz qu'il renferme, faciliterait les déplacements du poisson dans le sens vertical.

C'est, au contraire, de véritables poumons qu'on rencontre chez un petit nombre de poissons exotiques qui forment l'ordre des Dipneustes. Le Lépidosiren du Brésil, qu'on peut citer comme type de ce groupe, est un être bizarre. L'aspect général de son corps, les écailles qui le couvrent, ses membres aplatis en forme de nageoires, en font un véritable Poisson ; et cependant, lorsque l'eau vient à lui manquer, il continue à vivre dans la boue desséchée où il se recroqueville à l'intérieur d'une sorte de tube dont il cimente les parois à l'aide d'un mucus spécial : c'est qu'en effet aux branchies, qui assurent son existence aquatique, s'ajoutent deux poumons qui communiquent avec l'œsophage par un conduit commun et rendent possible une respiration aérienne. Chez le Ceratodus, autre type de Dipneustes, il n'existe qu'un seul poumon.

Batraciens. — L'adaptation à une existence amphibie, qui est exceptionnelle chez les Poissons, puisqu'elle ne se manifeste que dans le petit groupe des Dipneustes, est, au contraire, la règle chez beaucoup de Batraciens.

Tous les animaux de cette classe acquièrent, au sortir de l'œuf, une respiration branchiale qui correspond à leur existence aquatique. Beaucoup d'entre eux subissent ensuite une série de métamorphoses plus ou moins compliquées qui substituent à l'appareil branchial un appareil pulmonaire.

On sait quelle est la marche générale des métamorphoses chez la Grenouille.

Le têtard, dont la respiration est d'abord uniquement cutanée, ne tarde pas à porter, de chaque côté de la tête, une *branchie externe* en forme de houppe (*fig.* 410, à gauche) : chacune de ces branchies est voisine d'une *fente branchiale* qui communique avec le pharynx. Bientôt un

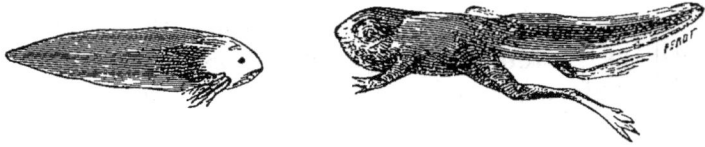

Fig. 410. — Métamorphoses de la Grenouille.

bourrelet cutané se développe à la base de chaque branchie, d'avant en arrière, finit par la recouvrir et l'enveloppe dans une cavité (*chambre branchiale*) qui ne communique plus avec l'extérieur que par un étroit orifice, le *spiracle*. En même temps les branchies ainsi recouvertes se flétrissent et sont remplacées par d'autres, qui méritent réellement le nom de *branchies internes*. L'eau introduite par la bouche, qui est alors nettement constituée, s'échappe du pharynx par les fentes branchiales, passe à la surface des branchies et s'écoule par les spiracles. L'appareil respiratoire du têtard offre, à ce moment, une ressemblance assez frappante avec l'appareil branchial d'un Poisson.

Plus tard cet appareil se flétrit et disparaît à son tour.

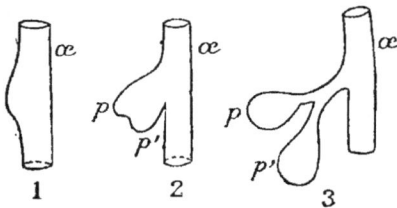

Fig. 411. — Développement des poumons de la Grenouille (figure théorique). — 1, 2, 3, trois phases successives. — *œ*, œsophage; *p,p'*, les deux poumons.

En même temps se développe, sur la partie antérieure du tube digestif, une sorte de ramification en doigt de gant qui bifurque son extrémité et renfle en forme de sac le sommet de chacune des deux branches (*fig.* 411). Ces deux sacs augmentent peu à peu leurs dimensions et compliquent légèrement leurs surfaces internes par l'apparition de cloisons incomplètes qui leur donnent un aspect gaufré : ainsi se trouve constitué un appareil pulmonaire qui ressemble beaucoup à celui d'un Reptile. C'est d'ailleurs de la même façon que se développe toujours l'appareil pulmonaire des Vertébrés : il se manifeste ainsi, d'une manière générale, comme une dépendance de l'appareil digestif. La respiration aquatique du têtard est donc remplacée, chez la Grenouille adulte, par une respiration aérienne. C'est à l'aide de mouvements de déglutition que l'animal, introduit dans ses poumons l'air nécessaire à sa respiration. La respiration cutanée, qui existait seule chez le têtard, conserve une grande importance chez l'adulte : une Grenouille privée de ses poumons peut y suppléer par la respiration générale dont la peau est le siège.

Au moment où le Batracien possède encore ses branchies, en même temps qu'il a déjà acquis ses poumons, l'organisation de son appareil respiratoire rappelle assez exactement ce qu'on observe chez les Dipneustes. Ainsi ces derniers viennent, parmi les Poissons, se ranger au voisinage des Batraciens.

Amphioxus. — Chez l'Amphioxus (*fig.* 412), la paroi du pharynx, qui est très développé, est en quelque

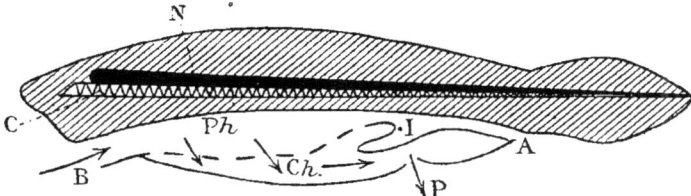

Fig. 412. — Organisation de l'Amphioxus (schéma). — C, corde dorsale; N, névraxe; B, bouche; P*h*, pharynx; I, intestin; A, anus; C*h*., chambre péribranchiale; P, pore abdominal.

sorte treillissée et percée, par suite, de nombreuses ouvertures; l'eau qui a pénétré par la bouche traverse le crible ainsi constitué et passe, de là, dans une sorte de chambre qui s'ouvre à l'extérieur par un pore situé un peu en avant de l'anus et appelé *pore abdominal*. Dans les mailles du réseau qui forme la paroi du pharynx circule le sang, qui reprend, au contact de l'air dissous dans l'eau, ses proprié-

tés nutritives : le réseau constitue donc une branchie et la
chambre qui l'environne est une *chambre péribranchiale.*
Ici encore, ainsi que chez les Vertébrés, l'appareil respiratoire est une dépendance de l'appareil digestif.

Cette étude sommaire des variations de l'appareil respiratoire chez les Vertébrés nous fournit une application nouvelle de cette loi générale, que l'organisation d'un être
vivant s'adapte à son mode d'existence : les Vertébrés
aquatiques possèdent des branchies, les Vertébrés terrestres
ont des poumons.

Invertébrés. — L'étude de l'appareil respiratoire chez
les Invertébrés va nous conduire à la même conclusion :
chez ceux qui, avec une existence aquatique, possèdent un
appareil respiratoire différencié, cet appareil est construit
sur le type branchial; chez ceux qui ont une existence
aérienne ou terrestre, l'appareil respiratoire, quand il est
différencié, a souvent une organisation comparable à celle
d'un appareil pulmonaire.

Insectes. — C'est chez les Insectes, Arthropodes terrestres, que l'appareil respiratoire possède les caractères

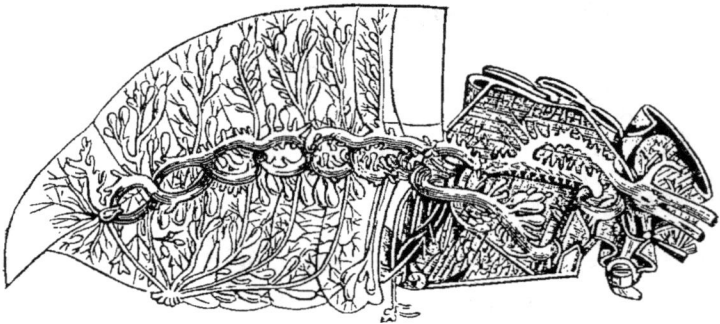

Fig. 413. -- Trachées du Hanneton.

les plus spéciaux. Il est essentiellement formé de tubes très
déliés, qui pénètrent dans toutes les parties du corps pour y
porter l'air extérieur et qu'on appelle des *trachées (fig. 413).*

Le caractère le plus net auquel on puisse reconnaître, à l'aide du microscope, une trachée dans un organe d'un Insecte, est la présence d'un filament enroulé en spirale qui forme à l'intérieur même de la paroi de la trachée une sorte de squelette dont l'effet est de la maintenir béante (*fig. 414*). C'est par des orifices appelés *stigmates*, ordinairement disposés par paires correspondant aux anneaux sur la face inférieure de l'abdomen, que les trachées communiquent avec l'extérieur : le stigmate est généralement entouré d'une sorte de cadre chitineux sur lequel est tendue une membrane, percée elle-même d'un orifice en forme de bou-

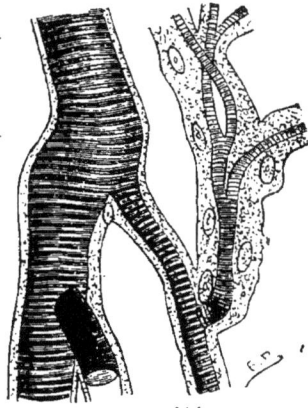

Fig. 414.
Trachées d'Insecte, vues à un fort grossissement.

tonnière (*fig. 415*). Les trachées qui succèdent immédiatement aux stigmates sont dites *trachées d'origine*; leurs ramifications, qui se portent vers toutes les parties du corps (*fig. 416*), sont appelées *tra-*

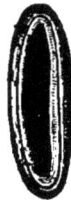

Fig. 415.
Un stigmate d'Insecte très grossi.

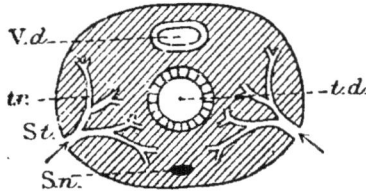

Fig. 416. — Coupe transversale théorique du corps d'un Insecte. — V.*d.*, vaissseau dorsal ; *t.d.*, tube digestif ; S.*n.*, chaîne nerveuse ventrale ; S*t.*, stigmate ; *tr.*, trachées.

chées de distribution. Souvent toutes les trachées d'origine d'un même côté sont reliées entre elles par une longue trachée latérale et les deux trachées latérales sont à leur tour régulièrement unies l'une à l'autre, de distance en distance, par des anastomoses transversales.

On voit immédiatement combien l'appareil trachéen des Insectes diffère de l'appareil pulmonaire des Vertébrés : le gaz nutritif, au lieu de s'accumuler en un point déterminé de l'organisme, où le sang vient à son contact, se répand ici dans l'organisme tout entier et vient, au contraire, au-devant du sang qu'il doit revivifier.

Chez les Insectes bons voiliers, comme le Hanneton, les trachées se dilatent sur certains points, de manière à for-mer des poches plus ou moins vastes qui peuvent mettre de l'air en réserve : c'est ce qu'on appelle des *vésicules tra-chéennes*. La structure de la paroi d'une vésicule trachéenne, assez analogue à celle d'une trachée ordinaire, en diffère surtout par l'absence du filament spiral.

Arachnides. — Les Araignées paraissent au premier abord posséder un appareil respiratoire très différent de celui des Insectes. Il y a bien, sur la face inférieure de l'abdomen, une ou deux paires de stigmates ; mais chacun d'eux donne accès dans une sorte de vestibule que tapisse un repli du tégument externe et au fond duquel s'ouvrent des poches aplaties et empilées les unes sur les autres (*fig.* 417). Ces appareils reçoivent généralement le nom de *poumons* ; mais on voit immédiatement com-bien ces cavités, qui communiquent avec l'extérieur par des orifices in-dépendants, sont différentes des pou-mons des Vertébrés qui, en raison

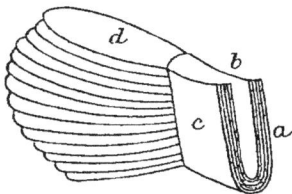

Fig. 417. — Un « poumon » d'Araignée (figure théori-que). — *a*, stigmate ; *b,c*, vestibule de l'appareil respi-ratoire ; *d*, poches communi-quant avec ce vestibule.

même de leur origine, communiquent toujours avec l'appa-reil digestif. Il est en réalité bien plus juste, malgré la dis-tance qui semble les en éloigner, de comparer ces poches res-piratoires aux trachées des Insectes. On observe, en effet, certaines espèces d'Araignées pourvues de deux paires de stigmates, chez lesquelles la première paire donne seule accès à de semblables poches ; la seconde correspond à un véritable appareil trachéen, presque identique à celui d'un Insecte. Il paraît dès lors naturel d'établir une certaine analogie entre les poumons des Araignées et les vésicules trachéennes des Insectes. D'ailleurs, si on ne se borne pas à examiner l'appareil respiratoire des Araignées, et si on étend cette étude à la classe tout entière des Arachnides, on observe que beaucoup de ces animaux respirent uniquement à l'aide de trachées : de ce nombre sont les Faucheurs et le Sarcopte de la gale. D'où on peut conclure que l'appareil respiratoire des Arachnides est encore un appareil trachéen, susceptible de se modifier de manière à simuler un appareil pulmonaire. — Certains Arachnides d'organisation inférieure, les Tardigrades par exemple, sont entièrement dépourvus d'appareil respiratoire : leur respiration est uniquement cutanée.

Myriapodes. — C'est encore à l'aide de trachées que respirent les Myriapodes : on observe une paire de stigmates par anneau.

On peut résumer ce que nous savons des appareils respiratoires chez les Arthropodes terrestres en disant que ces appareils se ramènent tous plus ou moins directement à la forme trachéenne.

Crustacés. — Avec les Crustacés, nous rencontrons des Arthropodes dont l'existence est normalement aquatique. Nous devons nous attendre à trouver chez eux un appareil respiratoire profondément différent du précédent. C'est ce que confirme l'étude de l'Ecrevisse.

L'appareil respiratoire de l'Ecrevisse (*fig. 418*) est constitué par des branchies ; elles sont disposées symétriquement, à la face inférieure du céphalothorax, dans deux vastes cavités que protège la carapace et dont les limites sont nettement marquées à la face supérieure par deux sillons longitudinaux : ce sont les *chambres branchiales*. C'est à la base des membres céphalothoraciques, et particulièrement des pattes-mâchoires et des pattes ambulatoires, que sont fixées les branchies. La plupart s'insèrent sur les membranes articulaires qui relient au thorax les articles basilaires des membres ; chacune de celles-là se compose simplement d'une tige supportant un grand nombre de filaments groupés sur deux rangs, de manière à lui donner l'aspect d'une plume. D'autres s'attachent directement aux articles basilaires ; elles ont une structure plus compliquée. Il y a même quelques branchies, généralement rudimentaires, qui sont fixées directement à la face inférieure du céphalothorax ; mais aucune ne s'éloigne des membres : l'appareil respiratoire paraît entièrement lié chez les Crustacés à l'appareil locomoteur, comme il est lié chez les Vertébrés à l'appareil digestif. L'eau pénètre dans la chambre branchiale par l'extrémité postérieure et s'échappe par l'extrémité antérieure ; il suffit, pour en acquérir la preuve, de plonger une Ecrevisse dans l'eau par l'abdomen jusqu'au tiers environ du céphalothorax ; on voit alors un jet liquide sortir de chaque côté au niveau des pattes-mâchoires, attestant le mouvement ascensionnel de l'eau à la surface des branchies.

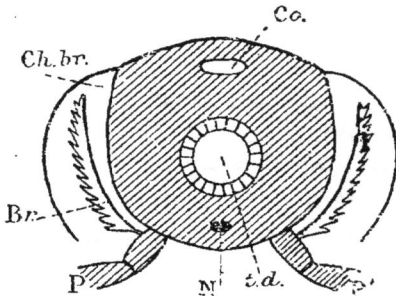

Fig. 418. — Coupe transversale schématique du céphalothorax d'une Ecrevisse au niveau des chambres branchiales. — Co., cœur ; t.d., tube digestif ; N, chaîne nerveuse ventrale ; P, P', pattes ; Ch.br., chambre branchiale ; Br., branchie.

On sait que quelques Crustacés vivent en dehors de l'eau, dans des lieux très humides, il est vrai ; de ce nombre sont les Cloportes, qu'on rencontre fréquemment dans les recoins humides des caves. Quand ces Crustacés terrestres ont un appareil respiratoire différencié, c'est encore un appareil branchial. Les branchies du Cloporte, par exemple, sont constituées par les pattes abdominales elles-mêmes : chacune d'elles se divise en deux lames dont la plus externe, avec toutes ses congénères, contribue à former sur le côté du corps une sorte d'opercule ; c'est la lame interne qui, à l'abri de cet opercule, prend la structure d'une branchie. Voilà encore un exemple de l'adaptation à la vie aérienne d'un animal que l'ensemble de son organisation semblait destiner à une existence aquatique ; cet exemple est à rapprocher des dispositions curieuses que présentent les appareils branchiaux de l'Anguille et de l'Anabas, et qui permettent à ces animaux de respirer pendant quelque temps en dehors de l'eau.

Chez les Crustacés du groupe des Branchiopodes (Apus et Daphnies) les membres, peu différenciés, servent à la fois d'organes de respiration et de natation.

Chez les Crustacés d'organisation inférieure, comme les Ostracodes (Cypris) et les Copépodes (Cyclops), la respiration est uniquement cutanée.

Vers. — Dans l'embranchement des Vers, l'appareil respiratoire se simplifie davantage.

Beaucoup de Vers sont des animaux marins : de ce nombre est l'Arénicole des pêcheurs (*fig.* 419), qui habite les grèves

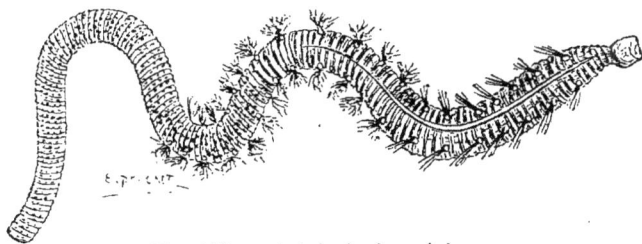

Fig. 419. — Arénicole des pêcheurs.

de nos côtes et que les pêcheurs utilisent pour amorcer leurs hameçons. La plupart de ces Vers marins possèdent un appareil respiratoire formé de branchies. Chez l'Arénicole des pêcheurs, les branchies sont de petites houppes d'un beau rouge, abondamment ramifiées, formant deux rangées parallèles sur la région moyenne du dos. Chez les Térébelles et les Serpules, les branchies sont groupées autour de la tête.

D'une manière générale, les Vers terrestres (Lombric) et les Vers parasites (Sangsue, Douve, Ténia, etc.) sont entièrement dépourvus d'appareil respiratoire ; chez eux la respiration est uniquement cutanée.

Mollusques. — Chez les Mollusques, au contraire, animaux essentiellement marins et libres, l'appareil respiratoire présente, en général, une grande complication. Il est presque toujours formé de branchies.

Chez les Lamellibranches on aperçoit (voy. *fig.* 300), de chaque côté de la masse viscérale, deux lamelles doubles, juxtaposées côte à côte ; elles s'étendent sur presque toute la longueur du corps, entre la masse viscérale et le lobe voisin du manteau. Ce sont en quelque sorte les feuillets d'un livre dont la couverture serait remplacée par la coquille du Mollusque. Chacune de ces lamelles doubles n'est pas autre chose qu'une branchie : de là le nom de « Lamellibranches ». La surface de chaque branchie paraît finement striée, suivant une direction transversale (*fig.* 420) ; c'est qu'elle est formée en réalité d'une multitude de filaments parallèles et juxtaposés. Dans la branchie externe, chaque filament, parti du fond de l'angle dièdre formé par la masse viscérale et le manteau, se réfléchit en son milieu vers l'extérieur, c'est-à-dire du côté du manteau, de manière à rapprocher son extrémité de son point de départ. Dans la branchie interne, chaque filament se réfléchit de même, mais en sens inverse, c'est-à-dire du côté de la masse viscérale.

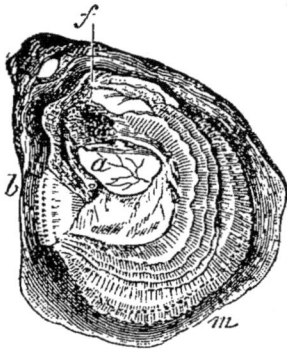

Fig. 420. — Huître. — *a*, muscle adducteur ; *b*, branchie ; *f*, foie ; *m*, manteau.

Dans la classe des Gastéropodes, les branchies sont au nombre de deux, ordinairement inégales ; cette inégalité tient à la dissymétrie générale du corps, contourné sur lui-même en spirale. Les branchies, dont les lamelles sont disposées à la façon des dents d'un peigne, sont abritées par une vaste poche, dite *chambre branchiale*. Chez les Gastéropodes terrestres, comme l'Escargot et la Limace, les branchies avortent et la chambre branchiale, dont les parois sont parcourues par de nombreux vaisseaux sanguins, devient une chambre respiratoire à laquelle on donne quelquefois et assez improprement le nom de *poumon* : ce sont des Gastéropodes *pulmonés*.

Les branchies des Céphalopodes (Poulpe, Seiche) affectent aussi la forme pennée et sont disposées symétriquement sur la face ventrale du corps, à l'intérieur du sac palléal (voy. *fig.* 303). Elles sont au nombre de deux chez le Poulpe, la Seiche, le Calmar : ce sont des *dibranchiaux* ; elles sont au nombre de quatre chez le Nautile : c'est un *tétrabranchial*.

Embranchements inférieurs. — Dans les derniers embranchements du règne animal, dont l'organisation se simplifie considérablement, il est au moins malaisé de définir avec rigueur et certitude l'appareil respiratoire : d'une manière générale, on peut dire que la respiration des Echinodermes, des Cœlentérés, des Spongiaires et des Protozoaires est à peu près uniquement cutanée.

CHAPITRE VII

Anatomie comparée de l'appareil circulatoire.

Vertébrés. — **Le sang.** — Chez tous les Vertébrés le sang renferme des globules rouges ; mais la forme et les dimensions de ces globules présentent d'importantes variations dans les différentes classes de cet embranchement. Chez les Mammifères, comme chez l'Homme, ils ont la forme de lentilles circulaires et biconcaves et sont dépourvus de noyau ; dans les autres classes de Vertébrés (Oiseaux, Reptiles, Amphibiens et Poissons), ils ont la forme de disques elliptiques et biconvexes et leur partie centrale est occupée par un noyau[1] (*fig.* 421). Quant à leurs dimen-

---

1. Par une bizarre exception, les Ruminants sans cornes (Chameaux et Lamas) possèdent des globules elliptiques et biconvexes.

sions, on peut dire, d'une manière générale, qu'ils sont d'autant plus volumineux qu'ils appartiennent à des Vertébrés placés plus bas dans la série ; les globules des Oiseaux sont plus gros que ceux des Mammifères, les globules des Reptiles plus gros que ceux des Oiseaux. Les globules les plus petits de tous appartiennent à une espèce de Chevrotain de Java ; les plus gros se trouvent chez le Protée, de la classe des Amphibiens.

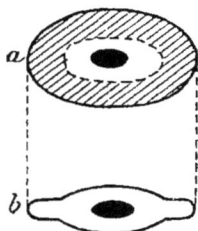

Fig. 421. — Un globule rouge du sang d'Oiseau(fig. théorique). — *a*, le globule vu de face ; *b*, le même vu de profil.

Appareil circulatoire. — Mammifères et Oiseaux. — L'appareil circulatoire des Mammifères est organisé à peu près exactement comme celui de l'Homme. Celui des Oiseaux est très semblable à celui des Mammifères ; toutefois la crosse de l'aorte, au lieu de se recourber à gauche à sa sortie du cœur, se recourbe à droite. La circulation, chez les Oiseaux, comme chez les Mammifères, est donc *double* et *complète* : double, puisque le sang, au cours de sa circulation, passe deux fois par le cœur ; complète, puisque le volume total du sang, à chaque tour de circulation, traverse les poumons et subit le phénomène de l'hématose.

Reptiles. — L'appareil circulatoire des Reptiles (*fig*.422) est sensiblement inférieur à celui des deux classes précédentes. Tandis que le cœur des Oiseaux et des Mammifères est creusé intérieurement de quatre cavités, communiquant entre elles deux à deux, le cœur de la plupart des Reptiles n'en présente que trois : le ventricule droit et le ventricule gauche se confondent en un seul ; une membrane incomplète ébauche la séparation entre les deux ventricules. L'oreillette droite reçoit, suivant la règle, le sang veineux qui revient des différents organes par les veines caves. L'oreillette gauche reçoit, par les veines pulmonaires, le sang nutritif qui revient des poumons. Du ventricule commun se détachent : d'une part l'artère pulmonaire, bientôt divisée en deux branches dont chacune se rend à un poumon ;

d'autre part, deux crosses aortiques dont la réunion au-dessous du cœur constitue l'aorte. L'une des crosses aor-tiques, partant de la région gauche du ventricule commun, se recourbe vers la droite : c'est la *crosse droite*; l'autre, partant de la région droite du ventri-cule, se recourbe vers la gauche : c'est la *crosse gauche*. C'est de la crosse droite, avant sa réunion avec la crosse gauche, que se détachent les artères qui desservent les parties antérieures du corps (la tête, le cou et la première paire de pattes). C'est de l'aorte com-mune, après la réunion de ses deux crosses, que se détachent les artères qui desservent tous les autres or-ganes.

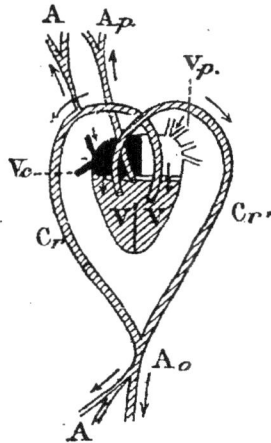

Fig. 422. — Appareil circu-latoire de Reptile (figure théorique). — V, V', par-ties gauche et droite du ventricule; Cr, Cr', cros-ses droite et gauche de l'aorte; Ao, aorte; A, ar-tères; Vc, veines caves; V.p., veines pulmonaires; A.p., artère pulmonaire.

Il résulte évidemment de cette dis-position que le ventricule commun, recevant, au moment de sa diastole, le sang des deux oreillettes, renferme un mélange de sang artériel et de sang veineux, et, comme tous les organes sont irrigués par le sang qui a traversé le ventricule commun, aucun ne reçoit de sang complètement oxygéné. On voit par là que la circulation, chez les Reptiles, est encore *double* comme chez les Mammifères et les Oiseaux, mais *incom-plète*, puisque le sang qui sort du ventricule se partage entre l'artère pulmonaire et l'aorte, de telle sorte qu'à chaque pulsation une partie seulement du sang est soumise au phénomène de l'hématose.

Ce n'est que dans un petit groupe de Reptiles, dans l'or-dre des Crocodiliens, que l'organisation du cœur se com-plique au point de rappeler celle du cœur des Mammifères et des Oiseaux. Chez les Crocodiliens (*fig.* 423), le cœur est creusé de quatre cavités : la cloison, qui ne se développe qu'imparfaitement chez les autres Reptiles entre les deux

28

moitiés du ventricule commun, prend ici un développement plus complet et sépare cette cavité en un ventricule droit et un ventricule gauche. Cette cloison de séparation laisse à sa droite les orifices d'entrée de l'artère pulmonaire et de la crosse aortique gauche, tandis qu'elle laisse à sa gauche l'orifice d'entrée de la crosse aortique droite, dite aussi *canal artériel*. Le ventricule gauche, ainsi constitué, ne contient que du sang artériel, venu de l'oreillette gauche. Le ventricule droit ne contient que du sang veineux, venu de l'oreillette droite. L'aorte, résultant de la réunion des deux crosses aortiques, contient, comme chez tous les autres Reptiles, un mélange de sang artériel et de sang veineux. Les parties antérieures du corps (tête, cou et pattes de devant), qui prennent leurs artères à la crosse droite, issue du ventricule gauche, reçoivent seules du sang artériel; en réalité, ce sang est lui-même mélangé de sang veineux en faible proportion; il existe, en effet, entre les deux crosses, au point où elles s'entrecroisent, un petit orifice de communication, appelé *foramen de Pannizza* (*fig.* 424).

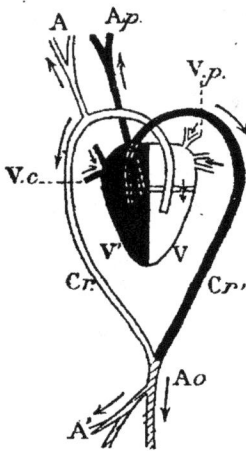

Fig. 423. — Appareil circulatoire de Crocodile (figure théorique). — V, V′, ventricules gauche et droit; Cr, Cr′, crosses droite et gauche de l'aorte; Ao, aorte; A, artères issues de la crosse droite; A, artères issues de l'aorte; V.c, veines caves; V.p., veines pulmonaires; A.p., artère pulmonaire.

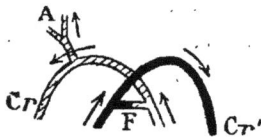

Fig. 424. — Rapports entre les deux crosses aortiques chez les Crocodiles.—Cr, crosse droite; Cr′, crosse gauche; F, orifice de communication; A, artères se rendant aux régions antérieures du corps.

Poissons. — L'appareil circulatoire des Poissons (*fig.* 425 et 426) est encore plus simple que celui des Reptiles. Chez eux le cœur, situé à la face ventrale du corps, immédiatement après la tête, dans une région que l'on pourrait comparer à celle du cou, se réduit à deux cavités principales : une oreillette et un ventricule. Il est vrai que l'oreillette est précédée d'une sorte de vestibule, dit *sinus veineux* ou *sinus de Cuvier*, et que le ventricule est suivi d'une poche à parois musculeuses, dite *bulbe artériel* ou *aortique*.

Le sang qui a servi à la nutrition des différents organes se rassemble dans deux veines principales, l'une droite, l'autre gauche, appelées canaux ou *veines de Cuvier*, qui se jettent dans le sinus de Cuvier. Chaque veine de Cuvier provient de la réunion d'une *veine jugulaire*, revenant des parties antérieures du corps, et d'une *veine cardinale*, provenant des parties postérieures. Du sinus de Cuvier le sang passe dans l'oreillette, puis dans le ventricule; enfin le bulbe aortique, au moment de sa systole, le lance dans quatre paires de *crosses aortiques* qui vont se résoudre en vaisseaux capillaires à l'intérieur des branchies : elles méritent, à ce titre, le nom d'*artères branchiales*. Après avoir circulé dans les capillaires branchiaux

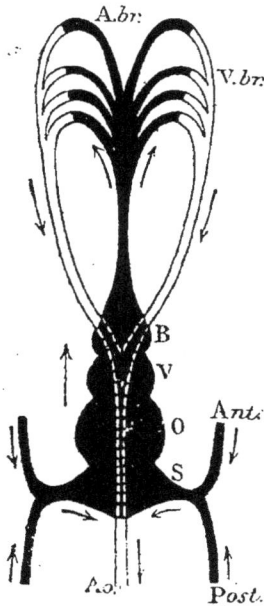

Fig. 425. — Appareil circulatoire d'un Poisson, vu par la face ventrale (figure théorique). — S, sinus de Cuvier; O, oreillette; V, ventricule; B, bulbe aortique; A.*br.*, artères branchiales; V.*br.*, veines branchiales; Ao., aorte; A*nt.*, veines venant des parties antérieures du corps; P*ost.*, veines venant des parties postérieures.

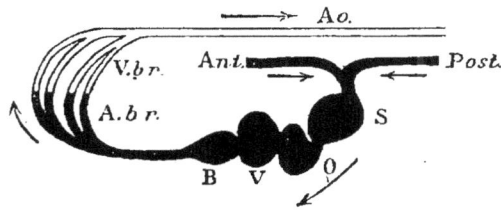

Fig. 426. — Appareil circulatoire d'un Poisson, vu de profil (figure théorique). — S, sinus de Cuvier; O, oreillette; V, ventricule; B, bulbe aortique; A.*br.*, artères branchiales; V.*br.*, veines branchiales; Ao, aorte; A*nt.*, veines venant des parties antérieures du corps; P*ost.*, veines venant des parties postérieures.

et avoir repris, au contact de l'air dissous dans l'eau, ses qualités nutritives, le sang se rassemble dans une double série de veines, qui ne sont que les prolongements des

crosses aortiques sur le trajet desquelles se seraient intercalées les branchies; entraînant le sang hors des branchies,
ces veines peuvent être qualifiées de *veines branchiales*.

Les veines branchiales se réunissent, au-dessus du cœur,
en un vaisseau unique, qui se dirige d'avant en arrière, au-
dessous de la colonne vertébrale, et qui n'est pas autre
chose qu'une *aorte*; par ses différentes branches, qui sont
autant d'artères, l'aorte envoie le sang nutritif à tous les
organes, où il est distribué par des vaisseaux capillaires.
Redevenu veineux après avoir nourri les organes, le sang
quitte ces derniers par des veines, qui se réunissent de
proche en proche pour former d'abord les veines jugulaires
et cardinales et enfin les veines de Cuvier. Il reprend alors
le parcours qui vient d'être décrit.

Il résulte de là que le cœur du Poisson ne renferme jamais
que du sang veineux. Comme il ne comprend d'ailleurs
qu'une oreillette et qu'un ventricule, on peut dire qu'il représente uniquement la partie droite du cœur de l'Homme, des
Mammifères et des Oiseaux. On peut encore résumer cette
circulation du sang chez les Poissons en remarquant qu'elle
est *complète*, puisque tout le sang d'une onde circulatoire
traverse les branchies, mais qu'elle est *simple*, puisque le
sang, au cours d'un mouvement circulatoire, ne traverse
qu'une fois le cœur.

Batraciens. — Les Batraciens nous le savons, sont
soumis à des métamorphoses. Partageant, dans leur jeune
âge, l'organisation des Poissons, ils respirent comme eux
l'air dissous dans l'eau, à l'aide de branchies; plus tard ils
acquièrent, avec des poumons, une organisation assez analogue à celle des Reptiles. En même temps que se modifie
leur mode de respiration, on voit aussi se transformer leur
appareil circulatoire : très simple au début et rappelant
celui des Poissons, il se complique ensuite; le cœur se dédouble dans sa région auriculaire et la circulation du sang
chez la Grenouille adulte est tout à fait comparable à celle
des Reptiles.

Considérations générales sur l'appareil circulatoire des Vertébrés. — Les variations du système aortique chez les Vertébrés trouvent leur explication complète dans l'étude de son développement.

L'embryon d'un Serpent, par exemple, possède cinq paires d'arcs aortiques émanant d'un tronc impair commun et aboutissant latéralement à deux racines aortiques dont la réunion forme l'aorte commune (*fig.* 427) : disposition qui rappelle ce qu'on observe chez les Poissons adultes. C'est la cinquième paire d'arcs qui, se détachant de l'ensemble des autres, constitue plus tard l'artère pulmonaire avec ses deux branches dont chacune se rend à un poumon. La quatrième paire forme les deux crosses aortiques, caractéristiques des Reptiles ; la crosse gauche se sépare bientôt du reste du système aortique et acquiert une origine distincte. Les

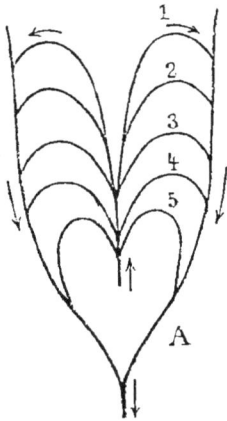

Fig. 427. — Schéma de la disposition des crosses aortiques primitives chez les Vertébrés.

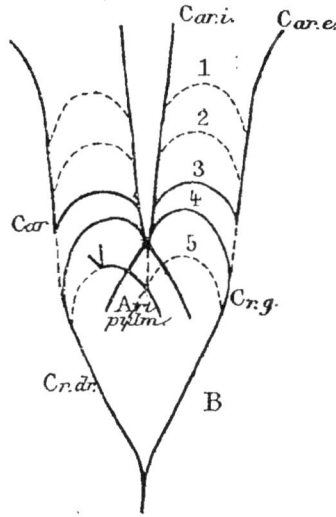

Fig. 428. — Schéma de la réduction des crosses aortiques primitives chez les Reptiles. — *Cr.dr.*, crosse aortique droite ; *Cr.g.*, crosse gauche ; *Art.pulm.*, artère pulmonaire ; *Car.i.*, carotide interne ; *Car.e.*, carotide externe.

arcs des deux premières paires disparaissent; seules, les anastomoses longitudinales qui les unissent persistent et forment les deux carotides internes et les deux carotides externes. Le troisième arc persiste et c'est lui qui établit la communication de la carotide externe avec la crosse aortique droite. En même temps disparaît l'anastomose qui établissait primitivement une communication entre les extrémités des arcs de la troisième et de la quatrième paires. Ainsi l'appareil circulatoire de l'embryon, construit sur le type de celui des Poissons, subit une série de modifications qui l'amènent à l'état qu'il doit revêtir chez l'adulte.

Chez les Oiseaux, une seule des deux crosses aortiques persiste : c'est la crosse droite ; la crosse gauche est, au contraire, la seule qui persiste chez les Mammifères.

Avant de quitter l'étude de l'appareil circulatoire chez les Vertébrés, il est important de remarquer que le sang de ces animaux est toujours enfermé dans un système clos de vaisseaux.

Invertébrés. — Le sang. — Le caractère général du sang des Invertébrés est d'être dépourvu de globules rouges : les seuls éléments figurés qu'on y observe sont des globules incolores, doués de mouvements amiboïdes. Il est généralement incolore, quelquefois cependant coloré, soit en bleu, soit en rose, soit même en rouge vif, comme cela arrive chez beaucoup de Vers marins ; la coloration rouge peut alors être due à de l'hémoglobine, mais cette dernière est à l'état de dissolution dans le plasma.

Appareil circulatoire. — Un caractère général de la circulation du sang chez les Invertébrés est d'être *lacunaire*, c'est-à-dire que le sang, apporté aux organes par des artères, n'y circule pas dans un système absolument clos de capillaires ; il est simplement versé dans les lacunes qui séparent les tissus et va directement nourrir les éléments anatomiques.

Arthropodes. — Insectes. — L'appareil circulatoire des Insectes se réduit à peu près uniquement au cœur. Situé dans la région du dos, où il est accolé au tégument, qui le laisse souvent voir par transparence, le cœur doit à sa forme allongée le nom de *vaisseau dorsal* qu'on lui donne généralement. Il se compose d'une série de poches renflées ou *ventricules* (ordinairement sept ou huit), placées à la suite les unes des autres et communiquant entre elles par des orifices pourvus de valvules qui ne permettent au sang de cheminer que d'arrière en avant. Chacun de ces ventricules est, en outre, muni de deux ouvertures latérales, susceptibles d'être fermées par des appareils valvu-

laires, et par lesquels le sang peut pénétrer de l'extérieur
dans le vaisseau dorsal. Fermé à son extrémité postérieure,
celui-ci se continue en avant par un long tube ouvert,
l'*aorte*. Le vaisseau dorsal est animé de pulsations comparables à celles du cœur des Vertébrés. Chaque fois qu'il se
dilate, le sang, répandu entre les tissus voisins, pénètre
dans les ventricules par leurs orifices latéraux. Chaque fois
qu'il se contracte, le sang est chassé de proche en proche
jusqu'à l'extrémité antérieure, s'échappe par l'aorte et tombe
dans la cavité générale où aucun vaisseau ne le retient. Il

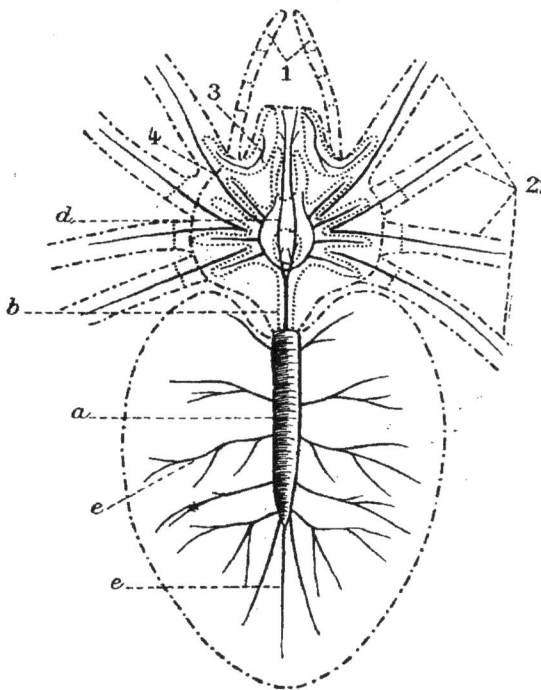

Fig. 429. — Appareil circulatoire d'une Araignée. — *a*, vaisseau dorsal; 1, chélicères; 2, pattes; 3, région céphalique du céphalothorax; 4, région thoracique du céphalothorax; les autres lettres désignent les divers vaisseaux sanguins.

y suit cependant des voies déterminées : quatre courants
principaux (l'un dorsal, immédiatement au-dessous du
cœur, un autre ventral et deux latéraux) le ramènent

d'avant en arrière et, sur leur trajet, le distribuent aux divers organes, aux pattes, aux ailes, etc. Après avoir accompli son œuvre de nutrition, il rentre dans les ventricules du cœur et reprend son parcours ; chemin faisant, les trachées lui ont apporté l'air nécessaire à son hématose.

Arachnides. — Chez les Arachnides, la circulation a pour organe principal, comme chez les Insectes, un long vaisseau contractile, situé dans la partie dorsale de l'abdomen. Il comprend sept ou huit loges ; le sang y pénètre par des orifices latéraux, pourvus de valvules, et en sort par un certain nombre de vaisseaux artériels, qui forment un appareil assez compliqué : on distingue une *aorte antérieure*, une *aorte postérieure*, des *aortes latérales* (une paire par loge); ces vaisseaux se ramifient abondamment; mais, en définitive, leurs ramifications s'interrompent brusquement et l'appareil circulatoire, bien qu'un peu mieux organisé que celui des Insectes, est encore lacunaire.

Myriapodes. — L'appareil circulatoire des Myriapodes est tout à fait analogue à celui des Arachnides.

Crustacés. — La circulation des Crustacés (*fig.* 430) est lacunaire, comme celle des Insectes.

Au lieu d'un long vaisseau dorsal, l'Ecrevisse, que nous prendrons comme exemple, possède, vers le milieu du céphalothorax, un véritable *cœur*, qu'il est facile de voir battre après avoir détaché, avec des pinces, la portion de la carapace qui le recouvre. La forme du cœur est irrégulièrement quadrangulaire; il est entouré d'une poche, qu'on appelle assez improprement le *péricarde* et avec laquelle il communique par six orifices distribués sur une circonférence perpendiculaire à l'axe d'allongement du corps ; chacun de ces orifices est pourvu d'une valvule qui permet au sang de passer du péricarde dans le cœur et s'oppose au passage inverse. Du cœur se détachent des artères qui portent le sang dans toutes les directions : en avant vers les yeux, les antennes, les viscères du céphalothorax; sur les côtés vers le foie; en arrière vers l'abdomen (*artère abdominale supérieure*); de celle-ci se détache presque immédiatement un rameau descendant, appelé *artère sternale*, qui se divise en deux branches dont l'une remonte vers la tête, tandis que l'autre descend le long de l'abdomen (*artère abdominale in-*

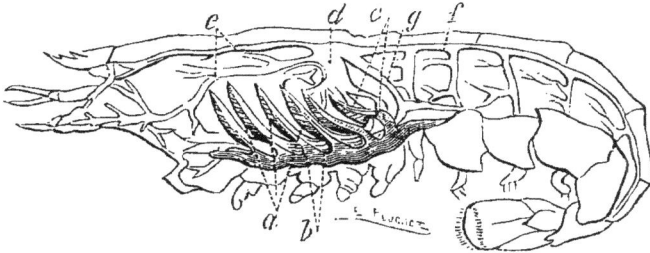

Fig. 430. — Appareil circulatoire et respiratoire de l'Ecrevisse.
a, branchies ; *b*, artères branchiales ; *c*, veines branchiales ; *d*, cœur ; *e,f,g*, artères.

férieure). Le sang, envoyé par ces artères dans les différents organes, les baigne directement, puis se rassemble vers la face ventrale dans une grande poche appelée *sinus ventral*; de là il est porté par les *artères branchiales*, disposées en paires symétriques, aux branchies, organes de la respiration ; il revient oxygéné au cœur par les *veines branchiales*, au nombre de six paires, qui débouchent dans le péricarde ; du péricarde il pénètre dans le cœur proprement dit, pour reprendre sa course. On voit par là que le péricarde peut être assimilé physiologiquement à une oreillette, le cœur proprement dit jouant le rôle de ventricule. La comparaison de la circulation du sang chez les Crustacés et chez les Poissons nous montre qu'elle est simple dans ces deux groupes; dans un mouvement circulatoire complet le cœur n'est traversé qu'une fois par le sang ; mais tandis que le cœur des Poissons contient du sang désoxygéné, c'est du sang oxygéné que contient celui des Crustacés.

Vers. — Chez les Vers, l'appareil circulatoire présente parfois une complication beaucoup plus grande que chez les Arthropodes.

L'appareil circulatoire de la Sangsue, par exemple (*fig.* 431), est formé essentiellement de quatre longs vaisseaux :

un dorsal, deux latéraux et un ventral, qui contient la chaîne nerveuse ganglionaire. Dans la région antérieure du corps, ces quatre vaisseaux sont reliés entre eux par des anastomoses transversales, qui circonscrivent le tube digestif; d'ailleurs, ce dernier est entouré de plus près par un fin lacis de vaisseaux sanguins. Le sang de la Sangsue, comme celui de beaucoup d'Annelides, est coloré en rouge.

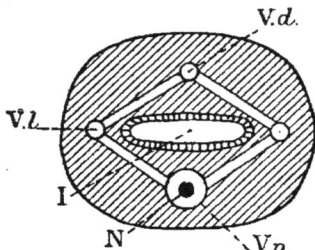

Fig. 431. — Coupe tranversale schématique du corps de la Sangsue. — I, intestin; V.d., vaisseau dorsal; V.v., vaisseau ventral; V.l., vaisseaux latéraux; N, chaîne nerveuse ventrale.

Chez le Lombric (*fig.* 432) on distingue trois vaisseaux principaux : un vaisseau dorsal et deux ventraux situés l'un au-dessus de l'autre et comprenant entre eux la chaîne ganglionnaire. Dans la partie antérieure du corps, le vaisseau dorsal est relié au ventral supérieur par des anastomoses transversales disposées par paires et pourvues de parois contractiles : ce sont des sortes de cœurs dont les pulsations règlent la circulation du sang.

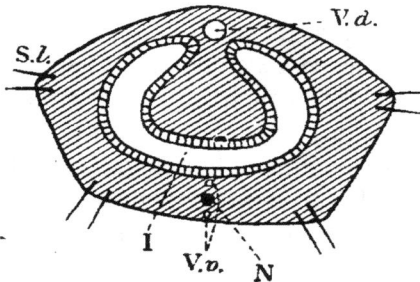

Fig. 432. — Coupe transversale du corps d'un Lombric. — V.d., vaisseau dorsal; V.v., vaisseaux ventraux; N, chaîne nerveuse ventrale; 1, intestin; S.l., soies locomotrices.

Chez les Vers parasites, l'appareil circulatoire se dégrade beaucoup. Chez la Douve du foie, les Ténias, la Trichine, il disparaît entièrement.

Mollusques. — La circulation du sang chez les Mollusques rappelle, d'une manière générale, celle des Crustacés.

Chez les Lamellibranches, c'est au voisinage de la charnière, entre les deux muscles adducteurs des valves, qu'il faut chercher le *cœur*; il comprend un ventricule, flanqué de chaque côté d'une oreillette; chose curieuse, le ven-

tricule est traversé par la portion terminale de l'intestin,
autour de laquelle il forme par suite une
sorte d'anneau creux (*fig.* 433). Le sang
qui sort du ventricule est envoyé aux différents organes par des artères, dont les dernières ramifications s'ouvrent librement
dans les interstices des tissus; de là, il passe
dans des vaisseaux, dits *artères branchiales*,
qui le conduisent aux branchies, où il reprend les qualités qu'il avait perdues en
nourrissant les organes; puis il est ramené
aux oreillettes par des *veines branchiales*;
des oreillettes il repasse dans le ventricule

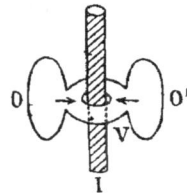

Fig. 433. — Cœur
de Lamellibran-
che (figure théo-
rique). — O, O',
oreillettes; V,
ventricule; I, in-
testin.

et reprend son trajet. L'appareil circulatoire des Lamellibranches est donc lacunaire, et le cœur, qui ne renferme
jamais que du sang artériel, correspond au cœur gauche
des Vertébrés supérieurs.

Chez les Gastéropodes, dont la symétrie bilatérale est
troublée par l'enroulement du corps en spirale, la marche
générale de la circulation est la même que chez les Lamellibranches; mais le cœur est rejeté latéralement, au voisinage de la chambre branchiale : il comprend généralement une oreillette unique et un ventricule.

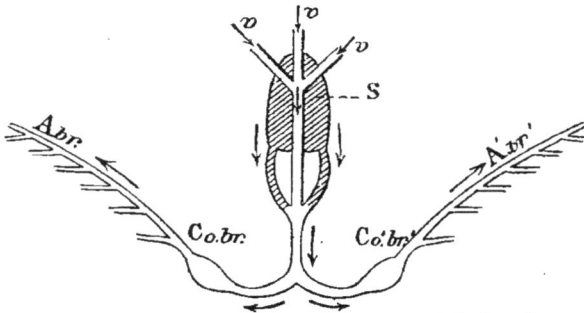

Fig. 434. — Schéma des cœurs branchiaux d'un Céphalopode. — *v*, veines;
S, sinus veineux; Co.*br.*, Co'.*br'.*, cœurs branchiaux; A.*br.*, A'.*br'.*, artères
branchiales.

L'appareil circulatoire des Céphalopodes a, dans son ensemble, la même organisation que celui des autres Mol-

lusques; cependant le cœur, placé au voisinage des branchies, présente une complication nouvelle : des cavités à parois contractiles règlent le cours du sang à l'entrée des branchies; ce sont de vrais *cœurs branchiaux* (*fig.* 434).

Echinodermes. — L'organisation très complète des Echinodermes comprend un appareil circulatoire; mais, dans l'état actuel de nos connaissances, il est difficile d'établir une comparaison rigoureuse entre cet appareil et celui des groupes que nous venons de passer en revue.

Cœlentérés. — Chez la plupart des Cœlentérés, toute trace d'appareil circulatoire disparaît : c'est par des échanges moléculaires de cellule à cellule que se fait chez ces animaux la circulation de la matière nutritive. On observe cependant chez les Méduses une sorte d'ébauche d'appareil circulatoire, très imparfaitement dégagé de l'appareil digestif. Du sommet de la cloche ou *ombrelle*, qui constitue la majeure partie de la Méduse, pend, à l'intérieur de la cavité générale, une sorte de sac ouvert à son extrémité libre et qu'on pourrait comparer au battant de la cloche : c'est le *sac stomacal*. Du fond de ce sac se détachent quatre canaux qui descendent dans l'épaisseur de l'ombrelle, la séparant en quartiers égaux, et que réunit, au bord libre de l'ombrelle, un canal annulaire. Les substances alimentaires pénètrent d'abord dans le sac stomacal; puis elles passent dans les canaux, qui les transmettent aux différentes parties du corps, comme l'appareil circulatoire des animaux supérieurs transmet le sang à tous les tissus. Ainsi les organes de la digestion et ceux de la circulation sont confondus, chez la Méduse, en un appareil commun, appelé pour cette raison *appareil gastro-vasculaire*.

Groupes inférieurs. — L'appareil circulatoire fait défaut chez les Spongiaires. Quant aux Protozoaires, dont le corps n'est pas décomposé en cellules, la circulation, au sens où on entend généralement ce terme, n'a plus de raison d'être et disparaît complètement.

Résumé général. — Pour résumer les notions que nous avons acquises sur les modifications subies par l'appareil circulatoire dans les groupes les plus importants du règne animal, nous pouvons chercher à nous représenter, dans une vue d'ensemble, les perfectionnements successifs que cet appareil, très simple chez les animaux inférieurs, est susceptible de recevoir dans les groupes d'organisation plus élevée.

La forme la plus simple qu'on puisse attribuer à un appareil circulatoire bien défini est une sorte de circuit fermé, que le sang parcourt dans une direction déterminée, de telle sorte qu'un même élément sanguin repasse à des intervalles égaux par un point donné du circuit (*fig.* 435). Cette forme très simple se trouve réalisée par l'appareil circulatoire de certains Vers. Le sang qui parcourt un tel circuit perd ses propriétés nutritives après avoir traversé et alimenté les organes; ils les reprend après avoir traversé les organes spéciaux de la respiration, les branchies par exemple.

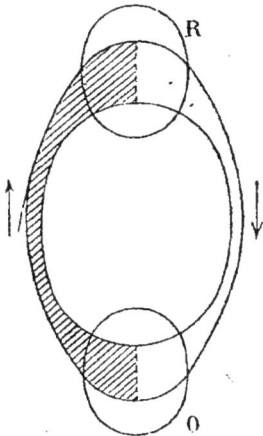

Fig. 435. — Appareil circulatoire simple. — O, un organe quelconque; R, un organe respiratoire.

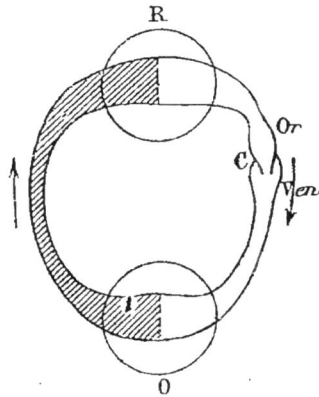

Fig. 436. — Appareil circulatoire pourvu d'un cœur artériel. — O, un organe quelconque; R, un organe respiratoire; C, cœur artériel; Or, son oreillette; Ven, son ventricule.

Imaginons qu'il se forme en un point du circuit un organe d'impulsion et de direction, constitué par une poche qui reçoit le sang (une *oreillette*) et à laquelle succède une poche qui l'expulse dans la direction opposée (un *ventricule*); cet organe d'impulsion et de direction sera un

cœur. Si le cœur est placé sur le trajet du sang qui revient
de l'appareil respiratoire et se rend aux organes, l'appareil
circulatoire qui résultera de ce perfectionnement sera celui
d'un Mollusque ou d'un Crustacé (*fig.* 436). S'il est placé,
au contraire, sur le trajet du sang qui revient des organes
et se rend à l'appareil respiratoire, l'appareil circulatoire
sera celui d'un Poisson (*fig.* 437).

Supposons enfin qu'il se forme
deux cœurs, l'un sur le trajet du
sang nutritif, qui revient des bran-

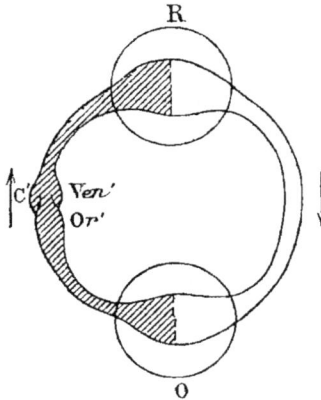

Fig. 437. — Appareil circulatoire pourvu d'un
cœur veineux. — O, un organe quelconque ;
R, un organe respiratoire ; C', cœur veineux ; Or', son oreillette ; Ven', son ventricule.

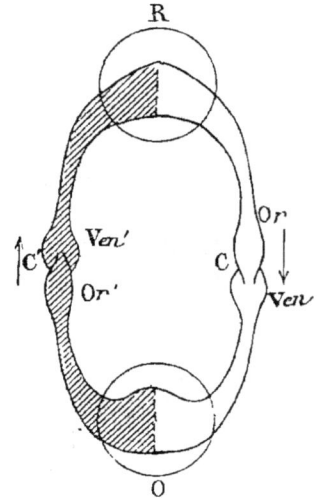

Fig. 438. — Appareil circulatoire pourvu de deux cœurs.
— O, un organe quelconque ;
R, un organe respiratoire ; C,
cœur artériel ; Or, son oreillette ; Ven, son ventricule ; C',
cœur veineux ; Or', son oreillette ; Ven', son ventricule.

chies, l'autre sur le trajet du sang désoxygéné, qui revient
des organes (*fig.* 438), l'appareil circulatoire qui présentera
ce degré nouveau de complication sera celui d'un Vertébré
supérieur (Reptile, Oiseau ou Mammifère). Il suffit d'imaginer que les deux cœurs, théoriquement distincts, se rapprochent et se soudent l'un à l'autre, oreillette à oreillette,
ventricule à ventricule, pour obtenir la disposition réelle
de l'appareil circulatoire chez ces animaux.

**Température interne du corps chez les ani-
maux.** — Comme l'Homme, tous les Mammifères ont une

température interne constante, mais un peu supérieure à celle du corps humain (39° chez beaucoup d'espèces). Les Oiseaux ont aussi une température constante, mais plus élevée encore : chez toutes les espèces elle surpasse 40°. Les Mammifères et les Oiseaux sont des Vertébrés *à température constante* ou *à sang chaud*.

Les autres Vertébrés (Reptiles, Batraciens, Poissons) et l'ensemble des Invertébrés sont au contraire, des animaux *à température variable* ou *à sang froid* : la température interne de leur corps suit les variations de la température extérieure, s'élevant et s'abaissant avec elle.

Il est à remarquer que la vitalité des tissus est beaucoup plus grande chez les animaux à température variable que chez les animaux à température constante. Si on plonge une Grenouille dans de l'eau que l'on fait ensuite congeler, de façon à transformer le tout en un bloc de glace, l'animal devient dur et cassant comme du verre, mais revient à la vie quand on a placé le glaçon dans de l'eau tiède qui en opère la fusion. Un Mammifère ne résisterait pas à un pareil traitement : un abaissement relativement faible de sa température interne entraîne infailliblement la mort.

On doit cependant signaler des exceptions parmi les animaux à sang chaud. Les Chauves-Souris, le Hérisson, la Marmotte, etc. s'engourdissent à l'approche du froid, se réfugient dans un abri, ordinairement souterrain, et s'y endorment d'un *sommeil hibernal* de plusieurs mois, pendant lequel leur température ne s'élève que de quelques degrés au-dessus de la température du milieu ambiant, dont elle suit les variations. Durant cette période, la respiration et la circulation se ralentissent et l'animal, qui se nourrit aux dépens de ses réserves (réserves de graisse en particulier), éprouve un amaigrissement notable. Chez les animaux hibernants, la vitalité des tissus augmente pendant l'hibernation et se rapproche de ce qu'on observe chez les animaux à température variable.

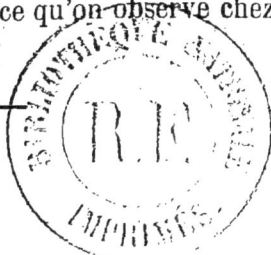

TABLE DES MATIÈRES

INTRODUCTION

CHAPITRE PREMIER. — Caractères des êtres vivants.............. 9
  Biologie, 9. — Êtres vivants, 9. — Leur composition chimique.
  9. — Caractères des êtres vivants. 10. — Leur mode de conservation. 10. — Nutrition, 10. — Reproduction, 11. — Origine des
  êtres vivants, 11. — Structure des êtres vivants. 12. — La cellule.
  12. — Le protoplasma. 13. — Division cellulaire, 16. — Division
  du noyau cellulaire. 18. — Evolution de la cellule, 19. — Théorie
  cellulaire. 20.
CHAPITRE II. — Caractères des animaux..................... 21
  Distinction entre les animaux et les végétaux, 21. — Objection.
  21. — Définition des animaux, 22.
CHAPITRE III. — Anatomie et physiologie animales............. 23
  Anatomie et physiologie, 23. — Histologie, 23. — Plan de l'ouvrage, 23.

PREMIÈRE PARTIE
L'Homme.

Division du sujet.. 25
CHAPITRE PREMIER. — Notions d'histologie humaine............. 25
  Méthodes histologiques, 25. — Principaux tissus. 26. — Tissu
  conjonctif, 27. — Tissu épithélial, 29. — Origine des tissus de
  l'organisme humain, 31.
CHAPITRE II. — Le squelette................................. 34
Définition.. 34
§ 1er. — Etude générale du squelette....................... 34
  Position des os, 34. — Forme des os, 34. — Structure des os, 36.
  — Développement des os, 41. — Accroissement des os, 44. —
  Articulations des os, 46.
§ 2. — Etude spéciale du squelette......................... 48
Division.. 48
  TRONC, 49. — Colonne vertébrale, 49. — Sternum, 53. — Côtes,
  53. — Constitution théorique du tronc, 54.
  TÊTE, 56. — Crâne, 56. — Face, 64. — Constitution théorique
  de la tête, 69.
  MEMBRES, 70. — Membre supérieur, 70. — Membre inférieur,
  74. — Comparaison entre les deux paires de membres, 79.
  Cavités naturelles du corps, 80.
CHAPITRE III. — La locomotion.............................. 81
  Organes de la locomotion, 81. — Contractilité, 81.
§ 1er. — Muscles et tissu musculaire....................... 82
  Muscles striés, 82. — Muscles lisses, 87.
§ 2. — Physiologie des muscles............................. 87
  PHYSIOLOGIE GÉNÉRALE DES MUSCLES, 87. — Muscle à l'état de
  repos, 87. — Contraction du muscle, 88. — Muscle à l'état d'acti-
  vité, 96. — Propriétés des muscles lisses, 97.
  PHYSIOLOGIE SPÉCIALE DES MUSCLES, 98. — Différents effets produits par les muscles, 98. — Station verticale, 100. — Marche,
  saut, course, natation, 101.
CHAPITRE IV. — La sensibilité.............................. 103
Les cinq sens.. 103

§ 1er. — *L'œil et la vision*.................................... 103
APPAREIL DE LA VISION, 103. — Orbite, 103. — Globe oculaire, 105. — Membranes de l'œil. — Sclérotique, 105. — Cornée, 106. — Iris, 106. — Choroïde, 107. — Rétine, 108. — Milieux de l'œil, 111. — Cristallin, 112. — Corps vitré, 113. — Humeur aqueuse, 114. — Développement du globe oculaire, 114. — Annexes du globe oculaire, 115. — Annexes protecteurs. — Sourcils, 116. — Paupières, 116. — Appareil lacrymal, 117. — Annexes moteurs, 118. PHYSIOLOGIE DE LA VISION, 120. — Phénomènes physiques. — Images des objets éloignés, 120. — Accommodation, 122. — Défauts de la vision, 125. — Rôle de l'iris, 126. — Rôle de la choroïde, 127. — Phénomènes physiologiques. — Impression rétinienne, 127. — Rôle des bâtonnets et cônes, 127. — Rôle du nerf optique; phosphènes, 128. — Condition de netteté de la vision; irradiation, 129. — Durée de l'impression rétinienne, 130. — Fatigue rétinienne, 130. — Vision des couleurs, 130. — Pourpre rétinien, 132. — Redressement des images rétiniennes, 133. — Notion de la distance, 134. — Vision binoculaire, 134.

§ 2. — *L'oreille et l'audition*............................... 137
L'oreille, 137. — Oreille externe, 137. — Oreille moyenne, 139. — Oreille interne, 141. — Nerf auditif, 148. — Développement de l'oreille, 148. — L'audition. — Le son, 149. — Rôle de l'oreille externe, 150. — Rôle de l'oreille moyenne, 151. — Rôle de l'oreille interne, 152.

§ 3. — *Les fosses nasales et l'odorat*....................... 154
Sens de contact, 154. — Les fosses nasales, 155. — Muqueuse pituitaire, 156. — Olfaction, 156.

§ 4. — *La langue et le goût*................................. 158
La langue, 158. — Muqueuse linguale, 158. — Nerfs de la langue, 160. — Sensations gustatives, 161.

§ 5. — *La peau et le toucher*............................... 161
Structure de la peau, 162. — Sensations tactiles, 166. — Sensations de pression, 167. — Sensations thermiques, 168. — Sensations musculaires, 168. — Constitution théorique d'un organe des sens, 169.

CHAPITRE V. — Le système nerveux......................... 169
Définition.. 169
§ 1er. — *Histologie du système nerveux*.................... 170
Cellules nerveuses, 170. — Fibres nerveuses, 171.

§ 2. — *Anatomie du système nerveux*...................... 174
Définitions.. 174
SYSTÈME NERVEUX CÉRÉBRO-SPINAL, 175. — Moelle épinière, 175. — Nerfs rachidiens, 177. — Méninges spinales, 178. — Encéphale, 180. — Méninges cérébrales, 183. — Bulbe, 183. — Cervelet et protubérance annulaire, 185. — Pédoncules cérébraux, 187. Tubercules quadrijumeaux, 187. — Couches optiques et corps striés, 188. — Hémisphères cérébraux, 188. — Développement de l'encéphale, 191. — Nerfs crâniens, 193. SYSTÈME GRAND SYMPATHIQUE, 197. — Ses éléments, 197. — Ses relations avec le système cérébro-spinal, 199.

§ 3. — *Physiologie du système nerveux*.................... 199
Nerfs, 200. — Nerfs centripètes, 204. — Nerfs centrifuges, 204. — Nerfs mixtes, 204. — Nerfs modérateurs, 206. — Identité de toutes les fibres nerveuses, 207. — Rôle des plaques musculaires, 207. — Centres nerveux, 208. — Moelle épinière, 209. — Encéphale, 211. — Bulbe, 212. — Pont de Varole, 212. — Cer-

velet, 212. — Pédoncules cérébraux, 213. — Tubercules quadrijumeaux, 213. — Couches optiques et corps striés, 213. — Hémisphères cérébraux, 214. — Localisations cérébrales, 215. —
Sommeil, 218. — Hypnotisme, 218. — Suggestion, 221.

CHAPITRE VI. — La digestion....................................... 221
Définition... 221
§ 1er. — Anatomie de l'appareil digestif...................... 222
    Appareil digestif, 222. — Bouche, 224. — Annexes de la
bouche, 226. — Dents, 226. — Forme et structure d'une dent, 226.
— Les différentes sortes de dents, 227. — Développement des
dents, 229. — Dentition de lait, 231. — Dentition définitive, 232.
— Muscles moteurs du maxillaire inférieur, 233. — Glandes salivaires, 236. — Arrière-bouche, 238. — OEsophage, 239. — Estomac, 240. — Intestin, 243. — Annexes de l'intestin, 246. — Foie,
246. — Pancréas, 249. — Péritoine, 250.

§ 2. — Physiologie de la digestion........................... 251
    Faim et soif, 251. — Phénomènes digestifs, 252.
    PHÉNOMÈNES MÉCANIQUES, 252. — Préhension, 252. — Mastica-
tion, 252. — Insalivation, 253. — Bol alimentaire, 253. — Déglutition, 253. — Chymification, 255. — Chylification, 256. — Défécation, 257.
    PHÉNOMÈNES CHIMIQUES, 257. — Substances assimilables, 257.
— Composition chimique de l'aliment, 258. — Action des sucs
digestifs, 262. — Salive, 262. — Suc gastrique. 264. — Suc pancréatique, 267. — Suc intestinal, 268. — Bile, 269. — Résumé, 272.
— Remarques, 273. — Hygiène de l'alimentation, 273. — Ration
d'entretien, 273. — Inanition, 276. — Aliment complet, 276.

CHAPITRE VII. — La respiration.............................. 277
    Définition, 277. — Respiration cutanée, 277. — Appareils respi-
ratoires, 277.
§ 1er. — Anatomie de l'appareil respiratoire................ 278
    Appareil respiratoire, 278. — Voies respiratoires, 279. — La-
rynx, 279. — Trachée-artère, 280. — Bronches primaires, 281. —
Poumons, 281. — Plèvres, 283. — Muscles moteurs de la cage
thoracique, 284.
§ 2. — Physiologie de la respiration......................... 285
    PHÉNOMÈNES MÉCANIQUES, 285. — Mouvements respiratoires, 285.
— Inspiration, 286. — Expiration, 288. — Types respiratoires, 288.
— Amplitude de la respiration, 289. — Bruits respiratoires, 289.
— Influence du système nerveux sur les mouvements respiratoires, 290.
    PHÉNOMÈNES CHIMIQUES, 290. — Echange gazeux, 290. — Na-
ture intime du phénomène respiratoire, 292. — Asphyxie, 294. —
Influence de la pression de l'oxygène sur la respiration, 294.
— Influence du gaz carbonique sur la respiration, 296. — Gaz
toxiques, 297.
§ 3. — (Appendice). Phonation.............................. 297
    Larynx, 297. — Os hyoïde, 297. — Cartilages du larynx, 298. —
Glotte, 299. — Muscles du larynx, 299. — Phonation, 301. — Registre vocal, 302. — Langage articulé, 303.

CHAPITRE VIII. — La circulation........................... 304
Définition... 304
§ 1er. — Etude du sang...................................... 304
    Le sang, 304. — Les globules, 305. — Hématies, 305. — Leuco-
cytes, 305. — Hématoblastes, 305. — Numération des globules, 306.
— Le plasma, 306. — Coagulation, 307. — Hémoglobine, 308. —
Gaz du sang, 311.

§ 2. — *Appareil circulatoire*............................... 312
Définitions.. 312
LE CŒUR, 314. — Forme et structure du cœur, 314. — Gros
vaisseaux, 316. — Histologie du cœur, 316. — Péricarde, 319.
L'APPAREIL VASCULAIRE, 319. — Structure des artères, 319. —
Structure des veines, 320. — Structure des capillaires, 321. —
Système artériel général, 321. — Système veineux général, 322.
— Veine porte hépatique, 324. — Circulation du sang dans le
foie, 325. — Système vasculaire du poumon, 326.

§ 3. — *Physiologie de la circulation*....................... 327
Trajet suivi par le sang, 327. — Pulsations du cœur, 329. —
Etudes cardiographiques, 330. — Bruits du cœur, 333. — Choc du
cœur, 333. — Influence du système nerveux sur les pulsations cardiaques, 334. — Circulation artérielle, 335. — Circulation veineuse, 337. — Pression du sang, 338. — Vitesse du sang, 338. —
Influence du système nerveux sur la circulation vasculaire, 339.

CHAPITRE IX. — La nutrition............................... 341
§ 1er. — *Absorption*....................................... 342
Définitions, 342. — Osmose, 342. — Rôle de l'épithélium digestif, 343. — Absorption stomacale, 344. — Absorption intestinale, 344. — Appareil de l'absorption, 345. — Voies suivies par
le chyle, 346. — Desquamation intestinale, 347.

§ 2. — *Assimilation*....................................... 347
§ 3. — *Désassimilation et appareil lymphatique*............ 347
Définition, 347. — Appareil lymphatique, 348. — Capillaires
lymphatiques, 348. — Vaisseaux lymphatiques, 348. — Ganglions
lymphatiques, 350. — Lymphe, 351. — Rôle des ganglions, 352.

§ 4. — *Sécrétion*... 352
Définition, 352. — Structure fondamentale d'une glande, 353. —
Diverses sortes de glandes, 353. — Divers types de sécrétion, 354.
— Influence du système nerveux sur la sécrétion, 355. — Urina-
tion, 355. — Appareil urinaire, 356. — Rein, 356. — Vessie, 359.
— Urine, 360. — Mécanisme intime de l'urination, 362. — Sudo-
rification, 362. — Autres sécrétions de la peau, 363. — Bilan nu-
tritif de l'organisme, 363.

§ 5. — *Glandes vasculaires sanguines*..................... 364
La rate, 364. — Les glandes vasculaires sanguines, 367. — Les
amygdales, 367. — Le corps pituitaire, 367. — Le corps thyroïde,
367. — Le thymus, 368. — Les capsules surrénales, 368. — Sécrétion interne du pancréas, 368.

§ 6. — *Les réserves nutritives*........................... 369
La mise en réserve, 369. — Les réserves de graisse, 369. — La
fonction glycogénique du foie, 371. — Constitution élémentaire du
foie, 374.

§ 7. — *La chaleur animale*............................... 375
La calorification, 375. — Température interne du corps, 375. —
Quantités de chaleur produites, 377. — Sources de la chaleur organique, 377. — Résistance de l'organisme aux températures extrêmes, 378. — Appareil de la régulation thermique, 379. — Chaleur et travail, 380.

DEUXIÈME PARTIE

Notions d'anatomie comparée.

CHAPITRE PREMIER. — Notions de classification animale.......... 383
Caractères individuels, 383. — Caractères spécifiques, 383. —

La notion d'espèce, 383. — Classifications artificielles et naturelles, 384. — Le genre, 385. — Nomenclature binaire, 385. —
Famille, ordre, classe, embranchement, 385. — Les principaux
embranchements, 385. — Les Vertébrés, 385. — Les Vers, 386. —
Les Arthropodes, 386. — Les Mollusques, 386. — Les Echinodermes, 387. — Les Cœlentérés, 387. — Les Spongiaires, 389. —
Les Protozoaires, 389. — Résumé de la classification animale, 389.
— Classification des Vertébrés, 390. — Classification des Arthropodes, 392. — Classification des Mollusques, 393. — Classification
des Vers, 393. — Classification des Mammifères, 401. — Classification des Reptiles, 402. — Classification des Amphibions, 402. —
Classification des Poissons, 403.

CHAPITRE II. — Anatomie comparée du squelette chez les Vertébrés.   404
Mammifères. — Tête et tronc, 404. — Membres, 404. — Epaule,
405. — Bassin, 405. — Extrémités des membres, 405. — Préhension, 405. — Fouissage, 405. — Vol, 406. — Natation, 407. —
Course, 408. — Saut, 412. — Oiseaux, 412. — Tête et tronc, 412.
— Membres, 414. — Reptiles, 416. — Ophidiens, 416. — Sauriens, 417. — Crocodiliens, 418. — Chéloniens, 418. — Batraciens,
419. — Poissons, 420.

CHAPITRE III. — Les organes des sens dans la série animale.....   424
Appareil visuel. — Mammifères, 424. — Oiseaux, 424. —
Reptiles, 424. — Poissons, 425. — Le troisième œil des Vertébrés, 425. — Mollusques, 426. — Arthropodes, 428. — Groupes
inférieurs, 429. — Appareil auditif. — Mammifères, 429. — Oiseaux, 430. — Reptiles, 430. — Batraciens, 430. — Poissons, 430.
— Invertébrés, 431.

CHAPITRE IV. — Anatomie comparée du système nerveux........   431
Système nerveux des Vertébrés, 431. — Mammifères, 432. —
Oiseaux, 433. — Reptiles et Batraciens, 433. — Poissons, 434. —
Le développement des centres nerveux et l'intelligence, 434. —
Système nerveux des Invertébrés. — Annelés, 435. — Insectes, 436.
— Arachnides, 437. — Myriapodes, 438. — Crustacés, 438. —
Vers, 439. — Mollusques, 439. — Echinodermes, 442. — Cœlen-
térés, 444. — Résumé, 444.

CHAPITRE V. — Anatomie comparée de l'appareil digestif........   445
Mammifères, 445. — Tube digestif, 445. — Dentition, 447. —
Oiseaux, 454. — Reptiles 455. — Batraciens, 456. — Poissons, 456.
— Insectes, 457. — Arachnides, 460. — Myriapodes, 461. — Crus-
tacés, 461. — Vers, 463. — Mollusques, 465. — Echinodermes, 466.
— Cœlentérés, 467. — Spongiaires, 468. — Protozoaires, 470.

CHAPITRE VI. — Anatomie comparée de l'appareil respiratoire...   471
Vertébrés. — Mammifères, 471. — Oiseaux, 472. — Reptiles, 474.
Poissons, 476. — Batraciens, 481. — Amphioxus, 483. — Invertébrés, 484. — Insectes, 484. — Arachnides, 486. — Myriapodes,
487. — Crustacés, 487. — Vers, 489. — Mollusques, 490. — Embranchements inférieurs, 491.

CHAPITRE VII. — Anatomie comparée de l'appareil circulatoire...   491
Vertébrés. — Le sang, 491. — Appareil circulatoire. — Mammifères et Oiseaux, 492. — Reptiles, 492. — Poissons, 494. — Batraciens, 496. — Considérations générales sur l'appareil circulatoire
des Vertébrés, 497. — Invertébrés. — Le sang, 498. — Appareil
circulatoire, 498. — Arthropodes. — Insectes, 498. — Arachnides,
500. — Myriapodes, 500. — Crustacés, 500. — Vers, 501. — Mollusques, 502. — Echinodermes, 504. — Cœlentérés, 504. — Groupes
inférieurs, 504. — Résumé général, 504. — Température interne
du corps chez les animaux, 506.

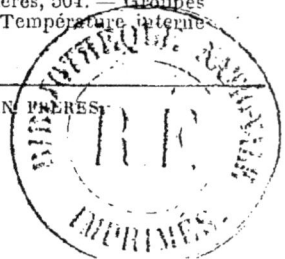

SAINT-CLOUD. — IMPRIMERIE BELIN FRÈRES.

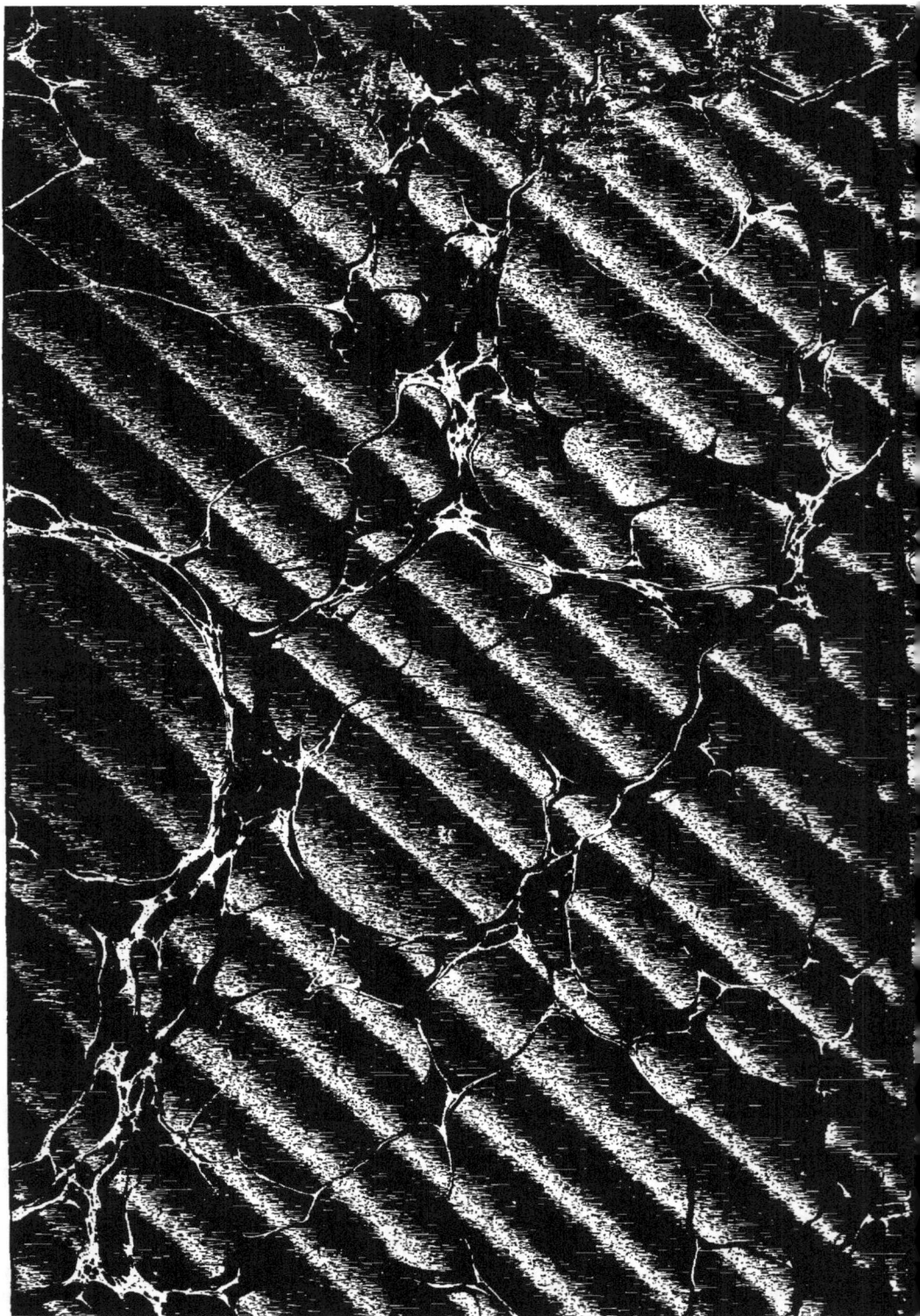

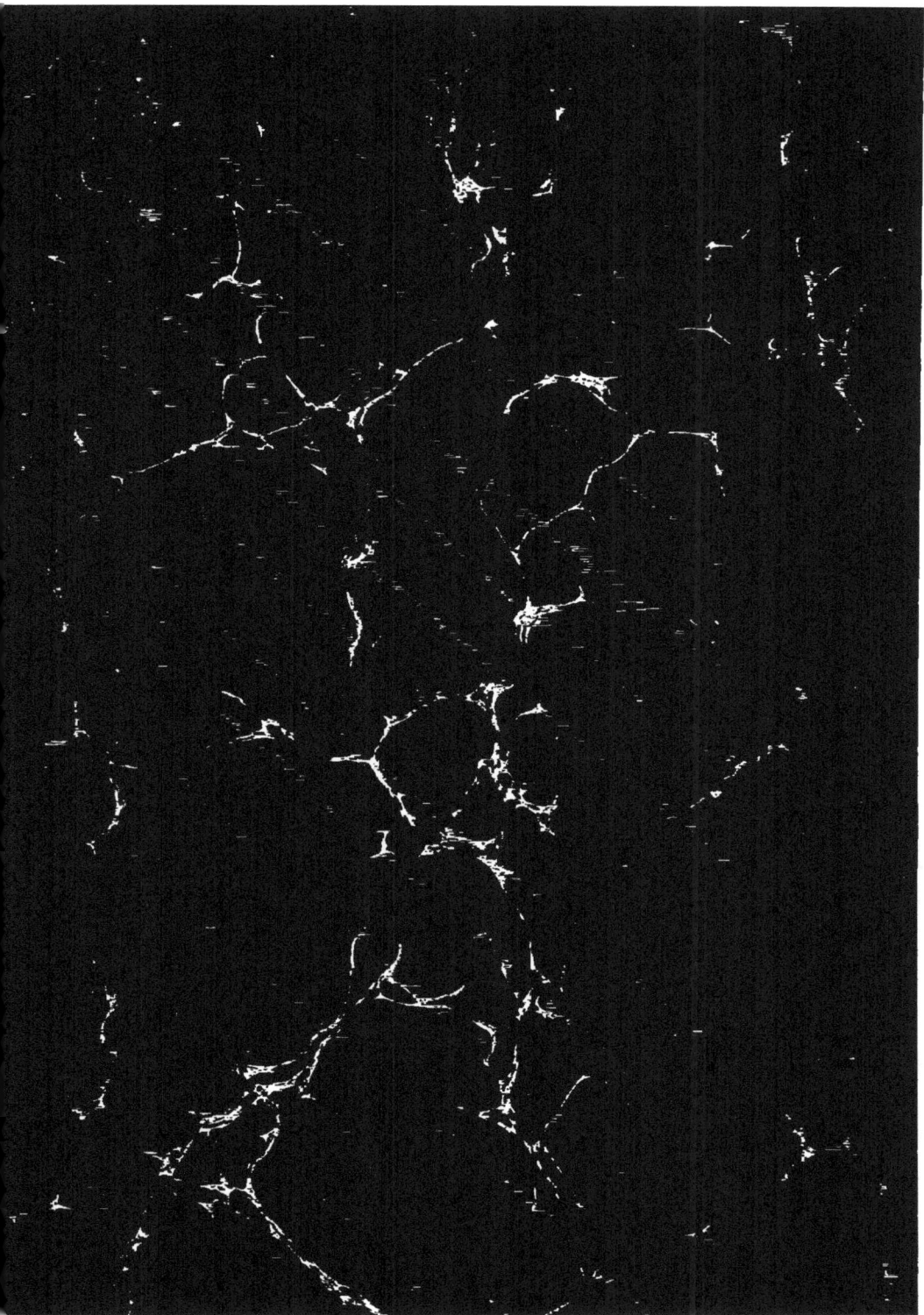

www.ingramcontent.com/pod-product-compliance
Lightning Source LLC
Chambersburg PA
CBHW060913220326
41599CB00020B/2944